国家卫生健康委员会"十三五"规划教材

高等卫生职业教育应用技能型规划教材

供护理、助产专业用

内科护理

第2版

主　审　王义围

主　编　马秀芬　王　婧

人民卫生出版社

图书在版编目（CIP）数据

内科护理 / 马秀芬，王婧主编 . —2 版 . —北京：
人民卫生出版社，2020
ISBN 978-7-117-30038-4

Ⅰ.①内… Ⅱ.①马…②王… Ⅲ.①内科学 — 护理
学 — 高等职业教育 — 教材 Ⅳ.①R473.5

中国版本图书馆 CIP 数据核字（2020）第 085660 号

| 人卫智网 | www.ipmph.com | 医学教育、学术、考试、健康，购书智慧智能综合服务平台 |
| 人卫官网 | www.pmph.com | 人卫官方资讯发布平台 |

内 科 护 理
第 2 版

主　　编：马秀芬　王　婧
出版发行：人民卫生出版社（中继线 010-59780011）
地　　址：北京市朝阳区潘家园南里 19 号
邮　　编：100021
E - mail：pmph @ pmph.com
购书热线：010-59787592　010-59787584　010-65264830
印　　刷：人卫印务（北京）有限公司
经　　销：新华书店
开　　本：850×1168　1/16　印张：30　插页：4
字　　数：786 千字
版　　次：2016 年 7 月第 1 版　2020 年 7 月第 2 版
　　　　　2024 年 9 月第 2 版第 12 次印刷（总第 17 次印刷）
标准书号：ISBN 978-7-117-30038-4
定　　价：75.00 元
打击盗版举报电话：010-59787491　E-mail：WQ @ pmph.com
质量问题联系电话：010-59787234　E-mail：zhiliang @ pmph.com

编者名单

主　　审　王义围

主　　编　马秀芬　王　婧

副主编　张志钢　马　丽　曹红丹　邹春杰

编　　者　(以姓氏笔画为序)

于海艳（合肥职业技术学院）

马　丽（河西学院）

马　杰（廊坊卫生职业学院）

马四军（皖北卫生职业学院）

马秀芬（承德护理职业学院）

马景丽（锡林郭勒职业学院）

王　芳（赣南卫生健康职业学院）

王　敏（四川卫生康复职业学院）

王　婧（酒泉职业技术学院）

平　芬（河北省人民医院）

代　莹（菏泽家政职业学院）

李　赟（江西卫生职业学院）

李冬秀（福建卫生职业技术学院）

李劲峰（山西卫生健康职业学院）

杨海霞（甘肃医学院）

吴海红（萍乡卫生职业学院）

邹春杰（黑龙江护理高等专科学校）

张　静（通辽职业学院）

张志钢（甘肃卫生职业学院）

陈子爱（湄洲湾职业技术学院）

范玉敏（酒泉职业技术学院）

罗　巧（广安职业技术学院）

南桂英（沧州医学高等专科学校）

贾丽荣（承德护理职业学院）

郭晋元（乌兰察布医学高等专科学校）

曹红丹（重庆医药高等专科学校）

修订说明

2017 年国务院办公厅印发《关于深化医教协同进一步推进医学教育改革与发展的意见》(以下简称《意见》),对医学教育的改革与发展提出了新要求,也为卫生职业教育改革指明了方向。为进一步落实《意见》精神,2018 年,在新一届高等卫生职业教育应用技能型规划教材评审委员会全程指导和参与下,人民卫生出版社启动了第二轮高等卫生职业教育应用技能型规划教材修订工作。

2019 年 1 月,国务院印发了《国家职业教育改革实施方案》(以下简称《实施方案》),指出:"建设一大批校企'双元'合作开发的国家规划教材,倡导使用新型活页式、工作手册式教材并配套开发信息化资源","专业教材随信息技术发展和产业升级情况及时动态更新",为教材体系建设与改革进一步指明了科学方向。

新一轮应用技能型规划教材修订紧密对接新时代健康中国高质量卫生人才培养需求,依据最新版《高等职业学校护理专业教学标准》,坚持立德树人,继续着力体现"以服务为宗旨,以就业为导向,以能力为本位"的人才培养模式,强调应用技能型人才成长规律,在教材编写和资源建设两个方面全面推进。尤其是教学资源,以原有成果为基础,突出新思路、新技术、新形式,体现新内涵、新资源、新变化。本轮修订基本原则:

1. 适应人才培养需求 教材修订按照《实施方案》中"从 2019 年开始,在职业院校、应用型本科高校启动'学历证书 + 若干职业技能等级证书'制度试点(以下称 1+X 证书制度试点)工作"的要求,着重夯实"1"所代表的卫生职业院校教育教学基本要求,同时兼顾"X"所代表的卫生与健康行业需求及职业能力体现。尝试卫生职业教育与卫生行业能力需求同向同行,适应卫生职业教育人才培养需求,贯彻"思维与技能并重,医学与人文融通,学习与服务互动"的卫生职业教育改革理念,将医德养成、医学人文教育融入专业教育。

2. 服务专业发展 突出新时代育人导向,体现"敬佑生命、救死扶伤、甘于奉献、大爱无疆"的卫生与健康工作者精神。强化护理、助产专业特色,重视整体护理观,贯穿"以人的健康为中心"的优质护理理念,应用护理程序工作方法,提高学生的整体职业素养。

3. 强化"医教协同、产教融合" 校企"双元"编写,临床一线专家参与教材编写。注重学生临床思维能力训练,注重与职业岗位需求对接,将临床实践融入教材与教学资源。

4. 继续"融合"创新 融合需求、融合情感、融合标准、融合准入、融合资源,在封面设置开放式二维码——"主编说"。通过 AR、视频、动画等形式,进一步增强纸数资源的适用性与协同性,打造具有新时代内涵的高等卫生职业教育融合教材。

第二轮高等卫生职业教育应用技能型规划教材共 48 种,将于 2020 年 3 月前陆续出版,供各卫生职业院校选用。

教材目录

序号	申报教材	专业	主编	
1	人体解剖学与组织胚胎学（第2版）	供护理、助产、临床医学等相关专业用	任　晖	乔跃兵
2	正常人体结构（第2版）	供护理、助产专业用	夏广军	陈地龙
3	正常人体功能（第2版）	供护理、助产专业用	彭　波	杨宏静
4	生物化学（第2版）	供护理、助产、临床医学等相关专业用	张又良	刘　军
5	生理学（第2版）	供护理、助产、临床医学等相关专业用	杨桂染	周晓隆
6	病原生物与免疫学（第2版）	供护理、助产、临床医学等相关专业用	曹德明	吴秀珍
7	病理学与病理生理学（第2版）	供护理、助产、临床医学等相关专业用	张军荣	李　夏
8	疾病学基础	供护理、助产等相关专业用	夏广军	吴义春
9	药理学（第2版）	供临床医学、护理、助产等相关专业用	孙宏丽	田卫东
10	护理药理学（第2版）	供护理、助产专业用	黄　刚	刘　丹
11	健康评估（第2版）	供护理、助产专业用	杨　颖	高井全
12	护理学基础（第2版）	供护理、助产专业用	程玉莲	赵国琴
13	护理学导论（第2版）	供护理、助产专业用	张琳琳	王慧玲
14	基础护理技术（第2版）	供护理、助产专业用	周春美	陈焕芬
15	内科护理（第2版）	供护理、助产专业用	马秀芬	王　婧
16	外科护理（第2版）	供护理、助产专业用	郭书芹	王叙德
17	妇产科护理（第2版）	供护理、助产专业用	李淑文	王丽君
18	儿科护理（第2版）	供护理、助产专业用	张玉兰	卢敏芳
19	母婴护理	供护理、助产专业用	单伟颖	蒋　莉
20	儿童护理	供护理、助产专业用	罗玉琳	熊杰平
21	成人护理（上册）	供护理、助产专业用	黄永平	王荣俊
22	成人护理（下册）	供护理、助产专业用	王荣俊	周俊杰

续表

序号	申报教材	专业	主编	
23	老年护理（第2版）	供护理、助产专业用	刘梦婕	
24	急危重症护理（第2版）	供护理、助产专业用	狄树亭	万紫旭
25	眼耳鼻咽喉口腔科护理（第2版）	供护理、助产专业用	桂 平	张爱芳
26	中医护理（第2版）	供护理、助产专业用	屈玉明	才晓茹
27	精神科护理（第2版）	供护理、助产专业用	高健群	马文华
28	社区护理（第2版）	供护理、助产专业用	姜新峰	王秀清
29	营养与膳食（第2版）	供护理、助产专业用	林 杰	唐晓武
30	传染病护理（第2版）	供护理、助产专业用	孙美兰	
31	遗传与优生	供助产专业用	王洪波	王敬红
32	助产学	供助产专业用	郭艳春	王玉蓉
33	妇科护理	供助产专业用	杨淑臻	郭雅静
34	母婴保健	供助产专业用	王黎英	
35	护理管理（第2版）	供护理、助产专业用	周更苏	周建军
36	护理礼仪与美学（第2版）	供护理、助产专业用	袁慧玲	蔡季秋
37	护理心理学基础（第2版）	供护理、助产专业用	孙 萍	崔秀娟
38	护理伦理学基础（第2版）	供护理、助产专业用	杨金奎	杨云山
39	护理技能综合实训（第2版）	供护理、助产专业用	卢玉彬	臧谋红
40	医护英语	供高等卫生职业教育各专业用	秦博文	刘清泉
41	医用化学（第2版）	供高等卫生职业教育各专业用	段卫东	陈 霞
42	医学生应用文写作（第2版）	供高等卫生职业教育各专业用	冉隆平	舒 洁
43	计算机应用基础（第2版）	供高等卫生职业教育各专业用	敬国东	王 博
44	卫生法律法规（第2版）	供高等卫生职业教育各专业用	苏碧芳	陈兰云
45	体育与健康（第2版）	供高等卫生职业教育各专业用	李连芝	郭章杰
46	大学生心理健康（第2版）	供高等卫生职业教育各专业用	王江红	
47	人际沟通（第2版）	供护理、助产专业用	韩景新	
48	职业生涯规划与就业指导（第2版）	供高等卫生职业教育各专业用	周武兵	施向阳

第二届高等卫生职业教育应用技能型规划教材评审委员会

前　言

《内科护理》教材第 1 版于 2016 年出版,为高等卫生职业教育应用技能型规划教材,在全国高等卫生职业院校护理专业中广泛使用,受到师生的欢迎。为适应医学科学技术及临床护理工作快速发展,更新教材内容,提高教材质量,使教材更好地为人才培养服务,我们进行了本教材第 2 版修订。

《内科护理》(第 2 版)修订指导思想及原则:

1. 坚持以"德育为先、能力为重"的职业教育理念,引导学生树立职业理想及职业责任;以岗位需求为导向、以职业技能培养为根本,满足岗位、教学及社会需要,满足高职护理教育的培养目标。

2. 突出高职护理专业特色,依据护理岗位需要及护士执业资格考试要求组织教材内容,以人的健康为中心,以护理程序为框架,注重人文素质、临床思维及创新精神培养。

3. 突出应用技能型特点,编写力求语言简练,层次分明,文、图、表并茂,丰富实践教学内容,注重职业能力培养。

4. 体现线上和线下学习相结合,教材编写分为纸质媒体与数字媒体两部分,纸数融合,拓展学生的学习空间。

5. 适应社会经济发展、人民健康需求及疾病谱的变化,反映国内外临床医疗及护理的新进展,注重知识的更新。

6. 遵循教材编写"三基""五性""三特定"原则,严格执行教材编写的高标准及高要求,力求全书结构体例规范,编写风格一致,内容科学严谨,打造精品教材。

本教材沿用第 1 版的结构,将内科疾病按人体系统编排,全书内容共分九章,第一章为绪论,第二章至第九章依次为呼吸、循环、消化、泌尿、血液、内分泌与代谢、风湿、神经系统疾病病人的护理。各章内容的修订以更新和补充临床医疗及护理新的标准和指南、新方法及新技术为主。本次修订最大亮点是大量增加了数字教学资源,内容包括:①"主编说"二维码在教材封面,介绍教材内容、教材特色及亮点等;②"教学大纲"二维码置于前言下方;③"扫一扫,自学汇"以 PPT 形式对学习目标中的掌握、熟悉内容作必要的、简练的阐释,给学生指出学习思路及重难点;④"扫一扫,看总结"以思维导图形式概括疾病内容的知识脉络;⑤"扫一扫,测一测"为练习题,每节编写 10~20 道护士执业资格考试试题,便于教师和学生随时检验学习效果;⑥依据教材内容及教学需要配置数字资源内容,主要以动画、视频、微课等富媒体形式对纸质教材加以补充及丰富。

本教材主要供高职护理及助产专业学生使用,也可供临床护理工作者参考。

本教材编写过程中得到了教材主审专家承德医学院王义围教授指导,同时也得到了各编者所在院校的支持,谨在此深表谢意。尽管各位编者都以认真负责的态度尽最大努力编写,但限于水平和时间有限,难免有欠缺之处,恳请各院校师生和读者批评指正。

教学大纲
(参考)

马秀芬　王　婧

2020 年 1 月

目 录

第一章　绪　论

内科护理（medical nursing）是研究内科疾病的发生、发展规律及运用护理程序的工作方法对内科疾病病人进行整体护理，以达到减轻痛苦、促进康复、预防疾病、维持和增进健康的目的的一门临床护理学科。内科护理所阐述的内容在临床护理理论和实践中具有普遍意义，因此，内科护理是临床各科护理的基础，学好内科护理，是学好临床护理的关键。

一、内科护理的特色与内容

(一) 内科护理的特色

1. **体现先进的护理理念**　"以人的健康为中心"的整体护理观，是随着医学模式由传统的生物医学模式转变为现代的生物 - 心理 - 社会医学模式而形成的先进的现代护理理念。此理念将护理服务对象(人)，视为生物、心理、社会、文化和成长发展的统一整体，与周围环境保持平衡与协调。世界卫生组织对健康的定义是"健康是身体上、心理上和社会适应的完好状态，而不仅是没有疾病和虚弱。"以此为理论指导，内科护理的基本理论、基本知识和基本技能要满足护理对象生理、心理、社会、发展等各种需要。教材编写中，从护理评估、护理措施到健康教育，都强调关注病人在生理、心理、社会等各方面对健康问题的反应和对护理的需求。护理评估不仅评估病人所患疾病对其生理的危害(症状及体征评估)，还评估疾病对病人心理的影响以及家人、社会对病人的关注与支持(心理 - 社会评估)；护理措施及健康教育不仅解决病人的健康问题，尽最大可能恢复其生理健康，还要使其在接受护理过程中，有良好的心态与和谐的人际关系，建立健康的生活方式，以维护和促进健康。

2. **以护理程序为框架**　护理程序是护士科学的思维及工作方法，分为五个步骤，即护理评估、护理诊断、护理计划、实施护理计划及护理评价。本教材以护理程序为框架编写内科各系统常见疾病病人的护理。

3. **体现高等卫生职业教育的培养目标**　卫生职业教育要坚持"立德树人、以服务为宗旨、以岗位需求为导向"的办学方针。本教材内容选取以国家护士执业资格考试大纲为依据，基本理论、基本知识和基本技能以满足护士岗位需要、能通过国家护士执业资格考试为度，不追求学科的系统性及完整性，适当降低知识的难度。常见病及重点病均编写实践内容，体现卫生职业教育教学与临床岗位"零距离"的特点，同时注重培养学生的职业能力、职业道德、工匠精神、临床思维方法及创新精神。

(二) 内科护理的内容

在临床分科中，内科是相对于外科而言的，外科疾病主要是指需要手术治疗的疾病，而内科疾病是指用非手术方法治疗的疾病。药物治疗是内科的主要治疗手段,其他还有氧疗、输血、营养支持,采用医疗设备进行脏器支持、替代治疗,采用导管或内镜施行介入诊断及治疗等。虽然随着科技发展和学科分化,临床分科越来越细,但根据培养通科护理人才的需要,目前内科护理仍涵盖了人体各系统疾病病人的护理。

本教材内容共九章,包括绪论及内科常见病护理。按人体的解剖系统对内科常见病进行归类,包括呼吸、循环、消化、泌尿、血液、神经、内分泌与代谢疾病、风湿性疾病病人的护理。各系统内容分两部分:

1. 概述 各系统的第一节均为概述,包括三项内容。①各系统结构与功能:介绍与常见病相关的解剖结构与生理功能。②常见症状及体征的护理:以护理程序为框架介绍一些共性的症状,对非共性的症状只作简要介绍。③本系统疾病常用的诊疗技术:简要介绍常用诊疗技术的名称及用途。

2. 常见病病人的护理 内容以护理程序为框架编排,分为详细及简略两种体例。①详细体例:内容包括概述(介绍疾病的概念及流行病学资料)、护理评估(内容包括健康史、临床表现、辅助检查、治疗要点及心理 - 社会状况)、常见护理诊断 / 合作性问题、护理目标、护理措施、护理评价。②简略体例:内容包括概述、护理评估、常见护理诊断 / 合作性问题及护理措施。

二、内科护理的学习目的与方法

学习内科护理课程的目的是使学习者树立"以人的健康为中心"的现代护理理念,理解整体护理的科学内涵,掌握内科常见病、多发病病人护理的基本理论、基本知识和基本技能,具有严谨务实的学习工作态度、良好的职业素质、工匠精神、创新精神及科学的临床护理思维方法,能运用护理程序为内科常见病病人提供减轻痛苦、促进康复、保持和增进健康的整体护理服务,具有对急危重症病人规范抢救配合及应对突发公共卫生事件应急救护能力,并能对社区人群进行健康教育,为维护和增进人民健康、发展护理事业做出贡献。而且,毕业后能通过国家护士执业资格考试,获得护士执业资格证书,成为合格的注册护士。

内科护理课程分为系统学习和临床实习两个阶段。必须以课程教学目标及教学大纲要求为导向,坚持理论与实践相结合的原则,以学生为主体、教师为主导,采用课堂教学、自学、小组讨论、护理案例分析、临床情景模拟训练、临床见习等多种教学方法,应用互联网等现代化的教学手段,实现教学活动线上线下相结合。基础医学理论和知识是学习内科常见病护理的重要科学基础,在学习过程中必须及时回顾和复习。

三、内科护理的影响因素及发展趋势

社会的发展,科技的进步,人类的文明,迅速地推动现代医学的发展,也有力地促进了临床护理的发展。

(一) 内科护理的影响因素

1. 社会需求变化对内科护理的影响 随着人类文明和科学技术的进步,社会经济发展和人民生活水平的提高,病因和疾病谱发生了很大的变化。研究表明,现代人类疾病约有 50% 与行为和生活方式有关,20% 与生活环境和社会环境有关,20% 与衰老、遗传等生物学因素有关。在我国,心脑血管疾病、糖尿病、恶性肿瘤、慢性阻塞性肺疾病等与生活方式、环境因素有关的疾病呈逐年上升的趋势;性病、艾滋病、病毒性肝炎、结核病等感染率和发病率也呈上升趋势。这些变化说明了心理社会因素对人类健康的影响。另一方面,伴随着物质文化生活水平的迅速提高,人类对生命的珍惜、对健康的追求、对自身生活质量的要求等都将会在更高层面上提出更高的要求。这些变化,对医疗服务提出了新的挑战,促使现代医学模式由"生物医学模式"转变为"生物 - 心理 - 社会医学模式",与之相适应的是,现代护理模式逐步转变为以人的健康为中心的整体护理模式。在内科护理工作中,不仅要注重病人躯体方面的护理和指导,更要注重心理 - 社会因素对健康的影响,注重病人的心理护理及提高社会适应能力。

2. 医学发展对内科护理的影响　近年来,科技水平的飞速发展,分子生物学技术、计算机技术、信息交流技术等先进科技在医学领域的广泛应用,已经极大地推动了临床医学的进步。很多全新的高科技检查手段、治疗手段、监测系统等相继应用于临床医疗。面对新技术、新设备、新仪器和新方法给病人带来的新反应和新问题,现代内科护理要求护士要不断更新知识,掌握新的护理技术与方法,为病人提供高质量的护理。

(二) 内科护理的发展趋势

社会及医学的发展,向临床护理提出了新的更高的要求。展望 21 世纪的内科护理,必然要顺应社会的需求和医学发展的现状,不断增添新的内涵和拓展新的领域。

1. **人性化护理**　人性化护理模式提倡"以病人为中心",将病人视为一个生物、心理、社会的完整的人,并以此作为设计护理工作程序、制定护理管理制度的出发点和归宿,体现了护理对生命的敬畏、对健康的关爱。只有这样才能明确护理服务方向,提高服务质量,促进病人康复,使护理事业向全面、协调、可持续方向发展。人性化服务是现代护理的发展趋势,追求人性化服务是现代医学的新境界。

2. **社区护理**　《健康中国 2030 规划纲要》的实施,初级卫生保健事业的发展,老龄化社会的到来,慢性康复性疾病的增多,在社区和家庭中希望获得护理的人群会相应增多。护士已经开始走出医院,面向社会,关注每个人和人群的健康状况,围绕健康的生理、心理、社会三方面开展工作,为社区老人、妇女、儿童、慢性病病人等重点人群提供诸如中老年人保健、妇幼保健、青少年保健、慢性病护理、职业病防治、疾病普查、心理咨询等健康保健服务,并开放家庭病床、满足院外病人的基本治疗和护理需求;护士还要与医生、社区公共人员、社会性工作者共同合作,开展社会卫生服务。护理工作在医疗保健方面日益显示其特有的作用。由此可见,护理的职能从单纯的护理病人延伸到预防疾病、维持健康的更广阔的领域,这既是时代的挑战,也是护理专业本身发展的要求。

3. **循证护理**　循证护理是指护士在计划其护理活动的过程中,慎重、准确、明智地将研究证据与临床经验以及病人愿望相结合,获取最佳证据作为临床护理决策的依据的过程。循证护理运用于护理程序实践中的各环节,有助于指导护士在临床实践过程中采用高质量的证据为病人提供个体化的高质量的护理。循证护理促进了临床护理科研的开展,丰富了内科护理知识,如各种专科护理技术的创新及应用、慢性病管理的康复护理研究、病人的健康自我管理行为研究、出院病人延续性护理研究等,有助于提高内科护理技术水平及护理质量,为病人提供高质量、高技术护理。

4. **健康教育**　健康教育是通过有计划、有组织、有系统的教育活动,促进人们自觉地采用利于健康的行为,消除或降低危险因素,降低发病率、伤残率和死亡率,提高生活质量,并对教育效果做出评价。其目的是减少或消除影响健康的危险因素,预防疾病,促进健康,提高生活质量。全民健康,健康教育先行。在国外,近几十年来健康教育被认为是卫生保健不可或缺的一个方面而受到高度重视,并得到很快发展,不少国家成立了专门的健康教育机构。许多发达国家都把健康教育作为护士的一项基本职业要求。美国要求注册护士把为病人提供必要的医疗知识、指导其促进康复作为主要工作任务之一;英国把培养护士健康教育技能作为继续教育的主要内容;日本更重视把病人对保健服务的满意率作为评价护理质量的标准。随着健康中国策略的实施,社区卫生服务功能的不断增强,我国护士在健康教育中将发挥更重要的作用。

5. 具有高学历及多学科知识护士的需求增加 随着科学技术的发展,越来越多的新理论、新知识、新技术运用到了护理领域,大大丰富了护理学的内容,加速了护理事业的发展。时代要求护士无论在知识上、技术上还是个人修养上都具有更高的素质。高素质护理人才应具备处理复杂临床问题的能力、健康指导能力、与人有效合作的能力、与人沟通的能力、独立分析和解决问题的能力、评判性思维能力、获得信息和自学的能力、一定的科研能力。

(马秀芬)

第二章 呼吸系统疾病病人的护理

学习目标

1. 掌握呼吸系统疾病常见症状和体征护理措施；呼吸系统常见疾病（急性呼吸道感染、肺炎、支气管扩张、支气管哮喘、慢性阻塞性肺疾病、肺结核、呼吸衰竭）的临床表现、护理诊断、护理措施。

2. 熟悉呼吸系统常见疾病的辅助检查，治疗原则。

3. 了解呼吸系统的主要解剖、功能及与疾病的关系；呼吸系统常见症状和体征的病因；呼吸系统常见疾病的病因及发病机制。

4. 学会应用护理程序对呼吸系统常见疾病实施整体护理；学会呼吸系统疾病常用诊疗技术的护理操作，配合完成术前、术中、术后的护理任务。

5. 具有关心、爱护、尊重病人的职业素养及团队协助精神，能与病人及其家属进行良好沟通。

呼吸系统疾病是危害我国人民健康的常见病、多发病，根据 2015 年中国统计年鉴显示，呼吸系统疾病在城市及农村人口的主要疾病死亡率及死因构成中均居第 4 位，仅次于恶性肿瘤、脑血管疾病和心血管疾病。由于全球大气污染加重（包括 PM2.5）、吸烟、工业经济发展导致的理化及生物因子的吸入，以及人口老龄化等因素的影响，肺癌、支气管哮喘和慢性阻塞性肺疾病发病率不断增加。《中国居民营养与慢性病状况报告（2015 年）》指出肺癌的发病率及死亡率仍然高居榜首，已成为我国男性首位恶性肿瘤死亡原因，而慢性阻塞性肺疾病、弥漫性间质性肺疾病、哮喘等疾病的发病率也逐年增加，其中，慢性阻塞性肺疾病在我国 40 岁以上人群中的发病率高达 9.9%，使我国成为全球慢性阻塞性肺疾病发病率最高的国家之一。

经过多年努力，全国传染性肺结核患病率由 1990 年的 134/10 万人下降至 2014 年的 66/10 万人，降幅达 51%。但其发病率和死亡率仍居传染病的第 2 位，我国仍是全球结核病高负担国家之一，耐多药肺结核危害也日益凸显，结核病防治工作机遇和挑战并存。流感在我国每年的发病率为 10%~30%，其侵入人体内的主要靶器官也是肺。更应注意的是，尽管新的抗生素不断问世，但由于病原体的变化和免疫功能受损的宿主增加，肺部感染的发病率和死亡率仍有增无减。因此，呼吸系统疾病的研究和防治任务依然艰巨和迫切。同时，随着医学科学技术的快速发展，呼吸系统疾病的诊疗技术、呼吸支持技术、呼吸系统慢性病管理技术、呼吸系统疾病病人的护理与康复技术等方面均取得了长足的进步。护士应掌握呼吸系统常见疾病的发生发展规律、诊断治疗要点、康复训练技术、预防保健措施等知识,对病人实施整体护理,以缓解病情、延缓疾病进展、提高病人的生活质量。

扫一扫,
自学汇

<h1 style="text-align:center">第一节 概　述</h1>

一、呼吸系统的解剖结构和生理功能

呼吸系统(respiratory system)主要由**呼吸道**、**肺和胸膜**组成(图 2-1)。其主要功能是进行气体交换,即吸入氧,排出二氧化碳。此外,还有发音、嗅觉、协助静脉血回心等功能。

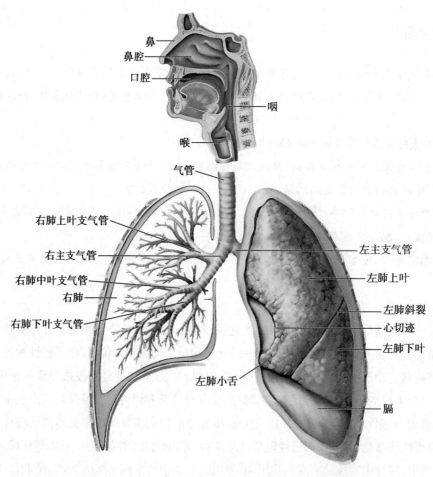

图 2-1　呼吸系统全貌

(一) 呼吸系统结构

1. **呼吸道**(airway)　呼吸道是气体进出肺的通道。以环状软骨为界,分为上、下呼吸道。

(1) 上呼吸道:包括**鼻**(nose)、**咽**(pharynx)、**喉**(larynx)。鼻由外鼻、鼻腔和鼻旁窦三部分组成。咽分为鼻咽、口咽、喉咽三部分,是呼吸系统和消化系统的共同通道。喉主要由喉软骨(包括甲状软骨、环状软骨、会厌软骨和杓状软骨)和喉肌构成,是发声的主要器官,在咳嗽中起主要作用。吞咽时,会厌覆盖喉口,防止食物进入下呼吸道。

(2) **下呼吸道**:包括**气管**(trachea)和各级**支气管**(bronchus)。气管位于食管前,长 11~13cm,直径 1.5~2.5cm,由 14~17 个呈 C 形缺口向后的透明软骨环构成,后壁缺口处由平滑肌和弹性纤维构成的气管肌封闭(称膜壁)。甲状腺峡多位于第 2~4 气管软骨环前方,**气管切开术常在第 3~5 软骨环处施行**。气管上平第 6 颈椎椎体下缘起自环状软骨,向下至胸骨角平面约平第 4 胸椎椎体下缘处分叉为左、右主支气管。左主支气管细长,走向倾斜,右主支气管短粗且陡直,**异物或气管插管易进入右肺**。

(3) **呼吸道的组织结构**:气管和支气管壁组织结构均由黏膜、黏膜下层和外膜构成。①**黏膜**:黏膜由上皮和固有层组成。上皮为**假复层纤毛柱状上皮**,有纤毛细胞和杯状细胞。纤毛向咽部摆动,具有清除呼吸道内异物和分泌物的功能。杯状细胞分泌黏液,黏附空气中的细菌、灰尘和异物。固有层为结缔组织,含有较多的弹性纤维、丰富的血管和淋巴管。②**黏膜下层**:为疏松结缔组织,与固有层没有明显界限,含有较多的胶原纤维、血管、淋巴管及混合性气管腺。气管腺分泌的黏液与杯状细胞分泌的黏液共同形成厚的黏液层,铺在黏膜表面构成黏液屏障,可黏附气体中的尘埃颗粒,溶解有毒气体。浆细胞与腺细胞共同合成分泌性免疫球蛋白 A(SIgA)并将其直接排入管腔内,有免疫防御作用。③**外膜**:由疏松结缔组织、透明软骨环和平滑肌构成。

2. **肺**(lung) 肺是容纳气体并进行气体交换的器官。

(1)肺的大体结构:肺位于胸腔内,膈肌上方,纵隔两侧,左右各一,呈圆锥形,**有一尖、一底、三面和三缘**。肺的上端钝圆称**肺尖**,在锁骨中、内侧 1/3 交界处向上伸至锁骨上方达 2~3cm 处。下端称**肺底**坐落于膈肌之上,亦称**膈面**。**肋面**与胸廓的外侧壁和前、后壁相邻。**纵隔面**即内侧面,其中央为椭圆形凹陷,称**肺门**,为支气管、血管、神经和淋巴管等出入的门户。**前缘**为肋面与纵隔面在前方的移行处,较锐利;**后缘**为肋面与纵隔面在后方的移行处;**下缘**为膈面、肋面与纵隔面的移行处。左肺借斜裂分为上、下两叶,右肺被斜裂和水平裂分为上、中、下 3 叶。正常肺呈浅红色,质柔软呈海绵状,富有弹性。

(2)肺的组织结构:肺组织分为肺实质和肺间质两部分。

1)**肺实质**:由肺内支气管树和肺泡组成(图 2-2)。根据其功能的不同可分为导气部和换气部。

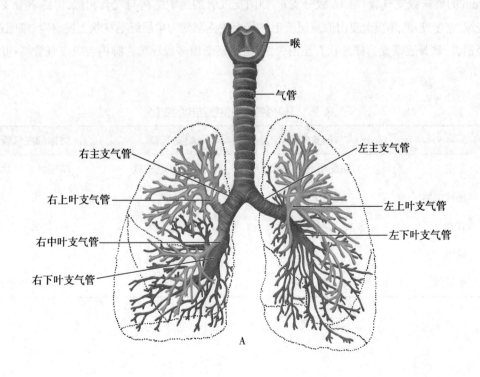

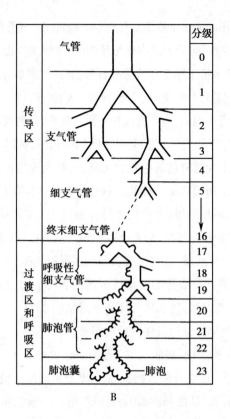

图 2-2　气管 - 支气管树结构

A. 支气管树整体观；B. 气管 - 支气管树分级示意图。

导气部：指从主支气管到终末细支气管的肺内**支气管树**。**主支气管**由肺门进入肺内后，分支为**叶支气管**（第 2 级分支），继而分支为**段支气管**（第 3~4 级分支），再反复分支为**小支气管**（第 5~11 级分支），管径为 1mm 左右的分支称为**细支气管**（第 12~15 级分支）。每个细支气管再分出 4~6 个直径为 0.5mm 的**终末细支气管**（第 16 级分支）。肺内支气管的组织结构与气管相似，但随着分支增多，管径变细，管壁变薄，黏膜上皮由假复层纤毛柱状上皮逐渐变为单层纤毛柱状上皮，杯状细胞逐渐减少直至消失，软骨逐渐变为碎片状直至消失，平滑肌逐渐增多成环形。肺内各级支气管结构的变化见表 2-1。

表 2-1　肺内各级支气管结构的变化

	小支气管	细支气管	终末细支气管
上皮	假复层纤毛柱状	假复层纤毛柱状	单层纤毛柱状
杯状细胞	少量	更少	无
软骨	少量碎片	大多已消失	无
腺体	少	无	无
平滑肌	有，成束	相对增加	形成完整的环形肌层

📖 **知识拓展**

小　气　道

临床上将吸气状态下直径 ≤ 2mm 的支气管称为小气道(small airway),包括 6 级分支以下的细支气管和终末细支气管。小气道管壁弹力纤维呈放射状向外发展,与周围肺泡壁的弹力纤维相连,形成网状结构,因而小气道口径直接受肺容积大小的影响。而且小气道管壁无软骨支撑,易阻塞,是呼吸系统常见的病变部位。

换气部:每一细支气管连同它的各级分支和肺泡称**肺小叶**(彩图 2-3),呈锥体形,尖端朝向肺门,底朝向肺表面,是支气管分支的最后部分(第 17~24 级分支),各段均含有肺泡,是肺进行气体交换的场所,故亦称**呼吸部**。每个终末细支气管可分支形成 2、3 个以上的**呼吸性细支气管**,再分支形成 2、3 个**肺泡管**,与 20~60 个肺泡相连。**肺泡囊**与肺泡管相连,是几个肺泡共同开口处。**肺泡**(alveolus)是肺支气管树的终末部分,为多面形有开口的囊泡,开口于肺泡囊、肺泡管或呼吸性细支气管的管壁。肺泡壁菲薄,由单层肺泡上皮细胞和基膜组成。肺泡壁上有 Ⅰ 型和 Ⅱ 型 2 种上皮细胞。Ⅱ 型细胞可分泌**肺泡表面活性物质**,降低肺泡表面张力,维持肺泡的扩张状态。相邻肺泡之间有少量结缔组织,富含血管和弹性纤维,称**肺泡隔**。相邻肺泡之间相通的小孔称**肺泡孔**。

📖 **知识拓展**

肺泡表面活性物质的作用

肺泡表面活性物质的作用是降低肺泡液 - 气界面的表面张力,具有重要的生理意义。①有助于维持肺泡的稳定性:在小肺泡或呼气时,表面活性物质的密度大,降低表面张力的作用强,肺泡表面张力小,可防止肺泡塌陷;在大肺泡或吸气时,表面活性物质的密度减小,肺泡表面张力增加,可以防止肺泡过度膨胀,这样就保持了肺泡的稳定性。②减少肺间质和肺泡内的组织液生成,防止肺水肿的发生。肺泡表面张力的合力指向肺泡腔内,对肺泡间质产生"抽吸"作用,可促使组织液生成,导致肺水肿。降低表面张力可以防止肺水肿发生。

2)**肺间质**:肺间质指肺内结缔组织及其中的血管、淋巴管和神经。肺间质内有较多的弹性纤维和巨噬细胞。进入肺泡腔的巨噬细胞称为肺泡巨噬细胞,来源于单核细胞,有十分活跃的吞噬、免疫和分泌功能,起着重要的防御作用。

(3)**肺的血液供应**:肺有双重血液供应,即肺循环和支气管循环。①**肺循环**:由肺动脉 - 肺泡毛细血管网 - 肺静脉组成,主要功能是进行气体交换。②**支气管循环**:由支气管动脉和静脉构成,是支气管、肺泡和胸膜的营养血管。

3. **胸膜**(pleura)　胸膜是被覆于胸壁内面、膈上面、纵隔两侧面和肺表面的浆膜,分脏层和壁层。**脏胸膜**覆盖在肺的表面,在肺门与壁胸膜相连,无痛觉神经。**壁胸膜**覆盖在胸壁内面、膈上面和纵隔两侧面,内有感觉神经分布,病变累及壁胸膜时可引起**胸痛**。脏、壁胸膜之间密闭的潜在腔隙为**胸膜腔**,内有少量浆液。浆液的作用有两方面,一是起润滑作用,可减少呼吸时脏、壁两层胸膜之间的摩擦;二是浆液分子的内聚力可使两层胸膜贴附在一起,不易分开,保证肺可以随胸廓的运动而运动,维持肺的扩张状态。正常胸膜腔内为负压,平静呼气末为 –5~–3mmHg,平静吸气末为 –10~

−5mmHg,有利于维持肺的扩张状态及促进静脉血回心。

(二)呼吸系统生理功能

机体与外界环境之间的气体交换过程称为呼吸。通过呼吸,机体从外界环境摄取新陈代谢所需要的 O_2,排出代谢过程中产生的 CO_2。呼吸过程由三个环节组成(图2-4)。①外呼吸:亦称肺呼吸,是肺与外界环境之间进行气体交换的过程,包括肺通气和肺换气。②气体在血液中的运输。③内呼吸:亦称组织呼吸,是组织细胞与血液之间进行气体交换的过程。

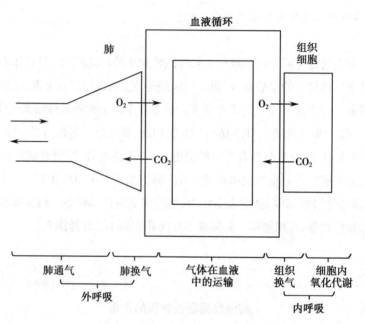

图 2-4 呼吸全过程示意图

1. **肺通气**(pulmonary ventilation) 肺通气是指肺泡与外界环境之间的气体交换过程,即气体通过呼吸道进出肺泡的过程。参与肺通气的结构包括呼吸道、肺泡、胸膜腔、膈和胸廓等。肺通气的直接动力是肺泡与外界环境之间气体的压力差,而呼吸运动是肺通气的原动力。肺通气的阻力主要是呼吸道阻力及肺和胸廓的弹性回缩力。

(1)**呼吸运动**:呼吸肌收缩和舒张引起的胸廓节律性扩大和缩小称为呼吸运动,包括吸气运动和呼气运动。主要的吸气肌是膈肌和肋间外肌,辅助吸气肌有斜角肌、胸锁乳突肌等;主要的呼气肌是肋间内肌和腹肌。安静状态下的呼吸运动称为**平静呼吸**,此时,吸气运动是主动运动,膈肌和肌间外肌收缩使胸廓及肺扩张,肺内压降低,低于大气压,外界气体进入肺内,即吸气;呼气运动是被动运动,没有呼气肌参与,膈肌和肋间外肌舒张使胸廓和肺回缩,肺内压增高,高于大气压,肺内气体排出,即呼气。用力吸气时,辅助吸气肌也参与收缩,用力呼气时,呼气肌参与收缩,使胸廓进一步扩大或缩小,可以吸入或呼出更多的气体。

(2)**肺通气功能的常用评价指标**

1)**潮气量**(tidal volume,TV):是指每次呼吸时吸入或呼出的气体量。正常成人平静呼吸时为400~600ml,一般以500ml计算。运动时,潮气量增大。潮气量的大小取决于呼吸肌收缩的强度、胸和肺的机械特性以及机体的代谢水平。

2)**补吸气量**(inspiratory reserve volume,IRV):指平静吸气末再尽力吸气所能吸入的气体量,正常成人补吸气量为1 500~2 000ml。它反映吸气的储备量。

3)**补呼气量**(expiratory reserve volume,ERV):指平静呼气末再用力呼气所能呼出的气体量。正常成人补呼气量为 900~1 200ml。它反映呼气的储备量。

4)**肺活量**(vital capacity,VC):指尽力吸气后所能呼出的最大气体量,即潮气量、补吸气量及补呼气量之和。正常成年男性平均约 3 500ml,女性约为 2 500ml。**用力肺活量**(forced vital capacity,FVC)是指一次最大吸气后,尽力尽快呼气所能呼出的最大气体量,正常时略小于肺活量。**用力呼气量**(forced expiratory volume,FEV)过去称时间肺活量,指一次最大吸气后再尽力尽快呼气时,在一定时间内所能呼出的气体量,通常以它所占用力肺活量的百分数表示。正常时,第一秒用力呼气量(FEV_1)约占 FVC 的 80%,3s 呼尽。超过 3s,说明有气道阻塞性通气障碍,不足 3s 则表明有限制性通气障碍。

5)**余气量**(residual volume,RV):指最大呼气末尚残留在肺内不能再呼出的气体量。正常成人的余气量为 1 000~1 500ml。**功能余气量**(functional residual capacity,FRC)是平静呼气末尚存留于肺内的气体量,等于余气量与补呼气量之和,正常成人约为 2 500ml。功能余气量的生理意义在于可以使肺泡和血液内的气体分压不会随呼吸而发生大幅度的波动,从而有利于肺换气。

6)**肺总量**(total lung capacity,TLC):是肺所能容纳的最大气体量,等于肺活量与余气量之和。成年男性平均约 5 000ml,女性约为 3 500ml。

7)**肺通气量**(pulmonary ventilation volume):为每分钟吸入或呼出的气体总量,等于潮气量与呼吸频率的乘积,正常成年人平静呼吸时,潮气量约为 500 ml,呼吸频率为 12~18 次 /min,则肺通气量为 6~9L/min。肺通气量随性别、年龄、身材和活动量的不同而异。在尽力做深、快呼吸时,每分钟所能吸入或呼出的最大气体量为**最大通气量**(maximal breathing capacity,MBC),正常成年人最大通气量一般可达 150L。最大通气量反映单位时间内充分发挥全部通气能力所能达到的通气量,是估计机体能进行多大运动量的生理指标之一。

8)**肺泡通气量**(alveolar ventilation,V_A):为每分钟吸入肺泡的新鲜空气量,是有效通气量,等于潮气量减去生理无效腔量再乘以呼吸频率。生理无效腔为留在呼吸道内不参加交换的气体量,正常成年人平静呼吸时约 150ml(约 2ml/kg 体重)。

2. **肺换气** 指肺泡与肺毛细血管血液之间的气体交换,主要通过呼吸膜以扩散的方式进行,即气体从气压高处向气压低处转移。气体交换的主要动力为气体在肺泡与血液之间的分压差。影响肺换气的主要因素包括呼吸膜的厚度与面积、肺通气 / 血流比值以及呼吸膜两侧的气体分压差。

(1)**呼吸膜**:指肺泡 - 毛细血管膜,又称气 - 血屏障,是肺泡内氧气与血液内二氧化碳气进行交换所通过的结构。由肺泡表面活性物质、肺泡上皮细胞、肺泡上皮基膜、肺间质结缔组织、毛细血管基膜和毛细血管内皮细胞 6 层构成。

(2)**通气 / 血流比例**:是指每分钟肺泡通气量与每分钟肺血流量之间的比值。正常人安静时肺泡通气量约为 4.2L/min,肺血流量约为 5L/min,通气 / 血流比约为 0.84。

(三)**呼吸运动的调节**

呼吸运动是一种节律性的活动,其深度和频率随机体内、外环境的改变而改变,以适应机体代谢的需要。

1. **呼吸中枢与呼吸节律的形成** 呼吸中枢是指中枢神经系统内产生和调节呼吸运动的神经细胞群所在的部位,分布于脊髓、脑干和大脑皮质等各级中枢部位,正常呼吸运动是在各级呼吸中枢的相互配合下实现的。脊髓中有支配呼吸肌的运动神经元;**延髓有产生呼吸节律的基本中枢**;脑桥有

11

控制吸气活动的呼吸调整中枢;大脑皮质可控制延髓等低位呼吸中枢的活动,如随意屏气、加深加快呼吸等。

2. 呼吸的反射性调节 呼吸中枢可接受感受器的传入冲动,反射性调节呼吸的深度和频率。

(1)**化学感受性呼吸反射**:动脉血及脑脊液中的 O_2、CO_2 和 H^+ 等化学因素可通过化学感受性反射调节呼吸运动。

1)**化学感受器**:**中枢化学感受器**位于延髓,可感受脑脊液中 H^+ 浓度的变化,不感受缺 O_2 的刺激。**外周化学感受器**位于颈动脉体和主动脉体,在动脉血缺 O_2 或 H^+ 浓度升高时受到刺激,冲动分别沿窦神经和迷走神经传入延髓,影响呼吸中枢的活动。

2)**化学因素对呼吸的调节**

① CO_2 : CO_2 是调节呼吸运动**最重要**的化学因素,血中一定浓度的 CO_2 是维持呼吸中枢正常兴奋性所必需的生理刺激。CO_2 兴奋呼吸是通过中枢化学感受器和外周化学感受器发挥作用,但以中枢化学感受器为主。当血液中 CO_2 分压升高时,通过血 - 脑屏障进入脑脊液,与其中的 H_2O 结合形成 H_2CO_3,随即解离出 H^+,刺激中枢化学感受器,使呼吸运动增强。但超过一定限度则有抑制和麻醉作用。

② O_2 :低 O_2 主要刺激外周化学感受器,反射性地使呼吸加深加快。但低 O_2 对呼吸中枢的直接作用是抑制。轻度缺 O_2 时,外周化学感受器的兴奋占优势,使呼吸加强;严重缺 O_2 时,呼吸中枢的抑制占主导地位,呼吸将减弱,甚至停止。

③ H^+ :因血液中的 H^+ 不易透过血 - 脑屏障,对中枢化学感受器的作用小,所以 H^+ 对呼吸的影响主要是通过刺激外周化学感受器发挥作用,血液中 H^+ 浓度升高可兴奋呼吸,反之,则呼吸减弱。酸中毒时呼吸加深加快。

(2)**肺牵张反射**:包括肺扩张反射和肺萎陷反射。感受器位于气道平滑肌,冲动经迷走神经传入延髓呼吸中枢。肺扩张反射使吸气转为呼气,肺萎陷反射使呼气转为吸气。肺牵张反射与脑桥呼吸调整中枢共同调节呼吸的频率和深度。

(四)呼吸系统的防御机制

呼吸系统具有十分完备的防御机制。①**物理防御**:上呼吸道对吸入气体的加温、加湿及过滤作用,调节和净化吸入的空气;下呼吸道的黏液 - 纤毛运载系统参与净化空气和清除异物。②**咳嗽反射**:是重要的防御性反射。感受器位于喉、气管及支气管的黏膜,冲动经迷走神经传入延髓咳嗽中枢。咳嗽时,先是一次短促或较深的吸气,接着声门紧闭,呼气肌强烈收缩,肺内压急剧上升,然后声门突然开放,肺内气体高速冲出,将呼吸道内的异物或分泌物排出。③**喷嚏反射**:刺激鼻黏膜的感受器,冲动经三叉神经传入延髓,主要是排出鼻腔中的刺激物。④**吞噬细胞防御**:肺泡巨噬细胞、多核粒细胞、嗜酸性粒细胞等对病毒和细菌有抑制及杀伤作用。⑤**免疫防御**:呼吸道分泌的免疫球蛋白(IgA、IgM 等)及溶菌酶等在抵御呼吸道感染方面起着重要的作用。

二、呼吸系统疾病常见症状和体征的护理

呼吸系统疾病的常见症状有咳嗽与咳痰、咯血、胸痛和肺源性呼吸困难等。

咳嗽与咳痰

咳嗽(cough)是呼吸系统疾病最常见的症状,是因咳嗽感受器受到刺激后引起的突然剧烈的呼气运动,是一种反射性防御动作,具有清除呼吸道分泌物和气道内异物的作用。咳嗽反射减弱或消失可引起肺不张和肺部感染,甚至窒息死亡。但频繁、剧烈的咳嗽对病人的生活、工作和社会活动造

成严重的影响。

咳痰(expectoration)是借助支气管黏膜上皮纤毛运动、支气管平滑肌的收缩及咳嗽反射,将呼吸道分泌物从口腔排出体外的动作。如果痰液黏稠、量多,而病人无力排痰或意识障碍时,容易导致窒息。咳嗽与咳痰可同时出现,也可仅有咳嗽。

【护理评估】

(一)健康史

咳嗽、咳痰的常见病因有:

1. 呼吸道-肺疾病　急、慢性支气管炎、支气管哮喘、支气管扩张、肺炎、肺结核、肺癌、尘肺、肺间质纤维化等。

2. 胸膜疾病　气胸、胸膜炎等。

3. 心血管疾病　各种心脏病引起的左心衰竭肺淤血、肺水肿等。

4. 理化刺激　如异物、粉尘、吸烟、刺激性气体、过冷过热的空气及肿瘤压迫等。

5. 其他　胃-食管反流、服用β受体拮抗药或血管紧张素转换酶抑制药等。

(二)临床表现

1. 咳嗽的性质　咳嗽无痰或痰量甚少,称为干性咳嗽,多见于急性咽喉炎、急性支气管炎、喉癌、气管受压、支气管异物、胸膜炎、肺结核初期及早期肺癌等疾病;伴有咳痰的咳嗽,称湿性咳嗽,常见于慢性支气管炎、支气管扩张、肺炎、肺脓肿及空洞性肺结核等。咳嗽伴发热提示存在感染;咳嗽伴胸痛常表示病变已累及胸膜;伴呼吸困难显示有肺通气和/或换气功能的障碍。

2. 咳嗽的时间　突然出现的干性或刺激性咳嗽多是急性上、下呼吸道感染初期的表现或与异物吸入、过敏有关;长期反复发作的慢性咳嗽,多见于慢性呼吸系统疾病,如慢性支气管炎、慢性肺气肿等;夜间或晨起时咳嗽加剧,多见于慢性支气管炎、支气管扩张、肺脓肿及慢性纤维空洞性肺结核;**左心衰竭常于夜间出现阵发性咳嗽。**

3. 咳嗽的音色　较重的干咳常见于咳嗽变异性哮喘、咽炎、气管异物、胸膜炎、支气管肿瘤、服用血管紧张素转换酶抑制药和胃食管反流等;慢性肺间质病变,尤其是各种原因所致的肺间质纤维化也常表现为持续性干咳;**犬吠样咳嗽见于会厌、喉部疾患或异物吸入;金属音调咳嗽见于纵隔肿瘤、主动脉瘤或支气管肺癌压迫气管;**嘶哑性咳嗽多见于喉炎、喉结核、喉癌和喉返神经麻痹等。

4. 咳痰的性质　一般分为黏液性、浆液性、脓性、血性和混合性5种痰。①**黏液性痰**:黏稠、无色透明或略呈灰色,见于支气管炎、支气管哮喘、早期肺炎等炎症性疾病。②**浆液性痰**:稀薄而有泡沫,由毛细血管内液体渗入肺泡所致,见于肺淤血、肺水肿等。③**脓痰**:黄色或黄绿色、黄褐色的脓状,主要由大量脓细胞构成,可见于各种化脓性感染。大量脓痰静置后可分为3层,上层为泡沫黏液,中层为浆液,下层为脓及坏死组织,见于支气管扩张症、肺脓肿等。④**血痰**:痰内带血丝或大量鲜红色带泡沫样血痰,为喉部以下的呼吸器官出血所致,见于肺结核、支气管扩张症、肺癌等。⑤**混合性痰**:由上述两种或三种痰混合而成,如黏液脓性、浆液血性痰等。

5. 咳痰的量　痰量少时仅数毫升,多者数百毫升,**一般将24h痰量超过100ml称为大量痰**,多见于支气管扩张、肺脓肿。痰量突然减少而全身情况不改善,提示支气管阻塞,痰液引流不畅。

6. 痰液的颜色　痰液颜色改变常有重要意义,如黄绿色脓痰常为感染的表现;肺结核、肺癌、肺梗死出血时,因痰中含血液或血红蛋白而呈红色或红棕色;**铁锈色痰见于肺炎球菌肺炎**;红褐色或巧克力色痰考虑阿米巴肺脓肿;**粉红色泡沫痰提示急性肺水肿**;砖红色胶冻样痰或带血液者常见于克雷伯杆菌肺炎;灰黑色或暗灰色痰常见于各种肺尘埃沉着病或慢性支气管炎。

> **知识拓展**
>
> **严重咳嗽与咳痰对身体的影响**
>
> 严重咳嗽导致头晕、疲乏、晕厥、眼睑水肿、眼结膜出血、胸痛、气胸、肋骨骨折、腹痛、脱肛、疝气、尿失禁、胸腹部手术创口开裂、睡眠障碍等。
>
> 痰液不能有效咳出时可引起窒息。

（三）心理 - 社会状况

频繁剧烈的咳嗽,尤其是夜间咳嗽或大量咳痰者,常出现烦躁不安、失眠、注意力不集中、焦虑及抑郁等,影响正常的生活和工作,某些传染性疾病(如肺结核)可通过咳嗽、咳痰影响周围健康人群,引起病人的自卑心理,痰中带血时病人可出现紧张甚至恐惧。

【常见护理诊断 / 合作性问题】

清理呼吸道无效　与痰多黏稠或病人疲乏、胸痛、意识障碍导致咳嗽无效、不能或不敢咳嗽有关。

【护理目标】

病人能有效咳嗽清除痰液,呼吸道通畅,表现为呼吸音清晰,无啰音。

【护理措施】

1. 环境　为病人提供安静、整洁、舒适的病室环境,保持室内空气新鲜、洁净,注意通风。指导病人避免到空气污染的公共场所,减少尘埃与烟雾等刺激,戒烟可减轻咳嗽,对吸烟者制订有效的戒烟计划。维持合适的室温(18~20℃)和湿度(50%~60%),以充分发挥呼吸道的自然防御功能。

2. 休息与体位　避免剧烈运动,保持舒适体位,**半坐位或坐位有利于改善呼吸和咳出痰液。年老体弱者取侧卧位,防止痰液引起窒息。**

3. 饮食　慢性咳嗽者能量消耗增加,应给予高蛋白、高维生素、足够热量的饮食。注意病人的饮食习惯,避免油腻、辛辣刺激食物。如病人无心、肾功能障碍,**每天饮水 1 500ml 以上,足够的水分可保证呼吸道黏膜的湿润和病变黏膜的修复,**利于痰液稀释以促进排痰。

4. 促进有效排痰

(1)深呼吸和有效咳嗽:适用于神志清醒,一般状况良好、能够配合的病人,有助于排出气道远端分泌物。指导病人掌握有效咳嗽的正确方法:①病人尽可能采用坐位,先进行深而慢的腹式呼吸 5 次或 6 次,然后深吸气至膈肌完全下降,屏气 3~5s,继而缩唇(噘嘴),缓慢地经口腔肺内气体呼出(胸廓下部和腹部应该下陷),再深吸一口气后屏气 3~5s,身体前倾,从胸腔进行 2 次或 3 次短促有力的咳嗽,咳嗽同时收缩腹肌,或用手按压上腹部,帮助痰液咳出;也可让病人取俯卧屈膝位,借助膈肌、腹肌收缩,增加腹压,咳出痰液。②经常变换体位有利于痰液咳出。③对胸痛不敢咳嗽的病人,应避免因咳嗽加重疼痛,如胸部有伤口可用双手或枕头轻压伤口两侧,使伤口两侧的皮肤及软组织向伤口处皱起,可避免咳嗽时胸廓扩展牵拉伤口而引起疼痛。疼痛剧烈时可遵医嘱给予镇痛药,30min后进行深呼吸和有效咳嗽。

(2)**气道湿化:**适用于痰液黏稠难以咳出者。气道湿化包括湿化治疗和雾化治疗两种方法。湿化治疗法是通过湿化器装置,将水或溶液蒸发成水蒸气或小水滴,以提高吸入气体的湿度,达到湿润气道黏膜、稀释痰液的目的。雾化治疗又称气溶液吸入疗法,应用特制的气溶液装置将水分和药物形成气溶胶的液体微滴或固体微粒,使之吸入并沉积于呼吸道和肺泡,达到治疗疾病、改善症状的目的。雾化吸入同时也具有一定的湿化稀释气道分泌物的作用。

注意事项:①防止窒息。干结的分泌物湿化后膨胀易阻塞支气管,治疗后要帮助病人翻身、拍背以及时排出痰液,尤其是体弱、无力咳嗽者。②避免降低吸入氧浓度。尤其是超声雾化吸入,因喷雾压力和气流湿度增高,可造成吸入空气量少,使血氧浓度降低,病人感觉胸闷、气促加重,因此,在给予病人超声雾化吸入时可提高吸氧浓度或改用氧气驱动的喷射式雾化吸入。③避免湿化过度。过度湿化可引起黏膜水肿、气道狭窄,使气道阻力增加,甚至诱发支气管痉挛;也可导致体内水潴留而加重心脏负荷。**湿化时间不宜过长,一般以 10~20min 为宜**。④控制湿化温度。一般应控制湿化温度在 35~37℃。在加热湿化过程中既要避免温度过高灼伤呼吸道和损害气道黏膜纤毛运动;也要避免温度过低诱发哮喘及寒战反应。⑤防止感染。按规定消毒吸入装置和病房环境,严格无菌操作,加强口腔护理,避免呼吸道交叉感染。⑥用药注意。临床上常在湿化的同时加入药物以雾化方式吸入,可在雾化液中加入痰溶解剂、抗生素、平喘药等,达到祛痰、消炎、止咳、平喘的作用。用药时注意严重肝脏疾病和凝血功能异常者,禁用糜蛋白酶;严重呼吸功能不全的老年病人和哮喘病人,慎用乙酰半胱氨酸(痰易净)。防止药物过量与中毒,某些药物,如异丙肾上腺素由病人自行吸入时,极易过量而出现危险。雾化吸入所用的抗生素应与全身用药一致。

(3)胸部叩击:是一种借助叩击所产生的振动和重力作用,使滞留在气道内的分泌物松动,并移行到中心气道,最后通过咳嗽排出体外的胸部物理治疗方法。该方法**适用于久病体弱、长期卧床、排痰无力者。禁用于未经引流的气胸、肋骨骨折、有病理性骨折史、咯血、低血压及肺水肿等病人。**

方法:病人侧卧位或在他人协助下取坐位,叩击者两手手指弯曲并拢,使掌侧呈杯状,以手腕力量,从肺底自下而上、由外向内、迅速而有节律地叩击胸壁。**每一肺叶叩击 1~3min,每分钟叩击 120~180 次**,叩击时发出一种空而深的拍击音则表明叩击手法正确。

胸部叩击的注意事项:

1)评估:叩击前听诊肺部有无呼吸音异常及干、湿啰音,明确痰液潴留部位。

2)叩击前准备:用单层薄布覆盖叩击部位,以防止直接叩击引起皮肤发红,但覆盖物不宜过厚,以免降低叩击效果。

3)叩击要点:叩击时避开乳房、心脏、骨突部位(如脊椎、肩胛骨、胸骨)及衣服拉链、纽扣等;叩击力量应适中,以病人不感到疼痛为宜;**每次叩击时间以 5~15min 为宜**,应安排在**餐后 2h 至下次餐前 30min 完成**,以避免治疗中引发呕吐;叩击时应密切注意病人的反应。

4)操作后:嘱病人休息并协助做好口腔护理,去除痰液气味;询问病人的感受,观察痰液情况,复查生命体征、肺部呼吸音及啰音变化。

(4)体位引流:体位引流是利用重力作用使肺、支气管内分泌物排出体外的胸部物理疗法之一,又称重力引流。**适用于肺脓肿、支气管扩张症等有大量痰液排出不畅时。禁用于有明显呼吸困难和发绀、近 1~2 周内曾有大咯血史、严重心血管疾病或年老体弱不能耐受者**。具体方法参见本章第四节"支气管扩张症"。

(5)机械吸痰:**适用于痰液黏稠无力咳出、意识模糊或建立人工气道者**。可经病人的口、鼻腔、气管插管或气管切开处进行负压吸痰。注意事项:①**每次吸引时间少于 15s**,两次抽吸间隔时间应大于 3min。②吸痰动作要迅速、轻柔,将不适感降至最低。③在吸痰前、后适当提高吸入氧的浓度,避免吸痰引起低氧血症。④严格执行无菌操作,避免呼吸道交叉感染。

020102
经口、鼻腔
吸痰法(视频)

020103
经气管插管、
气管切开
吸痰法(视频)

15

5. 心理疏导　帮助病人了解咳嗽、咳痰的相关知识,增强病人战胜疾病的信心,指导病人家属理解和满足病人的心理需求,给予心理支持。

6. 遵医嘱用药　遵医嘱给予抗生素、止咳及祛痰药物,用药期间注意观察药物的疗效及不良反应。向湿性咳嗽及排痰困难病人解释并说明可待因等强镇咳药会抑制咳嗽反射,加重痰液的积聚,切勿自行服用。

7. 保持口腔清洁　对咳脓痰者,餐前及排痰后应漱口。

8. 病情观察　密切观察咳嗽、咳痰情况,详细记录痰液的颜色、量和性质。正确收集痰标本,及时送检。对合并呼吸道感染者还要观察体温变化;对痰液排出困难者,应注意病人神志、表情、生命征,如病人突然出现烦躁不安、神志不清,面色苍白或发绀、出冷汗、呼吸急促、咽喉部明显的痰鸣音,应考虑窒息的发生。

【护理评价】

病人是否能有效咳嗽,排痰是否顺畅,听诊呼吸音是否清晰无啰音。

咯　血

咯血(hemoptysis)是指喉及其以下呼吸道或肺组织的血管破裂导致的出血并经咳嗽动作从口腔排出。咯血应注意与呕血相鉴别。少量咯血可仅表现为痰中带血,大咯血时血液自口鼻涌出,常阻塞呼吸道,造成窒息死亡。

【护理评估】

(一) 健康史

咯血常见的原因有:

1. 支气管 - 肺疾病　常见有支气管扩张、肺结核、肺吸虫病、肺阿米巴病、肺炎、肺癌、肺脓肿等。

2. 心血管疾病　较常见有二尖瓣狭窄、肺梗死、左心衰竭、肺淤血等。

3. 全身性疾病　如血液病、急性传染病、风湿性疾病、子宫内膜异位症等。

我国引起咯血的前三位病因是肺结核、支气管扩张症和支气管肺癌。 评估时应注意有无引起咯血的呼吸系统疾病和心血管疾病。

(二) 临床表现

1. 咯血量的估计　临床根据咯血量多少可分为:**痰中带血、少量咯血(每天 <100ml)、中等量咯血(每天 100~500ml)**,咯血前多有喉部痒感、胸闷、咳嗽等先兆症状,咯出的血多为鲜红色,伴有泡沫或痰,呈碱性;**大量咯血(每天 >500ml,或 1 次 >300ml)**,常伴有呛咳、脉搏细速、出冷汗、呼吸急促、面色苍白、紧张不安和恐惧感。在估计咯血量时,应考虑吞咽、呼吸道残留的血液,以及混合的唾液、痰液、盛器内的水分等因素。

2. 咯血的颜色和性状　**咯血多为鲜红色,含有泡沫或痰液,不易凝固,呈碱性**。肺结核、支气管扩张、肺脓肿等疾病所致的咯血颜色为鲜红色,**铁锈色痰见于肺炎球菌肺炎**,砖红色胶冻样痰见于克雷伯杆菌肺炎;**二尖瓣狭窄所致的咯血多为暗红色;左心衰所致的咯血为浆液性粉红色泡沫状**。

3. 呕血与咯血的鉴别见表 2-2。

4. 并发症

(1) 窒息:**是咯血致死的主要原因**。

1) 窒息原因:极度衰竭无力咳嗽者;急性大咯血者;高度紧张致声门紧闭或支气管平滑肌痉挛者;应用镇静、镇咳药使咳嗽反射受到严重抑制者,均可发生窒息。护士对咯血量较大的容易发生窒息者应保持高度警惕。

表 2-2 呕血与咯血的鉴别

项目	咯血	呕血
病因	肺结核、支气管扩张、心脏病	消化性溃疡、肝硬化
出血前症状	喉部痒感、胸闷、咳嗽等	上腹部不适、恶心、呕吐
出血方式	咯出	呕出、可呈喷射性
血的颜色	鲜红色	棕黑色、暗红色、有时为鲜红色
血中混有物	痰液、泡沫	食物残渣、胃液
酸碱反应	碱性	酸性
黑便	无(咽下血液时可有)	有,可持续数日
出血后痰的性状	常有血痰数日	无痰

2)窒息表现:当大量咯血病人出现咯血不畅、情绪紧张、面色灰暗、胸闷、气促、喉头痰鸣音等,常是**窒息先兆**;若咯血突然减少或停止,出现表情恐怖、张口瞪目、大汗淋漓、唇指发绀、意识丧失等,提示窒息。

(2)失血性休克:大量咯血可导致血容量减少,甚至发生失血性休克。病人可出现头晕、面色苍白、心悸、血压下降、脉搏细速、尿量减少或无尿、意识障碍等。

(3)继发感染:咯血后发热、体温持续不退、咳嗽加剧,伴肺部干、湿啰音。

(4)肺不张:咯血后出现呼吸困难、胸闷、气急、发绀,呼吸音减弱或消失。

(三)心理-社会状况

咯血可引起病人及其家属紧张和恐慌,病人因情绪不平静而咯血不止;若发生大咯血或并发窒息,病人会产生恐惧心理。

【常见护理诊断/合作性问题】

1. 组织完整性受损　与各种原因导致血管破裂或通透性增加有关。

2. 有窒息的危险　与大咯血时血液不能排出、阻塞气管有关。

【护理目标】

病人咯血量、次数减少或咯血停止,无窒息发生。

【护理措施】

(一)组织完整性受损

1. 休息与活动　卧床休息,病室内保持安静,避免不必要交谈,以减少肺部活动度。一般静卧休息能使少量咯血自行停止。大量咯血时应绝对卧床休息,减少翻动。**病变部位明确者可取患侧卧位**,以利于健侧通气,并防止病灶向健侧播散;**病变部位不明者平卧位**,头偏向一侧。

2. 饮食　**大量咯血者应暂禁食**,少量咯血者宜进少量凉或温的流质饮食,多饮水,多食含纤维素食物,以保持大便通畅,避免排便时腹压增加而加重咯血。

3. 心理疏导　守护并安慰病人,以增强病人安全感,缓解紧张情绪。及时清理血渍及被血液沾染的物品,以减轻不良心理反应。烦躁不安者可适当选用镇静药,如地西泮 5~10mg 肌内注射,**禁用吗啡等,以免抑制呼吸**。

4. 遵医嘱用药

(1)促凝血药:促凝血药氨基己酸、氨甲苯酸(止血芳酸)、氨甲环酸(止血环酸)等可阻抑纤溶酶原在纤维蛋白上吸附,使其不被激活,从而不发挥纤溶作用而达到止血的目的。**适用于小量至中等**

量咯血的病人,可口服或静脉给药。氨基己酸口服者应注意恶心、呕吐等消化道反应,静注可有低血压,偶可致过敏反应。氨甲环酸偶致头痛、头晕、嗜睡等,对心肌梗死倾向者慎用。

(2)**垂体后叶素**:垂体后叶素可收缩小动脉,使肺循环血容量减少而达到较好的止血效果。**适用于咯血量较大的病人**。该药有收缩血管和子宫平滑肌的作用,故**冠心病、高血压、妊娠者禁用**。用法为5~10U加入10%葡萄糖液40ml在15~20min内缓慢静脉推注,或继用10~20U加入10%葡萄糖液250ml静脉滴注。用药过程中和用药后需注意观察有无恶心、便意、心悸、面色苍白等不良反应。

5. **协助止血** 大量咯血不止者,可配合医生执行纤维支气管镜局部注射凝血酶或行气囊压迫止血,必要时手术。

6. **病情观察** 定时监测血压、脉搏、呼吸、心律、瞳孔、意识状态等方面的变化并详细记录。了解病人咯血的量、颜色、性质及出血的速度,以及病人对咯血症状的认识程度。密切观察窒息的发生。

(二)有窒息的危险

1. **预防窒息** ①告诉病人咯血时**不能屏气**,以免诱发喉头痉挛使血液引流不畅,形成血块而导致窒息。指导病人轻轻将血块咳出。②禁用呼吸抑制剂、中枢镇咳剂,以免抑制咳嗽反射及呼吸中枢,使血块不能咳出而发生窒息。③准备好抢救用品如吸痰器、鼻导管、气管插管和气管切开包等。④观察大咯血病人有无胸闷、气促、发绀、烦躁、神色紧张、面色苍白、出冷汗、呼吸不畅等窒息先兆表现,如出现上述表现应立即通知医生,并配合处理。

2. **窒息的处理** ①**体位**:立即置病人于头低足高位或倒立位,并轻拍背部以利于血块排出。②**通畅气道**:一旦出现窒息立即用手指套上纱布将咽喉部血块清除,或用鼻导管将气管内血液吸出,或立即作气管插管吸取血块或气管切开吸净积血,以通畅呼吸道。③**恢复呼吸**:气道通畅后,若病人自主呼吸未恢复,应行人工呼吸,给高流量吸氧或遵医嘱应用呼吸中枢兴奋剂。④**病情观察**:监测血气分析和咯血情况,警惕发生再窒息。

【护理评价】

病人咯血是否停止,是否发生窒息。

胸 痛

胸痛(chest pain)是由于胸腔内脏器或胸壁组织病变引起的胸部疼痛。胸痛的程度因个体痛阈的差异而不同,与疾病病情轻重不完全一致。

【护理评估】

(一)健康史

1. **胸壁疾病** 如急性皮炎、皮下蜂窝织炎、带状疱疹、肌炎、肋间神经炎、肋骨骨折、食管炎、食管癌等。

2. **心血管疾病** 如心绞痛、心肌梗死、急性心包炎、主动脉瘤破裂、肺梗死、心脏神经症等。

3. **呼吸系统疾病** 如肺炎、肺结核、胸膜炎、胸膜肿瘤、气胸、肺癌等。

4. **纵隔疾病** 如纵隔炎、纵隔肿瘤、纵隔脓肿等。

5. **其他疾病** 如食管炎、食管癌、肝脓肿。

评估时应注意胸壁或胸廓外观的改变,有无压痛,叩诊音和呼吸音的改变,有无胸膜摩擦音和心包摩擦音等。

(二)临床表现

1. **发病年龄** 青壮年胸痛多因结核性胸膜炎、自发性气胸、心肌炎等引起。40岁以上病人出现胸痛注意心绞痛、心肌梗死和支气管肺癌等。

2. 胸痛部位　胸壁疾病所致的胸痛常在病变部位,局部有压痛,胸壁皮肤的炎症性病变部可有红、肿、热、痛等表现;**心绞痛及心肌梗死所致的疼痛多在胸骨后方和心前区或剑突下,向左肩和左臂内侧放射**;夹层动脉瘤引起的疼痛多位于胸背部,向下放射至下腹、腰部与两侧腹股沟和下肢;胸膜炎引起的疼痛多在胸侧部;食管及纵隔病变引起的胸痛多在胸骨后,肝胆疾病引起的胸痛多在右下胸。

3. 胸痛性质　带状疱疹呈刀割样或灼热样剧痛;食管炎多为灼热样痛;肋间神经痛为阵发性灼热或刺痛;**心绞痛呈绞榨样痛,并有重压窒息感,心肌梗死所致的疼痛更为剧烈,并有濒死感**,气胸在发病初期有撕裂样疼痛;胸膜炎常呈隐痛、钝痛和刺痛;夹层动脉瘤常呈突然发生胸背部撕裂样痛或锥痛;肺梗死可突发胸部剧痛或绞痛,伴呼吸困难与发绀。

4. 持续时间　平滑肌痉挛或血管狭窄所致的胸痛多为阵发性;炎症、肿瘤、栓塞或梗死所致的胸痛呈持续性。**心绞痛发作时间较短(持续 1~5min),心肌梗死疼痛持续时间达数小时或更长**。

5. 影响因素　心绞痛发作常在劳累或精神紧张时诱发,休息或含服硝酸甘油后缓解;食管疾病多在进食时胸痛发作或加剧,服用抗酸剂和促动力药物可使疼痛减轻或消失,**胸膜炎及心包炎所致的胸痛常因咳嗽或用力呼吸而加剧**。

(三) 心理 - 社会状况

剧烈胸痛影响病人正常的生活、工作、睡眠和休息,从而引起焦虑、恐惧等不良情绪。

【常见护理诊断 / 合作性问题】

急性疼痛:胸痛　与胸壁或胸内脏器病变有关。

【护理目标】

病人胸痛缓解或消失。

【护理措施】

胸痛的病因不同,护理措施不同。下面是胸膜性胸痛的护理措施。

1. 心理疏导　鼓励病人说出胸痛的感受,认真倾听病人的诉说,给予支持和引导;指导病人调整情绪和转移注意力的技巧,以减轻疼痛。

2. 调整体位　采取舒适的体位如半坐卧位、坐位。**胸膜炎病人取患侧卧位**,以减少局部胸壁与肺的活动,缓解疼痛。

3. 缓解疼痛

(1)放松技术:指导病人使用听音乐、交谈等措施转移注意力以缓解疼痛。采用局部按摩、针灸、经皮肤电刺激止痛穴位,以及局部冷敷或热敷等疗法,降低疼痛敏感性。

(2)限制胸廓活动:因胸部活动引起剧烈疼痛者,可在呼气末用 15cm 宽胶布固定患侧胸廓(胶布长度超过前后正中线),以减低呼吸幅度,缓解疼痛。或在咳嗽、深呼吸、活动时,用手按压疼痛部位制动,达到缓解疼痛的目的。

(3)遵医嘱适当使用镇痛药,如可待因等。

4. 病情观察　观察胸痛的部位、性质、持续时间、影响胸痛的因素及病人对胸痛的反应;观察胸部体征变化,发现异常及时报告给医生。

【护理评价】

病人胸痛是否缓解。

肺源性呼吸困难

肺源性呼吸困难(pulmonary dyspnea)是由于呼吸系统疾病引起通气和 / 或换气功能障碍,导致机体缺氧和 / 或二氧化碳潴留,病人主观上感觉空气不足、呼吸费力,客观上出现呼吸频率、节律与深度的异常。严重时出现口唇发绀、鼻翼扇动、端坐呼吸,辅助呼吸肌参与呼吸运动等。

【护理评估】

(一)健康史

常见病因有慢性阻塞性肺疾病、支气管哮喘、肺炎、肺不张、肺结核等支气管 - 肺疾病及气胸、胸腔积液等胸膜疾病。

(二)临床表现

1. 分类 肺源性呼吸困难按致病因素和临床表现分为以下三种类型。

(1)吸气性呼吸困难:**吸气时呼吸困难显著**,其发生与**大气道的狭窄和梗阻**有关,多见于喉头水肿、喉气管炎症、肿瘤或异物等引起的上呼吸道机械性梗阻。发生时常伴干咳及高调吸气性哮鸣音,重者可出现"**三凹征**",即胸骨上窝、锁骨上窝和肋间隙在吸气时明显凹陷。

(2)呼气性呼吸困难:表现为**呼气费力及呼气时间延长**,常伴有哮鸣音,其**发生与小气道痉挛、狭窄和肺组织弹性减弱影响了肺通气功能**有关。多见于**支气管哮喘和慢性阻塞性肺疾病**。

(3)混合性呼吸困难:是由于肺部病变广泛使呼吸面积减少,影响了换气功能所致。此时,**吸气与呼气均感费力**,**呼吸频率增快、变浅**,常伴有呼吸音减弱或消失。临床常见于重症肺炎、重症肺结核、广泛性肺纤维化、大量胸腔积液和气胸等。

2. 程度 肺源性呼吸困难的分度见表 2-3。

表 2-3 呼吸困难程度及日常生活自理能力评价

	呼吸困难程度	日常生活自理能力水平
Ⅰ度	日常体力活动无不适,中、重度体力活动时出现气促	正常,无气促
Ⅱ度	与同龄健康人平地行走无气促,但登高或上楼出现气促	满意,有轻度气促,但日常生活可自理,不需要帮助或停顿
Ⅲ度	与同龄健康人以同等速度行走时呼吸困难	尚可,有中度气促,日常生活虽可自理,但必须停下来喘气,费时、费力
Ⅳ度	以自己的步速平地行走 100m 或数分钟即有呼吸困难	差,有显著呼吸困难,日常生活自理能力下降,需部分帮助
Ⅴ度	洗脸、穿衣甚至休息时也有呼吸困难	困难,日常生活不能自理,完全需要帮助

(三)心理 - 社会状况

呼吸困难加重时,病人可出现焦虑、紧张、烦躁不安、失眠甚至恐惧等心理。随着生活和工作能力的丧失,可产生悲观、沮丧等心理。

【常见护理诊断 / 合作性问题】

1. 气体交换受损 与呼吸道痉挛、呼吸面积减少、换气功能障碍等有关。

2. 活动无耐力 与呼吸功能受损导致的机体缺氧状态有关。

【护理目标】

病人呼吸困难减轻或消失,表现为呼吸的频率、节律、深度改善或正常,血气分析结果改善或正常;活动耐力逐渐提高。

【护理措施】

(一)气体交换受损

1. 休息与活动 据呼吸困难的程度合理安排休息与活动。严重呼吸困难病人应卧床休息,采取**半坐位**或**端坐位**,可使用枕头、靠背架等支撑物,以便病人舒适,必要时设置跨床小桌,以便病人伏桌休息,减少体力消耗。尽量减少活动和不必要的谈话,以减少耗氧量,减轻呼吸困难。病情缓解后,有计划地增加活动量。保持环境安静、舒适,空气新鲜,适宜的温度与湿度。

2. 饮食　呼吸困难消耗体力,应给予营养丰富的饮食,保证每日足够的热量及各种营养物质供应。

3. 心理疏导　多安慰、陪伴病人,进行必要的解释,以缓和紧张不安情绪。当病人出现精神不振、焦虑,自感端憋时,应设法分散病人注意力,指导病人作慢而深的呼吸,以缓解症状,使身心舒适。

4. 通畅呼吸道　根据病人情况采取清除痰液、应用解痉平喘药物,必要时气管插管或气管切开建立人工气道、机械吸痰等,以保证呼吸道通畅。

5. 遵医嘱吸氧　吸氧是纠正缺氧、缓解呼吸困难最有效的方法,能提高动脉血氧分压,避免组织损伤,提高机体运动耐力。据病情选择合适的氧疗方式或机械通气。

6. 保持口腔卫生　张口呼吸者应每日口腔护理 2 次或 3 次,并根据需要补充因呼吸加快所丧失的水分,一般保证每日摄入量在 1.5~2L。

7. 病情观察　密切观察呼吸困难的变化和血气分析结果,判断病情变化。

(二) 活动无耐力

1. 保证充分的休息　病人休息时尽量减少不必要的护理操作并保持病室环境的安静和舒适。采取的体位以病人自觉舒适为原则,指导病人穿着宽松的衣服并避免盖被过厚而造成胸部压迫等加重不适症状。

2. 逐步提高活动耐力　合理安排休息和活动,调整日常生活方式。根据病情变化有计划地增加运动量,如室内走动到室外活动、散步、快走、慢跑、太极拳、体操等,逐步恢复正常活动。

3. 呼吸训练　进行呼吸训练提高肺活量,如指导慢性阻塞性肺气肿病人作缓慢深呼吸、腹式呼吸、缩唇呼吸等,训练呼吸肌,延长呼吸时间,使气体能完全呼出。

【护理评价】

病人呼吸困难是否减轻或缓解,呼吸型态及血气分析结果是否正常。日常活动量是否增加,是否无疲乏。

三、呼吸系统疾病常用诊疗技术

(一) 实验室检查

1. 血液检查　白细胞计数升高、中性粒细胞增多常见于肺部感染,嗜酸性粒细胞增多见于支气管哮喘和寄生虫感染,血清学抗体检测对病毒、支原体和细菌感染的诊断有一定价值。

2. 痰液检查　是诊断病因、疗效观察和判断预后的重要检查。其中痰培养＋药物敏感实验可指导治疗。

3. 动脉血气分析　可测定呼吸功能及体内电解质与酸碱度的变化;评估给予人工呼吸机治疗者的呼吸功能,以调整呼吸机的参数。

4. 抗原皮肤试验　哮喘的变应原皮肤试验阳性有助于变应体质的确定和相应抗原的脱敏治疗。

(二) 影像学检查

胸部透视和摄片是发现胸部病变的主要方法之一。造影检查可用于支气管扩张和肺动脉栓塞的诊断和治疗。CT 检查可明确病变部位、性质以及有关气管、支气管通畅程度。磁共振检查对纵隔疾病和肺动脉栓塞有较大帮助。支气管动脉造影和栓塞术对咯血有较好的诊治价值。

（三）纤维支气管镜和胸腔镜

纤维支气管镜检查是肺癌诊断的重要手段。经纤维支气管镜肺活组织检查对确诊弥漫性肺疾病的病因有重要价值。经纤支镜行支气管肺泡灌洗术收集肺泡灌洗液，进行微生物、细胞、免疫学检查。经纤支镜可取出气管或支气管的异物，进行激光、微波等治疗。胸腔镜已广泛用于胸膜活检、肺活检。

（四）肺功能检查

肺功能检查是应用肺功能检查仪对呼吸生理功能进行全面评价的一种检查方法，可了解疾病对肺功能损害的性质和程度，对疾病诊断、治疗及判断预后均有重要价值。

（五）胸腔穿刺术

胸腔穿刺术可抽取积液进行检查，以确定病因。还可穿刺放液和排气，减轻压迫症状，通过穿刺向胸膜腔注射药物，以达到治疗目的。

（杨海霞）

第二节 急性呼吸道感染病人的护理

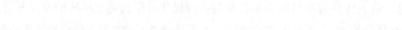

📖 导入情景

张女士，25 岁，教师，因办婚事劳累，出现发热，伴咽痛、咳嗽、咳痰、无畏寒、鼻塞、流涕、胸闷、胸痛，到当地卫生院输液治疗 1d，发热不退，体温在 39~40℃之间。查体：T 39.4℃，P 125 次 /min，R 30 次 /min，BP 106/78mmHg。神清，急性病容。咽部充血，扁桃体不大。双肺呼吸音粗，未闻及干、湿啰音。

工作任务：

1. 指导病人正确预防急性上呼吸道感染。

2. 指导病人正确处理发热。

一、急性上呼吸道感染病人的护理

急性上呼吸道感染（acute upper respiratory tract infection）简称上感，是指鼻腔、咽、喉部急性炎症的总称。常见病原体为病毒，少数由细菌引起。发病不分年龄、性别、职业和地区，免疫功能低下者易感。通常病情较轻，病程短且可自愈，预后良好。但本病发病率高，具有一定的传染性，有时可引起严重的并发症，应积极防治。

本病全年均可发生，好发于冬春季，多通过含有病毒的飞沫或被污染的手和用具传播。多为散发，但在气候突变时可引起局部小规模流行。由于病毒表面抗原易发生变异，产生新的亚型，不同亚型之间无交叉免疫，因此同一个人一年内可多次发病。

【护理评估】

（一）健康史

急性上呼吸道感染有 70%~80% **由病毒引起**。主要包括鼻病毒、流感病毒（甲、乙、丙）、副流感病毒、呼吸道合胞病毒、腺病毒、埃可病毒、柯萨奇病毒、麻疹病毒、风疹病毒等。细菌占 20%~30%，可直接发病，或继发于病毒感染后发生，以口腔定植菌溶血性链球菌最为常见，其次为流感嗜血杆菌、肺炎球菌、葡萄球菌等，偶见革兰氏阴性杆菌。

是否发病与各种导致全身或呼吸道局部防御功能降低的因素有关，如**受凉、淋雨、气候突变、过度疲劳等均可诱发本病**。老幼体弱，免疫功能低下或患有慢性呼吸道疾病的病人易感。

（二）临床表现

根据病因和临床表现不同，可分为不同的类型。

1. 普通感冒　俗称"伤风"。**成人多为鼻病毒所致，好发于冬春季节**。起病较急，**主要表现为鼻咽部卡他症状**，如喷嚏、鼻塞、流清水样鼻涕，也可表现为咳嗽、咽干、咽痒或烧灼感。2~3d 后鼻涕变稠可伴咽痛、头痛、流泪、味觉迟钝、呼吸不畅、声音嘶哑等。全身症状较轻或无症状，可仅有低热、轻度畏寒、头痛、不适感等。可见**鼻腔黏膜充血、水肿、有分泌物、咽部轻度充血等体征**。如无并发症，**一般 5~7d 后痊愈**。

2. 以咽喉炎为主要表现的上呼吸道感染

（1）急性病毒性咽炎：常由鼻病毒、腺病毒、副流感病毒和呼吸道合胞病毒等引起。多发于冬春季节。临床表现为咽部发痒和灼热感，咽痛短暂且轻，可伴有发热、乏力等。有**咽部充血、水肿、颌下淋巴结肿大和触痛**。

（2）急性病毒性喉炎：由鼻病毒、流感病毒、副流感病毒和腺病毒等所致。临床表现为声音嘶哑、说话困难、咳嗽时咽喉疼痛，可伴发热或咽炎。体检可见喉部充血、水肿；局部淋巴结肿大有触痛，有时可闻及喉部喘息声。

（3）急性疱疹性咽峡炎：主要由柯萨奇病毒 A 所致。好发于夏季，由游泳传播，多见于儿童。临床表现为咽痛明显，常伴有发热，病程 1 周左右。体检可见咽充血、软腭、腭垂（悬雍垂）、咽和扁桃体表面有灰白色疱疹及浅表溃疡，周围有红晕。

📖 **知识拓展**

孕妇感染柯萨奇病毒会有哪些危害

柯萨奇病毒分为 A 型和 B 型，孕妇感染柯萨奇病毒 A 型者少见，可致胎儿畸形，孕晚期感染可导致死胎。如果感染了柯萨奇病毒 B 型，可致先天性心脏病，尤以早孕期多发，并可同时伴有泌尿生殖道、心血管和消化道畸形。

（4）急性咽结膜炎：常由腺病毒和柯萨奇病毒等引起。夏季好发，儿童多见，游泳传播为主，病程 4~6d，临床表现为咽痛、畏光、流泪、发热。体检可见咽、结膜明显充血。

（5）急性咽 - 扁桃体炎：**多由溶血性链球菌引起**，其次由流感嗜血杆菌、肺炎链球菌和葡萄球菌引起。起病急，咽痛明显，伴畏寒、发热，体温可达 39℃以上。体检可见咽部明显充血，**扁桃体肿大、充血**，**表面有黄色点状渗出物**，颌下淋巴结肿大伴压痛，**肺部检查无异常体征**。

3. 并发症　本病如不及时治疗，可并发急性鼻窦炎、中耳炎、气管 - 支气管炎。部分病人可继发病毒性心肌炎、肾小球肾炎、风湿热等。

> **知识拓展**
>
> ### 上呼吸道感染引起的各种常见炎症
>
> 病人机体抵抗力弱或治疗不得当,将出现下列常见炎症:
>
> 当病原体沿气管、支气管向下蔓延时,将发展成下呼吸道感染,即气管炎、支气管炎、肺炎等;如病原体经过鼻泪管、咽鼓管、淋巴组织等向周围组织蔓延,就会出现结膜炎、鼻窦炎、口腔炎、喉炎、中耳炎、颈淋巴结炎;如果病原体特别是细菌进入血液循环,有可能会引起败血症;因感染后机体发生一系列变化,导致变态反应,在感冒后 2~3 周可出现肾小球肾炎、风湿热、过敏性紫癜等疾病。

(三) 辅助检查

1. 血常规 病毒感染时,白细胞计数正常或偏低,淋巴细胞比例升高。细菌感染者,可见白细胞计数和中性粒细胞增多,并有核左移现象。

2. 病原学检查 病毒分离、病毒抗原的血清学检查等,有利于判断病毒类型。细菌培养可判断细菌类型和药物敏感试验。

(四) 治疗要点

目前尚无特异抗病毒药物。治疗目的为减轻症状,防止病情恶化及并发症的发生。

1. 病因治疗 普通感冒和单纯的病毒感染不必应用抗菌药物,如并发细菌感染,可尝试经验用药。

2. 对症治疗 头痛、发热、全身肌肉酸痛者可给予解热镇痛药;鼻塞者可用 1% 麻黄碱滴鼻;对于频繁喷嚏、流涕者给予抗过敏药。

3. 中药治疗 可选用具有清热解毒和抗病毒作用的中药,如正柴胡饮、小柴胡冲剂和板蓝根等。

(五) 心理 - 社会状况

病人因发热、全身酸痛、疲乏而情绪低落,或因发生并发症而焦虑不安;也有少数人对疾病抱无所谓态度,不及时就诊而延误病情,使感染向下呼吸道蔓延,病情加重后又懊悔不已。

【常见护理诊断 / 合作性问题】

1. 舒适度减弱:鼻塞、流涕、咽痛、头痛 与病毒和 / 或细菌感染有关。

2. 知识缺乏:缺乏疾病预防保健知识。

【护理措施】

(一) 舒适度减弱

1. 休息与活动 症状明显时,嘱病人卧床休息,适当限制活动量。

2. 饮食 给予清淡、丰富维生素、易消化食物,并保证足够热量。

3. 保持口腔清洁 进食后漱口或给予口腔护理,防止口腔感染。

4. 遵医嘱用药 ①抗菌药:**普通感冒和单纯病毒感染者无需应用抗菌药物**。若有白细胞计数升高、咯黄痰等细菌感染征象,可经验性口服青霉素、头孢菌素、大环内酯类药物或喹诺酮类药物。②抗病毒药:对无发热、免疫功能正常、发病不超过 2d 病人,一般无需应用抗病毒药物;对于存在免疫缺陷者,可早期常规使用,常用有较广抗病毒谱的利巴韦林和奥司他韦。③鼻塞、咽痛者,口服银翘片等;鼻塞严重时可用 1% 麻黄碱滴鼻液滴鼻,注意观察病人有无头痛、头晕、心率加快等不良反应。

5. 病情观察　观察病人的症状变化,注意有无并发症发生,若病人咳嗽加重、咳脓性痰、体温进一步升高,提示并发下呼吸道感染;若病人出现发热、头痛加重伴脓性鼻涕,提示鼻窦炎;若病人出现耳鸣、耳痛、外耳道流脓等提示中耳炎;若病人在恢复期出现胸闷、心悸、眼睑水肿、腰酸或关节痛,提示并发心肌炎、肾炎、风湿热。

(二) 健康教育

1. 疾病知识指导　采取适当措施避免本病传播,防止交叉感染。患病期间注意休息,多饮水并遵医嘱用药。出现下列情况应及时就诊:①经药物治疗后不缓解;②出现耳鸣、耳痛、外耳道流脓等中耳炎症状;③恢复期出现胸闷、心悸、眼睑水肿、腰酸或关节疼痛。

2. 疾病预防指导

(1)防止传染:在流行期间,注意病人隔离,尽量少到公众场所。尽量不要外出,必须外出时要戴口罩,防止交叉感染。打喷嚏时用手纸掩住口、鼻。家人或机体抵抗力低下者不与病人密切接触。

(2)提高免疫力:注意劳逸结合,加强营养,积极参加体育锻炼和耐寒锻炼。从夏季开始,坚持每天早晚用冷水洗鼻、洗脸一次,或将脸、鼻浸入水中反复 2 次或 3 次,亦可用冷水擦身,擦完后用干毛巾擦皮肤至微红为宜;身体情况较好者可进行冷水浴锻炼。但年老体弱对冷水不适应者,不宜勉强进行。

(3)避免诱因:避免受凉、淋雨、过度疲劳;避免吸入刺激性气体、粉尘;避免接触过敏原。吸烟者戒烟。注意气候改变,及时增添衣服。经常开窗通风换气,保持室内空气新鲜,阳光充足。

(4)药物预防:在流行期间可口服板蓝根等中成药预防。免疫力低下人群流行季节前注射流感疫苗。

二、急性气管 - 支气管炎病人的护理

急性气管 - 支气管炎(acute tracheo-bronchitis)是气管 - 支气管黏膜的急性炎症性疾病。多散发,无流行倾向,年老体弱者易感。主要表现为咳嗽和咳痰,常发生于寒冷季节或气候突变时,也可由急性上呼吸道感染迁延不愈所致。

【护理评估】

(一) 健康史

感染是最主要病因,过度劳累和受凉是常见诱因

1. 感染　**病毒或细菌感染是本病最常见的病因**,也可因导致急性上呼吸道感染的病毒或细菌蔓延引起本病。常见病毒为腺病毒、流感病毒、呼吸道合胞病毒等。常见细菌为肺炎球菌、流感嗜血杆菌、链球菌、葡萄球菌等多见,近年来支原体和衣原体感染引起的急性气管 - 支气管炎有所增多。

2. 理化因素　吸入冷空气、粉尘、刺激性气体或烟雾,可刺激气管 - 支气管黏膜而引起本病。

3. 过敏反应　常见的吸入致敏原包括花粉、有机粉尘、真菌孢子等。

评估时应详细询问病人发病原因及有无上呼吸道感染史,诊治经过及效果,既往病史等。

(二) 临床表现

1. 症状　起病较急,可有发热。常先有鼻塞、流涕、咽痛声音嘶哑等急性上呼吸道感染症状,继之出现**咳嗽、咳痰**,初为干咳或少量黏液痰,随后痰量增多,咳嗽加剧,偶伴血痰。**全身症状一般较轻**,可有低或中等程度发热伴乏力等,多 3~5d 后恢复正常。咳嗽、咳痰可延续 2~3 周,如迁延不愈,可

演变成慢性气管炎。伴支气管痉挛时,出现程度不等的胸闷、气促。

2. 体征　一般无明显阳性体征,**可在两肺听到散在干、湿啰音,部位不固定,咳嗽后减少或消失。**

(三)辅助检查

细菌感染时,白细胞总数和中性粒细胞计数升高;痰培养可发现致病菌;X线胸片检查大多数表现正常或仅有肺纹理增粗。

(四)治疗要点

病毒感染目前无特异性药物治疗,细菌感染可使用敏感抗生素。治疗目的为控制症状与防止病情恶化。治疗措施有应用药物、加强体育锻炼、增强体质、预防感冒等。

(五)心理 - 社会状况

病人因咳嗽、咳痰引起胸闷或影响睡眠,有焦虑感,迁延不愈者可能会担心演变成慢性支气管炎。

【常见护理诊断 / 合作性问题 】

1. 清理呼吸道无效　与呼吸道感染、痰液黏稠有关。

2. 知识缺乏:缺乏相关疾病预防保健知识。

【护理措施】

(一)清理呼吸道无效

除参见本章第一节咳嗽与咳痰的护理措施外,遵医嘱应用下列药物。

1. 抗菌药物　仅在细菌感染时使用。常用新大环内酯类或青霉素类药物,亦可选用头孢菌素或喹诺酮类等药物。美国疾病控制中心推荐服用阿奇霉素5d,克拉霉素7d或红霉素14d。多数病人口服抗生素即可,症状较重者可肌内注射或静脉滴注。

2. 镇咳祛痰药　咳嗽无痰或少痰者,可用右美沙芬或喷托维林(咳必清)镇咳。咳嗽有痰者,可选用盐酸氨溴索(沐舒坦)、溴己新(必嗽平)、复方甘草合剂等止咳祛痰。

(二)健康教育

1. 疾病知识指导　患病期间注意休息,避免劳累,饮食清淡,多饮水,遵医嘱用药,不要滥用抗菌药物,症状持续不缓解或出现并发症时,及时就医。

2. 疾病预防指导　**积极参加体育锻炼和耐寒锻炼,增强机体抵抗能力**,如用冷水洗脸,冷水擦身,冷水浴等,避免受凉和过度劳累,以降低对疾病的易感性;避免接触流感病人;过敏者避免接触或吸入过敏原;注意个人卫生,勤洗手是预防呼吸道感染的有效方法,咳嗽或打喷嚏时,避免面对他人;餐具、痰盂等用具每日消毒,在感冒流行季节,尽量少去公共场所。

📖 **知识拓展**

急性支气管炎与慢性支气管炎

急性支气管炎与慢性支气管炎两者虽都属于支气管炎,但二者不同。急性支气管炎多见于寒冷季节发病,因为受凉和过度疲劳可削弱呼吸道的生理性防御功能,使感染有发展的机会。由病毒及细菌引起。

慢性支气管炎多发于老年人,发病原因比较复杂,由多种因素长期相互作用而致病,包括吸烟、感染、物理化学性刺激、气象因素、过敏及免疫功能降低等。

扫一扫,
看总结

扫一扫,
测一测

(范玉敏)

第三节 肺炎病人的护理

导入情景

初冬的一天,一名面色潮红的年轻男性在家属的陪送下手按胸部,呼吸急促地进入病房,经问诊该青年两天前受凉后突然出现寒战伴发热、咳嗽,伴右上胸痛且于咳嗽及吸气时加重,咳铁锈色痰。体检:急性病容,右上肺叩诊浊音,语颤增强,存在支气管呼吸音及湿啰音。医嘱:血液检查,X 线检查。

工作任务:

1. 请指导病人进行用药护理。

2. 请帮助该青年进行退热护理。

3. 指导病人咳痰、留取痰标本,指导病人家属帮助拍背。

4. 指导病人预防该疾病发作的方法。

肺炎(pneumonia)是指发生在终末气道、肺泡和肺间质的炎症,由多种病原体、理化因素、免疫损伤和过敏等因素引起。本病是呼吸系统的常见病,发病率及病死率高,尤其是老年、儿童、长期吸烟、伴有基础疾病或机体免疫力低下者。20 世纪 90 年代,欧美国家社区获得性肺炎和医院获得性肺炎年发病率分别为 12/1 000 人口和 5~10/1 000 住院病人,近年发病率有增长趋势。我国每年约有 250 万社区获得性肺炎病人,超过 12 万人死于肺炎。

一、分类

(一) 病因分类

1. **细菌性肺炎** 细菌性肺炎是最常见的肺炎,如肺炎链球菌、金黄色葡萄球菌、肺炎克雷伯杆菌、甲型溶血性链球菌、铜绿假单胞菌等。

2. **病毒性肺炎** 如冠状病毒、腺病毒、流感病毒、呼吸道合胞病毒、麻疹病毒。

3. **非典型病原体所致肺炎** 如支原体、衣原体、军团菌等。

4. **真菌性肺炎** 如白假丝酵母菌、曲霉菌、放线菌等。

5. **其他病原体所致肺炎** 如立克次氏体、寄生虫等。

6. **理化因素所致肺炎** 如放射性损伤引起的放射性肺炎,胃酸吸入引起的化学性肺炎,吸入刺激性气体、液体等化学物质亦可引起化学性肺炎等。

(二) 解剖分类

1. **大叶性肺炎(肺泡性)** 致病菌以肺炎链球菌感染最为多见,流感嗜血杆菌、铜绿假单胞菌、大肠埃希氏菌、葡萄球菌、克雷伯杆菌、结核杆菌也可引起本病。炎症始发于肺泡,然后通过肺泡孔向其他肺泡扩张蔓延,导致肺段的一部分或整个肺段、肺叶发生炎症。主要表现为**肺实质**的炎症,多数不累及支气管。X 线影像显示肺叶或肺段的实变阴影。

2. **小叶性肺炎(支气管性)** 病原体有肺炎链球菌、葡萄球菌、病毒、肺炎支原体及军团菌等。病原体通过支气管入侵,引起细支气管、终末细支气管及其远端肺泡的炎症。常继发于有基础性疾病或长期卧床的危重病人。X线影像显示为沿着肺纹理分布的不规则斑片状阴影,边缘密度浅而模糊,无实变征象,肺下叶常受累。

3. 间质性肺炎 此型肺炎由细菌、病毒、支原体、衣原体或肺孢子菌等引起。以肺间质的炎症为主,包括支气管壁、支气管周围组织和肺泡壁。由于病变在间质,呼吸系统症状轻,体征也较少。多见于麻疹和慢性支气管炎病人。X线影像显示一侧或双侧肺下部不规则阴影,可呈磨玻璃状、网格状,其间可有小片肺不张阴影。

(三) 患病环境和宿主状态分类

1. 社区获得性肺炎 社区获得性肺炎又称医院外肺炎,是指**病人在医院外罹患的感染性肺实质炎症**,包括具有明确潜伏期的病原体感染而在入院后平均**潜伏期内发生**的肺炎。**肺炎链球菌仍为最主要的病原体**,非典型性病原体所占比例在增加,耐药菌普遍。传播途径为吸入飞沫、空气或血源传播。

2. 医院获得性肺炎 医院获得性肺炎又称医院内肺炎,是指病人入院(包括老人院、护理院和康复院)时不存在、也不处于潜伏期,而**于入院48h后发生的肺炎**。常见病原体为铜绿假单胞菌、鲍曼不动杆菌、肺炎克雷伯杆菌、大肠埃希氏菌、金黄色葡萄球菌等。其中以呼吸机相关性肺炎最为多见,预防和治疗较困难。

📖 知识拓展

肺炎的发病机制

1. 宿主因素 宿主呼吸道局部和全身免疫防御系统损害。

2. 病原体因素 数量多、毒力强。可通过下列途径引起社区获得性肺炎:①空气吸入;②血行播散;③邻近感染部位蔓延;④上呼吸道定植菌的误吸。医院获得性肺炎则更多是通过误吸胃肠道的定植菌(胃食管反流)和/或通过人工气道吸入环境中的致病菌引起。

二、肺炎链球菌肺炎病人的护理

肺炎链球菌肺炎(pneumococcal pneumonia)是由肺炎链球菌引起的,约占社区获得性肺炎的半数。本病以冬季与初春为高发季节,常与呼吸道病毒感染并行,**病人多为无基础性疾病的青壮年及老年人**,男性多见。通常急骤起病,以高热、寒战、咳嗽、血痰及胸痛为特征。抗生素广泛应用后,典型病例少见,但由于耐药率升高,未能使肺炎的死亡率持续下降。

【护理评估】

(一) 健康史

1. 病原体 肺炎链球菌是革兰氏染色阳性球菌,多成双排列或短链排列,有荚膜,其毒力大小与荚膜中的多糖有关,不产生毒素,由荚膜对组织的侵袭而致病。经阳光直射1h,或加热至52℃ 10min可杀灭,对苯酚等消毒剂也较敏感,但在干燥的痰中可存活数月。**肺炎链球菌是寄居在口腔和鼻咽部的正常菌群**,带菌率随着年龄、季节和机体的免疫功能而改变。当机体免疫功能降低时,有毒力的菌群入侵人体而致病。

2. 诱因 常见诱因有受凉、淋雨、疲劳、醉酒等因素。

评估时询问病人有无吸烟、**酗酒、受凉、淋雨、疲劳**等因素,了解既往健康状况。

📖 **知识拓展**

肺炎链球菌肺炎的病理

　　病理改变有充血期、红肝变期、灰肝变期及消散期。表现为肺组织充血水肿、肺泡内浆液渗出及红、白细胞浸润。白细胞吞噬细菌,继而纤维蛋白渗出物溶解、吸收、肺泡重新充气。肝变期并没有明确分界。病变消散后肺组织结构多无损坏,不留瘢痕。极个别病人肺泡内纤维蛋白吸收不完全,形成机化性肺炎。

(二) 临床表现

由于病人的年龄、病程、免疫功能、对抗生素的反应不同,故临床表现多样。

1. **症状**

(1)前驱症状:发病前常有受凉、淋雨、劳累、醉酒、精神刺激、上呼吸道病毒感染史,多有上呼吸道感染的前驱症状。

(2)全身感染中毒症状:起病急,有**寒战、高热**,体温在数小时内升至 39~40℃,**高峰在下午或傍晚**,或呈**稽留热**,脉率随之增速。病人全身肌肉酸痛,严重可出现食欲减退、恶心、呕吐、腹痛、腹泻等。

(3)呼吸系统症状:①可有患侧胸痛,并放射至肩部或腹部,深呼吸或咳嗽时加剧,故病人**常取患侧卧位**。②咳嗽、痰少,可带血丝,24~48h 后可呈**铁锈色痰**,与肺泡内浆液渗出和红细胞、白细胞渗出有关。③呼吸困难,当肺实变广泛时可引起气急和发绀。

2. **体征**　病人呈**急性病容**,鼻翼扇动,面颊绯红,口角和鼻周有单纯疱疹,严重者可有发绀、心动过速、心律不齐。早期肺部无明显异常体征,随病情加重可出现患侧呼吸运动减弱,叩诊音稍浊,听诊可有呼吸音减弱及胸膜摩擦音。肺实变有**典型实变体征**,**患侧呼吸运动减弱**,**触觉语颤增强**,**叩诊呈浊音或实音,可听到支气管呼吸音**。消散期可闻及湿啰音。

　　自然病程大致 1~2 周。发病 5~10d,体温可自行骤降或逐渐消退;使用有效的抗菌药物后,可使体温在 1~3d 内恢复正常。病人的其他症状与体征亦随之逐渐消失。

3. **并发症**　目前并发症已很少见。感染严重时可发生**感染性休克**,尤其是老年人。表现为**面色苍白、四肢湿冷、脉搏细速**,血压下降至 80/60mmHg 以下、尿少或无尿、烦躁、意识模糊,严重时可表现为昏迷。此外,还可并发胸膜炎、脓胸、肺脓肿、脑膜炎和关节炎等。

🅿 **边学边练**
实训 1　肺炎病人的护理

(三) 辅助检查

1. **血常规**　白细胞计数升高,多在 $(10\sim30)\times10^9/L$,中性粒细胞多在 80% 以上,并有**核左移**,细胞内可见**中毒颗粒**。年老体弱、酗酒、免疫功能低下者的白细胞计数可不增高,但中性粒细胞百分比仍增高。

2. **细菌学检查**　**细菌学检查是确诊依据**,标本应在**抗菌药物应用之前采集**。

(1)痰液检查:最常用的病原学检测方法是痰涂片镜检及痰培养。痰直接涂片作革兰氏染色及荚膜染色镜检,如发现革兰氏染色阳性、带荚膜的双球菌或链球菌,可作初步诊断。**痰培养 24~48h 可确定病原体**。痰标本要取深部咳出的脓性或铁锈色痰,室温下 2h 内送检。

(2)血培养:10%~20% 的病人合并菌血症,重症肺炎应做血培养。血培养检出肺炎链球菌有确诊价值。

3．X线检查　早期仅见肺纹理增粗或病变部位模糊阴影。实变期可见大片**呈肺叶或肺段分布的均匀高密度的阴影**，可见支气管充气征，肋膈角可有少量胸腔积液。消散期显示炎性浸润逐渐消失，可有片状区域吸收较快而呈现"假空洞"征，多数病例在起病 3~4 周后才完全消散（图 2-5）。

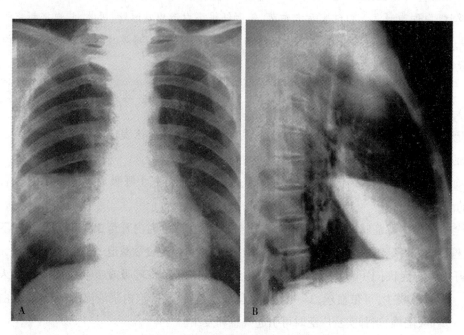

图 2-5　肺炎链球菌肺炎胸片表现

> 📖 **知识拓展**
>
> **重症肺炎判断标准**
>
> 　　若社区获得性肺炎符合下列 1 项主要标准或 ≥ 3 项次要标准可诊断为重症肺炎，需要密切观察，积极救治，有条件收入 ICU 治疗。主要标准：①需要气管插管行机械通气治疗。②脓毒症休克经积极液体复苏后仍需要血管活性药物治疗。次要标准：①呼吸频率 ≥ 30 次 /min。② PaO_2/FiO_2 ≤ 250mmHg（1mmHg=0.133kPa）。③多肺叶浸润。④意识障碍和 / 或定向障碍。⑤血尿素氮 ≥ 7.14mmol/L。⑥收缩压 <90mmHg，需要积极的液体复苏。

（四）治疗要点

抗感染治疗是肺炎治疗的关键环节，包括经验性治疗和抗病原体治疗。抗菌药物应尽早应用，一经诊断即应给予，不必等待细菌培养结果，越早治疗预后越好。同时给予对症和支持疗法。及时发现感染性休克并尽早治疗，给予扩容、纠酸、应用血管活性药物和糖皮质激素等抗休克治疗，以及抗感染治疗。

临床常见肺炎的症状、体征、X线征象和抗菌药物的选用见表 2-4。

（五）心理 - 社会状况

本病起病急骤，短期内病情严重，病人及家属易出现焦虑不安，尤其是病人存在基础疾病或出现较严重的并发症，会加重病人的心理负担。

表2-4　常见肺炎的症状、体征、X线征象和抗菌药物的选用

病原体	症状、体征	X线征象	首选抗生素
肺炎链球菌	**起病急,寒战高热、铁锈色痰、胸痛、肺实变体征**	肺叶或肺段阴影,无空洞	**青霉素G**
葡萄球菌	起病急,寒战高热、**脓血痰**、**毒血症状明显**	肺叶实变,早期空洞;小叶状浸润,有液气囊腔。阴影呈易变性	耐酶青霉素(苯唑西林钠、氯唑西林)联合氨基糖苷类
克雷伯杆菌	起病急,寒战高热、咳嗽、胸痛、全身衰竭、**痰稠可呈砖红色,胶冻状**	**肺叶实变,蜂窝状脓肿**,叶间隙下坠	头孢菌素联合氨基糖苷类
铜绿假单胞菌	院内感染,毒血症明显、脓痰、可呈蓝绿色	弥漫性支气管肺炎,早期脓肿	头孢菌素联合氨基糖苷类
支原体	起病缓,发热、乏力、肌痛、持久阵发咳嗽	多种形态的浸润影,节段性分布,下野多见	大环内酯类
SARS病毒	起病急,发热首发	中、下叶磨玻璃影及肺实变影	利巴韦林,重症用糖皮质激素

【常见护理诊断/合作性问题】

1. 体温过高　与细菌引起肺部感染有关。

2. 清理呼吸道无效　与痰液黏稠、咳嗽无力有关。

3. 气体交换受损　与肺部炎症导致呼吸面积减少有关。

4. 潜在并发症:感染性休克。

5. 知识缺乏:缺乏有关肺炎防治的知识。

【护理计划】

(一) 体温过高

1. 护理目标　病人体温逐渐恢复正常,舒适感增加。

2. 护理措施

(1)休息与环境:高热病人应卧床休息,**胸痛病人宜采取患侧卧位**。病室应尽可能保持安静并维持适宜的温、湿度。

(2)饮食:给予足量热量、蛋白质、维生素、易消化流质或半流质饮食。鼓励病人多饮水,**每天2 000~3 000ml**。脱水严重者应遵医嘱补液,但对老年人或有心脏病者补液不可过多过快,以免诱发**急性肺水肿**。

(3)保持口腔、皮肤清洁:鼓励病人在清晨、餐后及睡前漱口,或协助病人漱口。口唇干裂可涂润滑油保护。口唇疱疹者可局部涂液体石蜡或抗病毒软膏,防止继发感染。大量出汗者应及时更换衣服和被褥,并保持皮肤的清洁干燥。

(4)保暖与降温:病人寒战时注意保暖,适当增加被褥。高热时可采用温水、酒精拭浴、冰袋、冰帽等物理降温措施。必要时遵医嘱使用退热剂如阿司匹林、对乙酰氨基酚,并注意观察药物副作用。

(5)遵医嘱用药

1)**首选青霉素G**:酌情调整给药剂量和途径。成年轻症者,每天240万U,分3次肌注;稍重者每天240万~480万U,分3次或4次静脉滴注;重症及并发脑膜炎者,每天1 000万~3 000万,分4次静脉滴注,每次剂量应在1h内滴完,以达到有效血浓度。

2)对青霉素过敏或耐药者:可选用呼吸氟喹诺酮类(莫西沙星、吉米沙星和左氧氟沙星)或头孢菌素类抗生素(如头孢噻肟或头孢曲松等)。

3)多重耐药菌株感染者:可用万古霉素、替考拉宁或利奈唑胺等。

4)用药疗程:病情稳定后可从静脉途径转为口服用药。抗感染治疗一般可于退热后 3d 且主要呼吸道症状明显改善后停药,通常为 5~7d,重症及伴有并发症病人可适当延长疗程。

(6)病情观察:定时测量体温,同时严密监测并记录脉搏、呼吸、血压、尿量、皮肤黏膜及神志变化,尤其对儿童、老年人或久病体弱者,应警惕发生感染性休克。经抗菌药物治疗后,高热常在 24h 内退热,或数日内体温逐渐下降。若体温降而复升或 3d 后仍不降者,应考虑合并肺外感染,如脓胸、心包炎或关节炎等。

📖 **知识拓展**

肺炎治疗临床稳定标准

大多数社区获得性肺炎病人在初始治疗后 72h 临床症状改善,达到临床稳定,可认为初治有效。临床稳定需符合:①体温 ≤ 37.8℃;②心率 ≤ 100 次 /min;③呼吸频率 ≤ 24 次 /min;④收缩压 ≥ 90mmHg;⑤氧饱和度 ≥ 90%(或者吸空气条件下动脉氧分压 ≥ 60mmHg)。

(二) 清理呼吸道无效

1. **护理目标** 能进行有效咳嗽,顺利排出痰液,咳痰后表现为呼吸音清晰、无啰音。

2. **护理措施** 参见第二章第一节咳嗽与咳痰的护理措施。

(三) 气体交换受损

1. **护理目标** 呼吸平稳,呼吸困难减轻或消失,表现为呼吸型态正常、血气分析在正常范围内。

2. **护理措施** 除参照第二章第一节肺源性呼吸困难的护理措施外,还应采取以下措施。

(1)体位:安置病人采取舒适的半坐卧位。

(2)氧气吸入:气急发绀者采用**鼻导管或鼻塞给氧**,氧流量 4~6L/min。

(四) 潜在并发症:感染性休克

1. **护理目标** 潜在并发症得到有效预防,或一旦发生,能及时发现并给予有效的处理,减轻其危害。

2. **护理措施**

(1)病情观察

1)生命体征:有无心率加快、脉搏细速、血压下降等,必要时进行心电监护。

2)精神和意识状态:有无精神萎靡、烦躁不安、神志模糊等。

3)皮肤、黏膜:有无发绀、肢端湿冷。

4)出入量:有无尿量减少。

5)辅助检查:有无动脉血气等指标的改变。

(2)抢救配合:发现异常情况,立即通知医生,并备好物品,配合抢救。

1)体位:取仰卧位,**抬高头胸部约 20°,下肢抬高约 30°**。

2)吸氧:迅速采用**鼻塞法或面罩吸氧**,氧流量 4~6L/min。

3)扩充血容量:迅速建立两条静脉输液通道,遵医嘱补液以维持有效血容量。**扩容是抗休克的**

最基本措施。一般先输注低分子右旋糖酐,继之输入 5% 葡萄糖盐水、复方氯化钠溶液等,24h 内输液总量 2 500~3 000ml,维持尿量每小时 30ml 以上。或根据中心静脉压测定结果调整输液量与速度,中心静脉压 <5cmH$_2$O 可适当加速,≥ 10cmH$_2$O 时不宜过快。下列证据提示血容量已经补足:口唇红润、肢端温暖、收缩压 >90mmHg,尿量 >30ml/h 以上。

4)遵医嘱用药:①纠正酸中毒常用 5% 碳酸氢钠溶液静脉滴注,因其配伍禁忌较多,宜单独输入。②使用血管活性药物,如多巴胺、间羟胺等。血管活性药物应由单独一路静脉输入,以便随时根据血压的变化调整滴速,**维持收缩压在** 90~100mmHg,保证重要器官的血液供应,改善微循环。滴注时防止药液溢出血管外,以免局部组织缺血坏死。③糖皮质激素类药物如常用氢化可的松、地塞米松加入葡萄糖液中静脉滴注。④应早期使用足量有效抗菌药物,联合用药,静脉给药。

5)疗效监测:严密监测病人意识、生命体征、皮肤黏膜、尿量的变化,及时判断病情转归。若病人神志逐渐清醒、表情安静、皮肤黏膜红润、皮肤及肢体温暖;脉搏有力且每分钟小于 100 次;呼吸平稳规则;血压升高,收缩压大于 80mmHg,脉压大于 30mmHg;尿量每小时大于 30ml;提示病情已好转。

(五)健康教育

1. 护理目标　能对肺炎的预防措施及治疗知识有足够的认识和了解。

2. 护理措施

(1)疾病知识指导:向病人介绍有关肺炎的基本知识、使其了解病因和诱因。指导病人遵医嘱按疗程用药,出院后需继续用药者,应做好用药指导,定期随访。出现高热、心率加快、咳嗽、咳痰、胸痛等症状应及时就诊。

(2)预防指导:避免上呼吸道感染、淋雨受寒、过度疲劳、醉酒等诱因。增加营养物质的摄取,保证充足的休息与睡眠时间,以增加机体的抵抗力。平时注意锻炼身体,尤其要加强耐寒锻炼,并协助制订和实施锻炼计划。易感人群如老年人、慢性病病人,可进行接种肺炎疫苗以预防发病。

(3)心理疏导:多与病人沟通交流,鼓励病人说出引起或加剧焦虑的因素,采用各项医疗护理前,向病人做好解释工作,给病人以安全感。

【护理评价】

病人体温是否恢复正常;是否能有效咳嗽,顺利排出痰液,呼吸音是否清晰;呼吸困难是否减轻或消失,血气分析是否在正常范围内;是否无并发症发生;是否对肺炎的预防措施及治疗知识有足够的认识和了解。

呼吸系统常用抗感染药物的主要作用、不良反应和注意事项见表 2-5。

表 2-5　呼吸系统常用抗感染药物的主要作用、不良反应和注意事项

药名	主要作用	不良反应	注意事项
青霉素 G	大多数 G$^+$ 球菌、螺旋菌等	过敏反应、局部刺激	做过敏试验、现用现配
苯唑西林	抗菌谱同青霉素 G,主要用于耐药菌株感染的治疗	过敏反应,少数有胃肠道反应	同上
氨苄西林	对 G$^+$ 菌和 G$^-$ 菌都有杀菌作用,临床用于治疗敏感菌引起的感染	过敏反应,少数有胃肠道反应	同上
头孢氨苄、头孢呋辛、头孢哌酮	G$^+$ 菌感染	过敏反应、口服给药有胃肠道反应,静脉给药可发生静脉炎	做过敏试验。治疗期间或停药 3d 内忌酒

续表

药名	主要作用	不良反应	注意事项
红霉素	G^+菌感染及部分G^-菌,临床用于治疗耐青霉素的金黄色葡萄球菌感染	主要为胃肠道反应	不可用盐溶液稀释,进食前后1h服药,不宜采用酸性饮食
林可霉素	各类厌氧菌的感染,G^+需氧菌感染	胃肠道反应、过敏反应	口服利用度低,且易受食物影响
庆大霉素 阿米卡星	G^-杆菌感染	耳毒性、肾毒性和神经肌肉阻滞	小儿、老人、肾功能不全者慎用,检测听力及尿液改变
诺氟沙星 环丙沙星 氧氟沙星	广谱杀菌药,临床用于治疗泌尿生殖、呼吸系统、肠道感染和伤寒	胃肠道反应、中枢神经系统毒性、皮肤反应及光敏反应	不宜常规用于儿童、孕妇和哺乳期妇女,静脉滴注部位有血管刺激反应
磺胺嘧啶 磺胺甲噁唑	广谱抗菌药	易形成结晶尿、血尿等,过敏反应,长期可抑制骨髓造血功能	服药期间多饮水并碱化尿液,过敏史禁用
甲硝唑	厌氧菌、滴虫、阿米巴原虫的感染	胃肠道反应、过敏反应	用药期间和停药1周,禁用含乙醇的饮料,孕妇、哺乳期妇女禁用
利巴韦林	广谱抗病毒	极少数有口干、软便或稀便、白细胞减少	妊娠初期3个月者禁用
两性霉素B	广谱抗真菌	肝肾损害、发热反应、低血钾、低血镁、溶血	定期检查血尿常规、肝肾功能和心电图等,不宜用生理盐水溶解,药液应避光使用

(马 杰)

扫一扫,
看总结

扫一扫,
测一测

扫一扫,
自学汇

第四节 支气管扩张病人的护理

支气管扩张(bronchiectasis)是由于急、慢性呼吸道感染和支气管阻塞后,反复发生支气管化脓性炎症,致使支气管管壁结构破坏,引起支气管异常和持久性扩张。临床特点为慢性咳嗽,咳大量脓性痰、反复咯血和/或继发感染。多见于儿童和青年,**病人多有童年麻疹、百日咳或支气管肺炎等病史**。近年来,由于生活条件的改善,麻疹和百日咳疫苗的预防接种及抗生素的应用等,本病的发病率已明显减少。

【护理评估】

(一) 健康史

支气管扩张症的主要病因是支气管-肺组织感染和支气管阻塞。

1. 支气管-肺组织感染 **婴幼儿期支气管-肺组织感染是支气管扩张最常见的原因**。

2. 支气管阻塞 肿瘤、异物、感染、支气管周围肿大的淋巴结或肺癌的压迫可使支气管阻塞。

3. 支气管先天性发育障碍和遗传因素 如巨大气管-支气管症是先天性结缔组织异常;Kartagener综合征(支气管扩张、鼻窦炎及内脏转位)。

4. 全身性疾病 类风湿关节炎、克罗恩病、溃疡性结肠炎、系统性红斑狼疮、人类免疫缺陷病毒（HIV）感染等疾病可同时伴有支气管扩张。心肺移植术后可因慢性肺移植物排斥，发生支气管扩张。另外，支气管扩张可能与机体免疫功能失调有关。

评估时应详细询问病人与支气管扩张有关的病因和诱因，了解病人的生活起居情况及生活习惯。

📖 知识拓展

支气管扩张的预防

积极治疗呼吸道感染，如鼻窦炎、扁桃体炎，尤其是高度重视幼年时期的麻疹、百日咳、支气管肺炎、肺脓肿以及肺结核的防治，对预防支气管扩张症的发生具有重要意义。对支气管扩张病人避免吸入有毒浓烟，有害粉尘等，具有降低支气管扩张严重程度的作用。

(二) 临床表现

病程多呈慢性经过，起病多在小儿或青年期。

1. 症状

（1）持续反复咳嗽、大量脓痰：为主要症状，无明显诱因者常隐匿发病，无或有轻微症状，随着感染加重，可出现痰量增多和发热。当支气管扩张伴急性感染时，可出现咳嗽、咳脓痰和伴随肺炎。**痰液静置后出现分层：上层为泡沫，中间为混浊黏液，下层为脓性成分，最下层为坏死组织。厌氧菌感染时痰有臭味。**

（2）呼吸困难和喘息：提示广泛的支气管扩张或潜在的慢性阻塞性肺气肿。

（3）反复咯血：50%~70% 的病人有不同程度的咯血，可为痰中带血或大量咯血，咯血量与病情严重程度、病变范围有时不一致。**部分病人以反复咯血为唯一症状，临床上称为"干性支气管扩张"**，其病变多位于引流良好的上叶支气管。

📖 知识拓展

大咯血与窒息

大咯血病人突然咯血停止，面色苍白，烦躁，随即神志不清表明发生窒息，多由于血块阻塞主气道所致或血液广泛淹溺双肺。抢救措施：最简单，最有效的方法之一是倒立病人，清除口咽部的积血，拍击背部，尽可能使气道内血液"倒出来"，达到恢复气道通畅的目的。

2. 体征 早期及干性支气管扩张，肺部可无异常体征，病变重或继发感染时，在**下胸部、背部可闻及固定而持久的局限性粗湿啰音**，有时可闻及哮鸣音，部分病人伴有杵状指（趾）。

3. 并发症 支气管扩张常因并发化脓菌感染而引起肺炎、肺脓肿、肺坏疽、脓胸、脓气胸；当肺组织发生广泛性纤维化，肺毛细血管床遭到严重破坏时，可导致肺动脉循环阻力增加，肺动脉高压，引起慢性肺源性心脏病。

(三) 辅助检查

1. 影像学检查

（1）胸部 X 线检查：病变轻时可正常。囊状支气管扩张的气道表现为显著的囊腔，腔内可存在气液平面,呈现"蜂窝状"(图2-6)。扩张的气道往往聚拢,纵切面可显示为"双轨征",横切面显示"环形阴影"。

(2)胸部高分辨CT检查:可在横断面上清楚地显示管壁增厚的柱状或成串成簇的囊状扩张(图2-7)。胸部高分辨CT检查具有无创、易重复、易接受的特点,现已成为**支气管扩张症的主要诊断方法**。

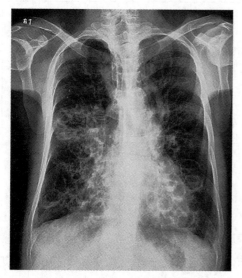

图2-6　支气管扩张胸片表现

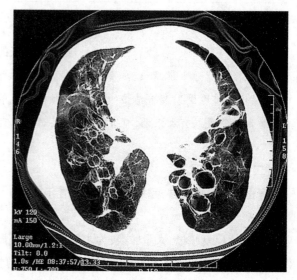

图2-7　支气管扩张CT表现

(3)支气管碘油造影:可确诊支气管扩张,但因其为有创性检查,现已被高分辨CT取代。

2. 纤维支气管镜　有助于发现病人的出血部位或阻塞原因。还可局部灌洗,取灌洗液进行细菌学和细胞学检查。

3. 痰液检查　痰涂片或细菌培养发现致病菌,常见为铜绿假单胞菌、金黄色葡萄球菌、肺炎链球菌、卡他莫拉菌。可用于指导临床应用敏感抗生素。

(四)治疗要点

治疗原则是保持呼吸道引流通畅。治疗目的是控制症状,防止病情恶化,保持肺功能正常。治疗措施包括**控制感染、处理咯血**,必要时手术治疗。

(五)心理 - 社会状况

由于疾病迁延不愈,反复发作,病人极易产生悲观、焦虑等心理反应;大咯血或反复咯血不止时,病人自觉严重威胁到生命,会出现极度恐惧甚至绝望心理。

【**常见护理诊断 / 合作性问题**】

1. 清理呼吸道无效　与痰多黏稠和无效咳嗽有关。

2. 有窒息的危险　与大咯血有关。

3. 知识缺乏:缺乏支气管扩张的预防保健知识。

【**护理措施**】

(一)清理呼吸道无效

除参见本章第一节咳嗽咳痰的护理措施外,采用下列措施。

1. 遵医嘱应用药物

(1)抗菌药物:一般轻症者可口服阿莫西林、氨苄西林、第一、二代头孢类抗生素、喹诺酮类或磺胺类抗菌药。严重感染时,尤其是假单胞属细菌感染者,常需将第三代头孢菌素加氨基糖苷类药联合静脉用药。有厌氧菌混合感染者可加用甲硝唑或替硝唑。注意观察药物疗效及副作用(详见本章第三节肺炎病人的护理)。

(2)祛痰剂和支气管舒张剂:祛痰剂可选用溴己新、复方甘草合剂等;或生理盐水加 α- 糜蛋白酶超声雾化吸入,使痰液稀释。必要时加用支气管舒张剂喷雾吸入,以缓解支气管痉挛,提高祛痰效果。注意观察药物疗效及副作用(详见本章第五节支气管哮喘病人的护理)。

2. 体位引流　具体方法见本节"附:体位引流的护理"。

3. 纤维支气管镜应用　必要时可经纤维支气管镜吸痰,并经纤支镜滴入祛痰剂及抗生素,清除黏膜水肿和减轻支气管阻塞。

(二) 有窒息的危险

护理措施参见本章第一节咯血护理。

(三) 健康教育

1. 疾病知识指导　帮助病人和家属了解疾病发生、发展与治疗、护理过程。与病人及家属共同制订长期防治计划。鼓励病人参加体育锻炼,建立良好的生活习惯,劳逸结合,以维护心肺功能。告诉病人戒烟、避免烟雾和灰尘刺激有助于避免疾病复发,防止病情恶化。

2. 疾病预防指导　积极防治百日咳、麻疹、支气管肺炎、肺结核等呼吸道感染,及时治疗上呼吸道慢性病灶。避免受凉,预防感冒,减少刺激性气体吸入。

3. 病情监测指导　教会病人和家属自我监测病情,学会识别病情变化的征象,一旦发现症状加重,应及时就诊。

4. 康复指导　强调清除痰液对减轻症状、预防感染的重要性,指导病人及家属学习和掌握有效咳嗽、胸部叩击、雾化吸入及体位引流的排痰方法,长期坚持,以控制病情的发展。

附:体位引流的护理

体位引流是根据病人肺部病变部位,将其安置于适当的体位,利用重力作用促使呼吸道分泌物流入气管、支气管排出体外的方法,又称重力引流。

【适应证】

1. 支气管扩张症、慢性支气管炎、肺脓肿等有大量痰液而排出不畅者。

2. 支气管碘油造影术前后。

【禁忌证】

1. 呼吸功能不全、有明显呼吸困难和发绀者。

2. 近期有大咯血者。

3. 严重心血管疾病或年老体弱不能耐受者。

【术前准备】

1. 病人准备　①向病人及家属解释体位引流的目的、方法和术中注意事项,缓解病人紧张情绪,以取得病人术中密切配合。②检查病人肺部、X 线胸片、CT 扫描、支气管碘油造影,明确病变部位。③对痰液黏稠者,引流前 15min 给予超声雾化吸入,雾化液可用生理盐水加 α- 糜蛋白酶、β₂ 受体激动剂等药物,以稀释痰液,避免支气管痉挛,便于引流。

2. 环境准备　病室安静、整洁、空气清新,温、湿度适宜,无对流风。

3. 用物准备 备好排痰用纸巾或可弃去的一次性容器,吸引器等。

【操作过程】

1. 安置体位 根据病变部位采取合适的引流体位,**原则上使患部处于高位,引流支气管开口处于低处**,但不宜刻板执行,以病人能够接受又易于排痰的体位为最佳(图2-8)。

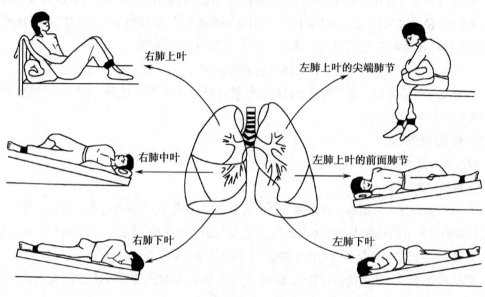

右肺上叶　左肺上叶的尖端肺节

右肺中叶　左肺上叶的前面肺节

右肺下叶　左肺下叶

图 2-8 体位引流

2. 促进有效引流

(1)指导病人有效咳嗽、咳痰,无力咳嗽时辅以背部叩击等措施,提高引流效果。

(2)引流时间:根据病变部位、病情和病人状况,每天引流 1~3 次,每次可从 5~10min 逐渐增加至 15~20min。**一般于饭前 1h,饭后或鼻饲后 1~3h 进行。**

(3)引流的观察:引流时应有护士或家人协助,观察病人有无出汗、脉搏细弱、头晕、疲劳、面色苍白等症状,评估病人对体位引流的耐受程度,如病人出现心率超过 120 次/min、心律失常、高血压、低血压、眩晕或发绀,应立即停止引流并通知医生。

【术后护理】

1. 帮助病人采取舒适体位休息。给予清水或漱口剂漱口,保持口腔清洁,减少呼吸道感染的机会。

2. 病情观察 观察病人咳痰的情况,如性质、量及颜色,并记录。听诊肺部呼吸音的改变,评价体位引流的效果。

扫一扫,
看总结

扫一扫,
测一测

边学边练
实训 2 体位引流护理

(范玉敏)

扫一扫，
自学汇

第五节　支气管哮喘病人的护理

📖 **导入情景**

　　李女士,20岁,学生,与同学郊游时突感胸闷,继而呼吸困难,焦虑不安,急来医院就医。检查发现病人烦躁不安,发绀明显,大汗,言语断续,呼气性呼吸困难伴两肺满布哮鸣音。经吸入沙丁胺醇后症状有所缓解,考虑为支气管哮喘。

　　工作任务:

　　1. 指导病人正确应用平喘药。

　　2. 指导病人正确使用定量雾化吸入器。

　　3. 指导病人预防哮喘发作。

　　支气管哮喘(bronchial asthma)简称哮喘,是一种由多种细胞(如嗜酸性粒细胞、肥大细胞和T淋巴细胞等)和细胞组分参与的气道慢性炎症性疾病。主要特征有气道慢性炎症、气道对多种刺激因素呈现的高反应性、广泛多变的可逆性气流受限,以及随病程延长而产生的一系列气道结构改变,即气道重塑。临床主要表现为反复发作的喘息、气急、胸闷或咳嗽等症状,常在夜间及凌晨发作或加重,多可自行或经治疗后缓解。经长期规范治疗,80%以上的病人可达到临床控制。哮喘是世界上最常见的慢性疾病之一,全球约有3亿病人。一般认为发达国家哮喘患病率高于发展中国家,城市高于农村。我国成人哮喘的患病率为1.24%,且呈逐年上升趋势。哮喘病死率在(1.6~36.7)/10万,多与哮喘长期控制不佳、最后一次发作时治疗不及时有关。我国已成为全球哮喘病死率最高的国家之一。

📖 **知识链接**

世界哮喘日

　　1998年12月11日为第一个世界哮喘日。自2000年起,为每年5月第2周的星期二。其宗旨是使人们意识到哮喘是一个全球性的健康问题,宣传已经取得的科技进步,并促使公众和政府参与实施有效的管理方法。

　　哮喘的发病机制尚未完全阐明,可概括为气道免疫-炎症机制、神经调节机制及其相互作用。

　　1. 气道免疫-炎症机制

　　(1)气道炎症形成机制:气道慢性炎症反应是由多种炎症细胞、炎症介质和细胞因子参与、相互作用的结果。外源性变应原通过吸入、食入或接触等途径进入具有特异性体质的机体后,一方面可刺激机体产生大量特异性IgE,IgE与肥大细胞、嗜碱性粒细胞等表面的IgE受体结合。当变应原再次进入体内,即与结合在细胞表面的IgE交联,使该细胞合成并释放多种活性介质,导致气道平滑肌收缩、黏液分泌增加和炎症细胞浸润等,产生哮喘的临床症状,为典型的变态反应过程。另一方面可直接激活肥大细胞、嗜酸性粒细胞及巨噬细胞等,并使之聚集在气道并分泌多种炎症因子,如组胺、白三烯、前列腺素、嗜酸性粒细胞趋化因子等,导致气道慢性炎症。

哮喘气道
炎症机制
（动画）

根据变应原吸入后哮喘发生的时间,可分为早发型哮喘反应(IAR)、迟发型哮喘反应(LAR)和双相型哮喘反应(OAR)。IAR 在吸入变应原的同时立即发生反应,15~30min 达高峰,2h 后逐渐恢复正常。LAR 约在吸入变应原 6h 后发作,持续时间长,可达数天。约半数以上病人出现迟发型哮喘反应。

(2)气道高反应性:是指气道对各种刺激因子如变应原、理化因素、运动、药物等呈现高度敏感状态,表现为接触这些刺激因子时气道出现过强或过早的收缩反应,是哮喘的基本特征,可通过支气管激发试验来量化和评估。目前普遍认为气道慢性炎症是导致高反应性的重要机制之一。长期存在无症状的气道高反应性者出现典型哮喘症状的风险明显增加。然而,出现气道高反应性者并非都是哮喘,如长期吸烟、接触臭氧、病毒性上呼吸道感染、慢性阻塞性肺疾病等也可出现,但程度相对较轻。

2. 神经调节机制　哮喘发作与 β-肾上腺素能神经功能低下和胆碱能神经功能亢进有关。非肾上腺素能非胆碱能(NANC)神经系统释放舒张和收缩支气管平滑肌的神经介质平衡失调,可引起支气管平滑肌收缩。此外,神经源性炎症能通过局部轴突反射释放感觉神经肽而引起哮喘发作。

有关哮喘发病机制总结于图 2-9。

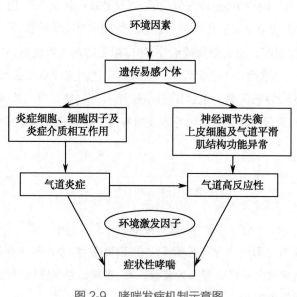

图 2-9　哮喘发病机制示意图

【护理评估】

(一) 健康史

1. 遗传因素　哮喘是一种复杂的具有**多基因遗传倾向**的疾病,其发病具有家族集聚现象,亲缘关系越近,患病率越高。具有哮喘易感基因的人群发病与否受环境因素影响较大。

2. 环境因素

(1)变应原性因素

1)室内变应原:**尘螨**、家养宠物、蟑螂等。

2)室外变应原:**花粉**、草粉等。

3)职业性变应原:油漆、活性染料等。

40

4) 食物:**鱼**、**虾蟹**、蛋类和牛奶等。

5) 药物:**阿司匹林**、抗生素等。

(2) 非变应原性因素:大气污染、吸烟、运动、肥胖等。

评估时详细询问与哮喘有关的病因和诱因,以及家族中有无类似病人。了解病人的生活起居情况、家庭环境和生活习惯、有无过敏史。

(二) 临床表现

1. 症状　典型症状为**发作性**伴有**哮鸣音**的**呼气性呼吸困难**,可伴有气促、胸闷或咳嗽。症状可在数分钟内发作,持续数小时至数天,可经平喘药治疗后缓解或自行缓解。**夜间及凌晨发作或加重**是哮喘的重要临床特征。有些病人尤其是青少年,哮喘症状在运动时出现,称为运动性哮喘。此外,临床上还存在没有喘息症状的不典型哮喘,表现为发作性咳嗽、胸闷或其他症状。以咳嗽为唯一症状的不典型哮喘称为咳嗽变异性哮喘。以胸闷为唯一症状的不典型哮喘称为胸闷变异性哮喘。

2. 体征　发作时典型体征是**双肺可闻及广泛性哮鸣音**,**呼气音延长**,胸廓呈过度充气状态。但非常严重的哮喘发作,哮鸣音反而减弱,甚至完全消失,表现为**"沉默肺"**,**是病情危重的表现**。严重发作时亦可有发绀、大汗淋漓、脉搏加快、奇脉、胸腹矛盾运动等。非发作期体检可无异常,故未闻及哮鸣音,不能排除哮喘。

3. 并发症　严重发作时可并发自发性气胸、纵隔气肿、肺不张;长期反复发作或感染可致慢性并发症,如慢性阻塞性肺疾病、支气管扩张和肺源性心脏病。

(三) 辅助检查

1. 痰嗜酸性粒细胞计数　大多数哮喘病人诱导痰液中嗜酸性粒细胞计数升高,且与哮喘症状相关。可作为评价哮喘气道炎症的指标之一,也是评估糖皮质激素治疗反应性的敏感指标。

2. 肺功能检查

(1) 通气功能检测:**哮喘发作时呈阻塞性通气功能障碍表现**,用力肺活量(FVC)正常或下降,第一秒用力呼气容积(FEV_1)、第一秒钟用力呼气容积占用力肺活量比值($FEV_1/FVC\%$)及呼气流量峰值(PEF)均下降;余气量(RV)及余气量与肺总量(RV/TLC)比值增高。其中 $FEV_1/FVC\% < 70\%$ 或 FEV_1 低于正常预计值的80%为判断气流受限的最重要指标。缓解期上述通气功能指标可逐渐恢复。病变迁延、反复发者,其通气功能可逐渐下降。

(2) **支气管激发试验(BPT):用以测定气道反应性**。常用吸入激发剂为乙酰甲胆碱和组胺。此试验只适用于非哮喘发作期、FEV_1 在正常预计值70%以上的病人。使用吸入激发剂后若 FEV_1 下降 ≥ 20% 为阳性,提示气道高反应性。

(3) **支气管舒张试验:用以测定气道的可逆性改变**。若吸入支气管舒张剂(如沙丁胺醇)20min 后 FEV_1 较用药前增加 ≥ 12%,且其绝对值增加 ≥ 200ml,判断结果为阳性,提示存在可逆性的气道阻塞。

(4) **呼气流量峰值(PEF)及其变异率测定**:哮喘发作时 PEF 下降。监测 PEF 变异率有助于哮喘诊断和病情评估。昼夜 PEF 变异率 ≥ 20%,提示存在**可逆性**的气道改变。

3. 影像学检查　哮喘发作时胸部 X 线可见**双肺透亮度增加**,呈过度充气状态,缓解期多无明显异常。胸部 CT 在部分病人可见支气管壁增厚、黏液阻塞。

4. 特异性变应原检测　①**血清 IgE 升高**。②**变应原试验**:在哮喘缓解期用可疑的变应原作皮肤变应原试验和吸入变应原试验。

5. 动脉血气分析　**严重哮喘发作时** PaO_2 **下降**,由于过度通气可表现为呼吸性碱中毒。若病情恶化,可出现缺氧和 CO_2 滞留,表现为呼吸性酸中毒。当 $PaCO_2$ 较前升高,即使在正常范围也可能发生严重气道阻塞。

6. 呼出气一氧化氮(FeNO)检测　可作为评估气道炎症和哮喘控制水平的指标,也可用于判断吸入糖皮质激素治疗的反应。

(四) 哮喘的分期及控制水平分级

哮喘可分为急性发作期、慢性持续期和临床缓解期。

1. 急性发作期　指喘息、气急、胸闷或咳嗽等症状突然发生或症状加重,伴有呼气流量降低,常因接触变应原等刺激物或治疗不当所致。严重程度可分为轻度、中度、重度、危重(表 2-6)。

表 2-6　哮喘急性发作期病情严重度的分级

程度	临床表现	血气分析	SaO₂	PEF 占预计值
轻度	对日常生活影响不大,可平卧,说话**连续成句,步行、上楼时有气短**。呼吸频率轻度增加,呼吸末期散在哮鸣音。可有焦虑	正常	>95%	正常
中度	日常生活受限,**稍事活动便有喘息**,喜坐,讲话常有**中断**,呼吸频率增加,可有三凹征,哮鸣音响亮而弥漫。心率加快,可出现奇脉。时有焦虑	$PaCO_2$<45mmHg PaO_2 60~80mmHg	91%~95%	60%~80%
重度	休息时感气促,只能**单字讲话**,**端坐呼吸**,大汗淋漓。呼吸频率 >30 次/min,常有三凹征,**哮鸣音响亮而弥漫**。心率 >120 次/min,奇脉。常有焦虑烦躁	PaO_2<60mmHg $PaCO_2$>45mmHg	≤ 90%	<60%
危重	病人**不能讲话**,出现嗜睡、意识模糊,**胸腹矛盾运动**,**哮鸣音减弱**甚至消失。脉率变慢或不规则	PaO_2<60mmHg $PaCO_2$>45mmHg	<90%	

2. 慢性持续期　指病人虽然没有哮喘急性发作,但在相当长的时间内仍有不同频度和/或不同程度的喘息、咳嗽、胸闷等症状,可伴有肺通气功能下降。目前此期的病情轻重以哮喘控制水平判定,包括目前临床控制评估和未来风险评估,具体指标见表 2-7。

表 2-7　哮喘控制水平的分级

A:哮喘症状控制	哮喘症状控制水平		
	良好控制	部分控制	未控制
过去四周,病人存在:	无	存在 1~2 项	存在 3~4 项
日间哮喘症状 >2 次/周			
夜间症状/憋醒			
使用缓解药次数 >2 次/周			
哮喘引起的活动受限			
B:未来风险评估(急性发作风险,病情不稳定。肺功能迅速下降,药物不良反应)			
与未来不良事件风险增加的相关因素包括:临床控制不佳;过去一年频繁急性发作;曾因严重哮喘而住院治疗;FEV_1 低;烟草暴露;高剂量药物治疗			

3. 临床缓解期　指病人无喘息、气急、胸闷、咳嗽等症状,**并维持 1 年以上**。

(五) 治疗要点

目前哮喘不能根治,但长期规范化治疗可使大多数病人达到良好或完全的临床控制。治疗目标是长期控制症状、预防未来风险的发生,即在使用最小有效剂量药物治疗或不用药物的基础上,能使病人与正常人一样生活、工作和学习。**治疗原则为避免诱因,控制急性发作和预防复发**。治疗方法有脱离变应原或去除引起哮喘的激发因素、应用治疗哮喘药物、免疫疗法、病人的教育与管理等。**急性期应尽快缓解气道痉挛**,纠正低氧血症,恢复肺功能,预防进一步恶化或再次发作,防治并发症。使病人脱离变应原并长期避免接触这些危险因素是防治哮喘最有效的方法。慢性持续期的治疗应在评估和监测控制水平的基础上,定期调整,以最小量、最简单联合,维持最佳控制水平。

(六) 心理 - 社会状况

哮喘反复发作或发作时出现呼吸困难、濒死感,易导致病人精神紧张,**烦躁、焦虑甚至恐惧**,而不良的情绪常会诱发或加重哮喘发作。哮喘持续发作,病人易对家属、医护人员或药物产生依赖心理。哮喘缓解后,病人又担心反复发作、不能痊愈、影响工作和生活。家庭成员因长期过度经济压力、体力负荷,可能会对治疗失去信心。

【常见护理诊断 / 合作性问题】

1. 低效性呼吸型态　与支气管痉挛、气道阻力增加有关。

2. 清理呼吸道无效　与支气管黏膜水肿、分泌物增多、痰液黏稠、无效咳嗽有关。

3. 焦虑或恐惧　与哮喘发作伴濒死感、呼吸困难反复发作有关。

4. 知识缺乏:缺乏支气管哮喘的预防保健知识。

【护理措施】

(一) 低效性呼吸型态

1. 环境与体位　过敏原明确时,**尽快脱离过敏环境**。提供安静、舒适、温度与湿度适宜、空气流通的环境。室内不宜摆放花草,避免使用皮毛、羽绒或蚕丝织物。根据病情提供**舒适体位**,如为端坐呼吸者提供床旁桌支撑,以减少体力消耗。合理安排各种治疗和护理措施,不影响病人的休息和睡眠。病情危重时,协助病人的生活起居和卫生处置,满足病人的需要。

2. 饮食　提供清淡、易消化、**足够热量**的饮食,避免进食硬、冷、油煎食物,多摄入新鲜蔬菜、水果。若能找出**与哮喘发作有关的食物,如鱼、虾、蟹、蛋类和牛奶等,应避免食用**。某些食物添加剂如酒石黄和亚硝酸盐可诱发哮喘发作,应引起注意。有烟酒嗜好者应戒烟戒酒。

3. 吸氧　重度发作病人遵医嘱给予鼻导管或面罩吸氧,一般吸氧流量为1~3L/min,氧浓度不超过40%。为避免气道干燥和寒冷气流的刺激而导致气道痉挛,吸入的氧气应尽量温暖湿润。

4. 遵医嘱应用平喘药　治疗哮喘的药物分为缓解性药物和控制性药物(表 2-8)。**缓解性药物指按需使用的药物**,通过迅速解除支气管痉挛从而缓解哮喘症状,亦称解痉平喘药。**控制性药物指需要长期使用的药物**,主要用于治疗气道慢性炎症而使哮喘维持临床控制,亦称抗炎药。

(1) β_2 受体激动剂:主要通过激动气道的 β_2 受体,舒张支气管、缓解哮喘症状。

1)常用药物及其用法:①短效制剂(SABA)是治疗哮喘急性发作的首选药物。常用有沙丁胺醇、特布他林。有吸入、口服和静脉三种制剂。首选吸入给药,药物直接作用于呼吸道,局部浓度高且作用迅速,所用剂量小,全身不良反应少。吸入剂包括定量雾化吸入器(MDI)、干粉剂和雾化溶液。应**按需间歇使用**。注射用药只用于其他疗法无效的重症哮喘。②常用的长效制剂(LABA)有沙美特罗和福莫特罗。不能单独用于哮喘的治疗。**常与吸入型糖皮质激素(ICS)联合使用**。常用的吸入型糖皮质激素加长效制剂的联合制剂有氟替卡松 / 沙美特罗吸入干粉剂、布地奈德 / 福莫特罗吸入干粉剂。

表 2-8　哮喘治疗药物分类

缓解性药物	控制性药物
短效 β_2 受体激动剂（SABA）	吸入型糖皮质激素（ICS）
短效吸入型抗胆碱能药物（SAMA）	白三烯调节剂
短效茶碱	长效 β_2 受体激动剂（LABA，不单独使用）
全身用糖皮质激素	缓释茶碱
	色甘酸钠
	抗 IgE 抗体
	抗 IL-5 抗体
	联合药物（如 ICS/LABA）

2）疗效观察：短效制剂吸入后 5~10min 即可见效，可维持 4~6h。长效制剂可维持 10~12h。福莫特罗（数分钟起效）属快速起效的长效制剂，也可按需用于哮喘急性发作的治疗。

3）不良反应：β_2 受体激动剂的不良反应为偶有头痛、头晕、心悸、骨骼肌震颤、低血钾等，停药后症状可消失。药物用量过大可引起严重心律失常，甚至发生猝死。

4）注意事项：①指导病人按医嘱用药，不宜长期、规律、单一、大量使用，因为长期应用可引起 β_2 受体功能下降和气道反应性增高，出现耐药性。②指导病人正确使用雾化吸入器，以保证药物的疗效。③心衰、高血压、甲状腺功能亢进症、糖尿病等病人慎用或禁用。

（2）茶碱类：通过**抑制磷酸二酯酶**而起到**舒张支气管**和**减轻气道炎症**的作用，是目前治疗哮喘的有效药物之一。

1）常用药物及其用法：氨茶碱、茶碱缓释片及控释片等。①口服给药用于轻、中度哮喘急性发作及哮喘的维持治疗，常用剂量为每日 6~10mg/kg。控（缓）释片尤适用于夜间哮喘的控制。小剂量缓释茶碱与吸入型糖皮质激素联合使用是目前常用的控制哮喘的方法之一。②**静脉给药主要用于重度及危重哮喘病例**，首次负荷剂量为 4~6mg/kg，加入葡萄糖溶液中缓慢静注，注射速度不宜超过 0.25mg/（kg·min），维持剂量为 0.6~0.8mg/（kg·h）。每日最大剂量一般不超过 1.0g（包括口服和静脉给药）。茶碱与糖皮质激素合用具有协同作用。

2）**不良反应**：恶心、呕吐、心律失常、血压下降及多尿，偶可兴奋呼吸中枢，严重者可引起抽搐乃至死亡。

3）注意事项：①静脉注射时浓度不宜过高，速度不宜过快，**注射时间宜在 10min 以上**。氨茶碱用量过大或静脉注射速度过快可引起严重不良反应，甚至死亡。②监测血药浓度可减少不良反应的发生，其安全浓度为 6~15mg/L。③发热、妊娠、小儿或老年，患有心、肝、肾功能障碍及甲状腺功能亢进者不良反应增加，应慎用。④茶碱与西咪替丁、喹诺酮类、大环内酯类等药物合用可影响其代谢，应减少用药量，并加强观察。⑤茶碱缓（控）释片内有控释材料，必须整片吞服，不能嚼服。

（3）**抗胆碱药**：可降低迷走神经兴奋性而起舒张支气管、减少黏液分泌的作用，但舒张支气管的作用比 β_2 受体激动剂弱。①短效制剂：约 10min 起效，维持 4~6h。常用的异丙托溴铵有定量雾化吸入器和雾化溶液两种剂型。主要用于哮喘急性发作的治疗，多与 β_2 受体激动剂联合应用。不良反应少,少数病人有口干或口苦感。②长效制剂:常用的有噻托溴铵,作用可达24h,目前有干粉吸入剂和喷雾剂。主要用于哮喘合并慢性阻塞性肺疾病病人的长期治疗。

(4)糖皮质激素:是目前控制哮喘最有效的药物。主要通过抑制(嗜酸性粒细胞等)炎症细胞在气道的聚集、炎症因子的生成、炎症介质的释放、增强平滑肌细胞 β_2 受体的反应性等,有效**抑制气道炎症**。

1)常用药物及其用法:①吸入药物:**是目前哮喘长期治疗的首选药物**,因其局部抗炎作用强、全身不良反应少。常用倍氯米松、氟替卡松、莫米松、布地奈德等,通常需规律吸入 1~2 周以上方能生效。根据病情选择吸入不同剂量。使用干粉吸入装置比普通定量气雾剂方便,吸入下呼吸道的药量较多。②口服药物:常用泼尼松、泼尼松龙,用于吸入治疗无效或需要短期加强治疗的病人,起始量 30~60mg/d,症状缓解后逐渐减量至 ≤ 10mg/d,然后停用或改用吸入剂。③静脉用药:重度或危重哮喘发作时应及早静脉给药,可选用氢化可的松(100~400mg/d)或甲泼尼龙(80~160mg/d)。无激素依赖者,短期内(3~5d)停药;有依赖者症状缓解后逐渐减量,改用口服或吸入给药维持。

2)不良反应:①吸入药物的全身性不良反应少,少数病人可出现口咽部念珠菌感染、声音嘶哑。②静脉滴注或口服激素,尤其长期使用时,可出现消化性溃疡、肥胖、糖尿病、高血压、骨质疏松等副作用。

3)注意事项:①指导病人**吸入激素后立即用清水漱口**。②长期吸入较大剂量者应注意预防全身性不良反应。③口服激素宜在**饭后服用**,以减少对胃肠道的刺激。④应用激素 5d 以上者应遵医嘱进行阶梯式逐渐减量,病人不得自行停药或减量。

(5)白三烯(LT)调节剂:具有抗炎及舒张支气管平滑肌作用,是目前除吸入型糖皮质激素外唯一可单独应用的哮喘控制性药物,尤其适用于阿司匹林哮喘、运动性哮喘和伴有过敏性鼻炎哮喘。通常口服给药,常用药物有孟鲁司特和扎鲁司特。主要不良反应是轻微的胃肠道症状,少数有皮疹、血管性水肿、转氨酶升高,停药后可恢复正常。

(6)抗 IgE 抗体:具有阻断 IgE 与受体结合的作用,主要用于吸入型糖皮质激素加长效制剂联合治疗后症状仍未控制,且血清 IgE 水平升高的重症哮喘。可显著改善症状、肺功能和生活质量,但该药临床使用时间尚短,其远期疗效与安全性有待进一步观察。

(7)抗 IL-5 抗体:具有减少体内嗜酸性粒细胞浸润的作用,减少哮喘急性加重和改善病人生命质量,对于高嗜酸性粒细胞血症的哮喘病人治疗效果好。

📖 **知识拓展**

重 症 哮 喘

重症哮喘是指在过去 1 年中 >50% 时间需要给予高剂量 ICS 联合 LABA 和/或白三烯调节剂/缓释茶碱,或全身激素治疗,才能维持哮喘控制,或即使在上述治疗下仍不能控制的哮喘。

---

5. 遵医嘱应用免疫疗法 分为特异性和非特异性两种。特异性免疫疗法又称脱敏疗法,是指将诱发哮喘发作的特异性变应原(如花粉、猫毛、螨等)提取液,做定期反复皮下注射(或舌下含服等途径)给予病人,使其对此变应原耐受性增高,不再诱发发作或发作程度减轻。适用于变应原明确,

且在严格的环境控制和药物治疗后仍控制不良的哮喘病人。一般需应用 1~2 年,若反应良好,可坚持 3~5 年。非特异性免疫疗法如注射卡介苗、转移因子、疫苗等,有一定的辅助疗效。

6. 病情观察　观察哮喘发作的前驱症状,如鼻咽痒、喷嚏、流涕、眼痒等黏膜过敏症状。哮喘发作时,观察病人意识状态、呼吸频率、节律、深度,是否有辅助呼吸肌参与呼吸运动等,监测呼吸音、哮鸣音变化,监测动脉血气分析和肺功能情况。对哮喘严重发作、经一般药物治疗无效,或出现明显神志改变,$PaO_2<60mmHg$,$PaCO_2>50mmHg$ 时,应做好机械通气准备。

📖 知识拓展

哮喘急性发作期治疗用药选择

1. 轻度　经定量雾化吸入器吸入短效 β_2 受体激动剂,效果不佳时,加用茶碱控释片,或加用异丙托溴铵气雾剂吸入。

2. 中度　吸入短效 β_2 受体激动剂,1h 内可持续雾化吸入。联合雾化吸入短效抗胆碱药、激素混悬液,也可联合静脉注射氨茶碱。若效果不佳,尽早口服糖皮质激素和吸氧。

3. 重度至危重度　持续雾化吸入短效 β_2 受体激动剂,联合雾化吸入短效抗胆碱药、激素混悬液以及静脉滴注氨茶碱,吸氧。尽早静脉滴注糖皮质激素,待病情控制后改为口服。病情继续恶化者应及时给予机械通气治疗。

(二) 清理呼吸道无效

除了按照本章第一节咳嗽与咳痰的护理措施进行护理外,特别应注意稀释痰液,促进排痰。无心、肾功能不全者,每天饮水 2 500~3 000ml。重症哮喘应静脉补液,滴速以 30~50 滴 /min 为宜。**不宜用超声雾化吸入**,因雾滴进入支气管作为异物刺激,引起支气管痉挛导致哮喘症状加重。

(三) 焦虑或恐惧

哮喘发作时病人通常会有精神紧张、烦躁、焦虑、恐惧等心理反应,而不良情绪常会诱发或加重哮喘发作。应多巡视病人,耐心解释病情、治疗措施及避免不良情绪的重要性,多安慰病人,提供良好的心理支持,使其产生信任和安全感。哮喘发作时,可采用背部按摩的办法使病人感觉通气轻松,并通过暗示、诱导或现身说法等方式或适当允许病人家属陪伴,使病人身心放松,情绪渐趋稳定,有利于症状缓解。

(四) 健康教育

哮喘病人的教育与管理是提高控制率、减少复发、提高生活质量的重要措施。

1. 疾病知识指导　指导病人增加对哮喘的病因、临床表现、控制目的和治疗效果的认识,提高病人的治疗依从性。指导病人及其家人认识长期防治哮喘的重要性,通过教育使病人了解哮喘虽不能彻底治愈,但通过长期规范化治疗可达到良好或完全的临床控制,能坚持日常工作和学习。

2. 日常生活指导　保持有规律的生活和乐观情绪,根据自身情况参加适当的体力活动,最大限度恢复活动能力。合理饮食。

3. 预防发作指导

(1) 避免诱因:针对个体情况,指导病人有效控制可诱发哮喘发作的各种因素,如不宜在室内放置花草、地毯,不宜用羽毛枕头及被子,不养宠物;避免摄入引起过敏的食物;避免使用可能诱发哮喘的药物,如阿司匹林、普萘洛尔、吲哚美辛等;避免强烈的精神刺激和剧烈运动;预防呼吸道感染及避免接触刺激性气体;戴口罩避免冷空气刺激;在缓解期应加强体育锻炼、耐寒锻炼及耐力训练,以增强体质。

(2)药物预防:①**色甘酸钠**:是一种肥大细胞膜稳定剂,对预防运动或过敏原诱发的哮喘最为有效。可雾化吸入或干粉吸入给药,一般在4周内见效,如用药8周无效应弃用。少数病人吸入后有咽喉不适、胸部紧迫感、偶见皮疹,甚至诱发哮喘。必要时与 β_2 受体激动剂同时吸入。孕妇慎用。②**酮替芬**:能抑制肥大细胞释放介质,对季节性哮喘和轻症哮喘有效。在发作前2周开始服用,口服6周无效可停用,主要副作用有镇静、头晕、口干、嗜睡等,持续服药数天可自行减轻,慎用于高空作业人员、驾驶员、操纵精密仪器者。

(3)嘱病人随身携带止喘气雾剂,出现哮喘发作先兆时,立即吸入并保持平静,以迅速控制症状。

4. 用药指导 指导哮喘病人遵医嘱正确用药,并了解自己所用药物的药名、用法及使用注意事项、主要不良反应及如何采取措施减少不良反应。

5. 指导病人正确使用吸入装置进行吸入治疗。正确使用是保证吸入治疗成功的关键。一般先**吸支气管扩张剂,后吸抗炎气雾剂**。

(1)定量雾化吸入器(MDI)使用方法:取下盖帽,摇晃容器3~5s。缓慢呼气至不能再呼时立即将喷口放入口中,双唇含住喷口,经口缓慢吸气,在深吸气过程中按压驱动装置,继续吸气至不能再吸时,屏气10s,使较小的雾粒沉降在气道远端,然后缓慢呼气。休息3min后可再重复使用一次。吸入药物后漱口以清除残留在口咽部的药物。具体操作方法(图2-10)。

(2)干粉吸入器:常用的有都保装置和准纳器。

1)都保装置(图2-11):储存剂量型涡流式干粉吸入器,如布地奈德粉吸入剂、布地奈德/福莫特罗吸入粉剂。使用方法:①旋转并移去瓶盖。②检查剂量指示窗,看是否还有足够剂量的药物。

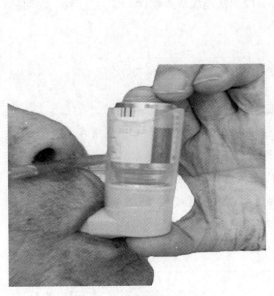

图2-10 定量雾化吸入器

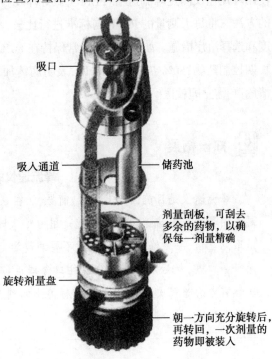

图2-11 都保装置

③手直拿都保,另一手握住底盖,先向右转到底再向左转到底,听到"咔"一声,即完成一次剂量的充填。④吸入之前,先轻轻地呼出一口气(勿对吸嘴吹气),将吸嘴含于口中,双唇包住吸嘴并深深地吸气,即完成一次吸入动作。⑤吸药后移开吸嘴,继续屏气5~10s恢复正常呼吸。⑥用完后将瓶盖盖紧。

2) 准纳器(图2-12):常用的有福替卡松/沙美特罗吸入粉剂等。使用方法:①一手握住准纳器外壳,另一手拇指向外推动准纳器的滑动杆直至发出"咔嗒"声,表明准纳器已做好吸药的准备。②握住准纳器并使其远离嘴,在保证平稳呼吸的前提下,尽量呼气。③将吸嘴放入口中,经口深吸气,屏气10s。④拿出准纳器,缓慢恢复呼气,关闭准纳器(听到咔嗒声表示关闭)。

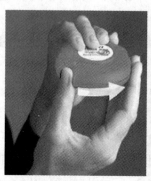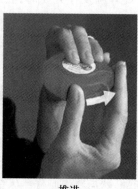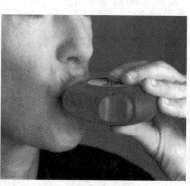

打开 　　　　　　　推进 　　　　　　　吸入

图 2-12　准纳器

6. 指导病人自我监测病情　指导病人识别哮喘发作的先兆表现和病情加重的征象,教会病人使用峰流速仪测定峰流速值(PEFR),做好哮喘日记。峰流速测定是发现早期哮喘发作最简单易行的方法。将每天测量的 PEFR 与标准进行比较,不仅能早期发现哮喘发作,还能判断哮喘控制的程度和选择治疗措施。如果 PEFR 经常保持在 80%~100%,为安全区,表明哮喘控制理想,可每日使用长期控制药物;50%~79% 为警告区,表明病情加重,需增加快速缓解药物;<50% 为危险区,表明病情危重,需立即就医。

📖 知识拓展

峰流速仪的临床应用

峰流速仪是目前国际上通用、简易、能在家中使用的测定肺功能的仪器。应用峰流速仪主要是测量呼气峰流速(PEF),也就是用力呼气时,气流通过气道的最快速率。正确的使用方法是取站立位,手拿峰流速仪,注意不要妨碍游标移动,并确认游标位于标尺的基底部。尽可能深吸一口气,然后用唇齿部分包住口含器后(确保舌头没有堵住吹气口),以最快的速度,用 1次最有力的呼气吹动游标滑动,游标停止的刻度即是此次测量值。再重复检查两次,选择 3 次的最高数值。

扫一扫,
看总结

扫一扫,
测一测

（马　杰）

第六节　慢性阻塞性肺疾病病人的护理

📖 导入情景

病人王某，男，汉族，75岁。因"慢性咳嗽12年,加重2d"就诊。

现病史:病人12年来一直反复咳嗽、咳痰,晨起咳痰较多,以白黏痰为主。近两年偶有劳累后胸闷憋气,感冒后加重,无发热、胸痛。2d前无明显诱因出现气短、咳嗽、咳痰,伴胸闷、憋气,夜间喘憋不能平卧,伴有发热,体温38.4℃。

既往史:高血压病Ⅰ级4年。

查体:体温38.4℃,呼吸频率28次/min。口唇轻度发绀,双肺呼吸音轻度减弱,可闻及干啰音,无明显湿啰音。初步考虑为慢性阻塞性肺疾病。

工作任务:

1. 指导病人预防COPD的急性发作。

2. 指导病人进行正确的呼吸功能锻炼。

3. 指导病人正确长期吸氧的方法。

慢性阻塞性肺疾病(chronic obstructive pulmonary disease,COPD)简称**慢阻肺,是以持续气流受限为特征的可以预防和治疗的疾病**,其支气管和肺组织的损害是**不可逆的**,且呈进行性发展,导致肺功能进行性减退,严重影响病人的劳动能力和生活质量。COPD是呼吸系统疾病中的常见病和多发病,患病率和病死率均居高不下,2018年新发布的我国慢性阻塞性肺疾病流行病学调查结果显示,40岁以上人群的患病率为13.7%。世界银行/世界卫生组织的报告指出,COPD死亡率居所有死因的第4位,至2020年COPD将位居世界疾病经济负担的第5位。

COPD与慢性支气管炎和肺气肿密切相关。

慢性支气管炎(chronic bronchitis)简称慢支,是气管、支气管黏膜及其周围组织的慢性非特异性炎症。临床上以**咳嗽、咳痰**或伴有喘息为主要症状,**每年发病持续3个月以上,连续2年或2年以上**,并可除外具有咳嗽、咳痰、喘息症状的其他疾病。多见于中老年人,并随年龄增长患病率增加。本病进展缓慢,长期反复发作可发展为慢性阻塞性肺气肿和肺源性心脏病,是严重危害人民身体健康的常见病。

慢性阻塞性肺气肿(obstructive pulmonary emphysema)简称肺气肿,是指终末细支气管远端(呼吸性细支气管、肺泡管、肺泡囊和肺泡)的弹性减退、过度膨胀充气导致肺容积增大,同时伴有肺泡壁和细支气管破坏的病理状态。

当慢性支气管炎、肺气肿病人肺功能检查出现持续气流受限时,则诊断为COPD。在吸入支气管扩张剂后,$FEV_1/FVC<70\%$可确定为持续气流受限。如病人只有慢性支气管炎和/或肺气肿,而无持续气流受限,则不能诊断COPD,而视为COPD的高危期。

支气管哮喘也具有气流受限,但支气管哮喘是一种特殊的气道炎症性疾病,其气流受限具有可逆性,故不属于COPD。只有当出现气流受阻不可逆时,才能诊断为COPD。

【护理评估】

(一)健康史

COPD 的病因与慢性支气管炎相似,可能是多种环境因素与机体自身因素长期相互作用的结果。

1. 吸烟 **为 COPD 最重要的环境发病因素**。吸烟者慢性支气管炎的患病率比不吸烟者高 2~8 倍,吸烟时间愈长,吸烟量愈大,COPD 患病率愈高。烟草中的焦油、尼古丁和氢氰酸等化学物质具有多种损伤效应,可使气道净化能力下降、黏液分泌增多、气道阻力增加。还可使氧自由基产生增多,诱导中性粒细胞释放蛋白酶,破坏肺弹力纤维,诱发肺气肿形成。

2. 职业粉尘和化学物质 如烟雾、过敏原、工业废气及室内空气污染(室内装修、厨房油烟)等,时间过长或浓度过高时,均可导致 COPD。

3. 空气污染 大气中的二氧化硫、二氧化氮、氰化氨、氨气、氯气等有害气体及微小颗粒物可使气道净化能力下降,黏液分泌增多,为致病微生物感染创造有利条件。

📖 **知识拓展**

世界环境日

世界环境日为每年的 6 月 5 日,它的确立反映了世界各国人民对环境问题的认识和态度,表达了人类对美好环境的向往和追求。它是联合国促进全球环境意识、提高政府对环境问题的注意并采取行动的主要媒介之一。联合国环境规划署每年 6 月 5 日选择一个成员方举行"世界环境日"纪念活动,发表《环境现状的年度报告书》及表彰"全球 500 佳",并根据当年的世界主要环境问题及环境热点,有针对性地制订"世界环境日"主题。

---

4. 感染因素 **病毒、细菌和支原体等感染是本病发生发展的重要因素之一**。病毒感染以流感病毒、鼻病毒、腺病毒和呼吸道合胞病毒为常见;细菌感染常继发于病毒感染,常见病原体为肺炎链球菌、流感嗜血杆菌、卡他莫拉菌及葡萄球菌等。这些感染因素可造成气管、支气管黏膜的损伤和慢性炎症。

5. 蛋白酶-抗蛋白酶失衡 蛋白酶增多或抗蛋白酶不足,均可导致组织结构破坏产生肺气肿。

6. 其他 呼吸道防御功能及免疫功能降低、自主神经功能失调、营养、气温的突变等都可能参与 COPD 的发生、发展。

评估时应详细询问病人有无吸烟史,是否长期接触空气污染环境、感染等发病因素。

(二)临床表现

1. 症状 慢性起病,病程较长。主要症状包括:

(1)慢性咳嗽:常晨间起床时咳嗽明显,白天较轻,睡眠时有阵咳或排痰。随病程发展可终身不愈。

(2)咳痰:一般为白色黏液或浆液性泡沫痰,偶可带血丝,清晨排痰较多。急性发作伴有细菌感染时,痰量增多,可有脓性痰。

(3)**气短或呼吸困难**:早期在剧烈活动时出现,逐渐加重,以致在日常活动甚至休息时也感到气短。气短或呼吸困难是 COPD 的标志性症状。

(4)喘息和胸闷:部分病人,特别是重度病人或急性加重时出现喘息。

(5)其他:晚期病人有体重下降,食欲减退等全身症状。

2. **体征** 早期可无异常,随疾病进展出现以下体征。

(1)视诊:胸廓前后径增大,肋间隙增宽,称**桶状胸**。呼吸浅快,严重者可有缩唇呼吸等。

(2)触诊:**双侧语颤减弱**。

(3)叩诊:呈**过清音**,心浊音界缩小,肺下界和肝浊音界下降。

(4)听诊:两肺呼吸音减弱、呼气延长,部分病人可闻及干啰音和/或湿啰音。

3. **并发症** 可并发慢性呼吸衰竭、自发性气胸、慢性肺源性心脏病等。

边学边练
实训3 慢性阻塞性肺疾病病人的护理

(三)辅助检查

1. **肺功能检查** 肺功能检查是判断气流受限的主要客观指标,对COPD诊断、严重程度评价、疾病进展、预后及治疗反应等有重要意义。

(1)吸入支气管舒张药后第一秒用力呼气量占用力肺活量的百分比(FEV_1/FVC)<70%可确定为持续气流受限。

(2)肺总量(TLC)、功能残气量(FRC)和残气量(RV)增高,肺活量(VC)减低,表明肺过度充气,有参考价值。

2. **胸部X线检查** 早期胸片无变化,可逐渐出现肺纹理增粗、紊乱等非特异性改变;也可出现肺气肿的改变,胸廓前后径增大,肋间隙增宽,肋骨平行,膈低平,两肺透亮度增加,肺血管纹理减少或有肺大疱征象。X线检查对COPD诊断特异性不高。**主要用于确定肺部并发症与其他肺疾病的鉴别**。

3. **胸部CT检查** CT检查可见慢性阻塞性肺疾病小气道病变的表现、肺气肿的表现以及并发症的表现,但**其主要临床意义在于排除其他具有相似症状的呼吸系统疾病**。

4. **血气检查** 动脉血气分析早期无异常,随病情进展可出现低氧血症、高碳酸血症、酸碱平衡失调等,用于判断呼吸衰竭的类型有重要价值。

5. **其他** COPD并发细菌感染时,血白细胞计数升高,核左移。痰培养可能检出病原菌。

(四)COPD分期及病情严重程度评估

1. **COPD分期** ①稳定期:指病人咳嗽、咳痰、呼吸困难等症状稳定。②急性加重期:急性加重是指咳嗽、咳痰、呼吸困难比平时加重,或痰量增多,或咯脓性或黏液脓性痰,常需改变用药方案。

2. **稳定期病情严重程度评估** 多主张采用综合指标体系进行评估。

(1)肺功能评估:可使用GOLD分级进行评估,见表2-9。

(2)症状评估:采用改良版英国医学研究委员会呼吸困难问卷(mMRC问卷)评估呼吸困难程度(表2-10)。

表2-9 COPD病人病情严重程度的肺功能分级

肺功能分级	分级标准
GOLD 1级:轻度	$FEV_1/FVC \geq 80\%$
GOLD 2级:中度	$50\% \leq FEV_1/FVC < 80\%$
GOLD 3级:重度	$30\% \leq FEV_1/FVC < 50\%$
GOLD 4级:极重度	$FEV_1/FVC < 30\%$

表 2-10 COPD 病人病情严重程度的症状分级

mMRC 分级	呼吸困难症状
0 级	剧烈活动时出现呼吸困难
1 级	平地快步行走或爬缓坡时出现呼吸困难
2 级	由于呼吸困难,平地行走时比同龄人慢或需停下来休息
3 级	平地行走 100m 左右或数分钟即需要停下来喘气
4 级	因严重呼吸困难而不能离开家,或在穿、脱衣服时即出现呼吸困难

(3)急性加重风险评估:上一年发生 2 次或以上急性加重,或者 1 次及 1 次以上需要住院治疗的急性加重,均提示今后急性加重风险增加。

依据上述症状、急性加重风险和肺功能改变等,即可对稳定期 COPD 病人的病情严重程度作出综合性评估,并依据该评估结果选择主要治疗药物(表 2-11)。

表 2-11 稳定期 COPD 病人病情严重程度的综合性评估及主要治疗药物

病人综合评估分组	特征	上一年急性加重次数	mMRC 分级	首选治疗药物
A 组	低风险,症状少	≤1 次	0~1 级	SAMA 或 SABA,必要时
B 组	低风险,症状多	≤1 次	≥2 级	LAMA 或 / 和 LABA
C 组	高风险,症状少	≥2 次 *	0~1 级	LAMA,或 LAMA 加 LABA 或 ICS 加 LABA
D 组	高风险,症状多	≥2 次 *	≥2 级	LAMA 加 LABA 或加 ICS

注:

SABA:短效 β_2 受体激动剂;SAMA:短效抗胆碱能药物;LABA:长效 β_2 受体激动剂;LAMA:长效抗胆碱能药物;ICS:吸入糖皮质激素;* 或因急性加重住院 ≥1 次。

3. 急性加重期病情严重程度评估 根据临床表现将慢性阻塞性肺疾病急性加重期分为 3 级(表 2-12)。

表 2-12 急性加重期 COPD 的临床分级

	Ⅰ级	Ⅱ级	Ⅲ级
呼吸衰竭	无	有	有
呼吸频率	20~30 次 /min	>30 次 /min	>30 次 /min
应用辅助呼吸肌	无	有	有
意识状态改变	无	无	有
低氧血症	能通过鼻导管或文丘里面罩 28%~35% 浓度吸氧而改善	能通过文丘里面罩 28%~35% 浓度吸氧而改善	不能通过文丘里面罩吸氧或 >40% 吸氧浓度而改善
高碳酸血症	无	有,$PaCO_2$ 增加到 50~60mmHg	有,$PaCO_2$>60mmHg, 或存在酸中毒

(五) 治疗要点

COPD 急性加重期以控制感染及对症治疗(祛痰、平喘、吸氧)为主。稳定期治疗主要目的是减轻症状,阻止病情发展,缓解或阻止肺功能下降,改善 COPD 病人的活动能力,提高其生活质量,降低死亡率。应加强锻炼,增强体质,避免呼吸道感染,预防复发;肺功能下降者还应进行呼吸功能锻炼及长期家庭氧疗,以提高病人工作、生活能力、改善生命质量、预防并发症。

(六) 心理 - 社会状况

COPD 病人因长期患病,社会活动减少,经济收入降低等,病人极易形成焦虑和压抑的心理状态,失去自信,躲避生活。由于经济原因,病人可能无法遵医嘱常规治疗,只在病情加重时就医诊治。晚期病人自理能力下降,容易产生悲观厌世、自卑、抑郁等不良情绪。

【常见护理诊断 / 合作性问题】

1. 气体交换受损　与气道阻塞、通气不足、呼吸肌疲劳、分泌物过多和肺泡呼吸面积减少等有关。

2. 清理呼吸道无效　与分泌物增多而黏稠、气道湿度减低和无效咳嗽有关。

3. 营养失调:低于机体需要量　与食欲降低、摄入减少、腹胀、呼吸困难、痰液增多有关。

4. 焦虑　与健康状况的改变、病情危重、经济状况有关。

5. 知识缺乏:缺乏 COPD 防治知识。

【护理计划】

(一) 气体交换受损

1. 护理目标　病人呼吸功能改善,表现为动脉血氧分压回升,二氧化碳分压下降,呼吸的频率、节律、深度正常。

2. 护理措施　除按本章第一节肺源性呼吸困难护理措施护理外,还应注意下列内容。

(1)遵医嘱用药:遵医嘱应用抗生素、支气管舒张剂和祛痰药物,注意观察疗效及不良反应。

1)抗生素:为急性加重期的主要治疗用药,具体参见本章第三节肺炎病人的护理。

2)支气管舒张药:包括短期按需应用以缓解症状及长期规则应用以减轻症状。可吸入 β_2 肾上腺素受体激动药、抗胆碱能药、糖皮质激素气雾剂,或口服茶碱类药物(详见本章第五节支气管哮喘病人的护理)。

3)祛痰药:①溴己新:8~16mg,每天 3 次。偶有恶心、胃肠不适,个别病人可转氨酶暂时升高,减量或停药可恢复;胃溃疡病人慎用。宜饭后服用。②盐酸氨溴索:30mg,每天 3 次。不良反应可有上腹部不适、纳差、腹泻,偶见皮疹、恶心、胃部不适、食欲缺乏、腹痛、腹泻。宜饭后服用。③ N- 乙酰半胱氨酸:0.2g,每天 3 次。此药有特殊气味,可引起呛咳、呕吐等,减量后消失;亦可引起支气管痉挛,哮喘病人及老年严重肺功能不全者慎用。④羧甲司坦:0.5g,每天 3 次。偶有轻度头晕、恶心、胃部不适、腹泻、胃肠道出血和皮疹。

(2)氧疗

1)稳定期:采用长期家庭氧疗(LTOT)。

LTOT 目的:对伴有慢性呼吸衰竭的 COPD 病人的血流动力学、运动能力和精神状态产生有益影响,从而提高生活质量和生存率。还有助于降低肺循环阻力,减轻肺动脉高压和右心负荷。

LTOT 使用指征:① $PaO_2 \leq 55mmHg$ 或 $SaO_2 \leq 88\%$,有或没有高碳酸血症。② PaO_2 55~60mmHg 或 $SaO_2 < 89\%$,并有肺动脉高压、心力衰竭、水肿或红细胞增多症。

LTOT 方法:一般采用**鼻导管低浓度、低流量持续吸氧,吸氧浓度 28%~30%,流量 1~2L/min,持续时间每天 15h 以上**。

LTOT 有效指标:在海平面水平,静息状态下,$PaO_2 \geq 60mmHg$ 以上,或 SaO_2 升至 90% 以上。病人呼吸困难减轻、呼吸频率减慢、发绀减轻、心率减慢、活动耐力增加。

2)急性加重期:用鼻导管或通过文丘里面罩低浓度、低流量吸氧,避免吸入氧浓度过高引起二氧化碳潴留。并发较严重呼吸衰竭者使用机械通气。

(3)呼吸功能锻炼:COPD 病人需要增加呼吸频率来代偿呼吸困难,这种代偿多数依赖于辅助呼吸肌参与呼吸,即胸式呼吸。然而胸式呼吸的有效性低于腹式呼吸,病人容易疲劳。因此,护理人员应指导病人进行缩唇呼气、腹式呼吸、膈肌起搏(体外膈神经电刺激)、吸气阻力器等呼吸锻炼,以加强胸、膈呼吸肌的肌力和耐力,改善呼吸功能。

1)缩唇呼吸:缩唇呼吸的技巧是通过缩唇形成的微弱阻力来延长呼气时间,增加气道压力,延缓气道塌陷。病人闭嘴**经鼻吸气,然后通过缩唇(吹口哨样)缓慢呼气**,同时收缩腹部,**吸气与呼气时间比为 1:2 或 1:3**。缩唇大小程度与呼气流量以能使距口唇 15~20cm 处,与口唇等高水平的蜡烛火焰随气流倾斜又不至于熄灭为宜(图 2-13)。

2)膈式或腹式呼吸:病人可取直立位、平卧位或半卧位,两手分别放于前胸部和上腹部。用鼻缓慢吸气时,膈肌最大限度下降,腹肌松弛,腹部凸出,手感到腹部向上抬起。呼气时用口呼出,腹肌收缩,膈肌松弛,膈肌随腹腔内压增加而上抬,推动肺部气体排出,手感到腹部下降(图 2-14)。

另外,可以在腹部放置小枕头、杂志或书锻炼腹式呼吸。如果吸气时,物体上升,证明是腹式呼吸。缩唇呼吸和腹式呼吸每天训练 3 次或 4 次,每次重复 8~10 次。腹式呼吸需要增加能量消耗,因此只能在疾病恢复期或出院前进行训练。

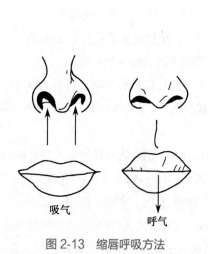

图 2-13 缩唇呼吸方法

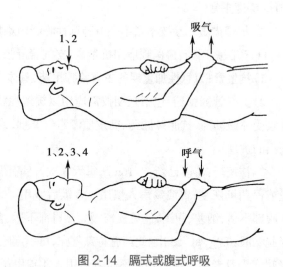

图 2-14 膈式或腹式呼吸

(4)病情观察:观察咳嗽、咳痰、呼吸困难的程度,监测动脉血气分析和水、电解质、酸碱平衡情况。

(二)清理呼吸道无效

参见本章第一节咳嗽、咳痰的护理。

(三)营养失调:低于机体需要量

1. 护理目标 病人营养状况改善,表现为进食量和体重增加。

2. 护理措施

(1)增进食欲:鼓励病人进食,并经常变换食谱以刺激食欲。指导病人饭前休息至少 30min,每日正餐应安排在病人最饥饿、休息最好的时间。气道痉挛明显者,可于餐前30min使用支气管扩张剂。提供舒适的进餐环境、餐前进行口腔护理均可增加病人的食欲。

(2)合理饮食:一般病人给予高蛋白、高热量、高维生素易消化食物,但对有二氧化碳潴留者,要避免摄入过多的糖类食品,以免产生过多二氧化碳,加重潴留。多食高膳食纤维的蔬菜和水果,促进肠蠕动,保持大便通畅。腹胀的病人应进软食,少量多餐。餐前和进餐时避免饮液体。

(3)营养状况监测:评估营养状况 动态监测病人的实际体重和理想体重的比值,可反映能量代谢的总体情况。通过测量三头肌皮褶厚度、上臂中部肌围、肌肉松弛无力程度、血清白蛋白等指标来反映营养状况。

(四) 焦虑

1. 护理目标 病人焦虑情绪缓解,表现为情绪稳定,积极配合治疗,参加娱乐活动。

2. 护理措施

(1)去除产生焦虑的原因:COPD病人因长期患病,社会活动减少,经济收入降低等,极易形成焦虑和压抑的心理状态,护士应帮助病人消除导致焦虑的原因。

(2)帮助病人树立信心:护理人员应针对病人及其家庭对疾病的态度,关心体贴病人,了解病人心理、性格、生活方式等方面因患病而发生的变化,与病人和家属共同制订和实施康复计划,消除诱因、定期进行呼吸肌功能锻炼、合理用药等,减轻症状,增强战胜疾病的信心。

(3)指导病人放松技巧:教会病人缓解焦虑的方法,如听轻音乐、下棋、做游戏等娱乐活动,以分散注意力,减轻焦虑。

(五) 健康教育

1. 预防指导 **戒烟是预防 COPD 的重要措施**,对吸烟者应采取多种宣传措施劝导戒烟;避免吸入粉尘和刺激性气体;避免接触患呼吸道感染的病人;在呼吸道传染病流行期间,尽量避免去人群密集的公共场所。指导病人要根据气候变化及时增减衣物,避免受凉感冒。指导病人了解COPD的相关知识,熟知使病情恶化的因素。

📖 **知识拓展**

世界无烟日

每年的5月31日是世界无烟日。世界无烟日是世界卫生组织在1987年创立的。第一个世界无烟日是1988年4月7日。自1989年起,世界无烟日改为每年的5月31日。世界无烟日的意义是宣扬不吸烟的理念。每年皆会有一个中心主题,代表一个在该年内关于烟草和不吸烟方面特别关注的话题。

---

2. 心理疏导 引导病人适应慢性病并以积极的心态对待疾病,培养生活兴趣,养成下棋、听音乐、养花、种草等爱好,以分散注意力,减少孤独感,缓解焦虑、紧张的精神状态。

3. 康复锻炼 让病人理解康复锻炼的意义,充分发挥病人进行康复的主观能动性,制订个体化的锻炼计划,进行腹式呼吸或缩唇呼吸训练等。选择空气新鲜、安静的环境,进行步行、慢跑、气功等体育锻炼。在潮湿、大风、严寒气候时,避免室外活动。教会病人和家属依据呼吸困难与活动之间的关系,判断呼吸困难的严重程度,以便合理安排工作和生活。

扫一扫,
看总结

扫一扫,
测一测

扫一扫,
自学汇

4. **家庭氧疗** 护士应指导病人和家属做到:①了解氧疗的目的、必要性及注意事项。②注意安全:供氧装置周围严禁烟火,防止氧气燃烧爆炸。③氧疗装置定期更换、清洁、消毒。

【护理评价】

病人呼吸困难是否改善;是否能有效咳嗽、咳痰;是否能保持呼吸道通畅;营养状况是否改善;是否无并发症发生,或并发症被及时发现并得到及时处理;病人的焦虑情绪是否缓解。

（王 婧）

第七节 肺结核病人的护理

📖 导入情景

小王,男性,22岁,在外打工,居住在拥挤的群居宿舍。近2个月反复咳嗽,偶有少量痰,近1周内出现血沫痰,遂到医院就诊。经护士询问,病人2个月来自觉疲乏无力,下午发低烧,夜间睡觉易出汗,食欲下降,体重减轻了约4kg。近1周咳嗽比较明显,且痰中带血。经医生检查诊断为肺结核,开始进行6个月以上的抗结核治疗。因疾病传染性和治疗时间长,病人很紧张,故向护士咨询。

工作任务:

1. 对小王实施关于肺结核隔离的宣教。

2. 指导小王正确使用抗结核药物。

结核病(tuberculosis,TB)是由**结核分枝杆菌**引起的慢性传染性疾病,属于我国法定**乙类传染病**。结核分枝杆菌侵入人体可累及全身多个脏器,但**以肺部感染最为多见**,占各器官结核病总数的80%~90%。**肺结核**(pulmonary tuberculosis)指发生在肺组织、气管、支气管和胸膜的结核病变。其基本病理变化有渗出、增生、干酪样坏死和空洞形成。临床常有低热、乏力、盗汗、消瘦等全身症状和咳嗽、咯血等呼吸系统表现。

肺结核是全球流行的传染病之一,全球有1/3的人(约20亿)曾受到结核分枝杆菌的感染。我国被世界卫生组织列为高负担、高危险性的22个国家之一,疫情呈现感染率及患病率高、死亡率高、耐药率高的特点。2010年第五次结核病流行病学抽样调查估计,结核病年发病例100万,发病率78/10万;结核病年死亡人数5.4万,死亡率4.1/10万。通过加强和落实结核病防治工作,涂阳肺结核患病率和死亡率年递减率相比2000年下降分别达60.9%和52.8%,年递减率分别达9%和8.3%。我国西部结核患病率高于全国,总体疫情严重,地区差异大,结核病防控工作任重而道远,必须坚持不懈地加强结核病防控工作。

人体感染结核分枝杆菌后是否发病,以及病变的性质、范围等,与结核分枝杆菌的菌量、毒力和人体的免疫状态及变态反应有关。人体对结核分枝杆菌的免疫有非特异性免疫和特异性免疫,后者系接种卡介苗或感染结核分枝杆菌后所获得,较非特异性免疫力强而持久,能将入侵的结核菌杀死或制止其扩散,使病灶愈合。结核分枝杆菌侵入人体后4~8周,机体对结核菌及其代谢产物发生的变态反应属于第Ⅳ型(迟发型),发生变态反应时会出现渗出、变质病变。少量、毒力弱的结核菌多能被人体防御功能杀灭,只有遭受大量毒力强的结核菌侵袭且人体免疫力低时,感染后才能发病。

📖 **知识拓展**

世界防治结核病日的由来和意义

德国医学家科赫 1891 年发现豚鼠初次感染有毒结核菌和再次感染发生完全不同的反应过程,为纪念这一发现,命名为科赫现象。世界卫生组织于 1993 年在英国伦敦召开的第 46 届世界卫生大会通过了"全球结核病紧急状态宣言"并积极宣传此病的防治的重要。

【护理评估】

(一)健康史

1. 结核分枝杆菌　结核病的病原菌为**结核分枝杆菌**,分为人型、牛型、非洲型和鼠型四类,其中引起人类结核病的主要为**人型**,少数为牛型和非洲型。结核分枝杆菌具有以下生物学特性。

(1)具有抗酸性:结核分枝杆菌抗酸染色呈红色、细长稍弯曲、两端圆形的杆菌,可抵抗盐酸酒精的脱色作用,故又称**抗酸杆菌**(彩图 2-15)。

(2)抵抗力强:对干燥、潮湿、寒冷、酸碱环境等抵抗力较强,在干燥或阴湿处可生存数月或数年。通过阳光暴晒 2~7h,煮沸 5min,或 70% 酒精接触 2min,10W 紫外线灯照射(灯距照射物 0.5~1m) 30min,均能杀灭结核菌。**痰液焚烧**是最简便有效的灭菌方法。

(3)生长缓慢:结核分枝杆菌为需氧菌,适宜生长温度为 37℃,增代时间为 14~20h,培养时间一般为 2~8 周。根据其代谢状态分为 A、B、C、D 4 群。A 群细菌多位于巨噬细胞外和肺空洞干酪液化区,数量大,易耐药;B 群为半静止状态,多位于巨噬细胞内酸性环境中和空洞壁坏死组织中;C 群处于半静止状态,可突然间歇性生长繁殖;D 群处于休眠状态。

(4)菌体成分复杂:结核分枝杆菌含有类脂质、蛋白质及多糖等复合成分。类脂质占总量的 50%~60%,其中的蜡质约占 50%,与结核病的组织坏死、干酪液化、空洞发生以及结核变态反应有关。菌体蛋白质以结合形式存在,是结核菌素的主要成分,诱发皮肤变态反应。多糖类与血清反应等免疫应答有关。

(5)**耐药性**:结核菌在繁殖过程中由于染色体基因突变而产生耐药性,是其重要的生物学特性。病人过去从未用过某药,但对该药产生的耐药称为原发耐药;长期不合理用药产生的耐药称为继发耐药。**耐药是导致治疗失败的主要原因**,因此避免或减少结核菌耐药性的产生,是保证结核病治疗成功的关键。

📖 **知识拓展**

耐药性肺结核

耐药性肺结核是指耐一种或一种以上抗结核药物的肺结核病人。根据耐抗结核药物的种数耐药结核病可分为:耐药肺结核、耐多药肺结核、广泛耐药性肺结核。发生耐药的原因跟治疗方案不合理、医院宣教力度不够、病人治疗依从性差、中断治疗药物有关。对合并慢性疾病、免疫力低下、依从性差的人群更容易发生耐药。耐药性肺结核病程长,病情重,并发症多,疗效差,预后不佳。给病人和家人带来巨大的精神压力和经济压力。

2. 肺结核的传播

(1) **传染源**:主要是痰中带菌的肺结核病人。病人通过咳嗽、喷嚏、大声说话等方式把含有结核菌的微滴排到空气中而传播。

(2) **传播途径**:以**呼吸道-飞沫传播**为主,经消化道和皮肤等其他途径传播已罕见。传染性的大小除取决于病人排出结核分枝杆菌量的多少外,与空间含结核分枝杆菌微滴的密度及通风情况、接触的密切程度和时间长短以及个体免疫力的状况也有关系。**生活在拥挤而空气不流通环境的人易患肺结核。**

(3) 易感人群:无特异性免疫力及非特异性免疫力低下的人群为结核病的易感人群。婴幼儿、老年人、营养不良者、糖尿病等慢性病者、HIV 感染者、免疫抑制剂使用者,机体免疫力低下,为易感人群;山区及农村居民自然感染率低,移居到城市后由于缺乏特异性免疫力而成为易感人群。

(二) 临床表现

1. 症状

(1) 全身症状:发热最常见,病人多有**长期午后低热、乏力、盗汗、消瘦**、食欲减退等全身毒性症状。育龄妇女可有月经失调,儿童表现为发育迟缓。若病灶急剧进展或播散可有畏寒、高热等表现。

(2) 呼吸系统症状:①**咳嗽、咳痰 2 周以上或痰中带血**,是**肺结核最常见**的可疑症状。早期为干咳或仅有少量黏液痰,有空洞时痰量增多,伴发细菌感染时痰呈脓性且量多。②**咯血**,约 1/3~1/2 的病人有不同程度的咯血,多数为痰中带血,少数为大咯血,大咯血时**可发生失血性休克**,有时血块阻塞大气道,引起**窒息**。③胸痛,结核**累及胸膜时可表现为胸痛**,随呼吸运动和咳嗽加重。④呼吸困难:多见于干酪样肺炎和大量胸腔积液病人。

2. 体征 取决于病变性质和范围。病变范围较小时,可无明显体征;渗出性病变范围较大或干酪样坏死时,可出现相应的肺实变体征,如触觉语颤增强、叩诊浊音、听诊闻及支气管呼吸音。当有较大范围的纤维条索形成时,气管移向患侧,患侧胸廓塌陷、叩诊浊音、听诊呼吸音减弱并可闻及湿啰音。结核性胸膜炎早期最重要的体征是胸膜摩擦感和胸膜摩擦音,随着渗出液的增多出现胸腔积液体征,即患侧胸廓饱满,触觉语颤减弱,叩诊浊音或实音,听诊呼吸音减低或消失,可伴有气管、纵隔向健侧移位。

3. 并发症 靠近胸膜部位病灶破溃可致自发性气胸、脓气胸;肺组织纤维化可致支气管扩张;重症病人肺组织损害严重可致呼吸衰竭及肺心病。结核分枝杆菌随血行播散可并发脑膜、心包、泌尿生殖系统及骨结核等全身结核病。

(三) 辅助检查

1. 痰结核分枝杆菌检查 痰结核分枝杆菌检查是确诊肺结核最可靠的方法。初诊病人至少要送清晨痰、夜间痰和即时痰 3 份标本,复诊病人每次送 2 份痰标本。检查方法主要有痰涂片、痰培养。临床上以痰涂片法最常用,荧光染色有助于提高诊断率。**痰培养法**的灵敏度和特异度高于涂片法,常作为结核病诊断的"金标准"。检查结果以涂(+)、涂(-)、培(+)或培(-)表示,或标注"无痰"或"未查"。较先进的检查方法是应用遗传学或免疫学方法检测特异性 DNA 或抗原和抗体。

2. 影像学检查 胸部 X 线检查可作**早期筛查**的首选方法,90% 肺结核病变可被发现,对确定病变部位、范围、性质和类型,了解其演变及选择治疗方法具有重要价值。CT 检查有助于对病变细微特征进行评价。

3. 纤维支气管镜检查 **对支气管结核的诊断有重要价值**。在直视下可以对病灶部位钳取活体组织进行病理学检查、结核分枝杆菌培养。

4. 结核菌素试验　目前国际上常用结核菌素纯化蛋白衍生物(TB-PPD)作注射。通常取 0.1ml (5IU)结核菌素,在左前臂屈侧做皮内注射,72h(48~96h)观察硬结直径和记录结果(表 2-13)。

表 2-13　PPD 结果判断

硬结大小	结果判断
硬结平均直径≤ 4mm	阴性
硬结平均直径≥ 5mm,<10mm	一般阳性
硬结平均直径≥ 10mm,<15mm	中度阳性
硬结平均直径≥ 15mm 或局部出现水疱或坏死,淋巴管炎	强阳性

PPD 阳性即视为感染,但在卡介苗接地区或有结核分枝杆菌感染地区,硬结平均直径≥ 10mm 视为结核感染,并不表示一定患病;3 岁以下婴幼儿强阳性反应,即使无症状也应视为有新近感染的活动性结核病。相反,成人阴性反应一般可视为没有结核菌感染,但并不能排除结核病。当结核分枝杆菌感染后尚处于免疫应答期内(4~8 周),以及营养不良、HIV 感染、麻疹、水痘、重症结核病、应用免疫抑制剂等免疫低力下时,结核菌素试验结果则多为阴性或一般阳性。

5. 胸腔积液检测　结核性胸腔积液为渗出液,胸腔积液结核分枝杆菌检查有助于结核性胸膜炎的诊断。

6. 其他检查　分子生物学检测结核 DNA 或 RNA,敏感性高,检出快,有助于明确诊断。结核菌抗原抗体检查可用于辅助诊断。

(四) 肺结核分类标准和诊断要点

依据我国 2018 年实施的结核病最新分类标准,肺结核分为 5 型。

1. 原发性肺结核　多见于少年儿童初次感染结核杆菌所致的临床病症,包括**原发综合征**及胸内淋巴结结核。原发综合征包括原发病灶、引流淋巴管炎和肿大的肺门淋巴结,X 线胸片表现为**哑铃形阴影**(图 2-16)。原发病灶一般吸收较快,可不留任何痕迹,病人一般无症状或症状轻微。若 X 线胸片只有肺门淋巴结肿大,则诊断为胸内淋巴结结核。

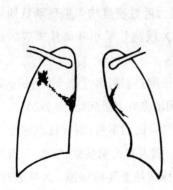
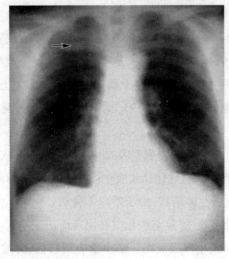

图 2-16　原发综合征示哑铃形阴影

2. 血行播散型肺结核 包括急性血行播散型肺结核、亚急性血行播散型肺结核与慢性血行播散型肺结核。急性血行播散型肺结核多见于**婴幼儿和青少年**,特别是营养不良、患有基础疾病或使用免疫抑制剂等机体抵抗力低下时,结核分枝杆菌感染后经血液快速蔓延至整个肺部。X线胸片可见双肺布满大小、密度和分布均匀的直径 2mm 左右粟粒状结节阴影(图 2-17),故称急性粟粒样肺结核。病人起病急,持续高热,中毒症状严重,常伴发结核性脑膜炎。亚急性、慢性者起病缓慢,病程较长,全身毒性症状较轻。X线胸片呈双上、中肺野为主的大小不等、密度不同和分布不均的粟粒状或结节阴影。

3. 继发性肺结核 **多见于成年人**,含浸润性肺结核、干酪样肺炎、结核球和纤维空洞性肺结核等。

(1)**浸润性肺结核**:病变多发生于**肺尖和锁骨下**。以浸润渗出性结核病变和纤维干酪增殖病变为主,X线胸片呈小片状或斑点状阴影,可融合和形成空洞(图 2-18)。渗出性病变易吸收,而纤维干酪增殖病变吸收缓慢。

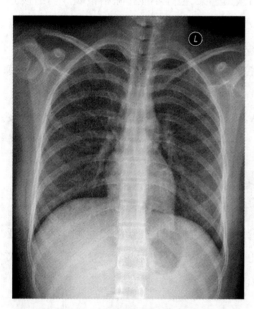

图 2-17 急性血行播散型肺结核

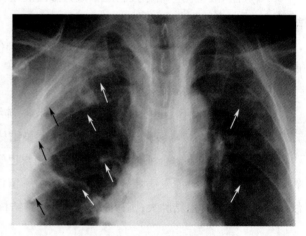

图 2-18 浸润性肺结核

(2)干酪样肺炎:发生于机体免疫力低下、体质较弱,又有大量结核分枝杆菌感染的病人,或有淋巴结支气管瘘,淋巴结内大量干酪样物质经支气管进入肺内。病情呈急性进展,出现高热、呼吸困难等明显症状。大叶性干酪样肺炎 X线胸片呈**大叶性密度均匀磨玻璃状阴影,逐渐出现溶解区,呈虫蚀样空洞**(图 2-19)。小叶性干酪样肺炎 X线胸片呈小叶斑片播散病灶,多发生在双肺中下部。

(3)结核球:是由干酪样病变吸收和周围纤维包裹或干酪空洞阻塞性愈合而形成的球状病灶,直径在 2~4cm。球内可有钙化灶或液化坏死形成空洞,球周围多有卫星病灶(图 2-20)。

(4)纤维空洞性肺结核:由于治疗不及时、不彻底,空洞长期不愈,洞壁逐渐增厚,病灶出现广泛纤维化,病灶吸收,修复与恶化交替出现而出现空洞。病人有长期咳嗽、咳痰、反复咯血、活动后气促,严重者可发生呼吸衰竭。**痰中常有结核菌,为结核病的重要传染源**。X线表现为一侧或两侧上、中肺野有广泛纤维化病灶,有单个或多个厚壁空洞,肺纹理呈垂柳状,气管和纵隔向患侧移位,健侧呈代偿性肺气肿。重者因肺部组织广泛破坏、纤维组织增生,导致肺叶或全肺收缩,形成毁损肺(图 2-21)。

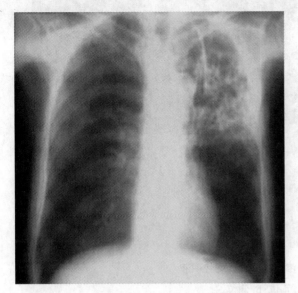

图 2-19 干酪样肺炎

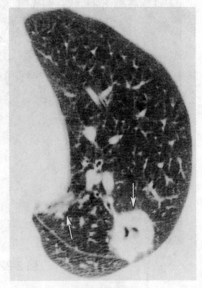

图 2-20 结核球

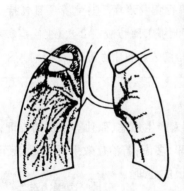

肺结核的发生
发展过程
(微课)

图 2-21 纤维空洞性肺结核

4. 气管、支气管结核 结核杆菌由肺内病灶直接植入或经血行散播侵入支气管黏膜,起病缓慢,症状缺乏特异性,X 线可见支气管周围小结节分布,在外周支气管散播形成树芽征。

5. 结核性胸膜炎 包括结核性干性胸膜炎、结核性渗出性胸膜炎、结核性脓胸,**以结核性渗出性胸膜炎最常见**(图 2-22)。

(五) 治疗要点

合理抗结核化学药物治疗(简称化疗)是治愈肺结核的关键,肺结核化疗的原则是**早期**、**联合**、**适量**、**规律和全程**。同时适当休息、加强营养和针对咯血等对症治疗。合理化疗后无效、大咯血保守治疗无效者也可采取外科手术治疗。

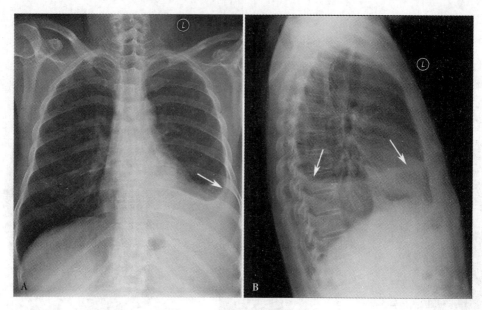

图 2-22　渗出性胸膜炎胸腔积液

A. 正位；B. 侧位。

（六）心理 - 社会状况

　　肺结核病人由于病程长,具有传染性,常易使病人产生焦虑、孤独等不良的心理;又因病人担心患病后会影响家庭生活、社交和工作学习,常出现自卑、多虑;若治疗效果不明显,甚至会出现悲观厌世的情绪;当出现大咯血时,病人又会出现紧张、恐惧的心理。家人也可因长期照顾病人或支持能力受限而忽视病人的心理感受。

> 📙 **边学边练**
> 实训 4　肺结核病人的护理

【常见护理诊断 / 合作性问题】

1. 营养失调:低于机体需要量　与机体消耗增加、食欲减退有关。

2. 低效性呼吸型态　与肺部炎症导致呼吸面积减少及胸腔积液致肺组织受压有关。

3. 有窒息的危险　与肺结核大咯血有关。

4. 知识缺乏:缺乏肺结核治疗、预防的相关知识。

【护理措施】

（一）营养失调:低于机体需要量

1. 加强营养　向病人及家属宣传加强营养的重要性,使其了解在药物治疗的同时,辅以营养支持对促进疾病康复的意义。

2. 制订合理的饮食计划　肺结核是一种慢性消耗性疾病,给予**高热量、高蛋白质、富含维生素**

的易消化饮食。蛋白质能增强机体的抗病能力和修复能力,饮食中应有鱼、肉、蛋、牛奶等动、植物蛋白,**成人每日应提供蛋白质** 1.5~2.0g/kg。新鲜蔬菜和水果中的维生素 C 可减轻血管渗透性,促进渗出病灶的吸收。维生素 B 对神经系统及胃肠神经有调节作用。鼓励病人多饮水,**每日不少于1 500~2 000ml**,保证机体代谢与体内排泄毒素的需要。

3. 增进食欲 增加食物的花色品种,采用病人喜欢的烹调方法,同时病人进食时还应做到心情愉快、细嚼慢咽、少食多餐,以促使食物的消化和吸收。

4. 监测体重 每周测体重 1 次并记录,了解营养状况是否改善。

(二) 低效性呼吸型态

1. 休息与活动 病人隔离期以休息为主,病情严重者应卧床休息。对**胸痛、全身症状重的病人可取患侧卧位休息**,可以减轻疼痛,利于健侧呼吸,防治病灶向对侧扩散。有呼吸困难的病人取半卧位休息,可低流量给氧。治疗 4 周以上,痰菌转阴的病人可逐渐恢复正常生活活动。

2. 协助胸腔穿刺抽液 大量胸腔积液者应尽快抽尽胸腔内积液,以解除肺及心血管受压,缓解呼吸困难。每周抽液宜 2 次或 3 次,直至胸腔积液完全消失。每次抽液后,可注入链激酶防止胸膜粘连,但没必要注入抗结核药物。详见本节胸腔穿刺术护理。

3. 遵医嘱应用糖皮质激素 全身结核毒性症状较重、胸腔积液量较大者,可在足量抗结核药物治疗的同时应用糖皮质激素,以减轻全身毒性症状。常用泼尼松口服 20mg/d,顿服,1~2 周,以后每周递减 5mg,疗程为 4~8 周。注意不良反应或结核播散,应慎重掌握适应证。

(三) 有窒息的危险

参见本章第一节概述中咯血的护理措施。

(四) 健康教育

1. 用药指导 全程督导病人遵医嘱正确应用抗结核药物,提高治疗依从性,保证不间断规律用药,是提高治愈率、降低复发率和减少发生耐药病例的重要措施。

(1)化疗的原则:肺结核化疗的原则是**早期**、**联合**、**适量**、**规律**和**全程**。①早期:可以发挥最大杀菌或抑菌作用。②联合:联合使用 2 种以上的药物,以提高疗效,防止耐药性的产生。③适量:药物剂量过低不能达到有效的血浓度,易产生耐药性,剂量过大易发生药物毒副作用。④规律:病人必须严格按照化疗方案规定的用药方法,按时用药,不可随意停药或间断用药,亦不可自行更改方案。⑤全程:指病人必须按治疗方案,坚持完成疗程。

(2)常用的化疗药物:一线抗结核药物分为杀菌剂和抑菌剂。杀菌剂有异烟肼、利福平、吡嗪酰胺、链霉素,抑菌剂有乙胺丁醇等。使用方法有口服、静脉或肌内注射,以口服为主。临床研究证实抗结核药物顿服的效果优于分次口服。常用抗结核药物的主要不良反应及注意事项见表 2-14。

(3)化疗方案:**标准短程化疗方案疗程一般为 6~9 个月**,分强化和巩固两个阶段。中国疾病预防控制中心推荐的活动性肺结核化疗方案见表 2-15。

方案分为强化期和巩固期,前面数字表示各期用药月数,脚注数字表示每周用药次数。如 2HRZE/4HR 表示强化期用异烟肼、利福平、吡嗪酰胺和乙胺丁醇,顿服,2 个月;巩固期用异烟肼、利福平,顿服,4 个月;2H₃R₃Z₃E₃/4H₃R₃ 表示强化期用异烟肼、利福平、吡嗪酰胺和乙胺丁醇,每周 3 次或隔日 1 次,2 个月;巩固期用异烟肼、利福平,每周 3 次或隔日 1 次,4 个月。

耐药性肺结核病人应依据药物敏感试验结果,详细询问既往用药史,选择至少 2、3 种敏感或未曾使用过的药物,强化期 5 药联用,巩固期至少用 3 种药物,并实施全程治疗,一般在痰菌转阴后,继续治疗 18~24 个月。可供选择的药物有氧氟沙星、左氧氟沙星、丙硫异烟肼、对氨基水杨酸、卷曲霉素等。

表 2-14　常用一线抗结核药物的主要不良反应及注意事项

药名	生物学机制	每日剂量 /g	主要不良反应	注意事项
异烟肼 (H,INH)	对巨噬细胞外的 A 群菌、B 群菌、C 群菌均有杀灭作用	0.3	**周围神经炎**、偶有肝功能损害	避免与抗酸药同服,以免影响异烟肼的吸收;**注意肢体远端感觉等**,定期检测肝功能。发生周围神经炎时可服用维生素 B_6
利福平 (R,RFP)	对 C 群菌有特效,对巨噬细胞内外的 A 群菌、B 群菌也有杀灭作用	0.45~0.6 *	**肝功能损害**、过敏反应	体液及分泌物会呈橘红色,定期检测肝功能。**空腹或早饭前半小时服用**。妊娠 3 个月内忌用
链霉素 (S,SM)	杀灭巨噬细胞外碱性环境中的 A 群菌	0.75~1.0 △	**听力障碍**、眩晕、**肾功能损害**	用药前后 1~2 个月注意检测听力,注意有无平衡失调;定期检测尿常规和肾功能
吡嗪酰胺 (Z,PZA)	杀灭巨噬细胞内酸性环境中的 B 群菌	1.5~2.0	胃肠道不适、肝功能损害、**高尿酸血症**、关节痛	定期检测肝功能,**检测血尿酸**,注意关节有无疼痛,孕妇禁用
乙胺丁醇 (E,EMB)	抑制结核菌生长,无杀灭作用	0.75~1.0 **	**视神经炎**	用药后注意检测视力和辨色力,幼儿禁用

注:*体重 <50kg 用 0.45g,>50kg 用 0.6g;△老年人每次用 0.75g;**前 2 个月 25mg/kg。

表 2-15　活动性肺结核推荐化疗方案

活动性肺结核	每日用药方案（强化 / 巩固）	间歇用药方案（强化 / 巩固）
初治(涂阳)	2HRZE/4HR	$2H_3R_3Z_3E_3/4H_3R_3$
初治(涂阴)	2HRZ/4HR	$2H_3R_3Z_3/4H_3R_3$
复治(涂阳)	2HRZSE/4~6HRS	$2H_3R_3Z_3/4H_3R_3$

(4) **全程督导化疗**是治疗肺结核的关键。在化疗过程中,应告诉病人及家属抗结核药物的正确服用方法、剂量、主要的不良反应及注意事项。定期检查胸部 X 线及肝、肾功能,注意观察结核毒性症状及咳嗽、咳痰的转归。

2. 预防肺结核知识指导

(1)控制传染源:**控制传染源是预防结核传播最主要的措施**。控制传染源的关键是**早期发现和彻底治愈肺结核病人**。应长期对病人随访,掌握病人从发病、治疗到治愈的全过程。①病例报告:按《中华人民共和国传染病防治法》乙类传染病管理规定,及时、准确报告肺结核疫情,并指导病人到结核病防治机构进行检查,特别是痰结核分枝杆菌检查。②病例管理:对肺结核病人做到及时诊断、登记管理、监督化疗。做到查出必治,治必彻底。

(2)切断传播途径:①痰菌检查阳性病人应进行**呼吸道隔离**,做到室内勤通风,每日用紫外线灯消毒病室。②**严禁随地吐痰**,不可面对他人咳嗽或打喷嚏。院外隔离时,处理痰液**最简便有效的方法是用纸巾包裹后焚烧处理**。院内隔离时,痰液可用**消毒剂浸泡**后弃去。③**餐具一般煮沸消毒**,同桌共餐时使用公筷。④被褥、书籍在烈日下**暴晒** 6h 以上。⑤探视者应**戴口罩**,配戴时要紧紧遮盖口鼻,病人外出时也应戴口罩。

(3)保护易感人群:①加强营养及体育锻炼,戒烟酒,避免疲劳、呼吸道感染等,以增强非特异性免疫力。②给未感染过结核菌的新生儿、儿童及青少年接种卡介苗,使人体获得对结核菌的免疫力。③易感的高危人群如糖尿病病人、HIV 感染者等,可预防性给予化学治疗。常用异烟肼,成人 300mg/d,儿童用量为 4~8mg/kg,顿服 6~9 个月;或利福平和异烟肼 3 个月,每日顿服或每周 3 次。

3. 心理疏导 让病人及家属了解肺结核这个疾病是可防可治的,只要早期发现,规律用药,定期复查是完全能够治愈的,帮助病人树立信心;告知病人及家属结核病相关知识,积极对待治疗,提高依从性,不可过于心急;让家属从身心健康、生活起居等方面给予病人更多的支持和鼓励,以克服病人自卑心理。

(王 敏)

020703
扫一扫,
看总结

020704
扫一扫,
测一测

附 1:纤维支气管镜检查术的护理

纤维支气管镜(bronchoscopy)技术是利用光学系统或内镜将纤维支气管镜经鼻、口腔、气管导管或气管切开套管插入,对气管、支气管管腔进行检查及治疗的方法。

【适应证】

1. 协助诊断 利用纤维支气管镜提取呼吸道的组织或分泌物帮助疾病的诊断,并由检查决定合适的治疗方案。①原因不明的 X 线阴影、肺不张、阻塞性肺炎、支气管狭窄或阻塞、胸腔积液等。②原因不明的刺激性咳嗽、咯血,疑为异物或肿瘤时。③原因不明的喉返神经或膈神经麻痹者。

2. 局部治疗 利用纤维支气管镜引流呼吸道分泌物,进行支气管肺泡灌洗,去除异物,摘除息肉,局部止血及用药、扩张狭窄支气管或激光治疗。

【禁忌证】

1. 严重重要脏器(如心、肺、肝、肾)功能不全、频发心绞痛、全身极度衰竭者。

2. 主动脉瘤有破裂危险者。

3. 2 周内有支气管哮喘发作或大咯血者。

4. 出、凝血机制严重障碍者。

5. 麻醉药过敏而又无其他药物代替者。

【术前准备】

1. 用物准备 纤维支气管镜;吸引器、活检钳、细胞刷、冷光源、注射器;药物:2% 盐酸利多卡因、阿托品、肾上腺素、50% 葡萄糖液、生理盐水;准备氧气、吸引器及复苏设备等以备抢救。

2. 病人准备 ①向病人说明检查目的及有关配合事项。②检测血小板和出凝血时间、摄胸片,对心肺功能不佳者应做心电图和血气分析。③禁食禁水 4h,以防误吸。有义齿者应取出。④术前 30min 按医嘱肌注阿托品 0.5mg 减少呼吸道分泌物,口服地西泮(安定)5~10mg 用于镇静。

> 边学边练
> 实训 5 纤维支气管镜检查术护理

【术中配合】

1. 护士密切观察病人的生命体征和反应。

2. 安置病人取仰卧位,帮助病人头部向后仰,使口喉与气管成一条直线,以便纤维支气管镜插入。根据医生指示经纤维支气管镜滴入麻醉剂做黏膜表面麻醉。

3. 根据需要配合医师做好吸引、灌洗、活检、治疗等操作。

【术后护理】

1. 术后 2h 禁食水,麻醉消失后方可进食,进食前试验小口喝水,无呛咳再进温凉流质或半流质饮食。

2. 密切观察病人是否有发热、声嘶或咽喉疼痛、胸痛、呼吸道出血等。呼吸道出血量多时应及时通知医师,发生大咯血时应配合及时抢救。

3. 按医嘱常规应用抗生素,预防呼吸道感染。

4. 鼓励病人轻轻咳出痰液和血液,术后数小时内避免谈话和咳嗽,如有声嘶或咽喉疼痛,可给予雾化吸入。

5. 及时留取痰标本送检。

(王　敏)

附2:胸腔穿刺术的护理

胸腔穿刺术(thoracentesis)是自胸腔内抽取胸腔积液(或积气)或胸膜腔内给药的有创性操作。

【适应证】

①对胸腔积液性质不明者,抽取胸腔积液检查,明确积液性质,协助病因诊断。②对大量胸腔积液和积气者,通过胸腔穿刺放液或排气,缓解压迫症状,避免胸膜粘连。同时可进行胸腔灌洗、注射药物等。

【禁忌证】

出血性疾病、病情危重、体质极其虚弱不能耐受者。

【术前准备】

1. 做普鲁卡因皮试,并将结果记录于病历上。

2. 用品准备　弯盘、无菌试管、无菌洞巾、12 号和 16 号穿刺针、2ml、5ml、50ml 注射器、小药碗、血管钳 2 把、细胶管、玻璃接管、7 号针头、纱布、无菌手套、2% 盐酸利多卡因注射液或 1% 盐酸普鲁卡因注射液、胶布等。

3. 病人准备　向病人及家属解释胸腔穿刺术的目的、方法及术中注意事项,做好心理护理,缓解病人紧张情绪,以取得病人配合。签知情同意书。

【术中配合】

1. 安置体位　嘱病人反坐于靠背椅上,双手平放于椅背上缘,头伏于臂上。重病人亦可以采取侧卧位或半卧位(图 2-23)。

2. 选择穿刺部位　胸腔积液穿刺部位一般在肩胛线或腋后线第 7、8 肋间隙或腋前线第 5 肋间隙;气胸者选患侧锁骨中线第 2 肋间隙或腋前线第 4、5 肋间隙进针。

3. 协助医生消毒、铺洞巾、局部麻醉　以穿刺点为中心常规消毒穿刺部位(范围直径 15cm),术者铺洞巾后护士用胶布固定洞巾两上角以防滑脱。护士将已准备好的麻醉药瓶口面对术者,术者用

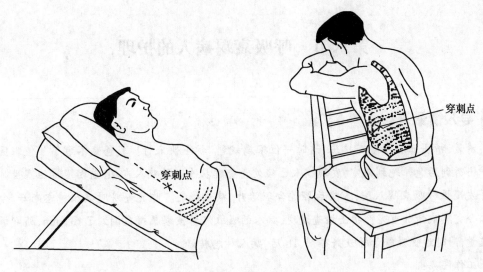

穿刺点

穿刺点

图 2-23　胸腔穿刺体位

5ml 注射器抽吸麻醉药后,对穿刺点进行麻醉。

4. 配合穿刺抽吸　①术者用血管钳夹闭穿刺针尾部的胶管,然后沿下位肋骨上缘穿刺(因肋间神经和血管沿肋骨下缘走行)。②当穿刺针被确认进入胸膜腔时,护士用另一把血管钳固定穿刺针,术者将 50ml 注射器与胶管连接。③护士松开夹闭胶管的血管钳,术者用注射器抽液或抽气。④注射器抽满后,为防止空气进入胸膜腔,护士先用止血钳夹闭胶管,术者再取下注射器排液或排气。如此反复,直至抽吸完毕。⑤拔出穿刺针,局部覆盖无菌敷料,压迫 1~2min 后胶布固定。

> 边学边练
> 实训6　胸腔穿刺术护理

5. 整理并记录　穿刺完毕及时整理好所用物品,并记录抽取物的量及性状。抽液者留取标本及时送检。

6. 术中观察　①**胸膜反应**:若抽吸过程中病人出现头晕、面色苍白、出冷汗、心悸、脉细速、四肢发凉、血压下降、胸闷、胸痛、刺激性咳嗽等胸膜反应,应立即**停止抽液**,使病人**平卧**,必要时遵医嘱皮下注射 0.1% 肾上腺素 0.5ml,并密切观察血压变化,防止发生休克。②**复张后肺水肿或循环衰竭**:抽液过多、过快,可使胸腔内压骤降,发生复张后肺水肿或循环衰竭,表现为剧烈咳嗽、呼吸困难、咳大量泡沫样痰,双肺布满湿啰音等。应立即吸氧,遵医嘱应用糖皮质激素和利尿药等。避免其发生,首次抽液不超过 600ml,抽气量不超过 1 000ml,以后每次抽吸量不超过 1 000ml,控制抽液速度。

【术后护理】

1. 嘱病人取卧位或半卧位休息,鼓励病人深呼吸,促进肺膨胀。

2. 观察呼吸、脉搏、血压等情况。

3. 注意穿刺局部有无渗血或液体渗出。

4. 术中向胸腔注入药物者,应嘱其转动体位,以便药液在胸腔内混匀,并观察病人对注入药物的反应。

(王　敏)

020801

扫一扫，
自学汇

第八节　呼吸衰竭病人的护理

> 📖 **导入情景**
>
> 　　清晨,护士正在准备交接班,这时一位家属喊到"护士快来呀! 我爸喊不醒了",值班医师和护士听到后急忙跑到病室,发现病人已经处于昏睡状态。该病人在2d前因慢性阻塞性肺疾病并发慢性呼吸衰竭入院,入院后经过合理治疗,病情稳定。昨晚查房时病人神志尚好,今天怎么会突然病情加重呢? 护士检查发现,病人的吸氧流量被家属擅自调到了6L/min,随即调低氧流量,同时遵医嘱给予呼吸兴奋剂,1h后,病人神志转好。
>
> 　　工作任务:
>
> 　　1. 请根据情景进行用药护理。
>
> 　　2. 帮助家属进行有关呼吸衰竭方面知识的宣教。
>
> 　　3. 正确指导吸氧的护理。

　　呼吸衰竭(respiratory failure)是指各种原因引起的肺通气和/或换气功能严重障碍,以致在静息状态下亦不能进行有效的气体交换,造成机体缺氧(即低氧血症)伴(或不伴)二氧化碳潴留(即高碳酸血症),进而引起一系列病理生理改变和相应临床表现的综合征。其临床表现缺乏特异性,明确诊断有赖于动脉血气分析,即**在海平面、静息状态、呼吸空气条件下,动脉血氧分压**(PaO_2)<60mmHg(8kPa),伴(或不伴)**二氧化碳分压**($PaCO_2$)>50 mmHg(6.67kPa),可诊断为呼吸衰竭。

【分类】

　　在临床实践中,通常按动脉血气、发病急缓及发病机制进行分类。

(一) 按动脉血气分类

　　1. **Ⅰ型呼吸衰竭**　即低氧性呼吸衰竭,血气分析特点是PaO_2<60mmHg,$PaCO_2$降低或正常。主要见于肺换气功能障碍(通气/血流比例失调、弥散功能损害、肺静脉分流等),如严重肺部感染性疾病、间质性肺疾病、急性肺栓塞等。

　　2. **Ⅱ型呼吸衰竭**　即高碳酸血症性呼吸衰竭,血气分析特点是PaO_2<60mmHg,同时伴有$PaCO_2$>50mmHg。系肺泡通气不足所致。

(二) 按发病急缓分类

　　1. **急性呼吸衰竭**　某些突发致病因素,如严重肺疾病、创伤、休克、电击、急性气道阻塞等,可使肺通气和/或换气功能迅速出现严重障碍,短时间内即发生呼吸衰竭。因机体不能及时代偿,若不及时抢救,将危及病人生命。

　　2. **慢性呼吸衰竭**　指一些慢性疾病使呼吸功能的损害逐渐加重,经过较长时间发展为呼吸衰竭。如慢性阻塞性肺疾病、肺结核、间质性肺疾病、神经肌肉病变等,其中**以慢性阻塞性肺疾病最为多见**。

(三) 按发病机制分类

　　1. **泵衰竭**　驱动或调控呼吸运动的中枢神经系统、外周神经系统、神经肌肉组织(包括神经-肌肉接头和呼吸肌)以及胸廓统称为呼吸泵,这些部位的功能障碍引起的呼吸衰竭称为泵衰竭。通常泵衰竭主要引起通气功能障碍,表现为Ⅱ型呼吸衰竭。

2. 肺衰竭 气道阻塞、肺组织和肺血管病变造成的呼吸衰竭称为肺衰竭。肺组织和肺血管病变常引起换气功能障碍,表现为Ⅰ型呼吸衰竭。严重的气道阻塞性疾病(如慢性阻塞性肺疾病)影响通气功能,造成Ⅱ型呼吸衰竭。

【发生机制】

各种病因通过肺通气不足、弥散障碍、通气/血流比例失调、肺内动-静脉解剖分流增加、氧耗量增加五个主要机制,使通气和/或换气过程发生障碍,导致呼吸衰竭。临床上单一机制引起的呼吸衰竭很少见,往往是多种机制并存或随着病情的发展先后参与发挥作用。

1. 肺通气不足 正常成人在静息状态下有效肺泡通气量约为4L/min,才能维持正常的肺泡氧分压和肺泡二氧化碳分压,肺通气减少会引起氧分压下降和二氧化碳分压上升,从而发生缺氧和二氧化碳潴留。

2. 弥散障碍 是指O_2、CO_2通过呼吸膜进行交换的物理弥散过程发生障碍。因气体弥散取决于呼吸膜两侧气体分压差、气体弥散系数、呼吸膜的弥散面积、厚度和通透性等。O_2的弥散能力仅为CO_2的1/20,故弥散障碍常以低氧血症为主。

3. 通气/血流比例失调 正常成人静息状态下肺泡通气量与血流量比例约为0.8。导致失调的原因有:①肺部疾病导致部分肺泡通气不足,如肺炎、肺不张、肺水肿等。②肺血管病变导致部分肺泡血流不足,如肺栓塞等。通气/血流比例失调通常仅导致低氧血症,而无二氧化碳潴留。

4. 肺内动-静脉解剖分流增加 肺动脉内的静脉血未经氧合直接流入肺静脉,导致氧分压下降。

5. 氧耗量增加 发热、寒战、呼吸困难、抽搐均增加氧耗量,正常人可通过增加通气量防止发生缺氧,但若同时伴有通气功能障碍,可导致严重低氧血症。

低氧血症和
高碳酸血症对
机体的影响
(拓展阅读)

【护理评估】

(一)健康史

完整的呼吸过程由相互衔接且同时进行的外呼吸、气体运输和内呼吸三个环节组成。参与外呼吸(即肺通气和肺换气)的任何一个环节的严重病变都可导致呼吸衰竭。

1. 气道阻塞性病变 气管-支气管的炎症、痉挛、肿瘤、异物、纤维化瘢痕等均可引起气道阻塞和肺通气不足。如慢性阻塞性肺疾病、哮喘急性发作等。

2. 肺组织病变 各种累及肺泡和/或肺间质的病变,如肺炎、严重肺结核、弥漫性肺纤维化、肺气肿、肺水肿等,均可导致有效弥散面积减少、肺顺应性降低、通气/血流比例失调。

3. 肺血管疾病 肺栓塞、肺血管炎等引起通气/血流比例失调。

4. 心脏疾病 各种缺血性心脏疾病、严重心瓣膜疾病、心肌病、心包疾病、严重心律失常等均可导致通气和换气功能障碍。

5. 胸廓与胸膜病变 胸部外伤所致的连枷胸、严重的自发性或外伤性气胸、大量胸腔积液、胸膜肥厚与粘连、严重的脊柱畸形、强直性脊柱炎等,造成通气不足和吸入气体分布不均。

6. 神经肌肉疾病 脑血管疾病、脑外伤、脑炎及镇静催眠药中毒等可直接或间接抑制呼吸中枢;脊髓病变、多发性神经炎、重症肌无力等可累及呼吸肌,因呼吸动力下降而发生肺通气不足。

慢性呼吸衰竭的病因以慢性阻塞性肺疾病最常见,其中呼吸道感染是引起失代偿性慢性呼吸衰竭最常见的诱因。

（二）临床表现

呼吸衰竭的临床表现主要为缺氧和二氧化碳潴留所致的呼吸困难和多脏器功能障碍。

1. **呼吸困难** **呼吸困难是最早、最突出的症状。**急性呼吸衰竭早期表现为呼吸频率增加，病情加重时出现呼吸困难。慢性呼吸衰竭常表现为呼吸费力伴呼气延长，严重时呼吸变为浅而快；当 $PaCO_2$ 显著升高导致发生二氧化碳麻醉时，则呼吸转为浅慢呼吸或潮式呼吸。

2. **发绀** 发绀是缺氧的典型表现，当 SaO_2 低于 90% 时，口唇、指甲等处会出现发绀，但**伴有严重贫血的病人发绀不明显**（彩图 2-24）。

3. **精神神经症状** 急性呼吸衰竭可迅速出现精神错乱、躁狂、昏迷、抽搐等症状。慢性呼吸衰竭伴二氧化碳潴留时，随着 $PaCO_2$ 升高可表现为先兴奋后抑制现象。兴奋症状包括失眠、烦躁、躁动、夜间失眠而白天嗜睡（昼夜颠倒现象）等，**但此时切忌应用镇静或催眠药物，以免加重 CO_2 潴留而诱发肺性脑病。**肺性脑病（pulmonary encephalopathy）主要表现为表情淡漠、肌肉震颤或扑翼样震颤、间歇抽搐、昏睡甚至昏迷等二氧化碳麻醉现象，亦可出现腱反射减弱或消失、锥体束征阳性等。

4. **循环系统表现** 缺氧早期兴奋心血管引起心率加快、血压升高、心排血量增加；严重缺氧可引起循环衰竭、血压下降、心律失常甚至心脏停搏。CO_2 潴留使体表血管扩张、表浅静脉充盈、皮肤潮红、温暖多汗、血压升高；因脑血管扩张产生搏动性头痛。

5. **其他表现** 严重呼吸衰竭对肝、肾功能都有影响，部分病人可出现丙氨酸转氨酶升高，尿中有蛋白、红细胞和管型，血尿素氮升高。因胃肠道黏膜可发生应激性溃疡而引起上消化道出血。

（三）辅助检查

1. **动脉血气分析** 当 $PaO_2<60mmHg$，伴有或不伴 $PaCO_2>50mmHg$ 时，可以**确诊为呼吸衰竭。**pH<7.35 为失代偿性酸中毒，pH>7.45 为失代偿性碱中毒。

2. **血液生化检查** 常有代谢性酸中毒伴高钾血症或代谢性碱中毒伴低氯血症及呼吸性酸中毒。

3. **肺功能检测** 有助于判断原发病的种类和气道阻塞的严重程度。

4. **影像学检查** X 线胸片、胸部 CT 等可协助分析呼吸衰竭的原因。

（四）治疗要点

呼吸衰竭的处理原则是在**保持呼吸道通畅**的条件下，**迅速纠正缺氧和二氧化碳潴留，**纠正酸碱失衡和代谢紊乱，防止多器官功能受损，积极治疗原发病，消除诱因，预防和治疗并发症。痰液黏稠者可用祛痰剂；支气管痉挛者，需积极使用支气管扩张剂；对于通气严重不足伴有意识障碍者，**在保证呼吸道通畅的前提下，可应用呼吸兴奋剂**；抗感染治疗应结合痰培养及药敏试验选择合适的抗生素。

（五）心理 - 社会状况

由于呼吸衰竭是病情加重的表现，病人往往会产生恐惧、忧郁心理，极易对治疗失去信心；对于气管插管或气管切开行机械通气的病人，由于语言表达及沟通障碍，易出现情绪烦躁、痛苦悲观，甚至产生绝望的心理反应，表现为拒绝治疗或对呼吸机产生依赖心理。

【常见护理诊断 / 合作性问题】

1. 气体交换受损 与通气不足、通气 / 血流失调和弥散障碍有关。

2. 清理呼吸道无效 与呼吸道分泌物过多或黏稠、意识障碍、人工气道、咳嗽无力等有关。

3. 潜在并发症：重要器官缺氧性损害。

4. 知识缺乏：缺乏慢性呼吸衰竭的预防保健知识。

【护理措施】

(一) 气体交换受损

1. **休息与活动** 呼吸衰竭病人应安排在呼吸监护病房或单人病室,便于观察、抢救及防止交互感染;病人可采用舒适的**端坐位或半坐位**,以利于呼吸;指导病人节省体力,协助病人完成日常生活活动。对代偿性慢性呼吸衰竭病人可根据其肺功能情况合理选择活动方式并掌握适当的体力活动量,以防止增加心肺负担。

2. **饮食** 鼓励神志清醒的病人自行进食,给予**高蛋白、高脂肪、低碳水化合物**和适量多种维生素、微量元素的流质饮食。高碳水化合物饮食能产生大量二氧化碳和消耗大量的氧气,从而增加肺通气负担。昏迷病人给予鼻饲提供营养,必要时静脉输注营养液,以补充机体消耗,提高抗病能力,促进康复。

3. **心理支持** 多与清醒病人交流,解释各种仪器设备的作用及应用必要性,治疗和护理措施有序进行,忙而不乱,不给病人及家属造成心理压力。关心病人,鼓励家属多与病人沟通,使病人获得更多的心理支持。

4. **保持呼吸道通畅** 保持呼吸道通畅是纠正呼吸衰竭**最基本、最重要**的措施。

(1)清除气道内痰液:清醒病人协助排痰,昏迷病人机械吸痰。具体措施参见本章第一节咳嗽咳痰的护理。

(2)遵医嘱应用支气管扩张药物:急性呼吸衰竭时静脉给药,可选择 β_2 肾上腺素受体激动药、糖皮质激素或茶碱类药物,具体药物及用法参见本章第五节支气管哮喘病人的护理。

(3)建立人工气道:若清除痰液和舒张支气管后气道仍不通畅,必要时需要建立人工气道。建立人工气道有 3 种方法,即简便人工气道、气管插管和气管切开。简便人工气道只在病情危重又不具备插管条件时应用,待病情允许后再行气管插管术或气管切开术。

5. **合理给氧** 氧疗能提高 PaO_2 和 SaO_2,减轻组织损伤,恢复脏器功能,提高机体耐受力。

(1)**给氧指征**:一般将 $PaO_2<60mmHg$ 为氧疗的指征。$PaO_2<55mmHg$ 时必须进行氧疗。

(2)**给氧方法**:常用方法有鼻导管、鼻塞、面罩、气管内机械通气给氧等。

(3)**给氧浓度**

1)**I 型呼吸衰竭**:较高浓度吸氧(>35%)可迅速纠正低氧血症,如果严重低氧血症者,可短时间内间歇高浓度(>50%)吸氧,长期吸入高浓度氧可引起氧中毒。

2)**II 型呼吸衰竭**:**应持续低浓度(<30%)、低流量(1~2L/min)吸氧**。因为此时呼吸中枢对 CO_2 的反应性差,病人的呼吸主要依靠缺氧刺激颈动脉体和主动脉体外周化学感受器维持,如果缺氧纠正过快,解除对外周化学感受器的刺激,抑制自主呼吸,进而加重二氧化碳潴留,导致肺性脑病。

(4)**氧疗目标**:通常急性呼吸衰竭应使 PaO_2 与正常范围接近,慢性呼吸衰竭病人 PaO_2 维持在 60~80mmHg 或 SaO_2 90% 以上即可。

(5)**疗效观察**:氧疗实施过程中,应由专人负责监护,监测动脉血气分析变化;密切观察疗效,如**吸氧后呼吸困难缓解、发绀减轻、心率减慢、神志清醒、皮肤转暖**,表示氧疗有效;如果意识障碍加深或呼吸过度表浅,可能为 CO_2 潴留加重。应根据动脉血气分析结果及临床表现及时调整吸氧流量或浓度,以防止发生氧中毒和二氧化碳麻醉。

(6)**注意事项**:①氧疗时应注意保持吸入氧气的湿化,以免干燥的氧气对呼吸道刺激及气道黏液栓的形成。②输送氧气的面罩、导管、气管导管等应妥善固定,使病人舒适,并保持清洁与通畅,定时更换消毒,防止交叉感染。③向病人及家属说明氧疗的重要性,嘱其不要擅自停止吸氧或变动氧流量。

6. 改善通气排出二氧化碳

(1) **遵医嘱使用呼吸兴奋剂:必须在呼吸道通畅的前提下应用。**呼吸兴奋剂通过兴奋呼吸中枢,增加通气量,促进二氧化碳排出和提高氧的摄入。常用尼可刹米 0.375~0.750g 静脉注射,然后以 1.875~3.750g 加入 5% 葡萄糖 500ml 中静脉滴注;或阿米三嗪 50~100mg,每天 2 次口服。若用药后病人生命征稳定、神志转清醒表示治疗有效。若出现血压升高、心悸、恶心、呕吐、烦躁不安、肌肉震颤等,提示滴注速度过快、药物用量过大。因此,静脉滴注时速度不宜过快,以防止药物过量。

(2) 机械通气:呼吸衰竭病人若昏迷逐渐加深,呼吸不规则或出现暂停,呼吸道分泌物多而咳嗽反射明显减弱或消失时,应行面罩无创正压通气或气管插管、气管切开使用呼吸机进行机械通气。根据病情和血气分析监测结果,调整呼吸机工作参数(潮气量、压力、呼吸频率、呼与吸时间比例)和氧浓度。具体护理措施参见急救护理教材机械通气节。

机械通气
技术(视频)

7. 病情监测 呼吸衰竭病人均需在 ICU 进行严密监护。监测项目包括:①呼吸:呼吸频率、节律及深度,辅助呼吸肌参与呼吸情况及呼吸困难程度。②循环:心率、心律及血压,必要时进行血流动力学监测。③意识状况;④液体平衡:观察和记录液体出入量。⑤实验检查:血气分析、血电解质和酸碱平衡情况。

📖 **知识拓展**

镇静安眠药与呼吸衰竭

慢性呼吸衰竭病人多存在 CO_2 潴留,而且在出现中枢抑制症状之前常表现兴奋症状,如失眠、烦躁、躁动,但此时切忌用镇静或安眠药。因为,长期 CO_2 潴留已经使呼吸中枢的兴奋性降低,若再应用镇静药或安眠药,容易抑制呼吸中枢,加重 CO_2 潴留,诱发肺性脑病。

(二) 清理呼吸道无效

呼吸衰竭病人因病情危重常有意识障碍或使用机械通气,因此,除参见第一节咳嗽咳痰护理外,还应注意下面各项。

1. 人工气道湿化 利用呼吸机进行**无菌蒸馏水加温加湿(一般温度 32~36℃,相对湿度 100%)**后,将蒸汽混入吸入气体内吸入;直接或间断向气管内滴入生理盐水或蒸馏水,间断滴入每次不超过 3~5ml,30~60min/ 次,直接滴入的滴速 4~6 滴 /min,若使用输液泵滴速为 15~20ml/h。

2. 遵医嘱应用抗生素 呼吸道感染是呼吸衰竭病人病情恶化最主要诱因,按医嘱正确使用抗生素,以控制肺部感染。密切观察药物的疗效与不良反应。

3. 预防窒息 失代偿性呼吸衰竭病人常因缺氧及二氧化碳潴留而出现神志改变,加上呼吸道感染及病人年老体弱,极易发生痰液排出不畅。因此,密切观察病人排痰情况、神志、表情、面色、生命征等,以及时发现窒息先兆及窒息,并做相应处理。

(三) 潜在并发症:重要器官缺氧性损害

1. 病情监测

(1) 呼吸状况:呼吸频率、节律和深度,呼吸困难的程度。

(2) 缺氧及 CO_2 潴留情况:观察有无发绀、球结膜水肿、肺部有无异常呼吸音及啰音。

(3) 循环状况:监测心率、心律及血压,必要时进行血流动力学监测。

(4) 意识状况及神经精神症状:观察有无肺性脑病的表现,如有异常应及时通知医生。昏迷者应评估瞳孔、肌张力、腱反射及病理反射。

(5) 液体平衡状态:观察和记录每小时尿量和液体出入量,有肺水肿的病人需适当保持负平衡。

(6) 实验室检查结果:监测动脉血气分析和生化检查结果,了解电解质和酸碱平衡情况。

2. 配合抢救 备齐有关抢救用品,发现病情恶化时需及时配合抢救,赢得抢救时机,提高抢救成功率。同时做好病人家属的心理支持。

(四) 健康教育

1. 疾病知识的介绍 向病人及家属讲解疾病发生、发展和转归的过程。教会病人及家属合理使用家庭氧疗。语言力求通俗易懂。

2. 生活指导 有吸烟者劝其戒烟,避免吸入各种刺激性气体,指导病人制订合理的休息和活动计划,病情缓解期应加强体育锻炼,冬季加强耐寒锻炼,如用冷水洗脸等。冬季要注意保暖,在感冒流行季节,尽量少去人群拥挤的地方,尽量减少与呼吸道感染者的接触;加强营养,增强体质。

3. 心理疏导 多与病人沟通交流,鼓励病人说出引起或加剧焦虑的因素,采用各项医疗护理前,向病人做好解释工作,给病人以安全感。对建立人工气道和使用机械通气的病人,教会其学会用手势、写字等非语言沟通方式来表达其要求。

4. 用药指导 指导病人遵医嘱用药,熟悉药物用量、用法、注意事项及不良反应等。

5. 自我病情监测 学会识别病情变化,如咳嗽加剧、痰液增多、变黄脓痰、呼吸困难加重或神志改变,应及早就医。

(平 芬)

扫一扫,
看总结

扫一扫,
测一测

附:动脉血采集与血气分析

动脉血气分析(arterial blood gas analysis,ABGA)能客观反映呼吸衰竭的性质和程度,是判断病人有无缺 O_2 和 CO_2 潴留的可靠方法。对指导氧疗、调节机械通气的各种参数以及纠正酸碱和电解质失衡有重要意义。

【适应证】

1. 各种疾病、创伤或外科手术发生呼吸衰竭者。

2. 心肺复苏及危重病人。

3. 急、慢性呼吸衰竭及进行机械通气的病人。

【采血前准备】

1. 病人准备 向病人说明穿刺的目的和配合的注意事项,使病人在平静状态下接受穿刺。

2. 用物准备 2ml 无菌注射器,肝素溶液(1 250U/ml),软木塞,静脉穿刺盘。

【采血过程】

1. 先用 2ml 注射器抽吸肝素溶液 0.5ml,来回推动针芯,使肝素溶液涂布针筒内壁,然后针尖朝上,排弃针筒内的空气和多余的肝素溶液。

2. 一般可选择桡动脉、肱动脉、股动脉为穿刺点进针。先用手摸清动脉的搏动、走向和深度。常规消毒穿刺部位的皮肤及操作者的左手示指和中指,然后,左手示指和中指固定动脉,右手持注射器将针头刺入动脉,血液将借助动脉压推动针芯后移,采血 1ml。

3. 拔出针头后,立即用消毒干棉签压迫穿刺处,排出针筒内气泡之后将针头刺入软木塞内,以隔绝空气,并用手转动针筒数次使血液与肝素溶液充分混匀,以防凝血。

【采血后护理】

1. 穿刺处需按压 2~5min,以防局部出血或形成血肿。

2. 详细填写化验单,注明采血时间,采集标本时有无吸氧,吸氧方法及浓度、机械通气参数等。

3. 将标本及针筒一起放入冰筒内,以降低针筒内血液新陈代谢的速度,立即送检。

【正常值】

动脉血氧分压(PaO_2):80~100mmHg(10.7~13.3kPa)。

动脉血二氧化碳分压($PaCO_2$):35~45mmHg(4.7~6.0kPa)。

动脉血氧饱和度(SaO_2):95%~100%。

血液酸碱度(pH):7.35~7.45。

标准碳酸氢盐(SB):21~27mmol/L。

碱剩余(BE):0±3mmol/L。

缓冲碱(BB):45~55mmol/L。

(平 芬)

第九节 急性呼吸窘迫综合征病人的护理

扫一扫,
自学汇

导入情景

刘女士,35 岁,教师,因急性坏死性胰腺炎入院。入院后第 2d 晚上突觉胸闷憋气,不能平卧,立即给予氧气吸入,呼吸困难不缓解,呈进行性加重呼吸窘迫,胸片示双肺呈絮状实变影,查 WBC $23.3×10^9/L$,中性粒细胞 77.8%,PaO_2 50mmHg,$PaCO_2$ 35mmHg,立即转入 ICU 进一步治疗。

工作任务:

1. 指导病人避开引起该疾病的危险因素。

2. 指导病人有效咳嗽咳痰,保持呼吸道通畅,缓解病人呼吸困难。

急性呼吸窘迫综合征(acute respiratory distress syndrome,ARDS)是指由各种肺内或肺外致病因素所导致的急性弥漫性肺损伤和进而发展的急性呼吸衰竭。主要病理特征是炎症反应导致的肺微血管通透性增加,肺泡内渗出富含蛋白质的液体,进而导致**肺水肿及透明膜形成**,可伴有肺间质纤维化。临床表现为急性呼吸窘迫、难治性低氧血症和呼吸衰竭。

【护理评估】

(一)健康史

急性呼吸窘迫综合征病因很多,可以分为直接因素和间接因素(表 2-16)。

表 2-16 急性呼吸窘迫综合征的常见危险因素

直接因素（肺内因素）	间接因素（肺外因素）
严重肺部感染,如**重症肺炎**	严重休克、败血症
吸入性肺损伤	重症烧伤、大面积创伤
氧中毒	重症胰腺炎
肺挫伤	药物或麻醉品中毒
淹溺等	大量输血等

ARDS 的发病机制仍不清楚。尽管有些致病因素可以直接损伤肺泡膜,但其本质是多种炎性细胞及其释放的炎症介质和细胞因子间接介导的肺炎反应。肺泡毛细血管损伤,血管通透性增高和微血栓形成,大量纤维蛋白渗出在肺泡表面形成一层透明膜,导致肺纤维化。肺部广泛的充血、水肿和透明膜形成影响肺内气体交换,引起病人呼吸窘迫。ARDS 是多器官功能障碍综合征(multiple organ dysfunction syndrome,MODS)最早受累或最常出现的脏器功能障碍表现。

ARDS 的
发病机制
（微课）

(二) 临床表现

ARDS 多于原发病起病后 72h 内发生,几乎不超过 7d。除原发病的临床表现外,**最早**出现的症状是**呼吸加快,呼吸困难、发绀**呈**进行性加重**,常伴有烦躁、焦虑、出汗。呼吸困难的特点是频率 >28 次 /min,深而费力,病人常感到胸廓紧束、严重憋气,即**呼吸窘迫,不能用通常的吸氧疗法改善**。早期可无异常体征,后期可闻及明显湿啰音及管状呼吸音。

(三) 辅助检查

1. X 线胸片 **早期可无异常**,典型改变为斑片状甚至融合成**大片状的浸润阴影**(图 2-25)。

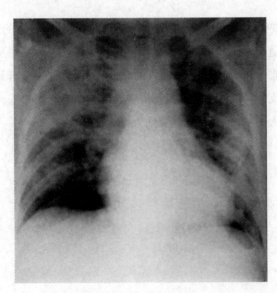

图 2-25 ARDS 患者 X 线胸片示两肺广泛片状阴影

2. 动脉血气分析 典型改变为 PaO_2 降低,$PaCO_2$ 降低,pH 升高。目前临床上将氧合指数(PaO_2/FiO_2)降低($\leqslant 300mmHg$,正常值为 $400 \sim 500mmHg$)作为诊断 ARDS 的必要条件。PaO_2/FiO_2 即 PaO_2 的 mmHg 数与吸入氧浓度的比值。

> **📖 知识拓展**
>
> **ARDS 缺氧程度划分**
>
> 1. 轻度 $200mmHg < PaO_2/FiO_2 \leq 300mmHg$,$PEEP \geq 5cmH_2O$。
>
> 2. 中度 $100mmHg < PaO_2/FiO_2 \leq 200mmHg$,$PEEP \geq 5cmH_2O$。
>
> 3. 重度 $PaO_2/FiO_2 \leq 100mmHg$,$PEEP \geq 10cmH_2O$。
>
> 注:FiO_2:吸入氧浓度;PaO_2:动脉氧分压;PEEP:呼气末正压。

(四) 治疗要点

ARDS 的治疗同一般急性呼吸衰竭,包括积极治疗原发病、氧疗、机械通气和调节体液平衡等。

(五) 心理 - 社会状况

因病情突然加重及出现严重呼吸困难,病人常出现濒死感而产生恐惧心理,家属亦表现出紧张不安。

【抢救配合】

1. **休息** 将病人安置于 ICU 实施特别监护。保持病室空气清新,定时进行通风换气和空气、地面消毒。做好病人的保暖工作,防止受凉。

扫一扫,
看总结

2. **给氧** 迅速纠正低氧血症是抢救 ARDS 最重要的措施。轻症可通过面罩给氧,绝大多数病人采用机械通气给氧。给予高浓度(>50%)、高流量(4~6L/min)吸氧,以提高氧分压,使 $PaO_2 \geq 60mmHg$ 或 $SaO_2 \geq 90\%$。

3. **饮食** ARDS 时机体处于高代谢状态,应补充足够的营养。通过鼻饲或静脉营养及时补充热量和高蛋白、高脂肪。

扫一扫,
测一测

4. **病情观察** 密切观察生命征和意识状态,尤其是呼吸困难和发绀的情况;观察每小时尿量变化,准确记录 24h 出入液量。遵医嘱正确采取血气分析和生化检测标本并及时送检。

5. **心理支持** 对神志清醒的使用机械通气的病人,应通过语言或非语言的方式加强沟通,守护、安慰、解释,给予心理支持。在抢救时保持镇静、从容,操作迅速而熟练,工作忙而不乱,给病人以信任、安全感。避免在病人面前讨论病情,以免病人误解。

(王 敏)

第三章 循环系统疾病病人的护理

 学习目标

1. 掌握循环系统常见疾病的临床表现、护理措施及健康教育。
2. 熟悉循环系统常见疾病的护理诊断和治疗原则；常见诊疗技术的主要护理措施。
3. 了解循环系统常见疾病的病因和发病机制。
4. 学会运用护理程序对循环系统常见疾病实施整体护理。
5. 具有关爱、尊重病人的职业素质及争分夺秒抢救病人的团队协作精神。

循环系统疾病包括心脏和血管的疾病，统称心血管病，它是危害人民健康和影响社会劳动力的重要疾病，其中以心脏病多见。2011年初，世界卫生组织公布心血管病是全球范围造成死亡的最主要原因。预测到2030年，约有2 360万人将死于心血管病。《中国心血管病报告2017》指出，我国心血管病危险因素普遍暴露，导致了心血管病的发病人数增加，今后10年心血管病患病人数仍将快速增长。总体上看，我国心血管病患病率及死亡率仍处于上升阶段。目前，全国现有心血管病病人2.9亿，其中高血压病人2.7亿，脑卒中病人1 300万，冠心病病人1 100万，肺源性心脏病病人500万，心力衰竭病人450万，风湿性心脏病病人250万，先天性心脏病病人200万。心血管病死亡占城乡居民总死亡原因的首位，农村为45.01%，城市为42.61%。心血管病负担日渐加重，已成为重大的公共卫生问题，防治心血管病刻不容缓。

近年来，随着流行病学、分子生物学和细胞生物学的研究和进展，人们对心血管病的发病机制及防治的认识发生了很大变化。超声影像学、分子生物学、核素显像等许多新的诊断手段的应用，使心血管病的诊断准确率进一步提高。调脂、降压、抗心律失常、抗凝新药的不断问世，起搏、消融及微创手术的发展，心血管专科护理技术的推广，使心血管病的治疗和护理水平有了显著的提高。

第一节 概 述

一、循环系统的结构与功能

循环系统由心脏、血管和调节血液循环的神经体液构成，其主要功能是进行物质运输，即将营养

扫一扫，
自学汇

77

物质和氧运送到人体各器官组织的细胞,同时,又将人体各器官组织细胞产生的代谢产物排出体外,以保证人体新陈代谢的正常进行。此外,心肌细胞和血管内皮细胞分泌心房钠尿肽、内皮素等活性物质,循环系统亦具有内分泌功能。

(一)心脏

1. 心脏结构 ①心腔:心脏是中空器官,有左、右心房和左、右心室 4 个腔。②心脏瓣膜:左心房、左心室之间的瓣膜为二尖瓣,右心房、右心室之间的瓣膜为三尖瓣,左心室与主动脉之间的瓣膜为主动脉瓣,右心室与肺动脉之间的瓣膜为肺动脉瓣。心脏瓣膜的功能颇似泵的阀门,可顺流开启,逆流关闭,保证血液定向流动。③心壁:分为 3 层,由内向外依次为心内膜、心肌层和心外膜。心外膜即浆膜性心包的脏层。④心包:是包裹心脏和大血管根部的圆锥形纤维浆膜囊,分内、外 2 层,外层为纤维心包(坚韧的纤维结缔组织),内层为浆膜心包。浆膜心包又分脏、壁 2 层,在出入心的大血管根部互相移行,两层之间的潜在性腔隙称为心包腔,内含少量浆液,在心脏收缩、舒张时起润滑作用(图 3-1)。

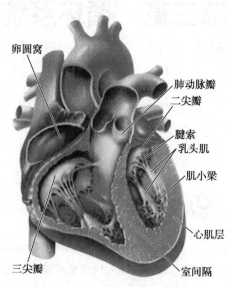

图 3-1 心脏结构示意图

2. 心脏传导系统 心肌细胞按形态和功能可分为 2 类,即普通心肌细胞和特殊心肌细胞。前者构成心房壁和心室壁的主要部分,主要功能是收缩;后者具有自律性和传导性,其主要功能是产生和传导兴奋,控制心脏的节律性活动。心脏传导系统由特殊心肌细胞构成,包括窦房结、结间束、房室交界区(房室结)、房室束(希氏束)、左右束支和浦肯野纤维网(彩图 3-2)。心脏传导系统中**窦房结的自律性最高,为心脏正常的起搏点**,冲动在窦房结形成后,沿着结间束、房室结、房室束、左右束支及浦肯野纤维进行传导,完成 1 次心动周期。当心脏传导的自律性和传导性发生异常改变时,可发生心律失常。

3. **心脏的血液供应** **心脏的血液供应来自冠状动脉**,起源于主动脉根部,有左、右 2 支(图 3-3)。

左冠状动脉起始于主动脉根部的左冠状动脉窦,主干较短,随即分为前室间支和左旋支。前室间支(也称前降支)为左冠状动脉的直接延续,主要供应左心室前壁、乳头肌、心尖、室间隔前 2/3 及右心室前壁的一小部分;左旋支主要供应左心房、左心室侧壁、左心室前壁的一小部分、左心室后壁的大部分及窦房结(约 40%的人)。

右冠状动脉起始于主动脉的右冠状动脉窦,供应右心房、右心室前壁大部分、右心室侧壁和后壁的全部、左心室后壁的一部分、室间隔后 1/3、房室交界区(93% 的人)及窦房结(60%的人)。

当冠状动脉的某一支血管发生慢性闭塞时,

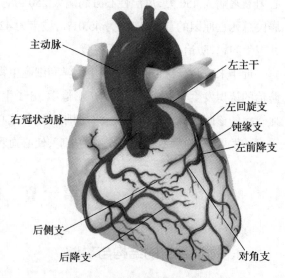

图 3-3 冠状动脉解剖示意图

其他两支血管有可能通过侧支循环来维持其分布区心肌的血供,但侧支循环的能力受自身和外界多种因素的影响,个体差异很大。当冠状动脉的一支或多支发生狭窄甚至阻塞,但侧支循环尚未建立时,则可造成相应供血区域的心肌发生缺血性改变或坏死。

(二) 血管

血管包括动脉、毛细血管和静脉。动脉主要输送血液到各个器官组织,其管壁含平滑肌和弹性纤维,能在各种血管活性物质的作用下收缩和舒张,影响局部血流量,改变血流阻力,故又称"阻力血管"。毛细血管是进行物质及气体交换的场所,故又称"功能血管"。静脉管壁薄,弹性小,主要汇集从毛细血管来的血液,并将血液送回心脏,其容量大,故又称"容量血管"。

📖 知识拓展

动　脉

动脉是运送血液离心的管道。管壁较厚,可分内膜、中膜和外膜3层。内膜菲薄,腔面为一层内皮细胞,能减少血流阻力;中膜较厚,含平滑肌、弹性纤维和胶原纤维,大动脉以弹性纤维为主,中、小动脉以平滑肌为主;外膜由疏松结缔组织构成,含胶原纤维和弹性纤维,可防止血管过度扩张。动脉壁的结构与其功能密切相关。大动脉中膜弹性纤维丰富,有较大的弹性,心室射血时,管壁被动扩张,心室舒张时,管壁弹性回缩,推动血液继续向前流动。中、小动脉,特别是小动脉中膜的平滑肌可收缩或舒张,调节局部血流和血管阻力。

(三) 血液循环

血液在神经体液调节下,自心室进入动脉,逐级分支达毛细血管,再经静脉回到心房,这种周而复始的循环流动称血液循环(彩图 3-4)。人体血液循环分为体循环和肺循环。血液由左心室泵出,经主动脉及其分支到达全身毛细血管,再经过各级静脉返回右心房,此为体循环。血液由右心室泵出,经肺动脉及其分支到达肺泡毛细血管,再经肺静脉进入左心房,此为肺循环。

(四) 调节循环系统的神经 - 体液因素

1. 调节循环系统的神经　主要为交感神经和副交感神经。当交感神经兴奋时,通过肾上腺素能 α 和 $β_1$ 受体使心率加快,心肌收缩力增强,外周血管收缩,血管阻力增加,血压升高。当副交感神经兴奋时,通过乙酰胆碱能受体,使心率减慢,心肌收缩力减弱和外周血管扩张,血压下降。

2. 调节循环系统的体液因素　包括肾素 - 血管紧张素 - 醛固酮系统、血管内皮因子、某些激素和代谢产物等。肾素 - 血管紧张素 - 醛固酮系统调节钠钾平衡、血容量和血压。血管内皮细胞生成的收缩物质和舒张物质,两者的平衡对维持循环系统的正常功能起重要作用。

二、循环系统疾病常见症状和体征

循环系统疾病常见的症状和体征包括心源性呼吸困难、心源性水肿、胸痛、心悸、心源性晕厥等。

(一) 心源性呼吸困难

心源性呼吸困难(cardiac dyspnea)是指各种心血管疾病引起的呼吸困难,病人自觉呼吸时空气不足,呼吸费力,伴有呼吸频率、节律与深度异常。

最常见的病因是左心衰竭引起的肺淤血,较为严重。其次为右心衰竭、先天性心脏病、心包积液。

030102

循环系统疾病常见症状和体征(微课)

心源性呼吸困难常表现为劳力性呼吸困难、夜间阵发性呼吸困难、端坐呼吸。

1. 劳力性呼吸困难 **劳力性呼吸困难是左心衰竭最早出现的症状**。体力活动时发生或加重，**休息后缓解或消失**。体力活动使回心血量增加，肺淤血加重所致。开始多发生在较重体力活动时，休息后缓解。随着病情进展，轻微体力活动时即可出现。引起呼吸困难的活动类型包括上楼、步行、穿衣、洗漱、吃饭、说话等。

2. 夜间阵发性呼吸困难 **夜间阵发性呼吸困难是左心衰竭的典型症状，是心源性呼吸困难的特征之一**。病人于睡眠中突然因胸闷、气急而憋醒，被迫坐起，呼吸深快，轻者数分钟至数十分钟后症状缓解，重者可有咳嗽、咳粉红色泡沫痰、气喘、发绀、肺部哮鸣音，称为"心源性哮喘"，与病人平卧时回心血量增加致肺淤血加重、夜间迷走神经张力增加、小支气管收缩、膈肌上抬肺活量减少等有关。心源性哮喘与支气管哮喘的鉴别见表3-1。

表3-1 心源性哮喘与支气管哮喘的鉴别

	心源性哮喘	支气管哮喘
发病年龄	中老年	青少年
病史	冠心病、高血压等心血管疾病病史	有过敏史
症状	原发心脏病症状的基础上出现劳力性呼吸困难、夜间阵发性呼吸困难等，严重者出现端坐呼吸、咳粉红色泡沫样痰	发作性呼气性呼吸困难，可伴咳嗽、咳黏痰
体征	双肺底湿啰音为主	以哮鸣音为主
治疗反应	呋塞米、毛花苷丙有效	激素、茶碱类药物有效

3. 端坐呼吸 **端坐呼吸是左心衰竭的严重症状**，即静息状态下病人仍然感觉呼吸困难，不能平卧。依病情轻重依次可表现为被迫采取高枕卧位、半卧位或坐位，严重者还需双下肢下垂。

（二）心源性水肿

心源性水肿（cardiac edema）是心血管病引起的水肿。**最常见的病因是右心衰竭或全心衰竭**，亦可见于渗出性心包炎或缩窄性心包炎。其**发生机制主要是体循环静脉淤血致静脉压及毛细血管静水压增高**，组织液回吸收减少致水肿；其次，有效循环血容量不足，肾血流量减少，肾小球滤过率降低，继发醛固酮增多与水钠潴留；淤血性肝硬化导致蛋白质合成减少、胃肠道淤血导致食欲下降及消化吸收功能下降，继发低蛋白血症、血浆胶体渗透压降低。

心源性水肿的表现特点为：①**首先出现在身体低垂部位**，如卧床病人的腰骶部、会阴或阴囊部，非卧床病人的足踝部、胫骨前。②水肿进展缓慢，严重者可发生全身性水肿，并可有胸腔积液、腹水和心包积液。③**水肿呈对称性、凹陷性**，水肿部位皮肤发绀。④活动后出现水肿或水肿加重，休息后水肿减轻或消失，呈晨轻暮重。⑤水肿区皮肤感觉迟钝，易发生溃破、压疮及感染。水肿引起体态改变和躯体不适，病人可产生烦躁、抑郁等心理反应。

（三）胸痛

由循环系统疾病引起的胸痛称心源性胸痛，常表现为胸骨后或心前区疼痛，是因各种理化因素刺激支配心脏、主动脉或肋间神经的传入纤维而引起的心前区或胸骨后疼痛。

最常见的病因是各种类型的心绞痛。急性心肌梗死、梗阻性肥厚型心肌病、急性主动脉夹层、急性心包炎、心血管神经症等亦可引起。不同原因引起的心前区疼痛各有其特点，见表3-2。

表3-2 常见心源性胸痛特点比较

病因	特点
心绞痛	以阵发性的前胸压榨性疼痛或憋闷感觉,主要位于胸骨后,常放射至左肩、左臂内侧。多因体力劳动或情绪激动、饱餐、受寒等诱发。休息或舌下含服硝酸甘油可缓解
急性心肌梗死	疼痛位于胸骨体中、上段后,但疼痛程度重,持续时间长,伴心律、血压的改变,多无明显诱因,休息或含硝酸甘油后不缓解
急性主动脉夹层	突发前胸或背部持续性、撕裂样或刀割样剧痛,可向肩背部、尤其可沿肩胛间区向胸、腹部和下肢等处放射,疼痛部位与病变位置有关
急性心包炎	胸骨后、心前区疼痛,性质比较尖锐呈刺痛,与呼吸运动相关,常因咳嗽、深呼吸、变换体位或吞咽而加重,持续时间较长
肥厚型心肌病	含服硝酸甘油无效甚至胸痛加重
心血管神经症	心前区针刺样疼痛,胸痛部位常不固定,与情绪变化有关,与体力活动无关,且多在休息时发生,伴自主神经功能紊乱症状

(四) 心悸

心悸(palpitation)是一种自觉心脏搏动的不适感或心慌感。常见原因为:①心律失常,如心动过速、心动过缓、期前收缩、心房扑动或颤动等。②心搏增强,如各种器质性心血管病及全身性疾病(如发热、贫血、甲状腺功能亢进症、低血糖等)。③心血管神经症。此外,生理性因素如剧烈运动、精神紧张、情绪激动及过量吸烟、饮酒、饮浓茶或咖啡,应用某些药物如肾上腺素、阿托品、氨茶碱、甲状腺素片等可引起心率加快、心肌收缩力增强而出现心悸。

心悸严重程度与病情不一定成正比,初发者较敏感,安静、紧张、注意力集中时心悸明显,持续较久者因逐渐适应而减轻。心悸一般无危险性,但少数由严重心律失常所致者可发生猝死,因此需对其原因和潜在危险性作出判断。

(五) 心源性晕厥

心源性晕厥(cardiac syncope)系由于心排血量骤减、中断引起脑供血骤然减少或停止所致的短暂意识丧失,常伴有肌张力丧失而跌倒的临床征象。**一般脑血流中断3s以上即可发生近乎晕厥,中断5s以上可出现晕厥,超过10s可出现抽搐,称为阿-斯综合征,可致猝死**。晕厥发生的特点为突然发作,意识丧失时间短,一般1~2min,很少超过30min,常不能保持原有姿势而晕倒在地,在短时间内苏醒和少有后遗症。部分病人发作前可有心悸、乏力、出冷汗、黑矇等先兆症状。反复发生的晕厥是病情严重和危险的征兆。

心源性晕厥常因严重心律失常引起,如病窦综合征、房室传导阻滞、室性心动过速等;某些器质性心脏病,如严重主动脉瓣狭窄、梗阻性肥厚型心肌病、心肌梗死、急性主动脉夹层、心脏压塞、左心房黏液瘤等也可导致晕厥。活动或用力是常见的诱发因素。

三、循环系统疾病常用诊疗技术

1. 血液检查 血常规、电解质、血脂、血糖、脑钠肽(前体)、心肌坏死标志物、肝肾功能、D-二聚体、血培养等。可了解循环系统疾病的危险因素、治疗效果,协助病因诊断,判断疾病病程的演变。

2. 血压监测 包括诊所血压、家庭自测血压和动态血压监测。24h动态血压监测有助于早期高血压病的诊断,指导合理用药,预测高血压的并发症和死亡的发生。

3. 心电图检查 包括普通心电图、24h 动态心电图、心电图运动负荷试验、遥测心电图、心室晚电位和心率变异性分析等。最常用无创伤性检查之一。重点介绍前三种。

(1)普通心电图:对诊断心律失常、心肌缺血、心肌梗死很有价值,还能反映房室肥大、某些电解质紊乱及药物对心肌电活动的影响等。

(2)动态心电图(Holter):是长时间(24~72h)连续不断地记录并分析心脏电活动资料的方法。可提高非持续性心律失常的检出率,对于诊断各种心律失常、了解晕厥原因、了解起搏器工作情况和采取措施预防猝死有重要意义。

(3)运动负荷试验:是给予受检者适量的运动负荷后记录心电图变化的方法,常用活动平板运动试验,是目前诊断冠心病最常用的辅助手段。运动试验结束后应注意观察病人血压、心率和心电图变化至少 10~15min,确保安全方可离开。

4. 心脏影像学检查

(1)常规 X 线检查:X 线胸片能显示大血管的大小、形态、位置和轮廓,能观察心脏与比邻器官的关系和肺内血管的变化,可用于心脏及其径线的测定。

(2)CT 检查:常规 CT 主要用于心包疾病和肺动脉栓塞等病变的临床诊断;超高速 CT 和多排螺旋 CT 对冠心病诊断和心肌桥的发现具有重要价值。

(3)MRI 检查:MRI 检查可用于识别急性心肌梗死后冠状动脉再灌注后的微血管阻塞,可定量测定心肌瘢痕大小,识别存活的心肌。对心肌病、心包疾病、主动脉瘤、主动脉夹层及大动脉炎的诊断具有较大价值。

(4)超声心动图

1)M 型超声心动图:目前主要用于测定心脏结构(各腔室及大血管)内径及搏动幅度、室壁厚度和瓣膜活动度。目前主要用于重点监测主动脉根部、二尖瓣和左心室的功能活动。

2)二维超声心动图:能实时显示心脏切面及心脏各结构的空间关系,直视心脏的运动状态。

3)彩色多普勒超声心动图:可观察心脏各瓣膜的功能,评价心脏收缩、舒张功能及左心室充盈血流动力学,对于瓣膜狭窄和反流、心内异常分流的定性和定量诊断具有重要意义。

4)经食管超声心动图:此检查不受胸壁和肺组织的影响,可获得清晰度更高的图像,尤其对瓣膜赘生物、左心房血栓及主动脉夹层的诊断有重要价值。

5)冠状动脉内超声:有助于确定心肌灌注面积,了解冠状动脉血液状态及储备能力,判定存活心肌,了解侧支循环情况,评价血运重建的效果。

(5)放射性核素检查:目前临床上应用较多的是单光子发射计算机断层显像(SPECT)和正电子发射断层显像(PET)。心肌各部位放射性物质集聚的多少与该部位冠状动脉血液灌注量成正相关,局部心肌缺血、细胞坏死及瘢痕形成表现为放射性稀疏区或缺损,运动或药物负荷可提高诊断的敏感性。可定量分析心肌灌注、心肌存活和心脏功能。与 SPECT 相比,PET 特异度、敏感度更高。

(6)心导管和血管造影术:心导管检查术用以明确诊断心脏和大血管病变的部位与性质、病变是否引起血流动力学改变及其程度,为采用介入性治疗或外科手术提供依据。冠状动脉造影术是目前诊断冠心病最为可靠的方法,有助于提供最佳的治疗方案。

5. 心脏电复律 心脏电复律是消除异位性快速型心律失常,恢复窦性心律的方法。最早用于消除心室颤动,亦称心脏电除颤。

6. 心脏起搏 根据起搏器应用方式分为临时心脏起搏和植入式永久心脏起搏。根据起搏器电极导线植入的部位分为单腔起搏器、双腔起搏器和三腔起搏器。主要用于病态窦房结综合征、高度房室传导阻滞病人。

7. 射频消融术 射频消融术是目前最常用的治疗心律失常的介入性疗法。

8. 经皮穿刺球囊二尖瓣成形术 经皮穿刺球囊二尖瓣成形术是缓解单纯二尖瓣狭窄的首选治疗方法,具有创伤小、相对安全、疗效佳、恢复快、可重复应用等特点。

9. 经皮冠状动脉介入 经皮冠状动脉介入包括经皮腔内冠状动脉成形术、冠状动脉内支架植入术、冠状动脉内旋切术、旋磨术和激光成形术等,是一种治疗冠心病常用的、成熟的和有前途的治疗技术。

(李冬秀)

扫一扫,
看总结

扫一扫,
测一测

扫一扫,
自学汇

第二节 心力衰竭病人的护理

📖 导入情景

病人王奶奶,74 岁,冠心病史 29 年。2d 前因淋雨并发呼吸道感染。病人出现呼吸困难,咳嗽、咳痰而就诊。查体:病人呈坐位,T:38.5℃,呼吸 32 次/min,交替脉,肺底部闻及湿啰音。考虑为心力衰竭、心功能Ⅱ级。

工作任务:

1. 指导病人预防心衰的发生。

2. 指导病人正确应用洋地黄类药物。

3. 指导病人制订活动计划。

心力衰竭(heart failure)简称心衰,是由于各种心脏结构或功能异常导致心室充盈和/或射血能力低下(泵血功能障碍),引起心排血量减少,造成静脉系统淤血、动脉系统缺血,从而出现相应表现的一组临床综合征。主要表现为呼吸困难、体力活动受限和体液潴留。心功能不全或心功能障碍理论上是一个更广泛的概念,伴有临床症状的心功能不全称之为心力衰竭。

心衰按发生速度分为急性心衰和慢性心衰,以慢性居多;按其发生部位可分为左心衰、右心衰和全心衰。按生理功能分为射血分数降低性心衰和射血分数保留性心衰。

一、慢性心力衰竭病人的护理

慢性心力衰竭(chronic heart failure,CHF)是大多数心血管疾病的最终归宿和最主要的死亡原因。据美国心脏协会(AHA)2005 年的统计报告,全美约有 500 万心衰病人,心衰的年增长数为 55 万;我国 2003 年的抽样统计成人心衰患病率为 0.9%。**在我国引起慢性心衰的病因以冠心病居首位**,高血压的比例明显上升,风湿性心脏病的比例明显下降。

【护理评估】

(一) 健康史

1. 基本病因

(1)心肌损害:包括①缺血性心肌损害如冠心病心肌缺血或心肌梗死。②心肌炎和心肌病。

③心肌代谢障碍性疾病以糖尿病心肌病最常见,其他如继发于甲状腺功能亢进或减退的心肌病、心肌淀粉样变性等。

(2)心脏负荷过重

1)压力负荷(后负荷)过重:是指心脏收缩期射血阻力增加。见于高血压、主动脉瓣狭窄、肺动脉高压、肺动脉瓣狭窄等。

心室重塑
(动画)

2)容量负荷(前负荷)过重:是指心脏舒张期所容纳的血量增加。见于瓣膜关闭不全引起的血液反流,先天性心脏病如室间隔缺损、动脉导管未闭等引起的血液分流。此外,全身血容量增多如慢性贫血、甲状腺功能亢进、妊娠等也可引起。

2. 诱因

(1)感染:**呼吸道感染是最常见、最重要的诱因**。感染性心内膜炎作为心力衰竭的诱因也不少见。感染通过多种途径增加心脏负荷和/或损害心肌的舒缩功能。

(2)心律失常:**心房颤动是诱发心力衰竭的重要因素**。其他各种类型的快速型心律失常以及严重的缓慢心律失常也可诱发心力衰竭。

(3)血容量增加:如摄入钠盐过多、输液或输血过多过快。

(4)生理或心理压力过大:如过度劳累、精神紧张、情绪激动等。

(5)妊娠和分娩:可加重心脏负荷,诱发心力衰竭。

(6)治疗不当:不恰当停用利尿药等。

(7)原有心脏病变加重或并发其他疾病:如冠心病发生心肌梗死,风湿性心瓣膜病出现风湿活动,合并甲状腺功能亢进或贫血等。

评估时应询问病人有无冠心病等基础心脏病史及诱发因素,询问发病经过及目前病情,了解既往和目前的检查与治疗情况。

(二)临床表现

早期可无症状,或仅出现心动过速、面色苍白、出汗、疲乏和活动耐力减低等。

1. 左心衰竭

(1)症状:**以肺循环淤血和心排血量降低表现为主。**

1)呼吸困难:**是左心衰竭最主要的症状。最早出现的是劳力性呼吸困难**,经休息后缓解;最典型的是夜间阵发性呼吸困难,晚期出现端坐呼吸,严重者可发生肺水肿。

2)咳嗽、咳痰与咯血:咳嗽、咳痰是肺泡和支气管黏膜淤血所致,开始常于夜间发生,坐位或立位时咳嗽可减轻,痰呈白色浆液泡沫状为其特点,偶见痰中带血丝。长期慢性淤血肺静脉压力升高,导致肺循环和支气管血液循环之间在支气管黏膜下形成侧支,此种血管一旦破裂可发生大咯血。

3)疲劳、乏力、头晕、心悸:是心排血量降低,器官、组织灌注不足及代偿性心率加快所致。

4)少尿及肾功能损害症状:左心衰竭导致肾血流量减少,可出现少尿。长期慢性的肾血流量减少导致血尿素氮、血肌酐升高并伴有肾功能不全的症状。

(2)体征

1)一般情况:脉搏加快,部分病人出现**交替脉,是左心衰的特征性体征**;脉压减小,甚至血压下降;呼吸浅促;感染者体温升高。病人被迫取半坐卧位或端坐位。

2)肺部体征:肺部闻及湿啰音,是左心衰竭的主要体征,以双肺底部多见,可伴有哮鸣音。

3)心脏体征:除基础心脏病体征外,病人可有心尖搏动左下移位;心率加快,**心尖区舒张期奔马**

律;肺动脉瓣听诊区第二心音亢进等。

2. 右心衰竭 以体循环静脉淤血表现为主。

(1)症状

1)消化道症状:胃肠道及肝淤血引起食欲减退、恶心、呕吐、腹胀等是右心衰最常见的症状。

2)呼吸困难:除原发病原因外,由于右心衰时体循环淤血,酸性代谢产物排出减少,淤血性肝硬化、腹水等导致腹压增加,均可导致或加重病人呼吸困难。

(2)体征

1)**水肿**:其特征为对称性、下垂型、凹陷性水肿,重者可延及全身,并伴有胸腔积液,以双侧多见,单侧者以右侧多见。

2)**颈静脉征**:颈静脉搏动增强、充盈、怒张是右心衰竭的主要体征;压迫病人的腹部或肝脏,回心血量增加而使颈静脉怒张更明显,称为**肝颈静脉反流征阳性,更具特征性**。

3)**肝脏肿大**:肝脏因持续淤血而肿大,伴压痛,持续慢性右心衰可致心源性肝硬化,晚期可出现肝功能受损、黄疸及大量腹水。

4)**心脏体征**:除基础心脏病的相应体征外,可因右心室显著扩大而出现三尖瓣关闭不全的反流性杂音。

3. 全心衰竭 临床常见先出现左心衰,而后出现右心衰,此时病人同时出现肺淤血和体循环静脉淤血的表现。但由于右心排血量减少,肺淤血缓解,**呼吸困难反而有所减轻**。

(三) 心功能状况

1. 心力衰竭分期 由美国心脏病学会与美国心脏协会(ACC/AHA)于 2001 年提出,以心衰相关的危险因素、心脏的器质性及功能性改变、心衰的症状等为依据将心衰分为两个阶段和四个等级(表 3-3)。此评估方法揭示心衰发生发展的基本过程,有利于指导临床工作,尽早地、更具有针对性地进行防治性干预,减少心衰的发生,控制其发展。

表 3-3　2001 年心力衰竭分期(ACC/AHA)

心衰分期	依据及特点
心衰高危阶段	
A 期	无器质性心脏病或心衰症状,但有发生心衰的高危因素如高血压、冠心病、糖尿病和肥胖、代谢综合征等
B 期	已有器质性心脏病变,如左心室肥厚、无症状性心脏瓣膜病,但无心衰症状
心衰阶段	
C 期	有器质性心脏病且目前或既往有心衰症状和体征
D 期	需要特殊干预治疗的难治性心力衰竭。尽管采用强化药物治疗,但静息状态时病人仍有明显心衰症状,常反复住院或没有特殊干预治疗不能安全出院

2. 心功能分级 目前通用的是美国纽约心脏病学会(NYHA)1928 年提出的方案,**根据病人自觉活动能力划分为四级**(表 3-4)。这种分级方案的优点是简便易行,因此,几十年以来仍为临床所沿用。缺点是仅凭病人的主观陈述,有时症状与客观检查有很大差距,同时病人个体之间的差异也较大。

表3-4 心功能分级（NYHA,1928）

心功能级别	特点
Ⅰ级	病人患有心脏病,但日常活动不受限制,一般活动不引起疲乏、心悸、呼吸困难或心绞痛
Ⅱ级	体力活动轻度受限,休息时无自觉症状,但平时一般活动可出现疲乏、心悸、呼吸困难或心绞痛,休息后很快缓解
Ⅲ级	体力活动明显受限,休息时无症状,小于平时一般活动即引起上述症状,休息较长时间后症状方可缓解
Ⅳ级	不能从事任何体力活动。休息状态下也可出现心衰症状,体力活动后加重

3. 六分钟步行试验（6 minute walking test,6MWT） 让病人在平直的走廊里尽快行走,测定其6min的步行距离:>450m 为轻度心衰;150~450m 为中度心衰;<150m 为重度心衰。该方法简单易行,安全而方便。通过评定慢性心衰病人的运动耐力评价心衰严重程度和疗效。

（四）辅助检查

1. 血液检查 血浆 B 型利钠钛（BNP）和氨基末端 B 型利钠钛前体（NT-proBNP）测定的价值近年来已被广泛接受,成为心衰病人的重要检查之一。有助于心衰的诊断、判断心衰严重程度、疗效及预后。

2. X线检查 是确诊左心衰竭急性肺水肿的主要依据,肺门呈蝴蝶状。肺淤血早期可见肺门血管影增强,**慢性肺淤血的特征性表现是 Kerley B 线**,是在肺野外侧清晰可见的水平线状影,是肺小叶间隔内积液的表现（图 3-5）。

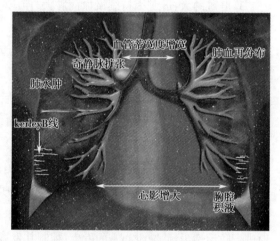

图3-5 Kerley B 线

3. 超声心动图 超声心动图是诊断心力衰竭**最主要的检查方法**,能更准确地提供各心腔大小变化及心瓣膜结构及功能情况,方便快捷地评估心室的收缩和舒张功能,并能判断病因。常以左心室射血分数（LVEF）判断收缩功能,LVEF<40% 者称为射血分数降低性心衰（即收缩性心衰）,LVEF ≥ 50% 者称为射血分数保留性心衰（即舒张性心衰）。常以 E/A 比值判断舒张功能,舒张早期心室充盈速度最大值为 E 峰,舒张晚期心室充盈最大值为 A 峰,正常人 E/A 比值不应小于 1.2。

4. 放射性核素检查 放射性核素显影有助于判断心室腔大小,还可计算左心室最大充盈速率以反映心脏收缩及舒张功能。

5. 有创性血流动力学检查 急性重症心力衰竭病人必要时可采用右心漂浮导管在床边进行,经静脉插管直至肺小动脉,测定各部位的压力及血液含氧量,计算心脏指数（CI）及肺毛细血管楔压（PCWP）,直接反映左心功能。正常时 $CI>2.5L/(min \cdot m^2)$,PCWP<12mmHg。

6. 心-肺运动试验 该试验只适用于慢性稳定性心衰病人。运动时肌肉需氧量增加,心排血量相应增加。当病人心排血量不能满足运动需要时,肌肉耗氧量增加,并出现无氧代谢。通过最大耗氧量和无氧阈值来测定。

（五）治疗要点

治疗目标为防止和延缓心衰的发生发展,缓解临床症状,提高运动耐量和生活质量,改善长期预后,降低死亡率与住院率。采取综合治疗措施,方法有病因治疗（包括基础心脏病治疗及消除诱因）、药物治疗、运动锻炼,必要时使用埋藏式心脏复律除颤器或心脏移植治疗难治性终末期心衰。

(六) 心理 - 社会状况

心力衰竭往往是心血管病发展至晚期的表现。生活中较强的应激源或较大的生活事件是心力衰竭加重的诱因。长期的疾病折磨、心衰的反复出现使体力活动受到限制,不能从事任何体力活动,甚至生活不能自理,需要他人照顾,这些使病人陷于焦虑不安、烦躁、绝望,甚至对死亡的恐惧之中。一些病人家属可因长期照顾病人而忽视病人的心理感受。护士应了解病人家庭情况,家庭成员对病人的态度、社会支持状况等。

> 🖥 边学边练
> 实训 7 风心病及心力衰竭病人的护理

【常见护理诊断 / 合作性问题】

1. 心排血量减少　与心肌收缩力减弱、心脏负荷过重致心衰有关。

2. 气体交换受损　与左心衰竭致肺淤血有关。

3. 体液过多　与右心衰竭致体循环淤血、水钠潴留、低蛋白血症有关。

4. 活动无耐力　与心排血量下降有关。

5. 知识缺乏:缺乏心衰的预防保健知识。

【护理计划】

(一) 心排血量减少

1. 护理目标　病人血压稳定,心率、尿量趋于正常,病人能叙述洋地黄中毒的表现,一旦发生中毒,能得以及时发现和控制。

2. 护理措施　通过采取措施减轻心脏负荷及增强心肌收缩力以控制心力衰竭。减轻心脏负荷的措施包括休息、饮食、保持大便通畅、吸氧、控制液体入量、遵医嘱应用利尿药等;增强心肌收缩力的措施主要是遵医嘱应用正性肌力药物。

(1)休息:包括体力和精神两个方面。良好的休息能减少组织耗氧量,降低心率、血压,减少静脉回流,从而减轻心脏负荷,有利于心功能的恢复。

1)根据心功能情况安排休息与活动

①心功能Ⅰ级:不限制体力活动,日常活动与正常人一样,适当参加体育锻炼,但避免剧烈运动和重体力劳动。

②心功能Ⅱ级:适当限制体力活动,增加午睡时间,强调下午休息,可不影响轻体力劳动或家务劳动,鼓励适当运动。

③心功能Ⅲ级:**严格限制一般的体力活动,以卧床休息为主**,但日常生活可以自理或在他人协助下自理。将病人所需用物如餐具、茶杯、书报等,放于其伸手可及之处,协助病人在床上或床旁大小便。

④心功能Ⅳ级:**绝对卧床休息**,日常生活完全由他人照顾。定时改变体位,防止出现压疮。鼓励病人在床上进行肢体运动,或协助病人做下肢肌肉按摩,防止长期卧床导致的静脉血栓、肺栓塞。当病人肢体远端出现局部肿胀时,提示已发生静脉血栓,应及早与医生联系。

2)心理调节:焦虑、紧张等不良情绪可使心率增加,故减轻病人精神负担与限制体力活动同等重要。提供安静、舒适、空气流通的休养环境,护士要与病人建立良好的关系,给予病人更多的关心,鼓励说出内心的感受,指导病人进行自我心理调整。对高度焦虑、情绪不易放松的病人请心理科会诊,必要时可遵医嘱应用小量镇静药。

(2)饮食:向病人及家属说明**低盐饮食**的重要性,提高病人的依从性。应选择**低热量**、**低钠**、清淡、易消化、**不胀气**、富含维生素的食物，**少量多餐**。①限制钠盐摄入，**每日食盐摄入量少于 5g 为宜**，服利尿药者可适当放宽。同时限制含钠高的食物，如烟熏制品、香肠、海产品、发酵食品、苏打饼干、罐头食品、味精、酱油、碳酸饮料等。可根据病人口味适量使用一些调味品如醋、葱、蒜、香料、柠檬等，以促进病人食欲。②低热量饮食可降低基础代谢率，减轻心脏负荷，但时间不宜过长，以防导致营养不良。③由于病人胃肠道淤血，食欲不振，应给予清淡、易消化食物。④少量多餐可避免因消化食物而增加心脏负担。⑤避免产气食物(如大豆、萝卜等)以免加重呼吸困难。

(3)保持大便通畅：由于肠道淤血、进食减少、长期卧床及焦虑等因素使病人肠蠕动减弱，又因排便方式的改变，病人常有便秘现象。而**用力排便可增加心脏负荷**、**诱发心律失常**，故必须保持大便通畅，防止发生便秘。**饮食中增加粗纤维食物**(如蔬菜、水果等)，适量饮蜂蜜水，给予腹部按摩，必要时应用缓泻剂(如番泻叶代茶饮)，或肛塞开塞露。**不可使用大剂量液体灌肠**。对不习惯床上使用便器的病人，若病情允许，可扶起病人使用床旁便椅，但要陪伴病人，以防意外发生。

(4)遵医嘱吸氧：根据病人情况不同决定吸氧流量和方法。**一般病人采用鼻导管或鼻塞给氧**，流量为 2~4L/min；**急性左心衰竭病人应高流量**(4~6L/min)鼻导管或鼻塞给氧，必要时面罩加压给氧；**慢性肺心病病人则宜低流量**(1~2L/min)鼻导管或鼻塞持续给氧。

(5)控制输液量及速度：严格记录液体出入量，"量出为入"。心衰病人每日**输入液体总量为前一日的尿量加 500ml**，一般每日输入液体总量限制在 1 500ml 以内。尽量避免静脉补液，必须输液时，**严格控制输液速度**，一般为 20~30 滴/min，或根据血压、心率、呼吸利用输液泵调整输液速度。静脉补液一般选用葡萄糖，**避免输注氯化钠溶液**。

(6)遵医嘱应用利尿药：**利尿药是治疗心力衰竭最常用的药物**，可通过排出过多的钠盐和水分，减少循环血容量，**减轻心脏的前负荷**而改善心功能。所有心衰有液体潴留者均应给予利尿药。

1)常用利尿药及其用法见表 3-5。

表3-5　利尿药剂量、给药途径及不良反应

类别	药名	每日剂量/mg	给药途径	不良反应
排钾类	氢氯噻嗪	25~100	口服	**低血钾**、高尿酸血症、胃部不适、腹泻、高血糖、干扰糖及蛋白质代谢
	呋塞米	20~100	口服/静注	**低血钾**
保钾类	螺内酯	20~100	口服	嗜睡、运动失调、男性乳房发育、高钾血症
	氨苯蝶啶	100~300	口服	胃肠道反应、嗜睡、乏力、皮疹、高钾
	阿米洛利	5~10	口服	高钾血症
AVP 受体拮抗剂	托伐普坦	15~30	口服	口渴、口干、乏力、便秘、尿频

2)疗效观察：准确记录 24h 液体出入量，每日晨起早饭前测量体重(体重增减 1kg 相当于潴留或排出 1L 液体)，观察水肿及呼吸困难的变化，以了解利尿效果。若病人尿量增加，水肿及呼吸困难减轻，活动耐力加强，表明利尿有效。

3)用药注意事项：①排钾类利尿药的主要不良反应为**低血钾**，病人发生低血钾时可出现乏力、腹

胀、心悸,心电图表现 u 波增高及心律失常。可联合应用保钾利尿药避免发生低血钾,若单独应用排钾利尿药时需补钾,口服补钾时间宜在饭后或将水剂钾与果汁同服。用药过程中定期检测血电解质,饮食中增加含钾高的食物,如柑橘、深色蔬菜、蘑菇等。②利尿药宜在早晨或日间给予,以免夜间频繁起床排尿而影响睡眠或受凉。

(7)遵医嘱应用肾素 - 血管紧张素 - 醛固酮系统抑制剂

1)血管紧张素转换酶抑制药(ACEI):其主要的机制是在改善和延缓心室重塑中起到关键作用,从而维护心肌功能,延缓心衰进展,降低远期死亡率。**ACEI 应从小剂量开始,长期维持终身用药。**常用药物:卡托普利 12.5~25mg 每天 2 次;贝那普利、培哚普利等为长效制剂,每天 1 次,可提高病人用药依从性。**不良反应主要为干咳、低血压**、头晕、高钾血症、肾损害、血管神经性水肿等。妊娠期妇女及 ACEI 过敏者应禁用。用药期间需监测血压、血钾和肾功能,避免体位突然改变。若病人不能耐受咳嗽或出现血管神经性水肿应停止用药。

2)血管紧张素受体拮抗药(ARB):对因 ACEI 引起的干咳不能耐受者可改用血管紧张素受体拮抗药,常用药物有坎地沙坦、氯沙坦、缬沙坦、厄贝沙坦等。

3)醛固酮受体拮抗药:小剂量螺内酯(20mg,每天 1 次或 2 次)对抑制心血管的重构、改善慢性心力衰竭的远期预后有很好的作用。

4)血管紧张素受体脑啡肽酶抑制剂:通过抑制脑啡肽酶抑制血管收缩,改善心肌重构,从而改善心衰症状和提高生活质量,推荐用于射血分数降低性心衰。

(8)遵医嘱应用 β 受体拮抗药:可对抗交感神经兴奋性增强的效应,抑制心室重塑,长期应用能改善预后,降低死亡率。所有病情稳定无禁忌证(如支气管痉挛、严重心动过缓、二度以上房室传导阻滞、重度急性心衰)心衰病人一经诊断均应立即**从小剂量开始使用**,逐渐增加剂量,适量长期维持。常用药物有美托洛尔、比索洛尔、卡维地洛。临床疗效常在用药后 2~3 个月出现。主要不良反应有液体潴留、心衰恶化、心动过缓和低血压等。注意监测心率和血压,当心率低于 50 次 /min 或低血压时应停药并报告医生。突然停药可致临床症状恶化,应避免。

(9)遵医嘱应用**正性肌力药物:主要为洋地黄类药物**。不能耐受洋地黄的病人可短时间应用非洋地黄类正性肌力药物,常用的有肾上腺素受体激动药和磷酸二酯酶抑制剂,前者常用多巴胺和多巴酚丁胺,后者常用氨力农和米力农。

1)洋地黄类药物的药理作用及适应证:**洋地黄主要通过增强心肌收缩力、减慢心率、改善病人的血流动力学而有效缓解心衰的症状**。

2)洋地黄类药物的适应证及禁忌证:①**伴有快速心房颤动的收缩性心力衰竭是应用洋地黄的最好指征**。②洋地黄对于高排血量心衰如贫血性心脏病、甲亢性心脏病及心肌炎、心肌病效果不好。③肺源性心脏病常伴有低氧血症,与心肌梗死、缺血性心肌病均易发生洋地黄中毒,应慎用。④**肥厚型心肌病禁用洋地黄**,严重心动过缓病人未植入起搏器前禁用,风湿性心脏病单纯二尖瓣狭窄肺水肿者因增加右心室收缩功能可能加重肺水肿而禁用。

3)常用洋地黄制剂及其用法见表 3-6。

4)洋地黄中毒及处理

①洋地黄中毒表现:**心律失常是最严重、最危险的不良反应**,可致病人死亡。**最常见的是室性早搏,多呈二联律**,而快速型房性心律失常伴有传导阻滞则为洋地黄中毒的特征性改变;**胃肠道反应是最早出现的中毒表现**,常表现为厌食、恶心、呕吐及腹泻;中枢神经系统反应:主要表现有眩晕、头痛、失眠、幻觉及视觉障碍,如视物模糊、黄视、绿视。

表 3-6 常用洋地黄类药物的适应证及用法

种类	药名	适应证	用法
速效	毛花苷丙(西地兰)	急性心衰或慢性心衰加重时,特别适用于心衰伴快速心房颤动者	每次 0.2~0.4mg,稀释后静注,注射后10min 起效,1~2h 达高峰,24h 总量0.8~1.2mg
	毒毛花苷 K	急性心衰	每次 0.25mg,稀释静注后 5min 起效,1/2~1h 达高峰,24h 总量 0.5~0.75mg
中效	地高辛	中度心力衰竭维持治疗	0.125~0.25mg,每天 1 次,连续口服相同剂量 7d 后血浆浓度可达有效稳态

②影响洋地黄中毒的因素:**老年人、心肌缺血、低氧血症、低血钾等易致洋地黄中毒**,肝或肾功能不全、应用某些药物(如胺碘酮、维拉帕米、阿司匹林等)因降低洋地黄的排泄率亦可导致中毒。

③洋地黄中毒的处理:**立即停用洋地黄;补充钾盐**,可口服或静脉补充氯化钾,**停用排钾利尿药;纠正心律失常**,快速型心律失常可用利多卡因或苯妥英钠,一般**禁用电复律**,因易致心室颤动;缓慢型心律失常者可用阿托品 0.5~1.0mg 静注或安置临时心脏起搏器。

5)洋地黄应用注意事项:①**严格掌握剂量**。洋地黄治疗量与中毒量接近,易发生中毒,应严格按时、按医嘱剂量给药。若漏服一次,不能自行随意加服一次或下一次服药时加倍,以免中毒。②**静脉注射给药**。毛花苷丙及毒毛花苷 K 用葡萄糖溶液稀释后**缓慢静脉注射,一般需 10~15min**,并边注射边监测心率、心律。③**用药前评估**。询问病人是否用过洋地黄类药物(具体的药名、剂型、剂量和用药时间),有无胃肠道和神经系统症状;**测量心率及心律,测量时间不少于 1min**;检查心电图、血电解质和肝、肾功能。④**用药后评估**。密切观察疗效及中毒反应。若病人出现消化道或神经症状,或**成人心率 <60 次 /min,或心率突然明显增快,或节律由规则变为不规则或由不规则突然变为规则,应考虑洋地黄中毒**,要立即停药,并通知医生配合处理。⑤注意药物配伍禁忌。**洋地黄不与钙剂**、奎尼丁、维拉帕米、硝苯地平、抗甲状腺药物等同用,以免增加毒性。⑥监测。遵医嘱定期监测心电图、血钾及血中地高辛浓度。⑦与排钾利尿药同时应用时注意补钾。

(二)气体交换受损

1. 护理目标　病人呼吸困难减轻,发绀消失,血气分析指标维持在正常范围。

2. 护理措施

(1)休息与体位:病人有明显呼吸困难时应卧床休息。劳力性呼吸困难者,应减少活动量,以不引起症状为度;夜间阵发性呼吸困难者,应选择高枕卧位或半卧位,加强夜间巡视;端坐呼吸者,使用床上小桌,让病人扶桌休息,必要时双腿下垂。伴胸腔积液或腹水者宜采取半卧位,无明显呼吸困难的下肢水肿者,可抬高下肢,利于静脉回流。注意病人体位的舒适与安全,可用枕或软垫支托肩、髋、骶、膝部位,避免受压,必要时加床栏防止坠床。保持病室安静、整洁,温度与湿度适宜。适当开窗通风,每次 15~30min,注意不要让风直接对着病人,通风时注意保暖。可根据心功能情况决定休息原则,根据症状、体征选择适当的体位。病人衣着宜宽松,盖被轻软,以减轻憋闷感。

(2)氧疗:对缓解呼吸困难,保护心脏功能,减少缺氧性器官功能损害有重要意义。

(3)控制输液量及速度:病人 24h 输液总量及滴速宜少宜慢,注意观察病人反应。

(4)心理疏导:呼吸困难病人因日常生活及睡眠受影响而烦躁、焦虑。应安慰鼓励病人,稳定病人情绪,以降低交感神经兴奋性,有利于减轻呼吸困难。

(5)病情监测:密切观察呼吸困难有无改善,发绀是否减轻,听诊肺部湿啰音是否减少,监测血气分析结果是否正常等。

(三) 体液过多

1. 护理目标　水肿、腹水减轻或消失。

2. 护理措施

(1) 休息与体位：心衰病人充分的体力和精神休息，利于心功能的恢复。水肿者选择抬高下肢以利于静脉回流，增加回心血量。

(2) 饮食：心衰水肿病人要限制钠盐摄入，限制含钠高的食物，告诉病人及家属低盐饮食的重要性并督促执行。

(3) 遵医嘱正确使用利尿药，注意观察不良反应。

(4) 控制液体入量：心衰病人补液量以"量出为入"为原则，控制输液速度和总量，避免输注氯化钠溶液。

(5) 保护皮肤：保持床褥清洁、平整、干燥，嘱病人衣着柔软、宽松。协助病人定时变换体位，膝、踝及足跟处可垫软枕以减轻局部压力。使用便盆时动作轻柔，勿强行推拉，以防擦伤皮肤。使用热水袋时水温不宜太高，防止烫伤。心衰病人因呼吸困难被迫采取半卧位或端坐位的病人，骶尾部受压最易发生压疮，可用减压敷料保护皮肤。

(6) 病情观察：每日在同一时间、着同类服装、用同一体重计测量体重，时间选择在病人晨起排尿后、早餐前最适宜。有腹水者每天测量腹围。观察水肿的部位、范围及压陷程度，询问病人有无厌食、恶心、腹部不适，注意颈静脉充盈程度和肝脏大小，以判断病情进展和药物疗效。准确记录 24h 出入量，若尿量 <30ml/h，应报告医生。

(四) 活动无耐力

1. 护理目标　病人活动耐力逐渐增加。

2. 护理措施

(1) 评估病人的活动耐力水平：询问病人活动后是否出现不适，哪些活动后出现不适，是在快步行走、上楼梯或提重物时出现，还是在穿衣、沐浴、洗漱时出现，还是休息状态下出现，以判断其心功能状态。

(2) 制订康复锻炼计划：与病人及家属一起确定活动量和持续时间，循序渐进增加活动量，病人可遵循卧床休息、床边活动、病室内活动、病室外活动、上下楼梯的活动步骤。并根据病人身体状况和活动时的反应，适当调整活动持续时间和频度。当病人活动耐力有所增加时给予鼓励，增强病人信心。但应避免剧烈运动。

> 📖 **知识拓展**
>
> #### 床边坐椅子法
>
> 病人下床，坐在床边的椅子上，开始时 10~20min/ 次，2 次 /d，逐渐增加时间与次数。

(3) 协助和指导病人生活自理：在活动耐力允许的情况下，鼓励病人尽可能生活自理，避免病人养成过分依赖的习惯。教会病人活动及自理时的省力技巧，如床上活动时抬高床头以助于起身，床边及室内活动时使用房中的辅助设施，如床栏杆、椅背及走廊、厕所、浴室内的扶手等。将经常使用的物品放在容易拿到的地方，以恒定而慢的速度进行活动，或两项活动之间穿插休息、洗漱等。

(4) 监测活动过程中的反应:若病人活动过程中出现心前区不适、呼吸困难、头晕眼花、面色苍白、疲乏时,应立即停止活动,就地休息,并调整康复锻炼计划。休息后症状仍不缓解应报告医生,及时处理。

(五) 健康教育

1. 疾病知识指导　指导病人及家属了解心力衰竭的诱因,如感染、过度劳累、饱食、情绪激动、输液过快过多等。注意保暖,保持情绪稳定,避免激动、紧张。育龄妇女应在医生指导下决定是否妊娠与自然分娩。

2. 饮食　向病人及家属强调心衰病人应该选择低盐、清淡、易消化的饮食,少食多餐,避免进食产气食物及浓茶、咖啡、辛辣等刺激性食物;戒烟、酒。注意改善烹饪技巧,以增加病人食欲,保证营养摄入。选择富含维生素、钾、镁和纤维素的食品。

3. 休息与活动　指导病人根据心功能状态进行体力活动锻炼。活动应循序渐进,以不出现心悸、气急为原则。合理安排休息与活动,保证充足睡眠。

4. 自我监测　教会病人在服地高辛之前自测脉搏,当脉搏在 60 次 /min 以下时停服药物,及时到医院就诊。当发现体重或症状有变化时亦应及时就诊。

5. 遵医嘱用药　告诉病人及家属药物的名称、服用方法、剂量、副作用及注意事项。如有不适,及时就诊。嘱病人定期到医院随访。

6. 照料者指导　告诉家属给予病人积极支持,帮助病人树立战胜疾病的信心,保持心情愉悦,积极配合治疗。必要时教会家属掌握 CPR 技术。

【护理评价】

病人血压、心率、尿量是否正常,是否能叙述洋地黄中毒的表现,一旦发生中毒,是否能及时发现和控制;病人呼吸困难是否减轻,发绀是否消失,血气分析指标是否维持在正常范围;水肿、腹水是否减轻或消失;是否能说出限制最大活动量的指征,自觉遵循活动计划,活动耐力逐渐增加;病人是否掌握心衰的相关知识,能够避免引起心衰的诱因。

二、急性心力衰竭病人的护理

急性心力衰竭(acute heart failure,AHF)是指心衰急性发作和 / 或加重的一种临床综合征。临床上以急性左心衰竭最常见,表现为急性肺水肿或心源性休克,是严重的急危重症,抢救是否及时与预后密切相关。

📖 知识拓展

急性肺水肿的发病机制

急性心脏病变引起心脏收缩力突然严重减弱,或左心室瓣膜急性反流,心排血量急剧减少,左心室舒张末压迅速升高,肺静脉回流不畅导致肺静脉压快速升高,肺毛细血管压随之升高,使血管内液体渗入到肺间质和肺泡内,形成急性肺水肿。

【护理评估】

(一) 健康史

心脏解剖或功能的突发异常,使心排血量急剧降低和肺静脉压突然升高从而发生急性左心衰竭。常见的病因有：

1. 急性心肌坏死和/或损伤　如急性心肌梗死、急性重症心肌炎等。

2. 急性血流动力学障碍　如重度主动脉瓣或二尖瓣狭窄、高血压急症、感染性心内膜炎引起的瓣膜穿孔、腱索断裂等。

3. 慢性心衰急性加重　诱因如肺部感染、快速型心律失常或严重缓慢型心律失常、输液过多过快、体力或精神负荷突然增加（如用力大便、情绪激动）等。

（二）临床表现

病人突然发生重度呼吸困难，**呼吸频率达30~50次/min**，端坐呼吸，频繁咳嗽，**咳粉红色泡沫痰**。病人极度烦躁不安，可有面色苍白或发绀、大汗、皮肤湿冷、尿量显著减少。肺水肿早期血压可一过性升高，若不能及时纠正，血压可持续下降直至休克。听诊两肺满布湿啰音和哮鸣音，心率快，心尖部可闻及舒张期奔马律，肺动脉瓣第二心音亢进。

（三）心理-社会状况

因病情突然加重及严重呼吸困难，病人常产生濒死恐惧心理，家属亦表现紧张不安。

【抢救配合与护理】

1. 体位　协助病人取坐位，双腿下垂，以减少静脉回流，减轻心脏负担。病人常烦躁不安，谨防坠床跌伤。

2. 吸氧　首先保证气道开放，立即给予高流量鼻导管吸氧，6~8L/min，**湿化瓶加入20%~30%酒精湿化，以降低肺泡内泡沫表面张力，使泡沫破裂，改善通气功能**。病情特别严重者采用面罩呼吸机持续加压（CPAP）或双水平气道正压（BiPAP）给氧。

3. 心理疏导　焦虑或恐惧可导致交感神经兴奋性升高，使呼吸困难加重。医护人员在抢救中要保持镇静、操作熟练、忙而不乱，使病人产生信任、安全感。避免在病人面前讨论病情，以减少误解。必要时可留一亲属陪伴病人，护士应与病人保持密切接触，提供情感支持。

4. 迅速开放2条静脉通路，遵医嘱正确用药，注意观察疗效与不良反应。

（1）吗啡：吗啡3~5mg静注，必要时每间隔15min重复1次，共2次或3次。老年病人适当减量或改为肌注。吗啡可镇静，同时扩张静脉和小血管而减轻心脏负荷。注意观察病人有无呼吸抑制或心动过缓、血压下降等不良反应。呼吸衰竭、昏迷、严重休克病人禁用。

（2）快速利尿：呋塞米20~40mg于2min内静脉注射，4h后可重复1次。除利尿作用外，还有静脉扩张作用，有利于肺水肿缓解。注意观察病人尿量及血压情况。

（3）血管扩张剂：应用硝普钠、硝酸甘油静脉滴注，有条件者用输液泵控制滴速，严格按医嘱监测血压，根据血压调整剂量，**维持收缩压在90~100mmHg**。

1）硝普钠：为动、静脉血管扩张剂，起始剂量0.3μg/（kg·min）静脉滴注，根据血压逐步加量。硝普钠见光易分解，**应现配现用，避光输入**，溶液的保存与应用不超过24h。因含有氰化物，用药时间**不宜连续超过24h**。

2）硝酸甘油：扩张小静脉。一般从10μg/min开始，每10min调整1次，每次增加5~10μg。

3）重组人脑钠肽（rhBNP）：具有扩张动脉和静脉、利尿、抑制RAAS和交感神经作用。疗程一般为3d。

（4）洋地黄制剂：毛花苷丙静脉给药最适合于快速心房颤动并心室扩大伴左心室收缩功能不全的病人。首剂0.4~0.8mg，2h后可酌情再给0.2~0.4mg。

（5）氨茶碱：氨茶碱0.25g缓慢静脉滴注，解除支气管痉挛，并有一定的增强心肌收缩力、扩张外

扫一扫,
看总结

扫一扫,
测一测

扫一扫,
自学汇

周血管的作用。

5. 病情监测　严密监测呼吸、血压、心率、心氧饱和度、血气分析、心电图等,观察病人意识、精神状态、皮肤颜色、温度及出汗情况,肺部啰音及哮鸣音的变化,记录出入量。

6. 健康指导　向病人及家属介绍急性心衰的病因,积极治疗原有心血管病。嘱病人在静脉输液前向医护人员告知有心脏病史,便于输液时控制输液量及速度。

（郭晋元）

第三节　心律失常病人的护理

> 📖 **导入情景**
>
> 李某,男,63 岁。有高血压病史多年,平时喜饮酒、抽烟。近日因心悸、气短入院。查体:心率 110 次/min,脉率 92 次/min。听诊时心律完全不规则、心音强弱不等。心电图检查:P 波消失,出现不规则的 f 波,频率为 428 次/min,QRS 波群形态和时限正常,RR 间期绝对不规则。
>
> 工作任务:
>
> 1. 指导病人正确认识心房颤动的危害及诱发因素。
>
> 2. 指导病人熟悉心房颤动的临床表现。
>
> 3. 指导病人健康的生活方式。

正常心脏兴奋起源于窦房结,并沿传导系统按顺序以一定的速度传导到心房、心室,以保证其每分钟以 60~100 次的频率有规律的收缩与舒张。心律失常(cardiac arrhythmia)是指心脏兴奋起源或传导异常导致心脏活动的频率及节律改变。

【分类】

(一) 按心律失常发生机制分类

可分为冲动形成异常和冲动传导异常两大类。

1. 冲动形成异常

(1) 窦性心律失常:①窦性心动过速;②窦性心动过缓;③窦性心律不齐;④窦性停搏;⑤病态窦房结综合征。

(2) 异位心律

1) 被动性异位心律:逸搏及逸搏心律(房性、房室交界区性、室性)。

2) 主动性异位心律:①期前收缩(房性、房室交界区性、室性);②阵发性心动过速(房性、房室交界区性、室性);③心房扑动、心房颤动;④心室扑动、心室颤动。

2. 冲动传导异常

(1) 生理性:干扰及干扰性房室分离。

(2) 病理性:①窦房传导阻滞;②房内传导阻滞;③房室传导阻滞;④束支或分支传导阻滞(左、右束支及左束支分支传导阻滞)或室内传导阻滞。

(3) 房室间传导途径异常:预激综合征。

(二) 按照心律失常发生时心率的快慢分类

按照心律失常发生时心率的快慢,可将其分为快速型心律失常(>100 次/min)与缓慢型心律失常(<60 次/min)2 类。前者包括期前收缩、心动过速、扑动和颤动等;后者包括窦性心动过缓、房室传导阻滞等。

【临床常见心律失常类型】

(一) 窦性心律失常

正常窦性心律冲动起源于窦房结,成人频率为 60~100 次/min。心电图显示窦性心律的 P 波为Ⅰ、Ⅱ、aVF 导联直立、aVR 导联倒置,PR 间期 0.12~0.20s。

1. 窦性心动过速 成人窦性心律的频率超过 100 次/min 称为窦性心动过速(sinus tachycardia)。

(1)健康史:①窦性心动过速大多属生理现象,常见原因为健康人、吸烟、饮含咖啡因的饮料、饮酒、剧烈运动及情绪激动时。②病理状态,如发热、甲状腺功能亢进、贫血、休克、心肌缺血、心力衰竭以及应用肾上腺素、阿托品等药物。

(2)临床表现:可无症状或自觉心悸。

(3)心电图特点:窦性 P 波规律出现,频率大多在 100~150 次/min 之间,PP 间期 <0.6s(图 3-6)。

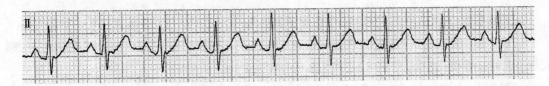

图 3-6 窦性心动过速
Ⅱ导联的 P 波向上,PR 间期 0.14s,心率 115 次/min。

(4)治疗要点:窦性心动过速治疗应针对病因和去除诱发因素,必要时应用 β 受体拮抗药如美托洛尔、非二氢吡啶类钙通道阻滞药如地尔硫䓬可减慢心率。

2. 窦性心动过缓 成人窦性心律的频率低于 60 次/min 称为窦性心动过缓(sinus bradycardia)。

(1)健康史:常见于健康的青年人、运动员、睡眠状态;窦房结病变和急性下壁心肌梗死亦常发生;其他原因可见于颅内高压、严重缺氧、低温、甲状腺功能减退、阻塞性黄疸、洋地黄过量及应用抗心律失常药物等。

(2)临床表现:心动过缓多无自觉症状,当心动过缓时,病人出现心排血量不足,可感胸闷、头晕等症状。

(3)心电图特点:窦性 P 波规律出现,**频率 <60 次/min,PP 间期 >1s**。常同时伴窦性心律不齐(不同 PP 间期的差异大于 0.12s)(图 3-7)。

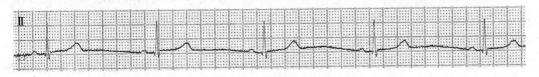

图 3-7 窦性心动过缓
Ⅱ导联 P 波向上,PP 间期 1.56s,心率约 38 次/min。

(4)治疗要点:**无症状的窦性心动过缓通常无需治疗**。如因心动过缓而出现症状时可应用阿托品或异丙肾上腺素等药物,若心率缓慢显著伴相关症状者,应考虑安置心脏起搏器。

3. 窦性停搏　窦性停搏(sinus pause)又称窦性静止,指窦房结在一定时间内不能产生冲动,由低位起搏点发出逸搏或逸搏心律控制心室。

(1)健康史:①迷走神经张力增高或颈动脉窦过敏;②急性下壁心肌梗死、窦房结变性与纤维化、脑血管意外等病变;③应用乙酰胆碱、洋地黄类药物也可引起窦性停搏。

(2)临床表现:过长时间的窦性停搏,并且无逸搏发生时,病人可出现头晕、黑朦、晕厥,严重者可发生阿 - 斯综合征,甚至死亡。

(3)心电图特点:心电图表现为在较正常 PP 间期显著长的间期内无 P 波发生,或 P 波与 QRS 波群均不出现,长的 PP 间期与基本的窦性 PP 间期无倍数关系(图 3-8)。

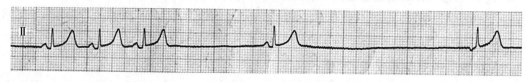

图 3-8　窦性停搏

(4)治疗要点:对无症状者,不必治疗,定期随诊观察;对有症状者应尽早安装人工心脏起搏器。

4. 病态窦房结综合征(sick sinus syndrome,SSS)　简称病窦综合征,是由窦房结或周围组织病变所引起的起搏和 / 或冲动传出障碍,产生多种心律失常的综合表现。

(1)健康史:众多病变过程,如硬化与退行性变、纤维化与脂肪浸润、淀粉样变性、甲状腺功能减退等均可损害窦房结,导致窦房结起搏与窦房结功能障碍;窦房结周围神经和心房肌的病变、窦房结动脉供血减少也是病窦综合征的病因。迷走神经张力增高、某些抗心律失常药物抑制窦房结功能,导致窦房结功能障碍。

(2)临床表现:病人出现与心动过缓有关的心、脑等脏器供血不足的症状,如发作性头晕、黑朦、乏力,严重者可发生晕厥。如有心动过速发作,可出现心悸、心绞痛等症状。

(3)心电图特点:①持续而显著的窦性心动过缓(50 次 /min 以下);②窦性停搏与窦房传导阻滞;③窦房传导阻滞与房室传导阻滞并存;④慢 - 快综合征,指心动过缓与房性快速型心律失常(如房性心动过速、心房扑动、心房颤动)交替出现;⑤房室交界区性逸搏心律等。

(4)治疗要点:无心动过缓有关症状,不必治疗,仅定期随诊观察。有症状的病人应接受起搏器治疗。慢 - 快综合征者心动过速发作时,单独应用抗心律失常药物治疗可加重心动过缓,若起搏治疗后,病人仍有心动过速发作,可同时应用抗心律失常药物。

(二) 期前收缩

期前收缩(premature beat)是**临床最常见的心律失常**,是由于窦房结以外的异位起搏点兴奋性升高,过早发出冲动引起的心脏搏动。根据异位起搏点的部位不同,可将期前收缩分为房性、房室交界性、室性三类,其中**以室性最为常见**。

临床上将偶尔出现的期前收缩称为偶发性期前收缩,如 **>5 次 /min 为频发期前收缩;每一个窦性搏动后出现一个期前收缩称二联律**;每两个窦性搏动后出现一个期前收缩称为三联律;每一个窦性搏动后出现两个期前收缩称为成对期前收缩;同一导联内,期前收缩形态相同为单源,若形态不同为多源。

1. 健康史 ①生理性:正常人发生期前收缩的机会随年龄的增长而增加,在精神或体力过分疲劳、情绪紧张、过多饮酒或饮茶、吸烟时易发生。②病理性:各种器质性心脏病如冠心病、心肌病、心肌炎、心瓣膜病等可引起期前收缩。③药物作用、电解质紊乱等亦能诱发。

2. 临床表现 病人是否有症状或症状的轻重程度与期前收缩的频发程度不一定直接相关。病人可有心悸或突感一次心跳加重或有心搏暂停感,类似电梯快速升降的失重感觉。听诊心律不齐,第二心音减弱,仅能听到第一心音,其后出现较长的停歇。脉搏减弱或消失。

3. 心电图特点

(1)房性期前收缩:①P′波提前发生,与窦性P波形态略有不同。②提前发生的P′波PR间期大于0.12s;③提前P′波后下传的QRS波群形态正常;④期前收缩后常见不完全性代偿间歇(图3-9)。

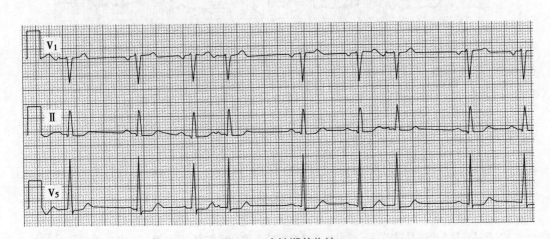

图3-9 房性期前收缩

同步记录 V₁、Ⅱ、V₅ 导联心电图,第1、4、7为房性期前收缩。

(2)房室交界性期前收缩:①提前出现的QRS波群,其形态与窦性心律相同;②逆行P波位于QRS波群前(PR间期<0.12s),中或后(RP间期<0.20s)。③期前收缩后的代偿间歇大多完全(图3-10)。

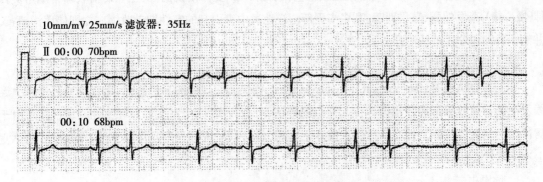

图3-10 交界性期前收缩

Ⅱ导联第2、4、7个QRS波群提前发生,形态正常,其前有逆行P波,PR间期<0.12s。

(3)室性期前收缩:①提前发生的QRS波群,宽大畸形,时限超过0.12s,其前无相关的P波。②ST段与T波的方向与QRS波群的主波方向相反;③室性期前收缩与其前面的窦性搏动之间期(称为配对间期)恒定。④室性期前收缩后有完全性代偿间歇(即包含室性期前收缩在内前后两个下传的窦性搏动之间期,等于两个窦性RR间期之和)(图3-11)。

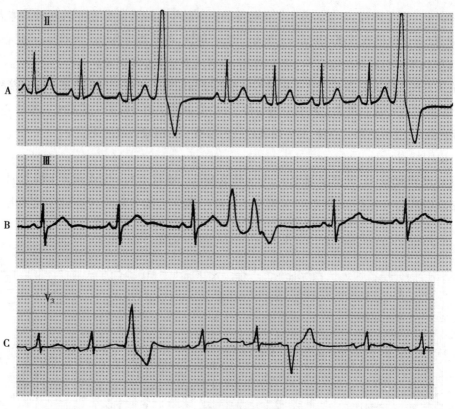

图 3-11 室性期前收缩

A. Ⅱ 导联第 4、9 个 QRS 波群提前发生,明显增宽畸形,其前无 P 波,其后有完全代偿间歇;
B. Ⅲ 导联第 3 个窦性搏动后连续发生两个增宽畸形的 QRS 波群,其前无 P 波;C.V$_3$ 导联第 3、
6 个 QRS 波群提前发生,增宽畸形,形态各异,为多源性室性期前收缩。

4. 治疗要点　积极治疗病因,去除诱因(如吸烟、饮酒与咖啡等);偶发期前收缩无需特殊治疗,也可用小量镇静药或 β 受体拮抗药;对症状明显、呈联律的期前收缩需应用抗心律失常药物治疗,如**频发房性、交界性期前收缩常选用维拉帕米(异搏定)、β 受体拮抗药等;室性期前收缩常选用美西律(慢心律)、普罗帕酮、莫雷西嗪、利多卡因等**。洋地黄中毒引起的室性期前收缩应立即停用洋地黄,并给予补钾和苯妥英钠治疗。

(三) 阵发性心动过速

阵发性心动过速(paroxysmal tachycardia)是一种快速而规律的异位心律,**由三个或三个以上连续发生的期前收缩形成**。根据异位起搏点的部位,可分为房性、房室交界性和室性心动过速。由于房性与房室交界性阵发性心动过速在临床上常难以区别,故统称为阵发性室上性心动过速,简称室上速。室性心动过速简称室速。

1. 健康史

(1)阵发性室上性心动过速:病人通常无器质性心脏病表现,不同性别与年龄均可发生。

(2)室性心动过速:多见于各种器质性心脏病的病人,最常见为急性心肌梗死病人,其他如心肌病、心力衰竭、心脏瓣膜病、电解质紊乱等,亦有个别发生于无器质性心脏病者。

2. 临床表现

(1)阵发性室上性心动过速的临床特点为**突然发作、突然终止**,可持续数秒、数小时甚至数日,发作时病人可感心悸、头晕、胸闷、心绞痛,严重者发生心力衰竭、休克。症状轻重取决于发作时的心率及持续时间。听诊心室率可达 150~250 次 /min，大多心律绝对规则，心尖部第一心音强度恒定。

（2）室性心动过速临床症状的轻重视发作时心室率、持续时间、基础心脏病变和心功能状况不同而异。发作时间短于 30s 称为非持续性室性心动过速，病人通常无症状。发作时间超过 30s 称为持续性室性心动过速，可出现血压下降、呼吸困难、心绞痛、晕厥等。听诊心律轻度不规则，第一心音强度不等。

3. 心电图特点

（1）室上性心动过速：①**心率 150~250 次 /min**，节律规则。② QRS 波群形态与时限和窦性 QRS 波群相同；③ P 波不易辨认；④起始突然，通常由 1 个房性期前收缩触发（图 3-12）。

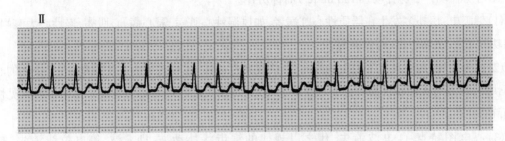

图 3-12　阵发性室上性心动过速

Ⅱ导联示连续快速规则的 QRS 波群，其形态和时限均正常，频率 212 次 /min，未见明显 P 波。

（2）室性心动过速：① 3 个或以上的室性期前收缩连续出现；② QRS 波群形态畸形，时限超过 0.12s；T 波方向与 QRS 波群主波方向相反。③**心室率通常为 100~250 次 /min**；心律规则，也可略不规则。④房室分离，P 波与 QRS 波群无固定关系。⑤心室夺获与室性融合波是诊断室性心动过速的重要依据（图 3-13）。

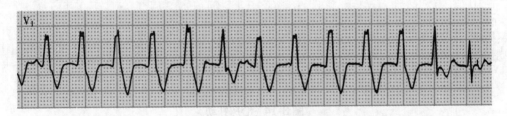

图 3-13　室性心动过速

V₁ 导联快速、增宽畸形的心室波群，时限 0.12s，频率 136 次 /min，RR 间期略不规则，其间有独立的窦性 P 波活动；第 6、12 个 QRS 波群为室性融合波；第 13 个 QRS 波群为心室夺获。

4. 治疗要点

（1）阵发性室上性心动过速

①兴奋迷走神经的方法：刺激咽后壁诱导恶心；Valsalva 动作（深吸气后屏气，再用力作呼气动作）；按摩颈动脉窦（病人取仰卧位，先右侧，每次 5~10s，切勿双侧同时按摩）；按压眼球（高度近视及青光眼禁用）；将面部浸入冰水等。

②药物治疗：**首选腺苷**，6~12mg，快速静注，无效改用维拉帕米或地尔硫䓬。

③伴有心力衰竭者，可用毛花苷丙静注。

（2）室性心动过速：无器质性心脏病病人发生短暂室性心动过速，如无症状，处理原则同室性期前收缩；持续性室性心动过速发作，无论有无器质性心脏病，均应给予治疗。**首选利多卡因静脉注射**，发作控制后继续利多卡因静脉滴注以防复发；也可选用胺碘酮、普罗帕酮。药物治疗无效，或病人已出现低血压、休克、心绞痛、心力衰竭、脑血流灌注不足时，立即行**同步直流电复律。洋地黄中毒引起的室性心动过速，首选苯妥英钠静脉注射，不宜用电复律。**

（四）扑动与颤动

当自发性异位搏动的频率超过心动过速的范围时，形成的心律称为扑动或颤动。根据异位搏动起源的部位不同可分为心房扑动与颤动、心室扑动与颤动。**心房颤动是仅次于期前收缩的常见心律失常**，远较心房扑动多见。**心室扑动与颤动是最危重的心律失常。**

1. 心房扑动　心房扑动（atrial flutter）简称房扑。

（1）健康史：房扑多发生在器质性心脏病者，如风湿性心脏病、冠心病、心肌病、慢性心力衰竭、甲状腺功能亢进、酒精中毒、心包炎等。

（2）临床表现：房扑具有不稳定的倾向，可恢复窦性心律，也可进展为心房颤动，心房扑动的心室率不快时，病人可无症状。房扑伴有极快的心室率，可诱发心绞痛与心力衰竭。体格检查可见快速的颈静脉扑动。

（3）心电图特点：①P 波消失，代之以规律的锯齿状扑动波，即 F 波，等电位线消失，频率 250~350 次 /min。②心室率是否规则，取决于房室传导比例是否恒定，F 波与 QRS 波群最常见比例为 2:1。当房室传导比例变化时，心室律不规则。③QRS 波群形态正常，当出现室内差异传导时，QRS 波群增宽、形态异常（图 3-14）。

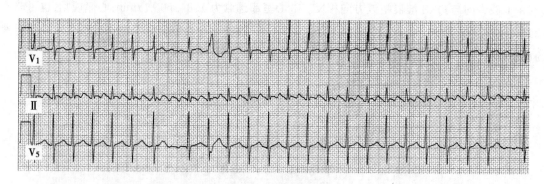

图 3-14　心房扑动

心房扑动波频率约 300 次 /min，Ⅱ 导联为正向，V₁ 导联为正负向。

心房扑动波多为 2:1 传导，间断 4:1 至心室。

（4）治疗要点：应针对原发疾病治疗。**最有效的终止房扑的方法是直流电复律。** β 受体拮抗药、钙通道阻滞药、洋地黄制剂能有效减慢房扑的心室率。胺碘酮对转复心房扑动及预防复发有一定疗效。

2. 心房颤动　心房颤动（atrial fibrillation）简称房颤，是临床最常见的心律失常之一。为心房内产生极快的冲动，心房内心肌纤维极不协调地乱颤，心房失去了有效的收缩和舒张。

（1）健康史：正常人在情绪激动、手术后、运动或大量饮酒时发生。常发生于原有心血管疾病者，如风湿性心瓣膜病、冠心病、高血压性心脏病、心力衰竭、心肌病、缩窄性心包炎、感染性心内膜炎、甲状腺功能亢进以及慢性肺源性心脏病等。

（2）临床表现：房颤的发作呈阵发性或持续性。房颤的症状受心室率快慢的影响。心室率 <150 次 /min，病人可有心悸、气促、心前区不适等症状；当心室率 >150 次 /min 可因心排血量降低而发生心绞痛或心衰。心脏听诊第一心音强弱不等,心律绝对不规则,发生脉搏短绌现象。房颤易形成左心房附壁血栓,若脱落可引起动脉栓塞,如脑栓塞、肢体动脉栓塞、视网膜动脉栓塞。

(3)心电图特点:①P波消失,代之以大小不等、形态不一、不规则的 **f 波**,频率为 350~600 次 /min。②**心室率极不规则**,通常在 100~160 次 /min。③QRS 波群形态通常正常,RR 间期完全不规则。当发生室内差异性传导时,QRS 波群增宽变形(图 3-15)。

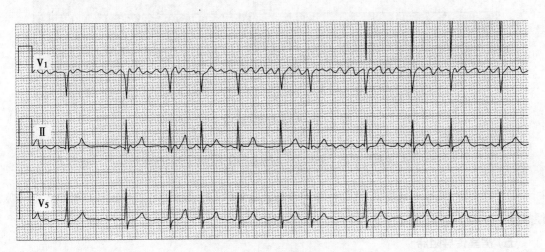

图 3-15 心房颤动

图中各导联 P 波消失,代之以大小不等、形态各异的心房颤动波(f 波),频率约 400 次 /min,
QRS 波群形态和时限正常,RR 间期绝对不规则,频率约 103 次 /min。

(4)治疗要点

1)积极寻找房颤的原发疾病和诱发因素,作出相应处理。

2)控制心室率:可选用 β 受体拮抗药、钙通道阻滞药、洋地黄等药物,控制目标为静息时心率 80~100 次 /min,活动后在 110 次 /min 以内。

3)转复窦性心律

①药物复律:**常用胺碘酮**,亦可选用多非利特、普罗帕酮、索他洛尔等药物,但临床疗效均不及胺碘酮。

②同步直流电复律:急性期应首选电复律治疗。对持续性房颤病人,如有恢复正常窦性心律的指征,可用**同步直流电复律**或药物复律,也可应用射频消融治疗。

4)抗凝:房颤病人栓塞发生率较高,一般需口服华法林抗凝。

3. 心室扑动(ventricular flutter)与心室颤动(ventricular fibrillation) **为最严重的致命性心律失常**。心室扑动时心室有快而微弱无效的收缩;心室颤动时则心室内各部分肌纤维极不协调地乱颤,两者对血流动力学的影响均等同于心室停搏。

(1)健康史:常见于缺血性心脏病、洋地黄中毒、严重低血钾、心脏手术、电击伤等也可引起。此外,抗心律失常药物、严重缺氧、预激综合征合并房颤与极快的心室率等亦可引起。

(2)临床表现:室颤一旦发生,病人表现为意识丧失、发绀、抽搐,听诊心音消失,脉搏触不到,血压亦无法测到,继而呼吸停止,瞳孔散大甚至死亡。

(3)心电图特点:心室扑动呈正弦波图形,波幅大而规则,频率 150~300 次 /min,有时难与室性心动过速鉴别。心室颤动时 QRS 波群与 T 波消失,呈形状、振幅、频率高低各异、完全无规则的**波浪状曲线**(图 3-16)。

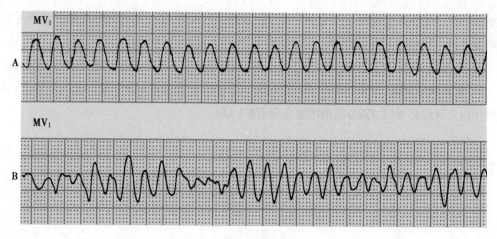

图 3-16　心室扑动与心室颤动

A. 监护各导联呈连续的波动,形态像正弦波,频率 230 次 /min,无法分辨 QRS-T 波群,为心室扑动;

B. 监护各导联呈形态、振幅各异的不规则波动,频率 310 次 /min,QRS-T 波群消失,为心室颤动。

(4)治疗要点:**室颤一旦发生,立即行非同步直流电复律**。配合胸外心脏按压和口对口人工呼吸,经静脉注射复苏药物和抗心律失常药物等抢救措施。

(五) 房室传导阻滞

房室传导阻滞(atrioventricular block,AVB)又称房室阻滞,指心房冲动传导延迟或不能传导至心室。阻滞可发生在房室结、希氏束及束支等不同部位,按阻滞程度可分为三度。第一度房室传导阻滞只有传导速度变慢,所有窦房结冲动均可传到心室;第二度房室传导阻滞有部分窦性冲动不能下传心室;第三度房室传导阻滞所有窦性冲动均不能下传心室。

1. 健康史　多见于器质性心脏病,如急性心肌梗死、冠状动脉痉挛、心肌炎、心肌病、原发性高血压、心脏手术、电解质紊乱、药物中毒等。偶见于迷走神经张力增高的正常人或运动员,常发生在夜间。

2. 临床表现

(1)一度房室传导阻滞:病人通常无症状,听诊第一心音减弱。

(2)二度房室传导阻滞:病人可有心悸和心搏脱漏感。二度 I 型(文氏型)房室传导阻滞病人第一心音逐渐减弱并有心搏脱漏;二度 II 型(莫氏型)病人亦有心搏脱漏,但第一心音强度恒定。

(3)三度房室传导阻滞(完全性房室传导阻滞):是一种严重的心律失常,症状取决于心室率的快慢与伴随病变,症状包括疲倦、乏力、心悸、头晕、晕厥、心绞痛、心衰等,若心率过慢可引起阿 - 斯综合征,甚至猝死。

3. 心电图特点

(1)一度房室传导阻滞:PR 间期 >0.20s,无 QRS 波群脱落(图 3-17)。

(2)二度房室传导阻滞:二度 I 型房室传导阻滞的特征为 PR 间期逐渐延长,直至 P 波后的 QRS 波群脱落,之后 PR 间期又恢复以前的时限,如此周而复始(图 3-18)。二度 II 型房室传导阻滞的特征为 PR 间期固定(可正常或延长),每隔 1、2 个或 3 个 P 波后有 QRS 波脱落(图 3-19)。

(3)三度房室传导阻滞:为完全性房室传导阻滞,心房和心室独立活动,PP 间期相等,RR 间期相等,P 与 QRS 波群无关(房室分离),心室率慢于心房率(图 3-20)。

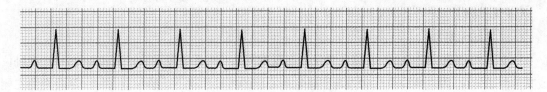

图 3-17 一度房室传导阻滞

各导联每个 P 波后均跟随 QRS 波群,PR 间期为 0.28s。

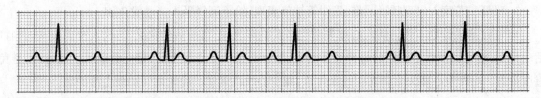

图 3-18 二度 I 型房室传导阻滞

P 波规律出现,PR 间期逐渐延长,直到 P 波下传受阻,脱漏一个 QRS 波群。

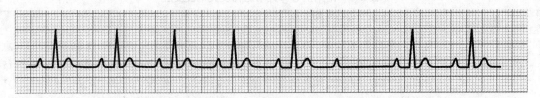

图 3-19 二度 II 型房室传导阻滞

P 波规律出现,PR 间期恒定,部分 P 波后无 QRS 波群。

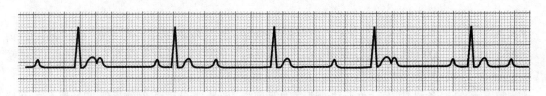

图 3-20 三度房室传导阻滞

图中窦性 P 波规则,QRS 波群节律规则,P 波与 QRS 波群互不相关。

4. 治疗要点 应针对不同病因进行治疗,如为洋地黄中毒引起者应立即停药。一度或二度 I 型房室传导阻滞,心室率不过于缓慢且无症状,无需抗心律失常治疗。二度 II 型或三度房室传导阻滞病人,如心室率缓慢,伴有明显症状或血流动力学障碍,出现阿 - 斯综合征时,应立即给予心脏起搏。阿托品、异丙肾上腺素仅适用于无起搏条件的应急情况。

> 边学边练
> 实训 8 心律失常病人的护理

【常见护理诊断 / 合作性问题】

1. 活动无耐力 与心律失常导致心排血量减少有关。

2. 潜在并发症:猝死。

3. 有受伤的危险 与心律失常引起的头晕、晕厥有关。

4. 知识缺乏:缺乏心律失常预防及用药知识。

【护理措施】

（一）活动无耐力

1. **休息与体位** 嘱病人当心律失常发作出现胸闷、心悸、头晕等不适时采取高枕卧位、半卧位或其他舒适体位，因左侧卧位时病人常能感觉到心脏的搏动使得不适感加重，因此，**尽量避免左侧卧位**。

2. **饮食** 给予病人易消化、富含纤维素的食物，少量多餐，避免摄入刺激性食物如咖啡、浓茶等，避免饱餐，戒烟酒。心力衰竭时应限制钠盐的摄入。

3. **吸氧** 若病人出现呼吸困难、发绀等缺氧表现，给予氧气吸入。一般 2~4L/min。

4. **制订活动计划** 评估病人心律失常类型及临床表现，目前活动状况，与病人及家属共同制订活动计划，对无器质性心脏病的心律失常病人，鼓励其正常工作和生活，建立健康的生活方式，避免过度劳累。对严重心律失常病人应卧床休息，减少心肌耗氧量。卧床期间加强生活护理。

5. **遵医嘱用药** 严格遵医嘱给予抗心律失常药物，静注给药尽量用输液泵调节速度，力求准确。注意观察疗效和不良反应。常用抗心律失常药物及不良反应见表 3-7。

表 3-7 常用抗心律失常药物及其不良反应

药物	适应证	不良反应
奎尼丁 （quinidine）	房性与室性期前收缩；心房扑动与颤动，房室结内折返性心动过速，预激综合征；室性心动过速；预防上述心律失常复发	恶心、呕吐等消化道症状；视觉、听觉障碍，意识模糊；皮疹、发热、血小板减少、溶血性贫血；心脏方面：窦性停搏、房室传导阻滞、QT 间期延长与尖端扭转型室性心动过速、晕厥、低血压
利多卡因 （lidocaine）	血流动力学稳定的室性心动过速及心室颤动/无脉性室性心动过速（但均不作为首选）	眩晕及不同程度意识障碍；心脏方面：少数引起窦房结抑制、房室传导阻滞
美西律 （mexiletine）	急、慢性室性快速型心律失常（特别是 QT 间期延长者）；常用于小儿先天性心脏病与室性心律失常	恶心、呕吐、运动失调、震颤、步态障碍、皮疹；心脏方面：低血压（发生在静脉注射时）、心动过缓
普罗帕酮 （propafenone）	各种类型室上性心动过速；室性期前收缩，难治性、致命性室性心动过速	眩晕、味觉障碍、视物模糊；胃肠道不适；可能加重支气管痉挛；心脏方面：窦房结抑制、房室传导阻滞、加重心力衰竭
β 受体拮抗药 （β-blocker）	控制需要治疗的窦性心动过速；症状性期前收缩；心房扑动/心房颤动；多形性及反复发作单形性室性心动过速；预防上述心律失常再发；降低冠心病、心力衰竭病人猝死及总死亡率	加剧哮喘与 COPD；间歇性跛行、雷诺现象、精神抑郁；糖尿病病人可能引致低血糖、乏力；心脏方面：低血压、心动过缓、充血性心力衰竭、心绞痛病人突然撤药引起症状加重、心律失常、急性心肌梗死
胺碘酮 （amiodarone）	各种室上性（包括心房扑动与颤动）与室性快速型心律失常（不用于 QT 间期延长的多形性室性心动过速）；心肌梗死后室性心律失常、复苏后预防室性心律失常复发，尤其适用于器质性心脏病、心肌梗死后伴心功能不全的心律失常	转氨酶升高；光过敏，角膜色素沉着；胃肠道反应；甲亢或甲减；心脏方面：心动过缓，致心律失常很少发生，偶尔发生尖端扭转型室性心动过速

续表

药物	适应证	不良反应
维拉帕米 （verapamil）	各种室上性心动过速，预激综合征利用房室结作为通道的房室折返性心动过速；心房扑动与颤动时减慢心室率；某些特殊类型室性心动过速	心脏方面：已应用 β 受体拮抗药或有血流动力学障碍者易引起低血压、心动过缓、房室传导阻滞、心搏停顿；禁用于：严重心力衰竭、二、三度房室传导阻滞，心房颤动经房室旁路作前向传导、严重窦房结病变、室性心动过速、心源性休克以及其他低血压状态
腺苷 （adenosine）	房室结折返或利用房室结的房室折返性心动过速的首选药物；心衰、严重低血压者及新生儿均适用；鉴别室上速伴有室内差异性传导与室性心动过速	潮红，呼吸困难，胸部压迫感，通常持续短于 1min，可有短暂的窦性停搏、室性期前收缩或短阵室性心动过速
伊布利特 （ibutilide） 多非利特 （dofetilide）	近期发作的房扑或房颤转复，房性心动过速，阵发性室上性心动过速	心室性心律失常，特别是致 QT 间期延长后的尖端扭转型室性心动过速
决奈达隆 （dronedarone）	阵发性和持续性房颤转复后维持窦性心律	心力衰竭加重、肝功能损害、QT 间期延长
毛花苷丙 （lanatoside C）	控制房扑或房颤心室率，尤其适合心功能不全合并快速型房扑或房颤的控制	心脏方面：房室传导阻滞、室性心律失常；恶心、呕吐等消化道症状；视物模糊、黄视、绿视等神经系统症状
伊伐布雷定 （ivabradine）	用于不能耐受或禁用 β 受体拮抗药的窦性心动过速病人	心动过缓或者一度房室传导阻滞，与心动过缓相关的头晕、头痛；闪光现象（光幻觉）和复视等眼部疾病

6. 心理疏导　护理人员应向病人介绍心律失常的可治性，以消除病人的紧张情绪，保持情绪稳定。对过度烦躁、焦虑及精神敏感者，必要时遵医嘱给予镇静药。

（二）潜在并发症：猝死

1. 评估危险因素　评估引起心律失常的原因，遵医嘱配合治疗，协助纠正诱因。

2. 心电监护　对严重心律失常者持续心电监护，严密监测心率、心律、心电图、生命体征、血氧饱和度变化。出现频发（每分钟在 5 次以上）、二联律、三联律、多源性、成对的或呈 R-on-T 现象的室性期前收缩、阵发性室性心动过速、窦性停搏、二度Ⅱ型或三度房室传导阻滞，立即报告医生处理。根据引起心律失常的原因、心律失常类型评估猝死的危险性。安放电极前要用乙醇棉球清洁皮肤，电极放置部位应避开胸骨右缘及心前区，以免影响紧急电复律，电极片 1~2d 更换一次，注意观察皮肤有无发红、瘙痒等过敏反应。

3. 配合抢救　准备好抗心律失常药物及其他急救药品、除颤器、临时起搏器等，做好抢救准备。

（三）有受伤的危险

1. 评估病情　询问病人晕厥发作的诱因及先兆症状，了解晕厥发作持续时间、伴随症状。必要时心电监护，观察心律失常类型。

2. 预防受伤　有头晕、晕厥或曾有跌倒病史者应卧床休息，加强生活护理，变换体位时应缓慢，以防头晕。嘱病人避免单独外出，防止意外发生。保持情绪稳定，防止因激动或紧张而出现心律失常。一旦出现头晕、黑蒙等先兆时立即平卧，以免跌伤。

3. 遵医嘱治疗　遵医嘱给予抗心律失常药物治疗或配合人工心脏起搏治疗。

(四) 健康教育

1. 疾病知识指导　向病人及家属讲解心律失常病因、诱因,如劳累、情绪激动、饱食、寒冷刺激、不良生活习惯等,讲解心律失常发生时的症状。嘱病人注意劳逸结合、生活规律,保证充足的休息与睡眠,保持稳定的情绪。多食纤维素丰富的食物,避免摄入刺激性食物如咖啡、浓茶等,少食多餐,避免饱餐。保持大便通畅,避免排便过度屏气加重心动过缓。

2. 用药指导　说明坚持用药的重要性,告诉病人及家属药物名称、剂量、用法及不良反应,不可自行减量、停药或擅自改用其他药物,若出现异常,嘱病人及时就诊。

3. 自我监测　教会病人及家属测量脉搏的方法,每天测量脉搏以利于监测病情,对反复发生严重心律失常者,教会家属心肺复苏术以备应急之需。

(马四军)

附1:心脏电复律术的护理

心脏电复律术是在短时间内向心脏通以一定强度的电流,使心肌瞬间同时除极,消除异位性快速型心律失常,使之转复为窦性心律的方法。最早用于消除心室颤动,故亦称为心脏电除颤。

【适应证】

1. 心室颤动和扑动是绝对指征。

2. 心房颤动和扑动伴血流动力学障碍者。

3. 药物及其他方法治疗无效或有严重血流动力学障碍的阵发性室上性心动过速、室性心动过速、预激综合征伴快速型心律失常者。

【禁忌证】

1. 病史多年,心脏明显增大及心房内有新鲜血栓形成或近3个月有栓塞史。

2. 伴高度或完全房室传导阻滞的心房颤动或扑动。

3. 伴病态窦房结综合征的异位性快速型心律失常。

4. 有洋地黄中毒、低血钾时,暂不宜电复律。

【电复律种类】

1. 非同步直流电复律　不启用同步触发装置,可在任何时间放电,用于转复**心室颤动**。成人通常使用的除颤能量为200~360J。

2. 同步直流电复律　适用于除心室颤动与扑动以外的快速型心律失常。除颤器一般设有同步装置,使**放电时电流正好与心电图中的R波同步**,使电流刺激落在心室肌的绝对不应期,避免诱发心室颤动。房扑复律能量为50~100J,房颤和室上速为100~150J,室性心动过速为100~200J。

边学边练
实训9　心脏电复律的护理

【术前准备】

1. 向病人介绍电复律的目的、大致过程、可能出现的不适和并发症,取得病人合作。

2. 遵医嘱做好各项术前检查,包括电解质,肝、肾功能,心腔内是否存在血栓等。

3. 遵医嘱停用洋地黄类药物24~48h,给予改善心功能、纠正低钾血症和酸中毒的药物。心房颤动者复律前应抗凝治疗。

4. 复律前禁食 6h,排空膀胱。

5. 物品准备:除颤器、生理盐水、导电糊、纱布垫、地西泮、监护仪及心肺复苏所需的抢救设备和药物。

【操作过程】

1. 病人平卧于绝缘硬板床上,松开衣领,取下义齿,开放静脉通路,氧气吸入。术前做全导联心电图。

2. 清洁电击处皮肤,连接心电导联线,贴电极片时注意避开除颤部位。

3. 连接电源,打开除颤仪开关,选择"同步"按钮。

4. 遵医嘱地西泮 0.3~0.5mg/kg 缓慢静注,至病人睫毛反射开始消失的深度。麻醉过程中注意观察病人的呼吸。

5. 暴露胸部,将两个涂有导电糊或裹有湿盐水纱布的电极分别置于胸骨右缘 2、3 肋间和心尖部,两个电极板之间距离不少于 10cm,电极板放置要紧贴皮肤,并有一定压力。按充电钮充电到所需功率,嘱任何人避免接触病人及病床,两电极板同时放电,此时病人身体和四肢会抽动一下,通过监护仪观察病人心律是否转为窦性。根据情况决定是否需要再次电复律。

【复律后护理】

1. 病人卧床休息 24h,清醒后 2h 内避免进食水,防止恶心、呕吐。

2. 持续监护 24h,注意心律、心率变化。

3. 密切观察神志、瞳孔、呼吸、血压、皮肤及四肢活动情况,观察病人有无栓塞征象,有无皮肤烧伤、肺水肿以及各种形式的心律失常等。

4. 遵医嘱继续服用洋地黄或其他抗心律失常药物以维持窦性心律。

附 2:人工心脏起搏术的护理

人工心脏起搏(artificial cardiac pacing)是应用人工心脏起搏器发放一定形式的电脉冲刺激心脏,使之激动和收缩,模拟正常心脏的冲动形成和传导,以治疗由于某种心律失常所致的心脏功能障碍。心脏起搏器由脉冲发生器、起搏电极及其导线组成。根据起搏器应用的方式分为临时起搏器和植入式起搏器。

【起搏器的功能类型】

1. 心室按需(VVI)型起搏器 起搏电极植入心室。此型起搏器只保证心室起搏节律,不能保持房室顺序收缩,因而是非生理性的。

2. 心房按需(AAI)型起搏器 起搏电极植入心房。此型起搏器按规定的周长或频率发放脉冲起搏心房,并下传激动心室,保证心房和心室的顺序收缩。

3. 双腔(DDD)起搏器 心房和心室均放置电极。此型起搏器能保持心房和心室的顺序收缩。

4. 频率自适应起搏器 起搏器的起搏频率能根据机体对心排血量的要求自动调节适应,起搏频率加快,心排血量相应增加,满足机体生理需要。

以上心房按需起搏器、双腔起搏器、频率自适应起搏器均属于生理性起搏器。

【适应证】

1. 植入式心脏起搏

(1)伴有临床症状的任何水平的完全或高度房室传导阻滞。

(2)伴有症状的束支-分支水平阻滞,间歇性二度Ⅱ型房室传导阻滞。

(3)病态窦房结综合征或房室传导阻滞,有明显临床表现或虽无症状,逸搏心律 <40 次 /min 或心脏停搏 >3s。

(4)有窦房结功能障碍或房室传导阻滞的病人,必须采用具有减慢心率的药物治疗时,应植入起搏器。

(5)反复发作的颈动脉窦性晕厥和血管迷走性晕厥,以心脏反应为主者。

(6)药物治疗效果不满意的顽固性心力衰竭。

2. 临时心脏起搏 适用于阿 - 斯综合征发作、心脏介入或手术引起的一过性完全性房室传导阻滞等,辅助用于诊断性心脏电生理检查,预防性应用于一些特殊检查与治疗过程中可能出现明显心动过缓的病人,也可作为已安装起搏器者更换新起搏器时的过渡。

【方法】

1. 临时起搏 将电极导管经外周静脉穿刺(常用股静脉,其次为贵要静脉、锁骨下静脉)送入右心室,将电极接触到心内膜,起搏器置于体外。放置时间不宜太长,以免发生感染。一般不超过 1 个月。

2. 植入式起搏 ①单腔起搏:将单极电极导线从头静脉、锁骨下静脉或颈内静脉送至右心室,将脉冲发生器埋藏于前胸壁胸大肌皮下组织。②双腔起搏:将心房起搏电极导线置于右心房,心室起搏电极置于右心室。该方法适用于需长期起搏的病人。

> 边学边练
> 实训 10 人工心脏起搏术的护理

【术前准备】

1. 解释 向病人及家属介绍安置起搏器的必要性和安全性,手术过程和注意事项,消除病人的思想顾虑和紧张情绪。

2. 术前检查 指导病人完成术前必要的检查,如血常规、尿常规、血型、出凝血时间、胸片、心电图、动态心电图等。

3. 皮肤准备 临时起搏备皮范围为会阴部及双侧腹股沟;植入式起搏备皮范围是右上胸部,包括颈部和腋下。备皮时动作要轻柔,切勿损伤皮肤,注意保护病人隐私,备皮完毕清洁局部皮肤。

4. 抗生素皮试。

5. 术前训练 训练病人平卧位床上排尿,以免术后不习惯卧床体位而出现排尿困难。

6. 应用抗凝剂者需停用至凝血酶原时间恢复正常。

7. 术前保证充足睡眠,必要时应用地西泮。

8. 建立静脉通路,使用抗生素 1 次。备齐抢救设备和药品。

【术中配合】

1. 严密监测心率、心律、血压、呼吸的变化,发现异常立即通知医生。

2. 了解病人疼痛情况及其他不适主诉,做好安慰解释工作,使病人配合手术顺利完成。

【术后护理】

1. 休息及活动 病人转至病房,将病人平移至床上,嘱病人保持平卧位或略向左侧卧位 8~12h,避免右侧卧位。术侧肢体不宜过度活动。勿用力咳嗽,以防电极脱落。如出现咳嗽症状,用手按压住伤口,尽早服用镇咳药。安置临时起搏器的病人需绝对卧床休息,术侧肢体避免屈曲动作和过度活动,卧床期间协助病人做好生活护理,术后第一次起床活动应缓慢,防止跌倒。

2. 监护 术后描记 12 导联心电图,持续心电监护 48~72h,密切监测脉搏、心率、心律、心电图的变化情况及病人自觉症状,观察有无电极导线移位或起搏器起搏感知障碍,如出现,及时报告医生并协助处理。出院前常规行胸部 X 线检查和起搏器功能测试。

3. 伤口护理 伤口局部沙袋加压 6h,每间隔 2h 解除压迫 5min,术后 24h 换药 1 次,伤口无异常可 2~3d 换药 1 次,严格无菌换药。观察伤口有无渗血、红肿等情况,如有异常及时通知医生处理。一般术后第 7d 拆线。临时起搏者每天换药。

4. 预防感染 术后常规应用抗生素 2~3d,注意监测体温变化。禁用活血化瘀药物,防止皮下淤血。

【起搏器使用指导】

1. 使用知识指导 告知病人起搏器的设置频率及使用年限。妥善保管起搏器卡(内有品牌、起搏器型号、安装日期、相关参数等),外出时随身携带,便于出现意外时为诊治提供信息。

2. 病情监测指导 教会病人每天自测脉搏 2 次,当出现脉率比设置频率低 10% 或出现头晕、乏力、晕厥等安装起搏器前的症状应及时就医。

3. 运动指导 **装有起搏器一侧的上肢应避免做用力过度或幅度过大的动作**,如打网球、举重物,以免使电极脱落影响起搏功能。

4. 使用注意事项 **告知病人避开强磁场和高压电场所**,如核磁、激光、理疗、变电站等,家庭用电一般不影响起搏器工作。嘱病人一旦接触某种环境或电器后出现胸闷、头晕等症状,应立即离开现场,不再使用该种电器。移动电话对起搏器的影响较小,**推荐将手机放置在离起搏器 15cm 外的衣袋内**,接打电话时使用对侧。

5. 起搏器监测指导 植入起搏器后第 1、3、6 个月各随访 1 次,情况稳定后每 3 个月至半年随访 1 次。接近使用年限时,应缩短随访间隔时间,改为每月至少 1 次,在电池耗尽前及时更换起搏器。

附3:心导管术及心导管射频消融术的护理

一、心导管检查术的护理

心导管检查是通过心导管插管术由外周血管将心导管送入心脏和血管内,进行心脏各腔室、瓣膜与血管的构造及功能的检查。包括左、右心导管检查与选择性左、右心造影。其目的是明确诊断心脏和大血管病变的部位与性质、病变是否引起了血流动力学改变及其程度,为介入性治疗或外科手术提供依据。

【适应证】

1. 需作血流动力学检测者,从静脉置入漂浮导管至右心及肺静脉。

2. 先天性心脏病,特别是有心内分流的先天性心脏病诊断。

3. 心内电生理检查及心肌活检术。

4. 室壁瘤需了解瘤体大小与位置以决定手术指征。

5. 静脉及肺动脉造影术。

6. 选择性冠状动脉造影术。

【禁忌证】

1. 感染性疾病,如感染性心内膜炎、败血症、肺部感染等。

2. 严重心律失常及严重高血压未加控制者。

3. 有出血倾向者,现有出血性疾病或正在抗凝治疗者。

4. 外周静脉血栓性静脉炎。

5. 电解质紊乱、洋地黄中毒、严重肝肾损害者。

【方法】

一般采用 Seldinger 法经皮穿刺法，局麻后自股静脉、上肢贵要静脉或锁骨下静脉（右心导管术）或股动脉（左心导管术）插入导管到达相应部位。连续测量并记录压力，必要时血气分析。插入造影导管至相应部位，注入造影剂造影。整个检查均在 X 线透视下进行。

【术前准备】

1. 解释　向病人和家属介绍手术的方法、必要性和安全性，以解除思想顾虑和精神紧张，必要时手术前一晚遵医嘱口服镇静药，保证充足的睡眠。

2. 术前检查　指导并协助病人完成必要的实验室检查如血常规、出凝血时间、电解质、肝肾功能、胸片、超声心动图等。

3. 皮肤准备　根据穿刺部位行双侧腹股沟及会阴部或上肢、锁骨下静脉穿刺区备皮。

4. 碘过敏试验。

5. 穿刺股动脉者训练病人床上排尿，术前排空膀胱。

6. 穿刺股动脉者检查两侧足背动脉搏动情况并标记，以便于术后对照观察。

7. 术前不需禁食，术前一餐以六成饱为宜，不宜进食牛奶、海鲜和油腻食物，以免术后卧床出现腹胀或腹泻。

【术中配合】

1. 严密监测生命体征、心率、心律变化，准确记录压力数据，出现异常及时通知医生并协助处理。

2. 告知病人出现任何不适及时告诉医护人员，多与病人交谈，分散其注意力，以缓解对陌生环境和仪器设备的紧张焦虑感。

3. 维持静脉通路通畅，准确及时给药。

4. 准确递送各种所需器械，完成术中记录。

5. 备齐抢救药品、物品，以供急需。

【术后护理】

1. 卧床休息，做好生活护理。

2. 静脉穿刺侧肢体制动 4~6h；**动脉穿刺者压迫止血 30min**，压迫点在穿刺点近心侧 1~2cm 处，以确保压迫到穿刺针进入动脉处。确认无出血后，以弹力绷带加压包扎，以 1kg **沙袋压迫伤口 6~8h，肢体制动** 24h。

3. 监测病人生命体征及一般状况，观察是否出现术后并发症，如心律失常、感染、心脏压塞、空气栓塞等。

4. 观察穿刺点有无出血和血肿，如有异常立即通知医生处理。检查足背动脉搏动情况，比较两侧肢体的颜色、温度、感觉与运动功能，了解有无栓塞发生。

二、心导管射频消融术的护理

心导管射频消融术是在心脏电生理技术进行心内标测定位基础上，将导管电极置于引起心律失常的病灶处或异常传导路径区域内，通过释放射频电能并转化为热能，使该区域内心肌细胞发生凝固性坏死，以阻断和消除心律失常异常传导路径和起源点，从而达到根治目的的一种心脏介入性治疗技术。射频能量是一种低电压高频（30~1.5MHz）电能。

【适应证】

1. 发作频繁和 / 或药物治疗无效的室上性心动过速。

2. 伴有心房颤动且心室率快速的预激综合征。

3. 发作频繁,症状重,药物治疗不能满意控制的心肌梗死后室性心动过速。

4. 发作频繁、症状明显的心房颤动。

5. 发作频繁、心室率不易控制的心房扑动。

6. 不适当窦性心动过速合并心动过速心肌病。

【禁忌证】

同心导管检查术。

【方法】

行电生理检查以明确诊断并确定消融病灶部位。选择射频消融导管引入射频电流。消融左侧房室旁路时,消融导管经股动脉逆行置入或股静脉经房间隔置入;消融右侧房室旁路或改良房室结时,消融导管经股静脉置入。确定电极到位后,能量 5~30W 放电 10~60s。再次电生理检查,确认异常传导途径或异位兴奋灶消失。

【术前准备】

1. 同心导管检查术。

2. 停用抗心律失常药物 5 个半衰期以上。

3. 常规 12 导联心电图检查,必要时行 Holter、食管调搏等检查。

4. 房颤消融者术前服用华法林维持 INR 在 2.0~3.0 之间,行食管超声检查确认心房内无血栓方可手术。术前 3d 停华法林,改用低分子肝素皮下注射。

📖 **知识拓展**

INR 是什么?

INR 是从凝血酶原时间(PT)和测定试剂的国际敏感指数(ISI)推算出来的。INR 的中文称为国际标准化比值。采用 INR 使不同实验室和不同试剂测定的 PT 具有可比性,便于统一用药标准。

【术中配合】

1. 严密监测生命体征、心率、心律变化,密切观察有无心脏压塞、心脏穿孔、严重心律失常等并发症,出现异常配合医生积极处理。

2. 做好病人的解释工作,缓解病人的紧张与不适,帮助病人配合手术。

【术后护理】

1. 同心导管检查术

2. 每日复查心电图,描记 12 导联心电图 3~5d。

3. 房颤消融者因抗凝治疗,适当延长卧床时间,防止出血。继续用低分子肝素 4d,之后改用华法林继续抗凝。

4. 观察有无血气胸、血栓栓塞、房室传导阻滞、心脏压塞等术后并发症。

扫一扫,
看总结

扫一扫,
测一测

（马四军）

第四节 原发性高血压病人的护理

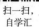

扫一扫,
自学汇

📖 导入情景

周先生,48岁,一年来有时感觉头晕、头痛,医院就诊测量血压160/100mmHg,诊断原发性高血压。某日,在与朋友共进晚餐时,饮白酒半斤,回家后突感头痛剧烈,头晕,呕吐,不能站立,左侧肢体活动障碍,行走不稳。

工作任务:

1. 指导病人掌握高血压的诊断标准及分级。
2. 指导病人正确使用降压药。
3. 指导病人掌握高血压病的饮食要求。

原发性高血压(primary hypertension)是以体循环动脉血压升高为主要临床表现的心血管综合征,通常简称高血压。**高血压定义为未使用降压药物的情况下诊室收缩压 ≥ 140mmHg 和 / 或舒张压 ≥ 90mmHg**。高血压是最常见的慢性病之一,也是心脑血管疾病主要的危险因素,可损伤重要脏器,如心、脑、肾的结构和功能,最终导致脑卒中、心力衰竭及慢性肾衰竭,严重影响病人的生存质量,给家庭和国家造成沉重负担。在血压升高的病人中,约 5% 为继发性高血压,即由某些明确而独立的疾病引起的血压升高。**继发性高血压中最常见的是肾性高血压。**

高血压患病率和发病率在不同国家、地区或种族之间有差别,工业化国家高于发展中国家,美国黑人约为白人的 2 倍。高血压患病率、发病率及血压水平随年龄增加而升高,更年期前男性略高于女性,更年期后女性稍高于男性。**高血压在老年人较为常见,尤以单纯收缩期高血压为多。**

我国高血压患病率呈增长态势,截至 2014 年,我国高血压病人已超过 2.7 亿。高血压的患病率随年龄增长而上升,但也逐渐趋向年轻化,儿童和中青年高血压的患病率呈持续上升趋势。我国高血压流行存在地区、城乡和民族差别,北方高于南方,沿海高于内地,城市高于农村,高原少数民族地区患病率较高。近年来,我国重视以高血压为代表的慢性病防治工作,但是**我国高血压病人总体的知晓率、治疗率和控制率较低**,分别为 46.5%、41.1% 和 13.8%,高血压防治任务仍然十分艰巨。

高血压发病机制至今没有完全阐明。目前集中在以下几个环节。

1. **交感神经系统活动亢进** 各种致病因素使大脑皮质下神经中枢功能发生变化,各种神经递质浓度与活性异常,导致交感神经活动亢进,血浆儿茶酚胺浓度升高,阻力小动脉收缩增强而导致血压升高。

2. **肾性水钠潴留** 各种原因引起肾性水钠潴留,机体为避免心排血量增高使组织过度灌注,全身阻力小动脉收缩增强,也可能通过排钠激素分泌释放增加,导致外周血管阻力增高。

3. **肾素 - 血管紧张素 - 醛固酮系统(RAAS)激活** 肾小球的球旁细胞分泌的肾素,激活肝脏合成的血管紧张素原(AGT),生成血管紧张素 I(AT I),经血管紧张素转换酶(ACE)的作用转变为血管紧张素 II(AT II),使小动脉平滑肌收缩,外周血管阻力增加,并刺激肾上腺皮质分泌醛固酮,使水钠潴留,血容量增加。还可通过交感神经末梢使去甲肾上腺素分泌增加,血压升高。

4. **血管机制** 血管重构即大动脉和小动脉结构与功能的变化,在高血压发病中发挥着重要作用。血管内皮细胞生成、激活和释放各种血管活性物质,调节心血管功能。年龄增长和血脂异常等各种心血管危险因素,导致动脉弹性减退,容易出现收缩压升高,舒张压降低,脉压增大。

5. **胰岛素抵抗(insulin resistance,IR)** 是指必须以高于正常的血胰岛素释放水平来维持正常的糖耐量,表示机体组织对胰岛素处理葡萄糖的能力减退。近年认为胰岛素抵抗是2型糖尿病和高血压发生的共同病理生理基础,胰岛素抵抗造成继发性高胰岛素血症,使肾脏水钠重吸收增加,引起血压升高。

【护理评估】

(一) 健康史

原发性高血压是在一定的遗传背景下,由多种后天环境因素作用,使正常血压调节机制失代偿所致。与高血压发病有关的因素可分为遗传因素和环境因素两个方面。一般认为遗传因素占40%,环境因素占60%。

1. **遗传因素** 原发性高血压具有明显家族聚集性,父母均有高血压,子女发病概率高达46%,约60%高血压病人可询问到高血压家族史。

2. **环境因素**

(1)饮食:**食盐摄入量与高血压的发生和血压水平成正相关**,但改变摄盐并不能影响所有病人的血压水平,摄盐过多导致血压升高主要见于对盐敏感的人群。饮食中低钾、高蛋白质摄入、饱和脂肪酸或饱和脂肪酸与不饱和脂肪酸比值较高均属于升压因素。饮酒与血压水平线性相关,尤其是收缩压。我国人群叶酸普遍缺乏,导致血浆同型半胱氨酸水平升高,与高血压发病成正相关,尤其增加高血压引起脑卒中的风险。

(2)精神应激:长期精神紧张、压力过大、长期环境噪声、视觉刺激下可引起高血压。因此,脑力劳动者、从事精神紧张度高的职业者和长期噪声环境中工作者患高血压较多。

(3)吸烟:吸烟可使交感神经末梢释放去甲肾上腺素增加而使血压升高,同时也可以通过损害血管内皮血管舒张功能而使血压升高。

3. **其他因素** 超重和肥胖是血压升高的重要危险因素。一般采用体重指数来衡量。肥胖的类型与高血压发生关系密切,腹型肥胖者容易发生高血压。腰围男性≥90cm,女性≥85cm,发生高血压的风险是腰围正常者的4倍。此外,服用避孕药、阻塞性睡眠呼吸暂停综合征(OSAS)也与高血压的发生有关。

> **知识拓展**
>
> **你会计算体重指数吗?**
>
> 体重指数(BMI)= 体重(kg)/ 身高^2(m)
>
> 判断标准:BMI<18kg/m^{2}为体重过低;≥24kg/m^{2}为超重;≥28kg/m^{2}为肥胖。

护理评估时询问病人有无高血压家族史;有无摄盐过多、摄入高蛋白及过多饱和脂肪酸饮食习惯,有无烟酒嗜好;了解病人职业、性格特征;有无肥胖、冠心病、糖尿病等病史及用药情况。

（二）临床表现

1. **症状** 大多起病缓慢，早期多无症状，可于体检时或发生心、脑、肾等并发症时才被发现血压升高。**常见症状有头晕、头痛、疲劳、耳鸣、心悸等**，呈轻度持续性，常在紧张、情绪激动或劳累后出现或加重，多数症状可自行缓解，也可出现视物模糊、鼻出血等症状。**典型的高血压头痛在血压下降后即可消失**。随病情进展高血压病人还可以出现受累器官的症状，如胸闷、气短、心绞痛、多尿等。

2. **体征** 一般较少。除血压升高外，心脏听诊可闻及主动脉瓣区第二心音亢进、收缩期杂音或收缩早期喀喇音。

3. **并发症** 主要与高血压导致心脏、脑、肾脏、视网膜等重要靶器官损害有关，是导致高血压病人致残甚至致死的主要原因。

(1) 脑血管病：最常见。包括出血性或缺血性脑卒中、高血压脑病等，多属于高血压急症范畴。

(2) 心脏并发症：高血压性心脏病、急性左心衰、冠心病较为常见。

(3) 肾脏并发症：高血压肾病及慢性肾衰竭。

(4) 其他：眼底改变及视力、视野异常；鼻出血；主动脉夹层，血液渗入主动脉壁中层形成夹层血肿，并沿着主动脉壁延伸剥离。表现为突发剧烈胸痛，是猝死的病因之一。

4. **高血压急症和亚急症** 高血压急症指原发性或继发性高血压病人在某些诱因作用下，**血压突然显著升高（一般超过 180/120mmHg），同时伴有进行性心、脑、肾等重要靶器官功能不全的表现**。包括高血压脑病、颅内出血（脑出血和蛛网膜下腔出血）、脑梗死、急性左心衰、急性冠状动脉综合征、主动脉夹层、子痫等。血压水平与靶器官损害的程度并非成正比，如不能及时控制血压，将对脏器功能产生严重影响，甚至危及生命。高血压亚急症指血压显著升高但不伴靶器官进行性损害。

（三）辅助检查

1. **常规检查** 血常规、尿常规、肾功能、血脂、血糖、血电解质、心电图、X 线胸片、超声心动图、眼底检查等，这些检查有助于发现相关危险因素和高血压对靶器官的损害情况。

2. **特殊检查** 为更进一步了解高血压病人的病理生理状况和靶器官结构与功能变化，可有目的地选择一些特殊检查，如 24h 动态血压监测、踝/臂血压比值、颈动脉内膜中层厚度、动脉弹性功能测定、血浆肾素活性（PRA）等。

📖 **知识拓展**

动态血压监测

动态血压监测（ambulatory blood pressure monitoring，ABPM）由仪器自动定时测量血压，每隔 15~30min 自动测压，连续 24h 或更长时间。正常人血压呈明显的昼夜节律，表现为双峰一谷，在上午 6~10 时及下午 4~8 时各有一高峰，而夜间血压明显降低。目前认为动态血压的正常参考范围为：24h 平均血压 <130/80mmHg，白天血压均值 <135/85mmHg，夜间血压均值 <120/70mmHg。

（四）高血压分类及心血管风险分层

1. **高血压分类** 目前我国采用正常血压、正常高值和高血压进行血压分类，根据血压升高水平，又进一步将高血压分为 1、2、3 级（表 3-8）。

表 3-8　血压水平定义和分类（单位：mmHg）

类别	收缩压		舒张压
正常血压	<120	和	<80
正常高值	120~139	和/或	80~89
高血压	≥140	和/或	≥90
1 级高血压（轻度）	140~159	和/或	90~99
2 级高血压（中度）	160~179	和/或	100~109
3 级高血压（重度）	≥180	和/或	≥110
单纯收缩性高血压	≥140	和	<90

注：以上标准适用于任何年龄的成人。当收缩压和舒张压分属于不同分级时，以较高的级别作为标准。

2017 年美国心脏病学会等 11 个学会提出了新的高血压诊断（≥130/80mmHg）和治疗目标值（<130/80mmHg），这对高血压的早防早治有积极意义。

2. 心血管风险分层　高血压及血压水平是影响心血管事件发生和预后的独立危险因素，但并非唯一决定因素。因此，高血压的诊断及治疗不能只依据血压水平，必须对病人进行心血管风险的评估并分层。根据血压水平、心血管危险因素、靶器官损害、伴临床疾患，分为低危、中危、高危、很高危四个层次。具体分层标准见表 3-9。

表 3-9　高血压病人心血管风险水平分层

其他危险因素和病史	高血压		
	1 级	2 级	3 级
无其他危险因素	低危	中危	高危
1 个或 2 个其他危险因素	中危	中危	很高危
≥3 个危险因素或靶器官损害	高危	高危	很高危
伴临床疾患或合并糖尿病	很高危	很高危	很高危

(1) 用于危险性分层的心血管危险因素：①高血压水平（1~3 级）；②男性 >55 岁，女性 >65 岁。③吸烟；④糖耐量受损（餐后 2h 血糖 7.8~11.0mmol/L）和/或空腹血糖异常（6.1~6.9mmol/L）。⑤血脂异常：总胆固醇 ≥5.7mmol/L（220mg/dl）或低密度脂蛋白胆固醇 >3.3 mmol/L（130mg/dl）或高密度脂蛋白胆固醇 <1.0mmol/L（40mg/dl）。⑥早发心血管疾病家族史（一级亲属发病年龄男性 <55 岁，女性 <65 岁）。⑦腹型肥胖（腰围：男性 ≥90cm，女性 ≥85cm）或肥胖（BMI ≥28kg/m²）。⑧血同型半胱氨酸升高（>10μmol/L）。

(2) 靶器官损害：①心电图或超声心动图示左心室肥大；②颈动脉超声：有动脉粥样斑块或内膜中层厚度 >0.9mm。③肾小球滤过率降低或血肌酐水平轻度升高：男性 115~133μmol/L（1.3~1.5mg/dl），女性 107~124μmol/L（1.2~1.4mg/dl）。④微量蛋白尿：30~300mg/24h 或白蛋白/肌酐比 ≥30mg/g。

(3) 临床疾患：①脑血管疾病；②心脏疾病；③肾脏疾病；④外周血管疾病；⑤视网膜病变；⑥糖尿病。

(五) 治疗要点

目前对原发性高血压尚无根治方法，**必须坚持长期、个体化治疗的原则**，尽早将血压降到目标值，以降低心脑血管疾病等并发症发生率。高血压治疗方法包括：①改善生活行为：适用于所有病人。

②应用降压药物:适用于高血压2级或以上病人、高血压合并糖尿病或已有心、脑、肾靶器官损害和并发症病人及血压持续升高改善生活行为后血压仍未获得有效控制的病人。

(六) 心理 - 社会状况

高血压是一种慢性病,病程迁延不愈,并发症多而严重,需要终身用药,常使病人产生紧张、烦躁、焦虑及忧郁等不良情绪。

【常见护理诊断 / 合作性问题】

1. 急性疼痛:头痛　与血压升高有关。

2. 有受伤的危险　与头晕、视物模糊、意识改变或直立性低血压有关。

3. 潜在并发症:高血压急症。

4. 知识缺乏:缺乏疾病预防、保健和用药知识。

急性疼痛:头痛的护理措施(微课)

边学边练
实训 11　原发性高血压病人的护理

【护理计划】

(一) 急性疼痛:头痛

1. 护理目标　病人血压下降,头痛缓解。

2. 护理措施

(1)改善生活方式:适用于所有高血压病人。

1)合理饮食:高血压病人应选择低脂肪、低胆固醇、低盐、高维生素、高纤维素、高钙、高钾饮食。合理的膳食原则是在限制总热量的前提下保持营养均衡,即碳水化合物占总能量的60%~70%,蛋白质占10%~15%,脂肪占20%~25%。碳水化合物食物主要选择谷类、薯类和淀粉类;脂肪类要以植物油为主;蛋白质食物中应含有1/3以上的优质蛋白。尤其注意的是:①减少钠盐摄入量:严格限制钠盐摄入,**每日食盐摄入量以不超过6g为宜**。②补充钙和钾盐:每日食用新鲜蔬菜400~500g,牛奶500ml,可补充钾1 000mg和钙400mg。③减少脂肪摄入:膳食中脂肪量应控制在总热量的25%以下。

2)适当运动控制体重:高血压病人减轻体重对改善胰岛素抵抗、糖尿病、高血脂和左心室肥大均有益。病人应将体重指数控制在<24。根据年龄及身体状况**选择有氧运动**,如散步、慢跑、太极拳、健身操、骑自行车和游泳等,避免竞技性、力量型的运动。一般每周3~5次,每次20~60min,循序渐进增加运动量。但注意如出现头晕、心慌、气短、极度疲乏等症状时应立即停止运动。

3)保持健康心态:保持生活有规律、心态平和。避免劳累、精神紧张、情绪激动、环境嘈杂等不良因素。使用放松技术如听音乐、缓慢呼吸等。

4)戒烟限酒:吸烟者要戒烟,去除香烟中尼古丁的缩血管作用。饮酒量每日不可超过相当于50g乙醇的量。

(2)遵医嘱应用降压药物

1)常用降压药物:目前临床常用的降压药有5类,常用药物用法及主要不良反应见表3-10。

表3-10　常用降压药物名称、剂量、用法及副作用

药物分类	药物名称	剂量及用法	副作用
利尿药	吲达帕胺	1.25~2.5mg,1 次 /d	**低血钾**,尤以噻嗪类和呋塞米明显,乏力、尿量增多
	氢氯噻嗪	12.5mg,1~2 次 /d	
	氨苯蝶啶	50mg,1~2 次 /d	
	阿米洛利	5~10mg,1 次 /d	
	呋塞米	20~40mg,1~2 次 /d	

续表

药物分类	药物名称	剂量及用法	副作用
β受体拮抗药	普萘洛尔	10~20mg,2~3 次 /d	常见疲乏、胃肠功能不良、心动过缓、四肢发冷,突然停药可有反跳现象
	美托洛尔	25~50mg,2 次 /d	
	阿替洛尔	50~100mg,1 次 /d	
	倍他洛尔	10~20mg,1 次 /d	
	比索洛尔	5~10mg,1 次 /d	
	卡维地洛	12.5~25mg,1~2 次 /d	
	拉贝洛尔	100mg,2~3 次 /d	
钙通道阻滞药（CCB）	硝苯地平	5~10mg,3 次 /d	反射性交感活性增强,引起心率加快、面部潮红、头痛、下肢水肿等
	硝苯地平控释剂	30~60mg,1 次 /d	
	尼卡地平	40mg,2 次 /d	
	尼群地平	10mg,2 次 /d	
	非洛地平缓释剂	5~10mg,1 次 /d	
	氨氯地平	5~10mg,1 次 /d	
	拉西地平	4~6mg,1 次 /d	
	乐卡地平	10~20mg,1 次 /d	
	维拉帕米缓释剂	240mg,1 次 /d	
	地尔硫草缓释剂	90~180mg,1 次 /d	
血管紧张素转换酶抑制药（ACEI）	卡托普利	12.5~50 mg,2~3 次 /d	最常见刺激性干咳,干咳发生率为 10 %~20%,停用后可消失。其他还有血管神经性水肿、低血压、高钾血症、皮疹等
	依那普利	10~20mg,2 次 /d	
	贝那普利	10~20mg,1 次 /d	
	赖诺普利	10~20mg,1 次 /d	
	雷米普利	2.5~10mg,1 次 /d	
	福辛普利	10~20mg,1 次 /d	
	西拉普利	2.5~5mg,1 次 /d	
	培哚普利	4~8mg,1 次 /d	
血管紧张素 II 受体阻滞药（ARB）	氯沙坦	50~100mg,1 次 /d	不良反应轻微且短暂,多为头晕、与剂量有关的直立性低血压、皮疹、血管神经性水肿、腹泻等
	缬沙坦	80~160 mg,1 次 /d	
	厄贝沙坦	150~300mg,1 次 /d	
	替米沙坦	40~80mg,1 次 /d	
	坎地沙坦	8~16mg,1 次 /d	
	奥美沙坦	20~40mg,1 次 /d	

2) **降压目标**:一般病人血压控制目标值应 <140/90mmHg;糖尿病、慢性肾病、心力衰竭或病情稳定的冠心病合并高血压病人 <130/80mmHg 以下;老年收缩期高血压应使收缩压降至 140~150mmHg,舒张压 <90mmHg,但不低于 65~70mmHg。

3) **降压药应用基本原则:使用降压药应遵循长期规律用药、小剂量开始、优先选择长效制剂、联合用药及个体化原则。**①**坚持长期规律用药:**高血压病人降压的益处主要是通过长期控制血压达到的,因此,**必须嘱病人按时按量长期服药**,不可随意增减药量,或漏服、补吃上次剂量,或自行停药。特别是 β 受体拮抗药长期应用突然停药可发生反跳现象,即原有的症状加重、恶化或出现新的表现。因此,嘱病人不能突然停药,减量也要缓慢。②**适量:降压药物应从小剂量开始**,逐步递增剂量,以防止低血压发生。③**联合用药:**可增加降压效果又不增加不良反应。目前主张 2 级以上高血压开始应用降压药物就可以采用 2 种药物联合应用。**联合用药应采用不同种类的药物联合**,如 ACEI 或 ARB+CCB,ACEI 或 ARB+ 噻嗪类利尿药,CCB+ 噻嗪类利尿药,CCB+β 受体拮抗药等。如果三药联合必须包含利尿药。④**优先选择长效制剂**:尽可能使用每天给药 1 次而有持续 24h 降压作用的长效药物,从而有效控制夜间血压与晨峰血压,更有效预防心脑血管并发症。如果使用中、短效制剂,则需每天给药 2 次或 3 次,以达到平稳控制血压的目的。⑤**个体化**:根据病人具体情况、药物特点,兼顾病人经济状况,选择合适的降压药物。

4)**疗效观察**:用药后,每天测量血压并准确记录,了解血压变化,以判断药物的疗效。一般合理应用降压药物后 3~6 月内达到血压控制目标。

(3)观察病情变化:监测血压并记录。一旦出现心悸、气短、夜间阵咳、不能平卧等,提示心力衰竭;出现血压急剧升高、剧烈头痛、呕吐、烦躁不安、视物模糊、意识障碍及肢体瘫痪、失语、感觉障碍、瞳孔改变等征象,提示高血压急症或脑血管意外,应及时就医。

(二) 有受伤的危险

1. 护理目标　掌握预防受伤的措施,住院期间不受伤;

2. 护理措施

(1)**休息与活动**:病人有头晕、眼花、耳鸣、视物模糊等症状时,嘱病人卧床休息,上厕所或外出时有人陪伴,若头晕严重,应协助在床上大小便。

(2)**加强防护**:①病室、走廊、厕所应有照明,病人活动范围内应无障碍物,地面保持干燥,厕所有扶手。②意识模糊的病人加用床栏防止坠床,抽搐时用牙垫置于上下磨牙之间,防止唇舌咬伤,同时加强皮肤和口腔护理,避免口腔溃疡和压疮的发生。③伴恶心、呕吐的病人,应将痰盂放在病人伸手可及的地方,呼叫器也应放在病人手边,防止取物时摔倒。

(3)**直立性低血压的预防和处理**:①应指导病人起床或改变体位、姿势时动作宜缓慢,尤其从坐、卧位起立时。②避免长时间站立,尤其在服药后最初几小时。③服药后卧床休息一段时间再下床活动。④避免用过热的水洗澡或蒸汽浴,防止周围血管扩张而致晕厥。⑤不宜大量饮酒。⑥当发生头晕时,嘱病人立即取下肢抬高位平卧,以促进下肢血液回流。

(三) 潜在并发症:高血压急症

1. 护理目标　合理控制血压,并发症得到有效防治。

2. 护理措施

(1)**避免诱因**:向病人阐明保持良好心态是预防高血压急症的重要因素,应保持心态平和,善于控制情绪,避免情绪激动。指导病人按医嘱服降压药,不可擅自减药或停药,防止血压突然急剧升高。避免过度劳累和寒冷刺激。

(2)**病情监测**:定期监测血压,严密观察病情变化,一旦发现血压急剧升高、剧烈头痛、大汗、呕吐、视物模糊、面色及神志改变、肢体运动障碍等症状,立即通知医生。

(3)**配合医生处理**

1)病人绝对卧床休息,抬高床头,避免一切不良刺激和不必要的活动,协助生活护理。

2)稳定病人情绪,必要时遵医嘱给予镇静药。

3)保持呼吸道通畅,持续吸氧 4~5L/min。

4)遵医嘱应用降压药:①降压原则:高血压急症时,若短时间内血压急骤下降,有可能使重要器官的血流灌注明显减少,**应采取逐步控制性降压**。一般情况下,开始的数分钟至 1h 内血压控制目标为平均动脉压降低幅度不超过治疗前水平的 25%,在其后 2~6h 逐步降低血压至安全水平,一般为 160/100mmHg。如病情稳定,在之后 24~48h 逐步降低血压至正常水平。②常用药物:**硝普钠**:**首选药物**,能同时扩张动静脉,降低心脏前、后负荷;硝酸甘油:扩张静脉和选择性扩张冠状动脉与大动脉,主要用于伴急性心力衰竭或急性冠脉综合征;尼卡地平:主要用于合并急性脑血管病;拉贝洛尔:主要用于合并妊娠或肾功能不全病人。

(四) 健康教育

1. 疾病知识指导　让病人了解自己的病情,告知高血压的风险和有效治疗的益处。对家属进行知识指导,使其了解治疗方案,配合督促病人用药。指导病人调整心态,保持乐观情绪,避免情绪激动。家属应理解、宽容病人,并很好的照顾病人生活。

2. 休息与活动指导　合理安排休息与生活,劳逸结合,保证充足睡眠。指导病人根据年龄和血压水平选择适合的运动方式,如步行、太极拳、游泳、慢跑、气功等有氧运动,避免竞技性运动和力量型运动。**运动强度因人而异,指标为运动时最大心率达到 170 – 年龄**。运动时间、强度、频度以不出现不适症状为度。

3. 饮食指导　坚持低盐、低脂、低胆固醇清淡饮食,限制钠盐摄入,建议使用量具(如定量盐勺)衡量用盐量。多食含维生素和蛋白质食物,增加蔬菜、水果、高纤维素食物的摄入。养成良好的饮食习惯,细嚼慢咽,避免过饱。

4. 用药指导　强调长期用药的重要性,对无症状者更应强调。告诉病人及家属药物的名称、剂量、用法、作用及不良反应,并提供书面说明。嘱病人按医嘱服药,不可擅自减药或停药,若根据自觉症状增减药物,忘记服药或在下次服药时补服忘记的药量,均可导致血压波动。提醒病人注意药物的不良反应,学会观察及护理。

5. 病情监测　教会病人及家属正确的家庭监测血压的方法,定期检测血压计,坚持记录所测血压数据,每次复查携带记录,作为观察病情及用药的依据。根据病人血压水平及危险分层决定随访时间。低危、中危者 1~3 个月随诊 1 次;高危者至少每个月随诊 1 次;病情变化时立即就医。

📖 **知识拓展**

家庭血压监测方法

血压计选择:选择经过验证的上臂式全自动或半自动电子血压计。

血压测量步骤:被测者取坐位,测量前至少安静休息 5min。测量时裸露上臂,上臂与心脏(乳头)处于同一水平。将袖带缠于上臂,袖带下缘在肘弯上 2.5cm。测量时不讲话,不活动肢体,保持安静。

测量方案:建议每天早晨和晚上测量血压,每次测量 2 次或 3 次,取平均值。血压控制平稳者,可每周 1d 测量血压。记录每次测量血压的日期、时间、所有血压读数,而不是只记录平均值。对精神高度焦虑的病人,不建议自测血压。

扫一扫,
看总结

【护理评价】

病人血压是否下降,头痛是否缓解;是否掌握预防受伤的措施,住院期间不发生受伤;是否合理控制血压,是否发生高血压急症;是否掌握高血压病的预防、保健和用药知识。

(李冬秀)

扫一扫,
测一测

第五节 冠状动脉粥样硬化性心脏病病人的护理

一、概述

冠状动脉粥样硬化性心脏病（coronary atherosclerotic heart disease）是指冠状动脉（冠脉）粥样硬化使血管腔狭窄或闭塞，导致心肌缺血缺氧或坏死而引起的心脏病，其和冠状动脉功能性改变（冠脉痉挛）所致者统称为冠状动脉性心脏病，简称冠心病（coronary heart disease，CHD），也称缺血性心脏病。

冠心病是动脉粥样硬化导致器官病变的最常见类型，也是严重危害人类健康的常见病。本病多发于 40 岁以上成人，男性多于女性，且男性发病早于女性。经济发达国家发病率较高，近年来发病呈年轻化趋势，已成为威胁人类健康的主要疾病之一。

动脉粥样硬化（atherosclerosis）的特点是受累动脉的病变从内膜开始，先后有脂质积聚、纤维组织增生和钙质沉着形成纤维粥样斑块，此为动脉粥样硬化最具特征性的病变，呈白色斑块突入动脉腔内引起管腔狭窄。并有动脉中层的逐渐退变和钙化，在此基础上继发斑块内出血、斑块破裂及局部血栓形成（称为粥样硬化 - 血栓形成）（图 3-21）。

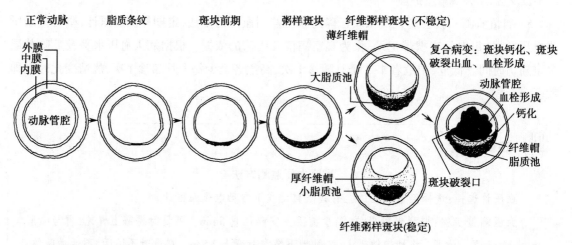

图 3-21 动脉粥样硬化

【危险因素】

动脉粥样硬化的病因迄今尚未完全确定，研究表明，是多种危险因素作用于不同环节所致。主要的危险因素如下。

1. **年龄、性别** 年龄和性别属于不可改变的危险因素。临床上多见于 40 岁以上的中、老年人，49 岁以后进展较快。近年来，临床发病年龄有年轻化趋势。男性与女性相比，女性发病率较低，但在更年期后发病率增加，可能与雌激素水平下降、高密度脂蛋白减少等有关。

2. **血脂异常** 脂质代谢异常是动脉粥样硬化最重要的危险因素。近年的研究发现，与动脉粥样硬化形成有关的血脂异常是总胆固醇（TC）、甘油三酯（TG）、低密度脂蛋白胆固醇（LDL-C）、极低密度脂蛋白胆固醇（VLDL-C）增高和高密度脂蛋白胆固醇（HDL-C）减低。临床上以总胆固醇和低密度脂蛋白胆固醇增高最受关注。

3. **高血压** 血压升高与本病关系密切。高血压者动脉粥样硬化的发生率明显升高，60%~70%

120

的冠状动脉粥样硬化病人有高血压,高血压病人患本病较血压正常者高 3~4 倍。收缩压和舒张压升高都与本病密切相关。

4. 吸烟 与不吸烟者比较,吸烟者本病的发病率和病死率增高 2~6 倍,且与每日吸烟的数量成正比。被动吸烟也是危险因素。

5. 糖尿病和糖耐量异常 糖尿病多伴有高脂血症、血Ⅷ因子增高及血小板活力增高,使动脉粥样硬化的发病率明显增加。近年来研究认为,胰岛素抵抗与动脉粥样硬化的发生有密切关系。

6. 肥胖 体重超过标准体重的 20% 为肥胖,肥胖可导致高脂血症,并常伴发高血压或糖尿病,也是动脉粥样硬化的危险因素。

7. 家族史 有冠心病、高血压、糖尿病、血脂异常家族史者,冠心病的发病率增加。家族中有年龄 <50 岁时患冠心病者,其近亲患病的机会可 5 倍于无这种情况的家族。

8. 其他 ①缺乏体力活动;②饮食习惯:经常摄入高热量、较多动物性脂肪、胆固醇及糖和盐的食物;③A 型性格:性情急躁、好胜、竞争、不善于劳逸结合;④口服避孕药:长期口服避孕药可使血压升高、血脂异常等,同时改变凝血机制,增加血栓形成的机会。

【分型】

(一) 据病理解剖和病理生理变化分类

1979 年世界卫生组织(WHO)将冠心病分为 5 型。

1. 隐匿型或无症状型冠心病 临床无症状,心电图有心肌缺血的改变,心肌无明显组织形态学改变。

2. 心绞痛 有发作性胸骨后疼痛,为一过性心肌供血不足引起,心肌可无组织形态学改变或伴有纤维化改变。

3. 心肌梗死 由于冠状动脉闭塞以致心肌急性缺血性坏死。

4. 缺血性心肌病 表现为心脏增大、心力衰竭和心律失常,为长期心肌缺血或坏死导致心肌纤维化而引起。临床表现与扩张型心肌病类似。

5. 猝死 因原发性心搏骤停而死亡,多为心脏局部发生电生理紊乱引起严重心律失常所致。

(二) 据临床特点分类

近年趋向于根据发病特点和治疗原则不同分为两大类。

1. 慢性冠脉疾病 包括稳定型心绞痛、缺血性心肌病、隐匿型冠心病、X 综合征等。

2. 急性冠状动脉综合征 包括不稳定型心绞痛、心肌梗死(非 ST 段抬高型和 ST 段抬高型),也有将冠心病猝死包括在内。

📖 知识拓展

X 综合征

X 综合征是指有典型的劳力性心绞痛症状或心电图运动试验阳性而冠状动脉造影正常者,同时需除外合并冠状动脉痉挛者。其可能的发病机制是因冠状动脉小于 200μm 的微血管及其微循环的结构和功能发生异常所致,因此又将其命名为"微血管性心绞痛"。本病以反复发作胸闷、胸痛,冠状动脉造影或冠脉 CT 正常而运动平板试验阳性作为临床诊断的标准。胸痛可以是劳累后发生,也可以在安静休息时发作,胸痛可以持续短暂几秒钟,也可以持续长达数小时,且以女性病人为多见,特别是更年期后的女性。

本节重点讨论心绞痛和心肌梗死。

二、心绞痛病人的护理

　　王先生,65岁。骑自行车爬坡时出现心前区闷痛,被迫坐下休息,3~5min后缓解,之后被家人送医院就医。有高血压病史20余年,不正规治疗。

　　工作任务:

　　1. 指导病人心绞痛发作时自我急救。

　　2. 对病人进行健康教育。

　　心绞痛(angina pectoris)是指由于冠状动脉供血不足导致心肌急剧、短暂的缺血、缺氧所引起的以发作性胸痛或胸部不适为主要表现的临床综合征。

　　目前临床上将心绞痛分为稳定型心绞痛和不稳定型心绞痛。

　　1. 稳定型心绞痛　稳定型心绞痛也称劳力性心绞痛,其发生是由于冠状动脉粥样硬化使管腔狭窄或部分阻塞,使冠状动脉血流量减少,当心脏负荷突然增加或冠状动脉痉挛时,冠状动脉供血量不足以满足心肌代谢的需求,引起心肌缺血、缺氧,代谢产物刺激心脏内自主神经传入纤维,而产生心绞痛。临床上常因劳累、情绪激动、寒冷、饮食不当或便秘诱发。疼痛发作的程度、频度、持续时间、性质及诱发因素等在数月内无明显变化。

　　2. 不稳定型心绞痛　不稳定型心绞痛主要是由于冠脉内不稳定的粥样斑块继发斑块内出血、斑块纤维帽出现裂隙、表面上有血小板聚集和/或刺激冠状动脉痉挛等病理改变,使局部心肌血流量明显下降,导致缺血加重。虽然也可因劳力负荷诱发但劳力负荷终止后胸痛并不缓解。

【护理评估】

(一)健康史

最基本的病因是冠状动脉粥样硬化引起的冠状动脉狭窄和/或痉挛,其他还可见于重度主动脉瓣狭窄或关闭不全、冠状动脉炎、冠状动脉畸形、肥厚型心肌病等。**常因体力活动、情绪激动、饱餐、寒冷、吸烟、用力排便等诱发**。

　　评估时询问有无相关危险因素,发病之前有无相关诱因。本病有家族倾向,应询问家族中有无类似疾病。

(二)临床表现

1. **症状**　心绞痛主要表现为**发作性胸痛**。稳定型心绞痛胸痛特点如下。

(1)**部位**:主要在**胸骨体上**、**中段后**,可波及心前区,范围有手掌大小。常放射至左肩背、左臂内侧达环指和小指,或至咽、颈、背、上腹部。

(2)**性质**:为压迫性不适、发闷、堵塞或**压榨感**,也可有烧灼感,但不像针刺或刀扎样锐性痛。有些病人仅有胸闷不适而非胸痛。

(3)**诱因**:常由体力活动或情绪激动诱发,**疼痛发生于体力活动或情绪激动当时**,而不是其后。饱食、寒冷、吸烟、心动过速、休克等亦可诱发。典型者常在相似条件下重复发生。

(4)**持续时间**:疼痛出现后常逐渐加重,达到一定程度后持续一段时间,然后逐渐消失。**一般持续3~5min**,很少超过半小时。

(5)**缓解方式**：一般在停止原来诱发症状的活动后可缓解，或含化硝酸甘油等药物后几分钟之内缓解。

不稳定型心绞痛胸痛的部位、性质与稳定型心绞痛相似，通常程度更重，持续时间更长可达数十分钟，胸痛在休息时也可发生，常规休息和舌下含服硝酸甘油不能完全缓解症状。根据临床表现可以分为以下三种：①恶化型心绞痛：在相对稳定的劳力性心绞痛基础上，疼痛程度逐渐加重，发作的频率增加，时限延长、诱发因素阈值下降，硝酸酯类药物缓解作用减弱。②初发型心绞痛：1~2个月之内新发生的，很轻的负荷可诱发严重心绞痛。③静息型心绞痛：休息状态下发作心绞痛，持续时间通常大于20min，发作时可有ST段抬高。

心绞痛的主要症状（微课）

2. **体征** 心绞痛发作时心率加快、血压升高、面色苍白、出冷汗，心尖部可有第四或第三心音奔马律，暂时性的收缩期杂音等。缓解期一般无异常体征。

3. **心绞痛严重程度分级** 根据加拿大心血管病学会(CCS)分级，可将心绞痛严重程度分为四级(表3-11)。

表 3-11 心绞痛严重程度分级

分级	分级标准
Ⅰ级	一般体力活动(如步行和登楼)不受限，仅在强、快或持续用力时发生心绞痛
Ⅱ级	一般体力活动轻度受限。快步、饭后、寒冷或刮风中、精神应激或醒后数小时内发作心绞痛。一般情况下平地行走200m以上或登楼一层以上受限
Ⅲ级	一般体力活动明显受限。一般情况下平地行走200m内或登楼一层引起心绞痛
Ⅳ级	轻微活动或休息时即可发生心绞痛

(三) 辅助检查

1. **心电图** 是诊断心绞痛最常用的检查方法。

(1)**静息时心电图**：约半数在正常范围，也可有陈旧性心肌梗死的改变或非特异性ST段和T波异常，有时出现房室或束支传导阻滞或室性、房性期前收缩等心律失常。

(2)**心绞痛发作时心电图**：多数病人可出现暂时性心肌缺血引起的ST段移位。因心内膜下心肌更容易缺血，故常见反映心内膜下心肌缺血的ST段压低(≥0.1mV)，发作缓解后恢复。有时出现T波倒置(图3-22)。

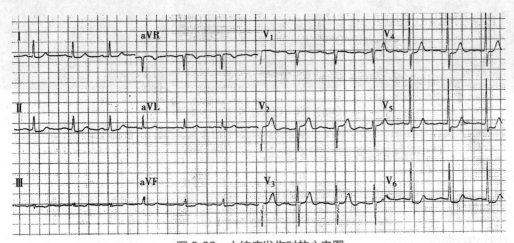

图 3-22 心绞痛发作时的心电图

Ⅰ、Ⅱ、Ⅲ、aVF、V₄~V₆导联ST段压低。

（3）心电图负荷试验：最常用的是运动负荷试验，运动可增加心脏负荷以激发心肌缺血，病人出现心绞痛。心电图改变主要以 ST 段水平型或下斜型压低 ≥ 0.1mV（J 点后 60~80ms）持续 2min 为阳性标准。

（4）心电图连续动态监测（Holter）：通过心电监测，连续记录 ≥ 24h 的心电图，重点记录 ST 段、T 波及各种心律失常，将记录的结果同病人的症状、活动状况结合进行对照分析。

2. 多层螺旋 CT 冠状动脉成像（CTA）　用于判断冠脉管腔狭窄程度和管壁钙化情况，对判断管壁内斑块分布范围和性质也有一定意义（图 3-23）。若未见狭窄病变，一般可不进行有创性检查。

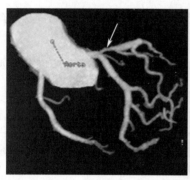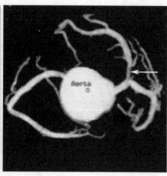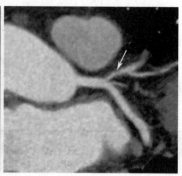

图 3-23　多层螺旋 CT 冠脉成像

箭头所示为左前降支近段病变，左、中、右图为不同角度所示。

3. **冠状动脉造影**　为有创性检查，**是目前诊断冠状动脉硬化最可靠的指标**，可直接显示病变部位和程度。冠脉狭窄根据直径变窄百分率分为四级。①Ⅰ级：25%~49%；②Ⅱ级：50%~74%；③Ⅲ级：75%~99%（严重狭窄）；④Ⅳ级：100%（完全闭塞）。一般认为，管腔直径减少 70%~75% 以上会严重影响供血，部分减少 50%~70% 者也有缺血意义（图 3-24）。

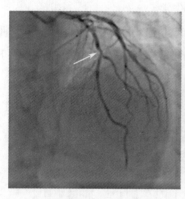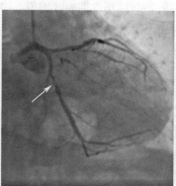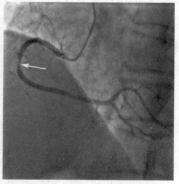

图 3-24　冠状动脉造影显像

左图为正头位，箭头所示为左前降支中段的病变部位；中图为右前斜足位，箭头所示为左回旋支近中段病变部位；右图为左前斜位，箭头所示为右冠状动脉中段病变部位。

4. 实验室检查　血糖、血脂检查可了解危险因素，胸痛明显者需查血清心肌损伤标志物。

5. 其他　胸部 X 线、放射性核素、心脏超声、冠脉内超声显像等。

（四）治疗要点

稳定型心绞痛的治疗目的是改善冠状动脉供血和减轻心肌的氧耗，以缓解症状，提高活动耐力,改善生活质量;同时治疗冠状动脉粥样硬化,预防心肌梗死和死亡,以延长生存期。治疗措施为:①发作期:立即休息、舌下含化硝酸甘油等药物。②缓解期:主要措施是改善生活方式和应用预防心绞痛药物。对符合适应证的病人可行经皮冠状动脉介入治疗(PCI)和进行冠状动脉旁路移植术(CABG)。

不稳定型心绞痛是严重且具有潜在危险的疾病,其治疗目的为即刻缓解缺血和预防严重不良后果(即心肌梗死或猝死)。治疗措施包括立即卧床休息、心脏监护、应用抗缺血、抗血栓等药物。对于药物疗效不佳者,应尽早行冠状动脉造影术,而后行经皮冠状动脉介入治疗或冠状动脉旁路移植术。

(五) 心理 - 社会状况

心绞痛是严重危害人们身心健康的常见疾病,长期的疾病折磨和病情的反复发作,病人体力活动受到限制,生活和工作受到了一定影响,使病人焦虑、烦躁、悲观失望,甚至绝望。疾病缓解期症状不明显,病人及家属容易忽视病情。家人可因长期照顾病人或支持能力有限而忽视病人的心理感受;或长期高昂的医疗费用而导致家庭陷入经济危机。

【常见护理诊断 / 合作性问题】

1. 急性疼痛:心前区疼痛 与冠脉供血不足致心肌缺血、缺氧有关。

2. 焦虑 与心前区疼痛及对预后的忧虑有关。

3. 知识缺乏:缺乏冠心病、心绞痛的预防保健知识。

【护理措施】

(一) 急性疼痛:心前区疼痛

1. 稳定型心绞痛

(1)休息:疼痛发作时**嘱病人立即停止活动**,安静坐下或半卧位休息。病人在停止活动后症状即逐渐消失。

(2)遵医嘱用药:选用作用较快的**硝酸酯制剂**,其主要作用为扩张冠状动脉以增加冠脉血流量,改善心肌缺血;还可以扩张周围血管,减少静脉回心血量,降低心排血量和血压,降低心脏前后负荷和心肌的需氧量,从而缓解心绞痛。①硝酸甘油:立即**舌下含化硝酸甘油 0.5mg**,迅速被唾液溶解而吸收,1~2min 即开始起作用,约半小时后作用消失。对于心绞痛发作频繁者,可遵医嘱给予硝酸甘油静脉滴注,但应控制滴速,并告知家人及家属不可擅自调节滴速,以防低血压发生。②硝酸异山梨酯:可用 5~10mg,舌下含化,2~5min 见效,作用维持 2~3h。或选用供喷雾吸入用的制剂。

(3)观察用药反应:延迟见效或完全无效时提示并非冠心病或为严重冠心病,也可能药物失效或未溶解,如属未溶解可嘱病人轻轻嚼碎后继续含化。硝酸酯类药物的副作用有头痛、面色潮红、心率反射性加快和低血压等,第一次含服时应注意可能发生直立性低血压,应平卧片刻。副作用一般不影响使用。疗效不佳应报告医生,以免病情加重,延误治疗。监测生命体征变化,直至胸痛缓解。

2. 不稳定型心绞痛

(1)休息及监测:立即卧床休息,保持环境安静,严重者入心脏监护室(CCU)床边 24h 心电监测。有呼吸困难、发绀者吸氧,监测血氧饱和度并维持在 90% 以上。

(2)遵医嘱用药

1)抗心肌缺血药物:主要目的为扩张冠状动脉,减少心肌耗氧量,缓解心绞痛。

①硝酸酯类药物:单次含化或喷雾吸入硝酸酯类制剂往往不能缓解症状,一般建议每隔 3~5min

一次,共用 3 次,若仍无效,可用硝酸甘油或硝酸异山梨酯持续静脉滴注或微泵输注,以 5~10μg/min 开始,每 5~10min 增加 10μg/min,直至症状缓解或出现血压下降(收缩压低于 90mmHg 或相比用药前平均动脉压下降 30mmHg),200μg/min 为一般最大推荐剂量。在症状消失 12~24h 后改用口服制剂。

②β 受体拮抗药:无禁忌证者均应尽早使用美托洛尔或比索洛尔。严重者先静脉应用,后改口服;一般病人直接口服。β 受体拮抗药的剂量应个体化,以安静时心率 50~60 次 /min 为宜。

③钙通道阻滞药:为血管痉挛性心绞痛的首选药物。足量 β 受体拮抗药与硝酸酯类药物应用后仍不能控制症状的病人可口服长效钙通道阻滞药。

2)抗血小板药物:除非有极高出血风险等禁忌证,不稳定型心绞痛病人建议联合使用阿司匹林和氯吡格雷 12 个月,之后单药长期应用。阿司匹林首次口服非肠溶制剂或嚼服肠溶制剂 300mg,随后 75~100mg,每天 1 次长期维持;氯吡格雷首次口服 300~600mg,随后 75mg,每天 1 次长期使用。

3)抗凝药物:常用药物有肝素、低分子肝素、磺达肝癸钠和比伐卢定,尽早短期应用,可有效防止血栓形成,阻止病情进展为心肌梗死。

4)调脂药物:无论基础血脂水平高低,病人都应在 24h 内开始使用他汀类药物。

5)ACEI 或 ARB:24h 内给予口服 ACEI,不能耐受者可用 ARB。

(3)个别病情极严重者,如心绞痛发作时 ST 段压低 >1mm,持续时间 >20min,或血肌钙蛋白升高,在有条件的医院可行急诊冠状动脉造影,考虑 PCI。

(二)焦虑

心绞痛发作时要及时稳定病人情绪,向病人解释焦虑可加重心脏负荷和心肌缺血,加重病情,对治疗不利。要与病人共同讨论引起焦虑的原因,与心绞痛发作有关的危险因素,指导病人学会放松技术,缓解焦虑和恐惧心理,必要时应用小剂量镇静药和抗焦虑药物。

(三)健康教育

心绞痛缓解期做好病人及家属的教育非常重要。具体措施如下:

1. 调整生活方式 生活方式的改变是防治冠心病的基础。

(1)避免诱发因素:日常生活中应尽量避免各种已知诱发心绞痛的因素,如情绪激动、精神紧张、饱餐或高脂餐,饮酒、浓茶或浓咖啡,吸烟,便秘,寒冷刺激,过度劳累(搬抬重物、负重登楼、重体力劳动、参加激烈的体育竞赛、快步或逆风行走、追赶车辆)等。

(2)合理膳食:宜选用低热量、低脂(脂肪摄入量不超过总热量的 30%,其中动物性脂肪不超过 10%)、低胆固醇(每日不超过 200mg)、丰富蛋白质及维生素饮食,并少量多餐,避免暴饮暴食。饮食宜清淡,多食富含维生素 C(如新鲜蔬菜、瓜果)和植物蛋白(如豆类及其制品)的食物;选择豆油、菜籽油、玉米油、花生油等植物油为食用油;多食鱼、禽肉、各种瘦肉、蛋白。避免食用过多的动物性脂肪和高胆固醇食物,如肥肉、动物内脏(肝、脑、肾、肺等)、鱿鱼、墨鱼、鳗鱼、骨髓、猪油、蛋黄、蟹黄、鱼子、奶油及其制品等。合并有高血压或心力衰竭者,应同时限制食盐。

(3)戒烟限酒:少量低浓度酒能提高血 HDL,HDL 具有抗动脉粥样硬化作用,故应告知不饮烈性酒,长期饮酒会引起其他问题,因此不宜提倡。

(4)合理休息与运动:适当的体力劳动和体育活动,对预防肥胖、锻炼循环系统功能和调整血脂代谢有益。指导病人保持适当的体力劳动或运动,体力活动量应根据身体情况、习惯和心脏功能状态而定,以不过多增加心脏负担和不引起不适感觉为原则,以不发生疼痛症状为度,选择散步、慢跑、太极拳等有氧运动有助于促进侧支循环的发展,每天运动 30min,每周不少于 5d。若活动时出现呼吸困难、心前区疼痛,应立即停止活动就地休息,并积极处理。保证充足的睡眠,一般不需卧床休息。

(5)心理调适:保持乐观、愉快的情绪,避免情绪激动,逐渐改变急躁性格,保持心理平衡。

2. 用药指导 缓解期病人要遵医嘱长期应用抗心绞痛药物,不可擅自增减药量或停药。

(1)改善缺血的药物

1)硝酸酯制剂:常口服二硝酸异山梨酯、5-单硝酸异山梨酯等。硝酸甘油软膏涂或贴在胸前或上臂,适用于预防夜间心绞痛发作。

2)β受体拮抗药:常口服美托洛尔、阿替洛尔、比索洛尔等。用药时注意:①与硝酸酯类合用有协同作用,剂量应减小,开始剂量尤其要减小,以免引起直立性低血压等副作用。②停用时应逐步减量,如突然停用有诱发心肌梗死的可能。③低血压、支气管哮喘以及心动过缓、二度或以上房室传导阻滞者不宜应用。

3)钙通道阻滞药:常用制剂有维拉帕米、硝苯地平、地尔硫草等。

4)其他:曲美他嗪、尼可地尔及中医中药等。

(2)预防心肌梗死改善预后的药物

1)抗血小板药物:阿司匹林 75~100mg,每天 1 次口服,主要不良反应为胃肠道出血或对阿司匹林过敏。不能耐受阿司匹林者改用氯吡格雷 75mg,每天 1 次口服。

2)他汀类药物:能有效降低总胆固醇和低密度脂蛋白,还有延缓粥样斑块进展、稳定斑块和抗炎等调脂以外的作用。冠心病者无论其血脂水平如何,均应给予他汀类药物,常用辛伐他汀、阿托伐他汀、普伐他汀等,每晚 1 次口服。

3)ACEI 或 ARB:常用 ACEI 类如卡托普利、依那普利等,不能耐受 ACEI 类药物者可用ARB。

4)β受体拮抗药:对于心肌梗死后的稳定型心绞痛病人或以减少心血管事件的发生。

3. 病情处置及监测指导 ①教会病人及家属心绞痛发作时的缓解方法,一旦胸痛发作,立即停止活动或舌下含化硝酸甘油。②外出时随身携带硝酸甘油以备急用。在家中硝酸甘油应固定存放于易取的位置,用后放回原处,以便于心绞痛发作时能及时取药。**硝酸甘油见光容易分解,应避光保存(盛放在棕色瓶中)**,并注意防潮,6 个月更换一次。③定期检查心电图、血糖、血脂等。④若心绞痛发作频繁,程度加重,持续时间延长,用硝酸甘油不易缓解,应警惕心肌梗死的发生,必须立即送医院就诊。

📖 **知识拓展**

冠心病二级预防 ABCDE 原则

A:抗血小板、抗心绞痛及 ACEI。

B:β受体拮抗药及控制血压。

C:控制血脂和戒烟。

D:控制饮食和糖尿病治疗。

E:健康教育和运动。

三、急性心肌梗死病人的护理

　　心肌梗死(myocardial infarction,MI)**指心肌缺血性坏死**,是在冠状动脉粥样硬化狭窄的基础上,某些原因使冠状动脉供血急剧减少或中断,而侧支循环未充分建立,相应**心肌严重而持久地缺血达 20~30min 以上,发生心肌坏死**。临床表现为持久的胸骨后剧烈疼痛、发热、白细胞计数和血清心肌坏死标记物增高以及心电图进行性改变。可发生心律失常、休克或心力衰竭而死亡,属急性冠脉综合征的严重类型。

　　研究证明,**多数的急性心肌梗死是由于不稳定的粥样斑块溃破**,继而出血和管腔内血栓形成,而**使管腔闭塞**。少数情况下粥样斑块内出血或血管持续痉挛,也可使冠状动脉完全闭塞。

　　促使粥样斑块破裂出血及血栓形成的诱因有:①晨起 6 时至 12 时交感神经活动增加,机体应激反应性增强,心肌收缩力、心率、血压升高,冠状动脉张力增高。②饱餐尤其是进食多量脂肪后,血脂升高,血黏稠度增高。③重体力活动、情绪过分激动、血压剧升或用力大便时,致左心室负荷明显加重。④休克、脱水、出血、外科手术或严重心律失常,致心排血量骤降,冠状动脉灌流量锐减。

【护理评估】

(一) 健康史

　　心肌梗死的基本病因是冠状动脉粥样硬化,偶见于冠脉栓塞、炎症、先天畸形、痉挛和冠脉口阻塞。

　　评估时询问病人有无冠心病家族史及有无冠心病危险因素等。

(二) 临床表现

急性心肌梗死病人的表现与梗死面积的大小、部位、侧支循环等有关。

　　1. **先兆**　50%~80% 病人发病前数日有乏力、胸部不适、心绞痛等前驱症状,其中**以新发生心绞痛或原有心绞痛加重最多见**。心绞痛发作较以往频繁、程度较重、持续较久、硝酸甘油疗效差、诱发因素不明显。心电图示 ST 段一过性明显抬高(变异型心绞痛)或压低,T 波倒置或增高。

　　2. **症状**

　　(1) 胸痛:**是心肌梗死最早、最突出的症状**,多发生于清晨,常无明显诱因,且常发生于安静时。**疼痛部位和性质与心绞痛相同,但程度较重,持续时间较长,可达数小时或更长,休息和含用硝酸甘油片多不能缓解**。病人烦躁不安、出汗、恐惧或有濒死感。部分病人疼痛位于上腹部,被误认为胃穿孔、急性胰腺炎等急腹症。少数病人尤其是老年人无疼痛,最初表现为休克或急性心力衰竭。部分病人疼痛放射至下颌、颈部、背部上方,被误认为骨关节痛。

(2) **全身症状**:病人有**发热**,由坏死物质吸收引起。一般在疼痛24~48h后出现,程度与梗死范围成正相关,体温一般在38℃左右,很少超过39℃,持续约一周。

(3) **胃肠道症状**:疼痛剧烈时常伴有频繁的恶心、呕吐和上腹胀痛,与迷走神经受坏死心肌刺激和心排血量降低组织灌注不足等有关。部分病人表现肠胀气。重症者可发生呃逆。

(4) **心律失常**:见于75%~95%的病人,多发生于起病1~2d内,**尤以24h内最多见**。可伴乏力、头晕、晕厥等症状。**各种心律失常中以室性心律失常最多,尤其是室性期前收缩**。如室性期前收缩频发(每分钟5次以上),成对出现或呈短阵室性心动过速,多源性或落在前一心搏的易损期时(R-on-T),常为心室颤动的先兆。**室颤是急性心肌梗死早期,特别是入院前主要的死因**。房室传导阻滞和束支传导阻滞也较多见,室上性心律失常则较少,多发生在心力衰竭者。前壁心肌梗死若发生房室传导阻滞表明梗死范围广泛,情况严重。

(5) **低血压和休克**:疼痛时常有血压下降,但未必是休克。如疼痛缓解而收缩压仍低于80mmHg,病人烦躁不安、面色苍白、皮肤湿冷、脉搏细速、大汗淋漓、尿少、反应迟钝甚至昏厥者,则为休克。因心肌广泛坏死,心排血量急剧下降,故主要为心源性休克,其次是神经反射引起的周围血管扩张,有些病人尚有血容量不足的因素参与。休克多在起病后数小时至数日内发生,见于约20%病人。

(6) **心力衰竭**:冠状动脉病变常见于左冠状动脉前降支,梗死部位常在左心,所以**主要是急性左心衰**,可在起病最初几天内发生,或在疼痛、休克好转阶段出现,为梗死后心脏舒缩力显著减弱或不协调所致。发生率为32%~48%。病人表现为呼吸困难、咳嗽、发绀、烦躁等,严重者可发生肺水肿,随后可有颈静脉怒张、肝大、水肿等右心衰竭表现。若梗死部位在右心室,则开始即出现右心衰竭表现,伴血压下降。

3. **体征**

(1) 心脏体征:心脏浊音界可轻度至中度增大;心率加快,少数可减慢;心尖区第一心音减弱;可出现第四心音奔马律,少数有第三心音奔马律;在发病第二至三天10%~20%病人可出现心包摩擦音,为反应性纤维性心包炎所致;心尖区可出现收缩期杂音或伴收缩中晚期喀喇音,为二尖瓣乳头肌功能失调或断裂所致;可有各种心律失常。

(2) 血压:除极早期血压可升高,几乎所有病人都有血压下降。起病前有高血压者,血压可降至正常,且可能不再恢复到起病前的水平。

(3) 其他:可有与心律失常、休克、心衰相关的其他体征。

4. **并发症**

(1) **乳头肌功能失调或断裂**:发生率高达50%。二尖瓣乳头肌收缩功能障碍造成不同程度的二尖瓣脱垂并关闭不全,心尖区出现收缩期杂音,可引起心力衰竭。轻度者,可以逐渐恢复,如发生乳头肌断裂,则心衰明显,且不易纠正。

(2) **心脏破裂**:少见,常在起病一周内发生,多为心室游离壁破裂,造成心脏压塞而猝死;偶有室间隔穿孔,出现胸骨左缘3、4肋间的收缩期杂音,可引起心衰和休克而在数日内死亡。

(3) **栓塞**:发生率1%~6%,见于起病后1~2周,多为左心室附壁血栓脱落造成,引起脑、肾、四肢动脉等处的栓塞。

(4) **室壁瘤**:主要见于左心室,发生率5%~20%,可见左侧心界增大心脏搏动范围广泛。可有收缩期杂音,**心电图表现为 ST 段持续抬高**,超声心动图、左心室造影、X 线透视等可见局部心缘突出、搏动减弱或矛盾运动。易引起室性心律失常、栓塞及心功能不全。

(5)**心肌梗死后综合征**:在急性心肌梗死后数周至数月内出现,表现为心包炎、胸膜炎或肺炎,可能为机体对心肌坏死物质的过敏反应。发生率约 10%。

(三) 辅助检查

1. 心电图检查

(1)**特征性改变**:①宽而深的 Q 波(**病理性 Q 波**),在面向透壁**心肌梗死区**的导联上出现。②**ST 段弓背向上型抬高**,在面向梗死区周围**心肌损伤区**的导联上出现。③**T 波倒置**,在面向损伤区周围**心肌缺血区**的导联上出现(图 3-25、图 3-26)。

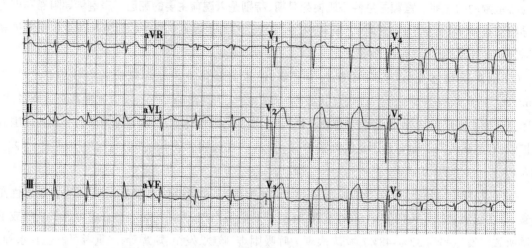

图 3-25　急性前壁心肌梗死的心电图

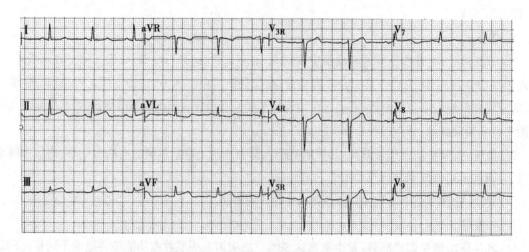

图 3-26　急性下壁心肌梗死的心电图

(2)**动态性改变**:起病数小时内可无异常或出现异常高大 T 波,数小时后 ST 段弓背向上型抬高,与 T 波形成单相曲线,而后出现病理性 Q 波,这是急性期改变;数日后,ST 段逐渐回到等电位水平,T 波则倒置,此为亚急性期改变;数周至数月后,T 波倒置,病理性 Q 波持续存在,此为慢性期改变。

(3)**定位和范围**:心电图可反映梗死区的位置及范围,见表 3-12。

表 3-12 心肌梗死定位诊断

梗死部位	出现梗死图形的导联
前间壁	V_1、V_2、V_3
前壁(局限)	V_3、V_4、V_5
前侧壁	V_5、V_6、I、aVL
高侧壁	I、aVL
下壁	II、III、aVF
广泛前壁	V_1~V_6、I、aVL
广泛前壁伴下壁	V_1~V_6、I、II、III、aVL、aVF

2. 超声心动图 急性心肌梗死病人几乎都有室壁运动异常,二维超声心动图可以协助诊断;同时,二维超声结合多普勒技术可以准确测量心功能及确定瓣膜反流。

3. 实验室检查

(1)**血清心肌坏死标志物**:心肌损伤标志物增高水平与心肌梗死范围及预后明显相关。对心肌坏死标记物的测定应进行综合评价,如**肌红蛋白在急性心肌梗死(AMI)后出现最早**,也十分敏感,但特异度不很强。肌钙蛋白 T(cTnT)和肌钙蛋白 I(cTnI)出现稍延迟,而特异度很高。CK-MB 虽不如 cTnT、cTnI 敏感,但对早期(<4h)AMI 的诊断有较重要价值,其高峰出现时间是否提前有助于判断溶栓治疗是否成功(表 3-13)。

表 3-13 血清心肌坏死标志物测定

标志物	开始升高 /h	高峰 /h	恢复正常
肌红蛋白	2	12	24~48h
肌钙蛋白 I(cTnI)	3~4	11~24	7~10d
肌钙蛋白 T(cTnT)	3~4	24~48	10~14d
肌酸激酶同工酶(CK-MB)	4	16~24	3~4d

以往应用多年的心肌酶测定(包括肌酶激酶、天冬氨酸转氨酶及乳酸脱氢酶)已不再用于诊断 AMI。

(2)**其他**:起病 24~48h 后白细胞可增至$(10~20) \times 10^9/L$,中性粒细胞增多,嗜酸性粒细胞减少或消失;红细胞沉降率增快;C 反应蛋白(CRP)增高可持续 1~3 周。起病数小时至 2d 内血中游离脂肪酸增高。

4. 放射性核素检查 正电子发射计算机断层扫描(PET)可观察心肌的代谢变化,单光子发射计算机断层显像(SPECT)可有助于判断心室的功能、了解心室壁运动状态、有无室壁瘤等。

📖 **知识拓展**

心 肌 桥

冠状动脉通常走行于心外膜下的结缔组织中,如果一段冠状动脉走行于心肌内,这束心肌纤维被称为心肌桥,走行于心肌桥下的冠状动脉被称为壁冠状动脉。冠状动脉造影显示该节段血管管腔收缩期受挤压,舒张期恢复正常,被称为"挤奶现象"。如挤压严重可产生远端心肌缺血,临床上可表现为心绞痛甚至心肌梗死或猝死。

(四)治疗要点

心肌梗死的预后与梗死范围的大小、侧支循环的建立及治疗是否及时有关。应强调尽早发现，及早住院，并强调住院前的就地处理。治疗原则是尽快恢复心肌血液再灌注(到达医院后30min内开始溶栓治疗或90min内开始介入治疗)以挽救濒死的心肌、防止梗死面积扩大或缩小心肌缺血范围，及时处理严重心律失常、休克、心力衰竭等并发症，防止猝死。急性期的治疗措施包括：①严密监护。②尽快选用哌替啶或吗啡解除疼痛。③应用尿激酶等溶栓或经皮腔内冠状动脉成形术再灌注心肌。④一旦发现室性早搏或室性心动过速，立即用利多卡因静脉注射，发生室颤时应尽快电除颤，对缓慢型心律失常如二度或三度房室传导阻滞宜用人工心脏起搏器，及时消除心律失常，防止猝死。⑤心源性休克及时补充血容量、应用升压药、血管扩张剂等控制。⑥心力衰竭主要是治疗急性左心衰竭，应用吗啡、利尿药或血管扩张剂等治疗。⑦其他如促进心肌代谢药物、极化液疗法、抗凝疗法等。恢复期进行康复治疗。

(五)心理-社会状况

急性心肌梗死因突然、剧烈的胸痛使病人产生恐惧、濒死感；监护病房的环境和一系列的检查、治疗和病情监护等，会加重病人的焦虑、恐惧情绪；病人家属及亲友因对疾病的认识程度有限及担心预后常表现情绪激动，焦虑不安。家庭及社会支持系统的作用会直接影响病人的预后，故应评估对病人的关注、支持度。

> 边学边练
> 实训12 冠心病病人的护理

【常见护理诊断/合作性问题】

1. 急性疼痛：胸痛　与心肌缺血、坏死有关。

2. 恐惧　与胸痛产生濒死感、担忧预后、监护室环境及抢救性创伤有关。

3. 潜在并发症：心律失常、心力衰竭、休克。

4. 活动无耐力　与心肌氧的供需失调有关。

5. 知识缺乏：缺乏冠心病、急性心肌梗死的相关知识。

【护理计划】

(一)急性疼痛：胸痛

1. 护理目标　病人疼痛减轻或缓解。

2. 护理措施

(1) 监护：急性心肌梗死病人立即送入冠心病监护病房(CCU)，根据病情连续监护心电图、血压、呼吸，除颤仪应随时处于备用状态。及时发现各种心律失常，如室性期前收缩呈频发、多源、成对出现或R-on-T现象，常为心室颤动的先兆，一旦发现室性期前收缩或房室传导阻滞应立即通知医生。密切观察心率与心律、心功能及血流动力学变化，注意病人的意识、尿量等变化，对于严重泵衰者还需监测肺毛细血管压和静脉压。为医生适时制订治疗措施，避免猝死提供客观资料。

(2) 休息：急性期绝对卧床休息12h，保持环境安静、舒适，避免探视，防止不良刺激，解除焦虑。若无并发症，24h内应鼓励病人在床上行肢体活动。若无低血压，第3d就可在病房内走动。梗死后第4~5d，逐步增加活动直至每天3次，每次步行100~150m。病情严重或有并发症者应适当延长卧床时间。向病人解释急性期卧床休息可减轻心脏负荷、减少心肌耗氧量、限制或缩小梗死范围，病情稳定后渐增活动量可促进心脏侧支循环的建立和心脏功能的恢复，防止失用性肌肉萎缩、关节僵硬、深静脉血栓形成及便秘。密切观察病人活动后的反应，若出现呼吸困难、脉搏过快且休息后3min仍未恢复、血压异常、胸痛、眩晕等，应停止活动，并以此作为限制活动量的指征。

(3) 合理饮食：给予低钠、低脂、低胆固醇、无刺激、易消化的清淡饮食，少量多餐，**避免进食过快、**

过饱而加重心脏负荷。

(4)预防便秘：向病人解释便秘的原因、不良后果及预防措施,指导病人多食富含维生素的蔬菜、水果,每日清晨用温开水冲服 20ml 蜂蜜,遵医嘱用缓泻剂如番泻叶、镁乳、果导片等。每日腹部按摩数次,刺激肠蠕动,促进排便。解释床上排便对控制病情的重要意义,说服病人床上排便,定时给便器。病情允许可让病人增加活动量以促进肠蠕动,或协助下床排便。便秘时用开塞露、低压灌肠或人工取便,嘱病人排便时勿用力屏气,以免发生意外,必要时在排便前预防性给予硝酸异山梨酯舌下含化。

(5)吸氧：对有呼吸困难和血氧饱和度降低者,最初几日间断或持续通过鼻管或面罩吸氧。给予 2~4L/min 流量的氧气吸入,提高氧分压,改善心肌缺氧,缓解疼痛。

(6)解除疼痛：心肌再灌注是解除疼痛最有效的方法,但在再灌注前可遵医嘱选用下列药物尽快解除疼痛。①哌替啶 50~100mg 肌内注射或吗啡 2~4mg 静脉注射,必要时 5~10min 后再注射一次,以后每 4~6h 可重复应用。注意防止抑制呼吸功能。②疼痛较轻者可用可待因或罂粟碱 0.03~0.06g 肌内注射或口服。③或再试用硝酸甘油 0.3mg 或硝酸异山梨酯 5~10mg 舌下含用或静脉滴注,要注意心率加快和血压降低。

(7)心肌再灌注：起病 3~6h 最多在 12h 内,使闭塞的冠状动脉再通,心肌得到再灌注,濒临坏死的心肌可能得以存活或使坏死范围缩小,减轻梗死后心肌重塑,改善预后。

1)经皮冠状动脉介入治疗(PCI)：若病人在可行 PCI 的医院,力争在 60min 内完成再灌注;若在救护车上或无 PCI 能力的医院,但预计 120min 内可转运至有 PCI 条件的医院,力争在 90min 内完成再灌注。详见本节介入技术护理。

2)溶栓：如果预计 120min 内不能进行 PCI,则首选溶栓,力争在 10min 内给予溶栓药物。

适应证：①两个或两个以上相邻导联 ST 段抬高(胸导联 ≥ 0.2mV,肢体导联 ≥ 0.1mV),或病史提示 AMI 伴左束支传导阻滞,起病时间 <12h,病人年龄 <75 岁。② ST 段显著抬高的 MI 病人年龄 >75 岁,慎重考虑。③ ST 段抬高性 MI,发病时间已达 12~24h,但如仍有进行性缺血性胸痛,广泛 ST 段抬高者也可考虑。

禁忌证：①既往发生过出血性脑卒中,1 年内发生过缺血性脑卒中或脑血管事件。②颅内肿瘤。③近期(2~4 周)有活动性内脏出血。④未排除主动脉夹层。⑤入院时严重且未控制的高血压(>180/110mmHg)或慢性严重高血压病史。⑥目前正在使用治疗剂量的抗凝药或已知有出血倾向。⑦近期(2~4 周)创伤史,包括头部外伤、创伤性心肺复苏或较长时间(>10min)的心肺复苏。⑧近期(<3 周)外科大手术;⑨近期(<2 周)曾有在不能压迫部位的大血管行穿刺术。

溶栓药物及用法：纤溶酶原激活剂激活血栓中的纤溶酶原而溶解冠状动脉内的血栓。①尿激酶：30min 内静脉滴注 150 万 ~200 万 U。②链激酶：60min 内静脉滴注 150 万 U。使用前应先做皮试,并于治疗前半小时用异丙嗪 25mg 肌内注射,与地塞米松 2.5~5mg 合并静注可防药物副作用。③重组组织型纤溶酶原激活剂(rt-PA)：选择性激活血栓部位的纤溶酶原。先静脉注射 15mg,继之 30min 内静脉滴注 50mg,然后 60min 内再静脉滴注 35mg。用 rt-PA 前先用肝素 5 000U 静脉注射,用药后继续以肝素每小时 700~1 000U 持续静脉滴注共 48h,以后改为每 12h 皮下注射 7 500U,连用 3~5d。④新型选择性纤溶酶原激活剂(仅作用于血栓部位)包括替奈普酶、阿替普酶和来替普酶。

疗效观察：前两种药物的再通成功率为 50%~60%,而 rt-PA 再通率为 80% 以上。溶栓成功的判断可直接根据冠状动脉造影判定或根据下列指标判定。①心电图上抬高的 ST 段 2h 内回降 >50%;②胸痛 2h 内基本消失;③ 2h 内出现再灌注心律失常;④血清 CK-MB 酶峰值前移(14h 内)。具备任意两条(1 和 3 组合除外)可作为临床再通标准。

不良反应及用药注意事项：①用药前注意询问有无禁忌证。②溶栓前检查血常规、出凝血时间、血型，配血备用。③使用链激酶时注意观察有无寒战、发热等过敏现象。④用药过程中注意**监测凝血时间**，一般维持在正常的 2 倍左右(CT 20~30min，APTT 60~80s)；并注意有无出血(皮肤黏膜出血、血尿、便血、咯血、颅内出血等)、低血压(收缩压低于 90mmHg)等不良反应，一旦发现应通知医生并配合处理。

(8)遵医嘱应用其他药物

1)**抗凝和抗血小板聚集**：无禁忌证者,所有病人联合应用阿司匹林和氯吡格雷抗血小板,并常规抗凝(详见心绞痛)。

2)**β 受体拮抗药及钙通道阻滞药**：可以减低心率和血压,平衡心肌氧供,而且可以减少心律失常的发生,降低死亡率。如无低血压、心脏传导阻滞等禁忌证,应常规应用。在急性期,应给予静脉制剂,之后长期口服(详见高血压)。

3)**血管紧张素转换酶抑制药(ACEI)**：ACEI 早期用于急性心肌梗死,可以改善血流动力学、减少心衰、改善心室重构,降低病人死亡率(详见高血压)。

4)**极化液**：氯化钾 1.5g,普通胰岛素 8~12U,加入 10% 葡萄糖液 500ml 内静脉滴注,1~2 次 /d,7~14d 为一疗程。对恢复心肌细胞膜极化状态、改善心肌收缩功能、减少心律失常有益。

(二)恐惧

1. 护理目标　病人恐惧减轻,情绪稳定。

2. 护理措施　急性心肌梗死病人因剧烈胸痛而焦虑、恐惧,应及时向病人解释不良情绪会增加心脏负荷和心肌耗氧量,影响预后。适时介绍本病的知识和监护室的环境。关心、尊重、鼓励、安慰病人,耐心回答病人提出的问题,帮助其树立战胜疾病的信心。各项抢救操作应沉着、冷静、正确、熟练,给病人以安全感。操作前要简要地将操作过程和不适感告知病人,以利于其配合。稳定病人家属情绪,不在病人面前流露绝望情绪。指导病人放松技术,分散注意力,必要时遵医嘱给予镇静药。

(三)潜在并发症

1. 护理目标　病人病情稳定,不出现并发症。

2. 护理措施

(1)心律失常、猝死

1)**密切观察**：是否出现严重心律失常,如出现频发的、多源性室性期前收缩,二联律、成对出现、R-on-T 或严重房室传导阻滞,应立即通知医生,及时消除,以免演变为严重心律失常甚至猝死。准备除颤器、起搏器和各种急救药品,随时配合医生抢救。

2)**配合抢救**：①发现**室性期前收缩或室性心动过速**,遵医嘱立即用利多卡因 50~100mg **静脉注射**,每 5~10min 重复 1 次,至期前收缩消失或总量已达 300mg,而后以 1~3mg/min 静脉滴注维持48~72h(100mg 加入 5% 葡萄糖液 100ml)。如室性心律失常反复发作可用胺碘酮治疗。②发生**心室颤动或持续多形性室性心动过速时**,尽快采用非同步直流电除颤或同步直流电复律。③对缓慢型心律失常可用阿托品 0.5~1mg 肌内或静脉注射。房室传导阻滞发展到第二度或第三度,伴有血流动力学障碍者宜用人工心脏起搏器作临时的经静脉心内膜右心室起搏治疗,待传导阻滞消失后撤除。④室上性快速型心律失常选用维拉帕米、地尔硫䓬、美托洛尔、洋地黄制剂或胺碘酮等。药物不能控制时,可考虑用同步直流电复律。

(2)心力衰竭

1)密切观察:急性心肌梗死合并心衰主要是急性左心衰竭,注意观察病人有无咳嗽、咳痰、气急等表现,随时监测电解质和酸碱平衡状况,备好急救药品和仪器,维持静脉通路的畅通。

2)配合抢救:避免一切可能加重心脏负担的因素,严格控制输液的速度和输入液体量,防止心脏负荷加重。遵医嘱用吗啡(或哌替啶)和利尿药,或选用血管扩张剂减轻左心室的负荷,或用多巴酚丁胺 $10\mu g/(kg \cdot min)$ 静脉滴注或用短效血管紧张素转换酶抑制药从小剂量开始治疗。由于最早期出现的心力衰竭主要是坏死心肌间质充血、水肿引起顺应性下降所致,而左心室舒张末期容量尚不增大,因此在**梗死发生后24h内尽量避免使用洋地黄制剂**,以免诱发室性心律失常。右心室梗死的病人应慎用利尿药。

(3)休克:密切观察病人的生命体征,备好急救药品和仪器,维持静脉通路的畅通。必要时进行血流动力学监测,及时发现心排血量减少,外周血管灌注不足的症状。遵医嘱处理。①补充血容量:低分子右旋糖酐或 5%~10% 葡萄糖液静脉滴注,输液后如中心静脉压上升 >18cmH$_2$O,肺毛细血管楔压(PCWP)≥15~18mmHg,则应停止。②升压药:补充血容量后血压仍不升,而肺毛细血管楔压和心排血量正常时,提示周围血管张力不足,可用多巴胺,或去甲肾上腺素,或多巴酚丁胺静脉滴注。③血管扩张剂:经上述处理血压仍不升,肺动脉楔压升高,心排血量低或周围血管显著收缩出现四肢厥冷、发绀,遵医嘱用硝普钠 15μg/min 开始静脉滴注,每 5min 逐渐增量至 PCWP 降至 15~18mmHg;硝酸甘油 10~20μg/min 开始静脉滴注,每 5~10min 增加 5~10μg/min 直至左心室充盈压下降。

(四)活动无耐力

1. 护理目标 病人活动耐力增强。

2. 护理措施

(1)康复训练前评估:主要根据病人的年龄、病情进展、心肌梗死的面积及有无并发症等进行评定。如病人生命体征平稳,无明显疼痛,安静时心率低于 100 次/min,无严重心律失常、心力衰竭和心源性休克,可进行康复训练。经有效的再灌注治疗(溶栓或急诊 PTCA+ 支架植入)使闭塞的血管及时再通者,可根据病情尽早活动,尤其是早发冠心病(年龄 55 岁以下)者。

(2)解释康复训练重要性:向病人说明活动耐力恢复是一个循序渐进的过程,既不能过早或过度活动,也不能因担心病情而不敢活动。**急性期卧床休息可减少梗死范围**,有利于心功能恢复,**病情稳定后逐渐增加活动量,可促进侧支循环的形成**,提高活动耐力,防止便秘、深静脉血栓形成、肺感染等并发症。目前主张早期活动,实现早期康复。

(3)制订个体化运动方案:急性期 12h 内绝对卧床休息,若病情稳定无并发症,24h 后可允许病人床上活动,如指导病人做腹式呼吸、关节主动与被动运动,协助病人洗漱、进餐,在病人活动耐力范围内,鼓励病人自理部分生活活动,之后逐渐过渡到床边活动。心肌梗死后第1~2 周后开始在室内走动,逐步过渡到室外走廊散步,在帮助下如厕、洗澡、试着上下一层楼梯等。如有并发症,则应适当延长卧床时间。第 3~4 周可试着上下楼或出院。

(4)康复训练的监测:开始进行康复训练时,必须在护士的监测下进行,以不引起任何不适为度,心率增加 10~20 次/min 为正常反应,<10 次/min 可增加运动量,>20 次/min 或收缩压降低 15mmHg,出现心律失常或心电图 ST 段缺血型下降 ≥ 0.1mV 或上升 ≥ 0.2mV 则应退回到前一运动水平。出现下列情况应减缓运动进程或停止运动:①胸痛、心悸、气喘、头晕、恶心、呕吐等;②心肌梗死 3 周内活动时,心率变化超过 20 次/min 或血压变化超过 20mmHg;③心肌梗死 6 周内活动时,心率变化超过 30 次 /min 或血压变化超过 30mmHg。

（五）健康教育

心肌梗死缓解期除采取心绞痛缓解期护理措施外,还应指导病人及家属做好发病后的院前处理。一旦怀疑心肌梗死发作,应立刻就地休息,情绪稳定,心情放松;积极与医院联系,呼叫急救车或用担架送往医院,切忌扶病人勉强步行到医院;如有条件可吸氧;舌下含化硝酸甘油、硝酸异山梨酯,可多次服用,也可舌下含服复方丹参滴丸等扩张冠状动脉的药物。

📖 **知识拓展**

冠心病的三级预防

一级预防是针对健康人群和未发病的危险人群的预防,就是对多种危险因素在源头的综合控制,重点有 3 个:干预血糖、干预血脂、干预血压。最基本的措施是改变不健康的生活方式。二级预防是指对已经患有冠心病者采用药物或非药物措施,以预防复发或病情加重。三级预防是预防或延缓冠心病慢性合并症的发生和发展,冠心病如果不注意保健很容易发生心肌梗死和心力衰竭而危及生命。

【护理评价】

病人疼痛是否减轻或缓解;恐惧是否减轻或消除;活动耐力是否增强,是否出现并发症;是否了解冠心病预防保健的相关知识。

附 1：冠状动脉造影术的护理

冠状动脉造影(coronary arterial angiography)是从周围动脉(常用股动脉)插入导管送到冠状动脉后注入造影剂(如 76% 泛影葡胺)使其显影,从而评估冠状动脉病变的程度。冠状动脉造影是目前**诊断冠心病最可靠的方法**,它可提供冠状动脉病变的部位、性质、范围、侧支循环状态等的准确资料,有助于选择最佳治疗方案。

【适应证】

1. 对药物治疗中心绞痛仍较重者,或准备介入性治疗或旁路移植手术者,或急性冠脉综合征拟行急诊手术者,或心肌梗死后再发心绞痛或运动试验阳性者。

2. 胸痛似心绞痛而不能确诊者。

3. 中老年病人,心脏增大、心力衰竭、心律失常疑有冠心病而无创性检查未能确诊者。

【禁忌证】

除心导管术禁忌证外,对造影剂过敏者。严重心动过缓的病人应在临时起搏保护下手术。

【术前准备、术中配合及术后护理】

术前请病人签署知情同意书。余同心导管术护理。

附 2：经皮冠脉介入术的护理

经皮冠脉介入术(percutaneous coronary intervention,PCI)是应用心导管技术疏通狭窄甚至闭塞的冠状动脉管腔,从而改善心肌血液灌注的方法。临床常用经皮腔内冠状动脉成形术(PTCA)、冠状动脉内支架植入术及冠状动脉内旋切术、旋磨术和激光成形术等。PTCA 是经皮穿刺周围动脉将带球囊的导管送入冠状动脉狭窄处,扩张球囊使狭窄管腔扩大,冠状动脉血流畅通,是最常用的 PCI。冠脉内支架植入术是将不锈钢或合金材料刻制成或绕制成管状而其管壁呈网状带有间隙的支架,置入冠状动脉内已经或未经 PTCA 扩张的狭窄段支撑起血管壁,达到维持血流畅通的效果。PTCA 与冠状动脉内支架植入术是目前治疗冠心病最常用的手段。

【适应证】

1. 稳定型心绞痛经药物治疗后仍有症状,病变位于冠状动脉近端、管腔狭窄程度 >50%,一般在 75% 以上,病变范围长度 <15mm 的无钙化向心性狭窄。

2. 急性心肌梗死发作时的血管再通。

3. 有临床症状的 PTCA 术后再狭窄者或主动脉 - 冠状动脉旁路移植术后血管再狭窄复发心绞痛者。

4. 新近发生的单支冠状动脉完全性狭窄。

【禁忌证】

无保护的左主干病变、慢性完全阻塞性伴有严重钙化的病变、多支广泛性弥漫性病变、病变狭窄程度 ≤ 50% 或仅有冠状动脉痉挛。

【术前准备】

术前 5d 停用口服抗凝剂,术前一晚饭后口服阿司匹林 300mg 和氯吡格雷 75mg,术前 10h 禁食。余同心导管术护理。

【术中配合】

1. 告知病人若术中有心悸、胸闷等不适,应立即通知医生。球囊扩张时,病人可有胸闷、心绞痛发作的症状,应做好安慰解释工作,并给予相应处理。

> 边学边练
> 实训 13 心导管术及经皮冠脉介入术的护理

2. 重点监测导管定位时、造影时、球囊扩张时及有可能出现再灌注心律失常时心电图及血压的变化,发现异常,及时报告医生并采取有效措施。

余同心导管检查术。

【术后护理】

除按心导管术护理外,还应注意:

1. 持续监测心电图、血压及保持静脉输液通道 24h,即刻做 12 导联心电图,与术前对比。

2. 停用肝素 4~6h 后测定 ACTT<150s,即可拔除动脉鞘管。

3. PTCA 术后绝对卧床休息 48h,支架安置术后卧床休息 72h。卧床期间加强生活护理,满足病人生活需要。以后逐渐增加运动量,起床、下蹲应缓慢,不可突然用力,术后 1 周内避免抬重物。

4. 鼓励病人多饮水,以加速造影剂的排泄。饮食清淡易消化,但不宜饱餐;应保持大便通畅。

5. 常规给予低分子肝素皮下注射,注意观察有无伤口渗血、牙龈出血、鼻出血、血尿、血便、呕血等出血表现。

6. 常规使用抗生素 3~5d,预防感染。

7. 遵医嘱继续服用抗血小板聚集药物、硝酸酯制剂、钙通道阻滞药、ACEI 制剂等。

8. 术后负性效应的观察和处理

(1)腰酸、腹胀:与术后体位要求有关,下地活动后即消失,经按摩、热敷可减轻。

(2)穿刺局部损伤:表现为穿刺局部的出血或血肿。术后严格按要求制动;严密观察伤口;出血停止后对局部淤血可用 50% 硫酸镁湿热敷或理疗。

(3)栓塞:栓子来源于导管内血栓或粥样斑块脱落。术后注意观察双下肢足背动脉搏动、皮肤颜色、温度、感觉有无异常,病人下床后有无疼痛、跛行。出现异常立即通知医生。

(4)尿潴留:与病人不适应床上排尿有关。术前训练床上排尿;做好心理疏导;热敷、按摩或诱导排尿;必要时导尿。

扫一扫,
看总结

(5)低血压:与迷走神经刺激及硝酸甘油滴注速度有关,表现为恶心、呕吐、冷汗、心率减慢。应密切观察病人,出现反应立即通知医生,协助处理。

(6)造影剂反应:因造影剂过敏引起,表现为皮疹或寒战。使用地塞米松可缓解。

(7)心肌梗死:与病变处血栓形成导致冠状动脉急性闭塞有关。应密切观察病人有无胸闷、胸痛,并注意有无心肌缺血的心电图表现。

扫一扫,
测一测

9. PTCA 术后半年内约有 30% 左右的病人可能发生再狭窄,支架植入后半年内再狭窄率约为20%,药物洗脱支架植入后半年内再狭窄率低于 10%,其中局部血栓形成和栓塞是重要原因。因此强调病人应终生服用阿司匹林,定期门诊随访。

(曹红丹)

第六节 心脏瓣膜病病人的护理

扫一扫,
自学汇

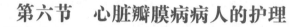

📖 导入情景

王女士,41 岁,因自感心悸、气短、心前区不适入院。既往有"风湿性关节炎"病史。体格检查:T 37.5℃,神清,口唇发绀,心界向左扩大,心尖区第一心音强弱不等,心率快慢不一,可闻舒张期隆隆样杂音,下肢轻度水肿,余无异常。

工作任务:

1. 指导病人认识风湿性心脏病的并发症。

2. 对病人进行健康教育。

心脏瓣膜病(valvular heart disease)是由炎症、缺血性坏死、退行性改变、黏液瘤样变性、先天畸形、创伤等原因引起的单个或多个瓣膜的功能或结构异常,导致瓣膜口狭窄或 / 和关闭不全。临床上最常见的心瓣膜病为**风湿性心脏瓣膜病(rhematic valvular heart disease)**(简称风心病),其次见于老年退行性变、动脉硬化、感染性心内膜炎、乳头肌功能不全等。本节主要介绍风湿性心脏病,多见于 20~40 岁女性。

📖 知识拓展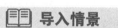

心 脏 瓣 膜

心脏有 2 对 4 个瓣膜。左心房、室之间的瓣膜称二尖瓣,右心房、室间的瓣膜称三尖瓣。二、三尖瓣统称房室瓣,两侧房室瓣均有腱索与心室乳头肌相连。左、右心室与大动脉之间也有瓣膜相隔,称半月瓣。位于左心室与主动脉之间的瓣膜为主动脉瓣,位于右心室与肺动脉之间的瓣膜为肺动脉瓣。心脏瓣膜的功能颇似泵的阀门,可顺流开启,逆流关闭,保证血液定向流动。

【风湿性心脏病常见临床类型及其病理生理改变】

由于慢性、反复发作的风湿性心瓣膜炎症和结缔组织增生,使瓣叶增厚、变形、瓣叶间粘连,导致瓣膜口狭窄。早期呈隔膜型,晚期瓣叶明显增厚、纤维化、钙化、腱索及乳头肌粘连、缩短,整个瓣膜口呈漏斗型,常伴有关闭不全。**二尖瓣最常受累**,其次为主动脉瓣,三尖瓣和肺动脉瓣病变者少见。临床**最常见的风湿性心脏病类型为二尖瓣狭窄**。如果 2 个或 2 个以上瓣膜同时受累称多瓣膜病,又称联合瓣膜病,以二尖瓣狭窄合并主动脉瓣关闭不全最常见。

瓣膜口狭窄和 / 或关闭不全,可引起血流动力学和心脏的变化。

1. **二尖瓣狭窄** 正常人二尖瓣的瓣口面积为 4~6cm²。当瓣口面积减少至 1.5~2cm²(轻度狭窄)时,左心房压力升高,**左心房代偿性扩大、肥厚**,此时病人多无症状,为代偿期;当瓣口面积减少到 1~1.5cm²(中度狭窄)甚至小于 1cm²(重度狭窄)时,左心房压力升高,导致**肺循环淤血**,临床上出现劳力性呼吸困难等,称左心房失代偿期;长期肺循环压力升高,右心室压力负荷过重,引起**右心肥厚、扩大**,最终导致右心衰竭。

2. **二尖瓣关闭不全** 由于二尖瓣关闭不全,左心室收缩时血液从左心室返回左心房,**左心房容量负荷增加**,左心房内增多的血液,在心室舒张期又流入左心室,使左心室容量负荷过重,引起**左心室扩大、肥厚**,最终发生左心衰竭。

3. **主动脉瓣狭窄** 主动脉瓣狭窄使左心室射血阻力增加,左心室代偿性肥厚,失代偿时,左心室射血减少而心肌耗氧增加,引起**心肌缺血**、纤维化,导致左心衰竭。同时主动脉瓣狭窄左心室排血减少,导致**全身动脉缺血**及冠状动脉灌注不足。

4. **主动脉瓣关闭不全** 主动脉瓣关闭不全时,舒张期主动脉内血液反流入左心室,左心室容量负荷增加,使**左心室扩大、肥厚**;同时由于舒张期主动脉内压降低,冠状动脉灌注减少,导致**心肌缺血**,二者最终引起左心衰竭。同时主动脉瓣关闭不全,使主动脉舒张压降低,收缩压增高,**脉压增大**。

【护理评估】

(一) 健康史

1. **基本病因** 风湿热、慢性咽炎、慢性扁桃体炎等链球菌感染史。

2. **诱发因素** 风湿活动、呼吸道感染、心律失常、过度劳累、情绪激动等。

评估时询问病人既往体质如何,是否易患上呼吸道感染和扁桃体炎,有无关节炎病史等。询问病人的职业情况、工作环境如何,运动锻炼情况等。

(二) 临床表现

1. 二尖瓣狭窄

(1) 症状

1) **呼吸困难:是最常见的早期症状**,精神紧张、劳累、感染或心房颤动为常见诱因。早期为劳力性呼吸困难,随着病情进展,出现夜间阵发性呼吸困难和端坐呼吸,甚至发生急性肺水肿。

2) 咯血:可表现为痰中带血、咯鲜血,突然咯大量鲜血,常见于严重二尖瓣狭窄,可为首发症状。**急性肺水肿时咯大量粉红色泡沫痰。**

3) 咳嗽:常见,冬季尤其明显。多在夜间睡眠时及劳动后出现,伴白色黏痰或泡沫样痰。

4) 声音嘶哑:较少见,由于扩大的左心房和肺动脉压迫左喉返神经所致。

(2) 体征:①"二尖瓣面容",口唇轻度发绀,双颧绀红,见于重度二尖瓣狭窄者。②**心尖区局限的舒张期隆隆样杂音是二尖瓣狭窄的特征性体征**,常伴舒张期震颤。③心尖区可闻及第一心音亢进和开瓣音,提示瓣膜弹性尚好。④肺动脉瓣区第二心音亢进或伴分裂,提示肺动脉高压、右心受累。

⑤右心室扩大伴三尖瓣关闭不全时,在三尖瓣听诊区可闻及全收缩期吹风样杂音。

(3)并发症

1)心力衰竭:是晚期常见并发症,也是风湿性心脏病主要的死亡原因。

2)心律失常:以心房颤动最多见。突发快速心房颤动常为左心房衰竭和右心衰竭甚至急性肺水肿的常见诱因。

3)急性肺水肿:为重度二尖瓣狭窄的严重并发症,如不及时救治可致死。

4)血栓栓塞:最常见于二尖瓣狭窄伴心房颤动时,**以脑栓塞最多见**,外周动脉和内脏动脉(脾、肾、肠系膜等)亦可栓塞。栓子多来自扩大的左心房伴房颤者。

5)肺部感染:较常见,可诱发或加重心力衰竭。

6)感染性心内膜炎:较少见。

2. 二尖瓣关闭不全

(1)症状:轻度关闭不全者可终身无症状,严重反流时心排血量减少,可有疲乏无力、心悸、胸闷;晚期则有呼吸困难,系肺淤血所致。

(2)体征:心尖搏动向左下移位,第一心音减弱,**心尖区可闻及全收缩期高调吹风样杂音**,向左腋下和左肩胛下区传导,可伴震颤。

(3)并发症:与二尖瓣狭窄相似,但感染性心内膜炎较二尖瓣狭窄多见,而血栓栓塞比二尖瓣狭窄少见。

3. 主动脉瓣狭窄

(1)症状:无症状期长,**呼吸困难、心绞痛和晕厥是典型的主动脉狭窄三联征**。劳力性呼吸困难是晚期病人常见的首发症状,心绞痛和晕厥常与劳累有关,发生于劳力当时。

(2)体征:**胸骨右缘第2肋间可闻及粗糙而响亮的吹风样收缩期杂音**,向颈动脉传导,常伴震颤。

(3)并发症:可有心房颤动、房室传导阻滞、室性心律失常、左心衰竭等,感染性心内膜炎、血栓栓塞少见。

4. 主动脉瓣关闭不全

(1)症状:早期可无症状或有心悸、心前区不适、头部强烈搏动感等,晚期出现左心衰竭症状,常有体位性头晕,心绞痛较少见。

(2)体征:心尖搏动向左下移位,呈抬举性搏动。特征性体征为**胸骨左缘第3、4肋间可闻及高调叹气样舒张期杂音**,坐位前倾和深呼气时易听到。重度反流者,常在心尖区听到舒张中晚期隆隆样杂音(Austin-Flint杂音)。收缩压升高,舒张压降低,脉压增大,出现**周围血管征**,包括点头征、水冲脉、毛细血管搏动征、股动脉枪击音等。

(3)并发症:感染性心内膜炎、室性心律失常、心力衰竭较常见,心脏性猝死少见。

(三)辅助检查

1. X线检查 中、**重度二尖瓣狭窄左心房显著增大时,心影呈梨形**,是肺动脉总干、左心耳和右心室扩大所致;重度二尖瓣关闭不全常见左心房、左心室增大;单纯主动脉瓣狭窄时,心影正常或轻度增大,主动脉根部常见狭窄后扩张;**主动脉瓣关闭不全时,左心室增大,升主动脉扩张明显,呈"靴形心"**。

2. 心电图检查 **二尖瓣狭窄时左心房扩大**,可出现"二尖瓣形P波",P波 >0.12s,伴切迹;二尖瓣关闭不全,部分有左心室肥大及继发性ST-T改变;主动脉瓣狭窄和关闭不全,均可出现左心室肥大伴继发性ST-T改变。

3. **超声心动图** 为明确诊断的可靠方法。二维超声心动图可显示瓣膜的形态和活动度、测量瓣膜口面积及房室大小,彩色多普勒用于检测心脏及血管的血流方向等。

4. **其他** 放射性核素检查有助于判断心腔大小、心脏各腔室的舒张功能,评估反流程度。心导管检查可同步测定左心室与主动脉内压力并计算压差。

(四) 治疗要点

早期主要进行内科治疗,其原则是防止风湿活动,控制病情进展,改善心功能,减轻症状,防治并发症。必要时可进行介入或外科手术治疗,如经皮球囊瓣膜成形术或分离术、瓣膜修补术和人工瓣膜置换术等。

(五) 心理 - 社会状况

风湿性疾病受环境因素和社会因素影响明显,好发于低收入的女性和寒冷潮湿的季节。病人因病程长,反复发作,出现并发症,社会支持差等,常有焦虑、压抑、敏感多疑。

【**常见护理诊断 / 合作性问题**】

1. **体温过高** 与风湿活动、并发感染有关。

2. **焦虑** 与病程漫长、病情反复、长期住院等有关。

3. **潜在并发症**:心力衰竭、栓塞、感染性心内膜炎、心律失常等。

4. **知识缺乏**:缺乏风湿性心脏病的预防保健知识。

【**护理措施**】

(一) 体温过高

除参见第二章第三节体温过高的护理措施外,遵医嘱长期甚至终生应用苄星青霉素,以预防风湿活动。苄星青霉素 120 万 U,每月 1 次肌内注射。使用前询问青霉素过敏史,常规青霉素皮试。此药溶解后为白色乳剂,若按一般的肌注方法针头易堵塞,天气寒冷时尤其如此。因此,操作时应选择 9 号针头,用 8~10ml 生理盐水稀释后,更换注射针头,勿排气,快速肌注,注射后注意观察过敏反应及注意局部有无疼痛及硬结。

(二) 焦虑

1. **心理疏导** 向病人解释风湿性心脏病的原因、诱因及预后,告诉病人情绪稳定、积极配合治疗、加强自我保健可控制病情进展,提高生活质量,以消除病人的疑虑。鼓励家属与病人多交流、多陪伴,减轻病人心理负担。

2. **活动指导** 与病人及家属讨论、制订活动计划,鼓励病人积极活动,改善生活质量,增强自信。

(三) 潜在并发症

1. 心力衰竭、感染性心内膜炎、心律失常护理措施参见相关章节内容。

2. 栓塞

(1)评估栓塞危险因素:阅读超声心动图及心电图报告,注意有无附壁血栓及心房颤动;是否因心力衰竭而活动减少或长期卧床。

(2)休息与活动:左心房内有巨大附壁血栓者应绝对卧床休息,以防脱落造成栓塞。病情允许时应鼓励并协助病人翻身、活动下肢、按摩及用温水泡脚或下床活动,防止下肢深静脉血栓形成。

(3)遵医嘱用药:风湿性心脏病合并心房颤动者,若无禁忌,应长期口服华法林,用药过程中注意观察有无皮肤黏膜出血,定期检查凝血酶原时间。

(4)病情观察:密切观察有无栓塞征象,一旦发生,立即报告医生,遵医嘱给予抗凝或溶栓处理。

（四）健康教育

1. 疾病知识指导　向病人及家属介绍本病的基本知识,鼓励病人树立信心。告诉病人坚持按医嘱用药,定期门诊复查。有手术适应证者尽早择期手术,提高生活质量。

2. 预防感染　改善居住环境,避免潮湿、阴暗,保持室内空气流通、温暖干燥,阳光充足。适当锻炼,加强营养,提高机体抵抗力。注意防寒保暖,避免感冒,避免与上呼吸道感染病人接触,一旦发生感染应立即用药。**在拔牙、内镜检查、导尿术、分娩、人工流产等手术操作前,应告诉医生自己有风湿性心脏病史,以预防性使用抗生素。**劝告扁桃体炎反复发作者在风湿活动控制后 2~4 个月手术摘除扁桃体。

3. 避免诱因　避免重体力劳动、剧烈运动或情绪激动。告知病人长期坚持使用青霉素能控制链球菌感染、预防风湿活动。育龄妇女应根据心功能情况,在医师指导下选择妊娠与分娩的时机,做好孕期监护;病情较重不能妊娠与分娩者,应做好病人及家属的思想工作。

（马四军）

030602 扫一扫,看总结

030603 扫一扫,测一测

030701 扫一扫,自学汇

第七节　慢性肺源性心脏病病人的护理

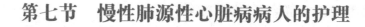

📖 导入情景

王先生,60 岁,患 COPD 多年,近日受凉后,出现咳嗽、咳痰、喘息,嗜睡,下肢水肿。查体谵妄状态,呼吸困难,唇发绀,颈静脉怒张,气管居中,桶状胸,叩诊双肺呈过清音,X 线检查:双肺野透亮度增加,两肺纹理增多、增粗。考虑为慢性肺源性心脏病。

工作任务:

1. 指导病人合理用药。

2. 指导病人合理休息与活动。

慢性肺源性心脏病（chronic pulmonary heart disease）简称慢性肺心病,是由于支气管 - 肺、肺血管或胸廓的慢性病变,引起肺血管阻力增加,导致肺动脉高压,继而右心室结构和 / 或功能改变的疾病。慢性肺心病是常见病,患病年龄多在 40 岁以上,且患病率随年龄增长而增高,北方地区患病率高于南方地区,农村高于城市。吸烟者比不吸烟者患病率明显增高。

肺心病发病的关键环节是肺动脉高压,其形成与下列因素有关。

1. 肺血管阻力增高的功能性因素　缺氧、二氧化碳潴留和呼吸性酸中毒,可使肺血管收缩、痉挛,其中**缺氧是形成肺动脉高压的最重要因素**。

2. 肺血管阻力增加的解剖学因素　慢性阻塞性肺疾病长期反复发作,累及邻近小动脉,引起血管炎、管壁增厚、管腔狭窄甚至完全闭塞。随着肺气肿的加重,肺泡壁破坏,造成毛细血管网的毁损,这些因素使肺血管结构重塑,是肺血管阻力增加的解剖学因素。

3. 血容量增多和血液黏稠度增加　慢性缺氧产生继发性红细胞增多,血液黏稠度增加,血流阻力随之增高。缺氧可使醛固酮增加,水钠潴留,并使肾小动脉收缩、肾血流量减少而加重水钠潴留,血容量增多,肺动脉压升高。

【护理评估】

（一）健康史

1. **支气管、肺疾病** 最常见的是慢性阻塞性肺疾病，约占80%~90%，其次为支气管哮喘、支气管扩张、重症肺结核、肺尘埃沉着病、特发性肺间质纤维化等。

2. **胸廓运动障碍性疾病** 较少见。包括严重脊椎侧后凸、脊椎结核、类风湿关节炎、胸膜广泛粘连及胸廓成形术后造成的严重胸廓或脊椎畸形，以及神经肌肉疾患如脊髓灰质炎等。

3. **肺血管疾病** 特发性或慢性血栓性肺动脉高压、肺小动脉炎均可引起肺血管阻力增加、肺动脉压升高和右心室负荷加重，发展为慢性肺心病。

4. **其他** 原发性肺泡通气不足、先天性口咽畸形、睡眠呼吸暂停综合征等亦可引起肺动脉高压导致慢性肺心病。

（二）临床表现

本病病程缓慢，临床上除原有肺、胸疾病的各种症状和体征外，主要是逐步出现肺、心功能衰竭及其他器官受累的表现。按其功能可分为代偿期与失代偿期。

1. 肺、心功能代偿期

(1) 症状：咳嗽、咳痰、气促，活动后可有心悸、呼吸困难、乏力和活动耐力下降。**急性呼吸道感染可加重上述症状，诱发进入失代偿期。**

(2) 体征：可有不同程度的发绀和肺气肿体征。偶有干、湿啰音，心音遥远。**肺动脉瓣区第二心音亢进，提示肺动脉高压**。三尖瓣区可闻及收缩期杂音和剑突下心脏搏动，提示右心室肥大。部分病人因肺气肿使胸廓内压升高，阻碍腔静脉回流，可有颈静脉充盈。

2. 肺、心功能失代偿期 **常见诱因为急性呼吸道感染。**

(1) 呼吸衰竭：表现为呼吸困难加重，常有头痛、失眠、食欲下降，**严重者出现嗜睡、神志恍惚、谵妄等肺性脑病的表现**。皮肤明显发绀、球结膜充血水肿、皮肤潮红、多汗。严重时出现颅内压升高的表现，腱反射减弱或消失，出现病理反射。

(2) 右心衰竭：食欲不振、腹胀、恶心等。发绀更明显，颈静脉怒张，心率加快，肝大并有压痛，肝颈静脉反流征阳性，下肢水肿，重者可有腹水。

3. **并发症** 肺性脑病、酸碱失衡及电解质紊乱、心律失常、休克、消化道出血和弥散性血管内凝血（DIC）等。

（三）辅助检查

1. 实验室检查

(1) **血液检查：红细胞及血红蛋白可升高，全血黏度及血浆黏度增加**；合并感染时白细胞计数升高，中性粒细胞增加。部分病人可有肝、肾功能改变和电解质紊乱。

(2) **血气分析：慢性肺心病失代偿期可出现低氧血症或高碳酸血症**。呼吸衰竭时 $PaO_2 < 60mmHg$、$PaCO_2 > 50mmHg$。

2. 影像学检查

(1) X线检查：除原有肺、胸基础疾病及急性肺部感染的特征外，尚可有肺动脉高压症，如右下肺动脉干扩张，其横径 ≥ 15mm；横径与气管横径比值 ≥ 1.07；肺动脉段明显突出或其高度 ≥ 3mm；右心室增大等（图3-27）。

(2) 超声心动图检查：右心室流出道内径 ≥ 30mm、右心室内径 ≥ 20mm、右心室前壁厚度 ≥ 5mm、左心右心室内径比值 <2、右肺动脉内径或肺动脉干及右心房增大等，对诊断有参考价值。

3. 心电图检查　主要表现为电轴右偏、肺型 P 波。

4. 其他　肺功能检查对早期或缓解期慢性肺心病病人有意义。痰细菌学检查可指导抗生素选用。

（四）治疗要点

失代偿期的治疗原则是积极控制感染，保持呼吸道通畅，改善呼吸功能，纠正缺氧和二氧化碳潴留，控制呼吸衰竭和心力衰竭，防治并发症。代偿期原则上采用中西医结合的综合治疗措施，防治原发病及呼吸道感染，增强体质，防止急性发作，延缓病情发展。

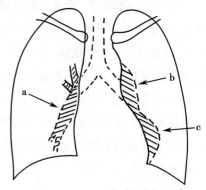

图 3-27　慢性肺心病 X 线胸片正位片
右下肺动脉干增宽（a）、肺动脉段凸出（b）、心尖上凸（c）。

（五）心理 - 社会状况

本病呈进行性发展，病人长期受呼吸道疾病的折磨，病情反复，迁延不愈，体力活动受限，再加上长期治疗，会给病人及其家庭带来较重的经济负担和精神压力，病人常烦躁、焦虑、缺乏自信等，过分依赖医护人员或家人的照顾；当肺、心功能进一步减退，逐渐丧失工作能力及生活自理能力时，病人心情沉重、情绪低落、对治疗丧失信心，甚至产生悲观、厌世的心理。

【常见护理诊断 / 合作性问题】

1. 气体交换受损　与呼吸衰竭有关。

2. 体液过多　与右心衰竭有关。

3. 活动无耐力　与心肺功能减退有关。

4. 潜在并发症：肺性脑病。

5. 知识缺乏：缺乏慢性肺心病的预防保健知识。

【护理措施】

（一）气体交换受损

护理措施参见第二章呼吸衰竭病人的护理。

（二）体液过多

除参见本章第二节心力衰竭的护理措施外，还应考虑肺心病心力衰竭的特点，一般经积极控制感染、改善呼吸功能、纠正缺氧和二氧化碳潴留后，心力衰竭便能得到改善，如未缓解，可适当选用利尿药、正性肌力药或血管扩张药。

1. **利尿药**　利尿药应用后易出现低钾、低氯性碱中毒，痰液黏稠不易排出和血液浓缩，应注意预防。**原则上宜选用作用温和的药物，并联合保钾利尿药，小剂量、短疗程使用**，如氢氯噻嗪联用螺内酯。

2. **正性肌力药**　由于慢性缺氧和感染，病人对洋地黄类药物耐受性差，易发生毒性反应，出现心律失常。应**选用作用快、排泄快的洋地黄类药物，小剂量静脉给药**，一般为常规剂量的 1/2 或 2/3 量，如毒毛花苷 K 0.125~0.25mg 或毛花苷丙 0.2~0.4mg 加于 10% 葡萄糖溶液内缓慢静注。

（三）活动无耐力

1. **休息与活动**　心肺功能失代偿期，应绝对卧床休息，协助采取舒适体位，如半卧位或坐位，以减少机体耗氧量，促进心肺功能的恢复，减慢心率，减轻呼吸困难；应协助病人定时翻身、更换姿势，保持舒适体位；指导病人在床上进行缓慢的肌肉松弛活动。代偿期鼓励病人适量活动，活动量以不引起疲劳、不加重症状为度。鼓励病人进行呼吸功能锻炼，提高活动耐力。

2. 减少体力消耗　指导病人采取既有利于气体交换又能节省能量的姿势,如站立时,背倚墙,使膈肌和胸廓松弛,全身放松;坐位时凳高合适,两足正好平放在地,身体稍向前倾,两手摆在双腿上或趴在小桌上,桌上放软枕,使病人胸椎与腰椎尽可能在一直线上;卧位时抬高床头,并略抬高床尾,使下肢关节轻度屈曲。

3. 病情观察　观察生命体征及意识状态,注意有无发绀和呼吸困难及其严重程度,观察有无心悸、胸闷、腹胀、尿量减少、下肢水肿等右心衰竭表现。

(四) 潜在并发症:肺性脑病

1. 休息和安全　病人绝对卧床休息,呼吸困难者取半卧位。

2. 吸氧护理　持续低流量、低浓度给氧,**氧流量1~2L/min,浓度28%~30%**,防止高浓度吸氧抑制呼吸。

3. 用药护理　遵医嘱应用呼吸兴奋剂,观察药物疗效和不良反应。出现心悸、呕吐、震颤、惊厥等症状要立即通知医生。

4. 病情观察　定期监测动脉血气分析,密切观察病情变化,**出现头痛、烦躁不安、表情淡漠、神志恍惚、精神错乱、嗜睡和昏迷等症状时**,及时通知医生。

呼吸功能锻炼
(视频)

(五) 健康教育

1. 疾病知识指导　向病人及家属介绍疾病发生、发展过程,积极治疗原发病,避免各种诱发因素,以减少发作、延缓病情进展。

2. 饮食指导　加强营养,指导病人摄入高纤维素、清淡易消化饮食,保持大便通畅,避免含糖高、产气多的食物,少食多餐,保持口腔清洁,促进食欲。

扫一扫,
看总结

3. 预防发作指导　适当进行体育锻炼,如散步、打太极拳、气功等,以提高机体免疫力和抵抗力;坚持呼吸功能锻炼,如缩唇呼吸、腹式呼吸,以改善呼吸功能。鼓励病人戒烟,避免吸入尘埃、刺激性气体,避免接触上呼吸道感染者,尽量不到空气污浊的公共场所。注意保暖,防止受凉。

4. 用药指导　指导病人遵医嘱使用药物,注意观察药物的不良反应,保持呼吸道通畅,坚持长期家庭氧疗,以改善呼吸功能,提高病人生活质量。

扫一扫,
测一测

5. 指导病人自我监测病情　告知病人及家属病情变化的征象,如体温升高、呼吸困难加重、咳嗽剧烈、咳痰不畅、尿量减少、水肿等,发现病人意识、睡眠型态改变,需及时就医。

(张　静)

第八节　感染性心内膜炎病人的护理

> 📖 **导入情景**
>
> 　　王女士,47岁,"风湿性心脏病,二尖瓣狭窄合并主动脉瓣关闭不全"。2周前感冒后出现持续低热,T 38.5℃,睑结膜见瘀点,手指和趾垫处有豌豆大小的红色痛性结节。超声心动图:心腔内有一个10mm大小的赘生物。考虑为感染性心内膜炎。
>
> 　　工作任务:
>
> 　　1. 指导病人正确使用抗生素控制感染。
>
> 　　2. 指导病人预防感染性心内膜炎。

感染性心内膜炎(infective endocarditis,IE)是心脏内膜表面的微生物感染,伴赘生物形成。赘生物为大小不等、形状不一的血小板和纤维素团块,内含大量微生物和少量炎症细胞。以心瓣膜受累最常见。

根据病程,感染性心内膜炎可分为急性感染性心内膜炎和亚急性感染性心内膜炎。急性感染性心内膜炎的特征包括:①中毒症状明显。②病程进展迅速,数天至数周引起瓣膜破坏。③感染迁移多见。④病原体主要为金黄色葡萄球菌。亚急性感染性心内膜炎的特征包括:①中毒症状轻。②病程数周至数月。③感染迁移少见。④病原体以草绿色链球菌多见,其次为肠球菌。根据获得途径,可分为卫生保健相关性、社区获得性和静脉毒品滥用。根据瓣膜材质可分为自体瓣膜心内膜炎和人工瓣膜心内膜炎。

> **📖 知识拓展**
>
> **感染性心内膜炎分类(欧洲心脏病学会,2009)**
>
> 2009 年欧洲心脏病学会提出按照感染部位是否存在心内异物将感染性心内膜炎分为 4 类:①左心自体瓣膜感染性心内膜炎。②左心人工瓣膜感染性心内膜炎:瓣膜置换术后 <1 年发生称为早期人工瓣膜感染性心内膜炎,术后 >1 年发生称为晚期人工瓣膜感染性心内膜炎。③右心感染性心内膜炎。④器械相关性感染性心内膜炎,包括发生在起搏器或除颤器导线上的,可伴或不伴有瓣膜受累。

【护理评估】

(一)健康史

1. 急性感染性心内膜炎 发病机制尚不清楚,主要累及正常心瓣膜。常因化脓性细菌侵入心内膜引起。**常见致病菌为金黄色葡萄球菌**。病原菌来自皮肤、肌肉、骨骼或肺等部位的活动性感染灶,细菌数量大、毒力强,具有高度侵袭性和黏附能力。

2. 亚急性感染性心内膜炎 亚急性者多发生于器质性心脏病,**首先为心脏瓣膜病,尤其是二尖瓣和主动脉瓣**;其次是先天性心血管病,如室间隔缺损、动脉导管未闭和法洛四联症。**最常见病原体为草绿色链球菌**,其次为 D 群链球菌和表皮葡萄球菌。细菌在咽炎、扁桃体炎、上呼吸道感染或拔牙、扁桃体摘除术、泌尿系统器械检查或心脏手术时侵入血流,黏附于心脏或血管损害部位,继之血小板聚集,形成血小板血栓和纤维蛋白沉着,成为微生物滋生的基础,细菌在局部滋生繁殖。当赘生物破裂时,细菌又被释放进入血流。

评估时注意询问病人有无心脏瓣膜病、先天性心脏病等病史。近期内有无上呼吸道感染、咽峡炎、扁桃体炎及身体其他部位感染,有无做过拔牙、导尿、泌尿系器械检查、心导管检查及心脏手术,是否为静脉药瘾者等。

(二)临床表现

1. 症状与体征

(1)**发热:是感染性心内膜炎最常见的症状**。亚急性者起病隐匿,病人可有全身不适、乏力、食欲不振和体重减轻等非特异性症状。有弛张性低热,一般 <39℃,午后和晚上高。头痛、背痛和肌肉关节痛常见。急性者呈暴发性败血症过程,有高热、寒战。突发心力衰竭者较为常见。

(2)心脏杂音:80%~85% 的病人可闻及心脏杂音,可由基础心脏病和 / 或心内膜炎导致瓣膜损害

感染性心内膜炎的发病机制及并发症(动画)

所致。急性者比亚急性者更易出现杂音强度和性质的变化,或出现新的杂音。

(3)周围体征:多为非特异性,近年已不多见,**原因可能是微血管炎或微栓塞**。①**瘀点**:可出现于任何部位,以锁骨以上皮肤、口腔黏膜和睑结膜常见,病程长者较多见。②**指和趾甲下线状出血**。③ Osler 结节:为指和趾垫出现的豌豆大的红或紫色痛性结节,较常见于亚急性者。④ Janeway 损害:为手掌或足底处直径 1~4mm 无痛性出血红斑,主要见于急性心内膜炎。⑤ Roth 斑:为视网膜的卵圆形出血斑,其中心呈白色,多见于亚急性感染。

(4)动脉栓塞:赘生物脱落引起动脉栓塞占 20%~40%,栓塞可发生在机体的任何部位而出现相应的症状和体征,**其中以脑栓塞和脾栓塞最为常见,以心、肺和脑栓塞危险性较大**,其他还有肾、肠系膜和肢体等部位的栓塞。

(5)感染的非特异性症状

1)脾大:约占 10%~40%,见于病程 >6 周的病人,急性者少见。

2)贫血:较常见,尤其多见于亚急性者,有苍白无力和多汗。多为轻、中度贫血,晚期可有重度贫血。

2. 并发症

(1)心脏:**心力衰竭是最常见的并发症**,其次可见心肌脓肿、急性心肌梗死、心肌炎和化脓性心包炎。

(2)细菌性动脉瘤:受累动脉依次为近端主动脉、脑、内脏和四肢动脉。

(3)迁移性脓肿:多发生在肝、脾、骨髓和神经系统。

(4)神经系统:15%~30% 病人有神经系统受累的表现,如脑栓塞、脑细菌性动脉瘤、脑出血、中毒性脑病、脑脓肿、化脓性脑膜炎等。

(5)肾脏:大多数病人有肾损害,如肾动脉栓塞和肾梗死、局灶性和弥漫性肾小球肾炎、肾脓肿等。

(三) 辅助检查

1. 血液检查　病人常见正色素正细胞性贫血,白细胞计数正常或升高,血沉增快。

2. 尿液检查　常有镜下血尿和轻度蛋白尿。

3. 免疫学检查　80% 病人血清可出现免疫复合物,25% 病人有高丙种球蛋白血症,亚急性病人病程超过 6 周可有类风湿因子阳性。

4. **血培养**　**是诊断菌血症和感染性心内膜炎的最重要方法**,药物敏感试验可为治疗提供依据。

5. **超声心动图**　**为本病临床诊治最基本的检查方法**。可探测赘生物,观察瓣叶、瓣环、室间隔及心肌脓肿等。**可发现赘生物、瓣周并发症等支持心内膜炎的证据,帮助明确感染性心内膜炎诊断**(图 3-28)。

(四) 治疗要点

抗微生物药物治疗是最重要的治疗措施。有严重心脏并发症或抗生素治疗无效的病人应及时考虑手术治疗。

(五) 心理 - 社会状况

由于症状逐渐加重,病人烦躁、焦虑;当病情进展且疗效不佳时,往往出现精神紧张、悲观、绝望等心理反应。

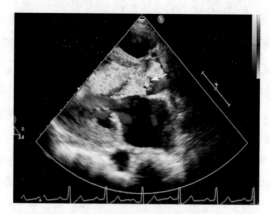

图 3-28 感染性心内膜炎经胸多普勒超声心动图

左心长轴切面,显示主动脉瓣大量反流。

📖 知识拓展

感染性心内膜炎的手术治疗 - 人工瓣膜置换术

感染性心内膜炎的手术治疗 - 人工瓣膜置换术的适应证包括:

1. 严重瓣膜反流致心力衰竭。

2. 真菌性心内膜炎。

3. 虽然充分使用抗生素治疗,血培养持续阳性或反复发作。

4. 虽然充分使用抗生素治疗,仍反复发作大动脉栓塞,超声检查证实的赘生物≥10mm。

5. 主动脉瓣受累致房室传导阻滞。

6. 心肌或瓣环脓肿需手术引流。

【常见护理诊断 / 合作性问题】

1. 体温过高 与感染有关。

2. 焦虑 与发热、病情反复、疗程长有关。

3. 潜在并发症:栓塞。

4. 知识缺乏:缺乏血培养标本采集、预防、自我保健知识。

【护理措施】

(一) 体温过高

除按第二章第三节体温过高护理外,采取下列措施。

1. **遵医嘱用药** 遵医嘱应用抗生素,观察药物疗效、可能产生的不良反应,并及时报告医生。在连续多次采集血培养标本后应**早期**、**大剂量**、**长疗程**地应用杀菌性抗生素,以静脉给药方式为主,联合用药可增强杀菌能力,疗程至少 6~8 周。病原菌未培养出时,急性病人可选用奈夫西林、苯唑西林等药物;亚急性者首选青霉素,青霉素过敏时可选头孢曲松或万古霉素。已培养出病原菌时应根据药物敏感试验结果选择用药。告知病人**抗生素是本病治疗的关键**,病原菌隐藏在赘生物内和内皮下,需要坚持大剂量长疗程的抗生素治疗才能杀灭。要严格按时间、剂量准确用药,以确保有效的血药浓度。注意保护静脉,可使用静脉留置针,避免多次穿刺增加病人的痛苦。

2. **正确采集血标本** 告知病人及家属为提高血培养结果的准确率,需多次采血,且采血量较多,在必要时甚至需暂停抗生素,以取得理解和配合。采集血培养标本时应注意:①对未经治疗的亚急性病人,应在第 1d 间隔 1h 采血 1 次,共 3 次;如次日未见细菌生长,**重复采血 3 次**后,开始抗生素治疗。②已用过抗生素者,**停药 2~7d** 后进行采血。③急性病人应在入院后立即安排采血,在 3h 内每隔 1h 采血 1 次,共取 3 次血标本后,按医嘱开始治疗。④本病的菌血症为持续性,无需在体温升高时采血。⑤**每次采血 10~20ml**,同时做需氧菌培养和厌氧菌培养。

3. 观察体温及皮肤黏膜变化 动态监测体温变化情况,每 4~6h 测量体温 1 次并记录;观察病人有无皮肤瘀点、指(趾)甲下线状出血、Osler 结节、Janeway 损害等及消退情况。

(二) 焦虑

加强与病人的沟通,耐心解释治疗目的与意义,给予心理支持,使其积极配合治疗与护理。当疗效不佳时多鼓励、安慰病人,说明治疗的长期性,让病人坚持治疗,树立战胜疾病的信心。

(三) 潜在并发症:栓塞

1. 心脏超声可见巨大赘生物的病人,应绝对卧床休息,防止赘生物脱落。

2. 观察病人有无栓塞征象,重点观察瞳孔、神志、肢体活动及皮肤温度等。①当病人突然出现胸痛、气急、发绀和咯血等症状,应考虑肺栓塞的可能。②出现腰痛、血尿等症状,应考虑肾栓塞的可能。③当病人出现神志和精神改变、失语、吞咽困难、肢体感觉或运动功能障碍、瞳孔大小不对称,甚至出现抽搐或昏迷征象时,应警惕脑栓塞的可能。④当出现肢体突发剧烈疼痛、局部皮肤温度下降,动脉搏动减弱或消失,应考虑外周动脉栓塞的可能。⑤突发剧烈腹痛,应警惕肠系膜动脉栓塞。出现可疑征象时应及时报告医师并协助处理。

(四) 健康教育

1. 疾病预防指导 向病人及家属讲解本病的病因与发病机制、致病菌侵入途径。嘱病人平时注意防寒保暖,少去公共场所,避免感冒。加强营养,增加机体抵抗力,合理安排休息。勿挤压痤疮、疖、痈等感染病灶,减少病原体入侵的机会。指导病人养成良好的口腔卫生习惯和定期牙科检查的习惯。

2. 用药指导 指导病人坚持完成足够剂量和足够疗程的抗生素治疗。在施行口腔手术如拔牙、扁桃体摘除术、上呼吸道手术或操作,泌尿、生殖、消化道侵入性诊治或其他外科手术治疗前,应说明自己有心内膜炎病史,以预防使用抗生素,防止心内膜炎的发生。

3. 病情监测指导 教会病人自我监测体温变化;观察有无栓塞表现,定期门诊随访。

(郭晋元)

第九节 心肌疾病病人的护理

扫一扫,
看总结

扫一扫,
测一测

📖 导入情景

小刘,19 岁,学生。劳力性呼吸困难 3 周,加重 1 周。查体:端坐位,面色发绀,烦躁不安。两肺呼吸音粗,肺底闻及少量湿啰音,心界向两侧扩大,可闻及奔马律,超声心动图:心脏四腔均扩大,以左心室显著,心室壁运动减弱。

工作任务:

1. 指导病人合理安排休息与活动。

2. 指导病人合理用药。

扫一扫,
自学汇

心肌病（cardiomyopathy）是一组异质性心肌疾病，由不同病因（遗传性病因多见）引起的心肌病变导致心肌机械和/或心电功能障碍，常表现为心室肥大或扩张。由其他心血管疾病继发的心肌病理性改变不属于心肌病范畴，如冠心病、高血压性心脏病、心脏瓣膜病、先天性心脏病、肺源性心脏病等所致的心肌病变。

目前心肌病的分类如下：

1. 遗传性心肌病　包括肥厚型心肌病、右心室发育不良心肌病等。

2. 混合性心肌病　包括扩张型心肌病、限制型心肌病。

3. 获得性心肌病　包括感染性心肌病、心动过速心肌病、心脏气球样变、围生期心肌病。本节重点阐述扩张型心肌病和肥厚型心肌病。

扩张型心肌病（dilated cardiomyopathy，DCM）是一类以左心室或双心室扩大伴收缩功能障碍为特征的心肌病。**临床主要表现为心脏扩大、心力衰竭、心律失常、血栓栓塞及猝死**。该病较为常见，我国发病率为 13/10 万~84/10 万，好发于中青年男性，**是临床心肌病最常见的类型**。本病预后差，确诊后 5 年生存率约 50%，10 年生存率约 25%。

肥厚型心肌病（hypertrophic cardiomyopathy，HCM）是一种遗传性心肌病，**以心室非对称性肥厚为解剖特点**。根据左心室流出道有无梗阻又分为梗阻性肥厚型心肌病和非梗阻性肥厚型心肌病。**临床主要表现为劳力性呼吸困难、胸痛、心悸、心律失常**，严重者并发心力衰竭、心脏性猝死。国外报道人群患病率为 200/10 万，我国肥厚型心肌病患病率约为 180/10 万，好发于男性。本病预后差异很大，是青少年猝死和运动时猝死的最主要的原因，少数进展为终末期心衰，另有少部分出现心衰、房颤和栓塞。不少病人症状轻微，预期寿命可以接近正常人。

【护理评估】

（一）健康史

1. 扩张型心肌病　多数病人病因与发病机制未明，25%~50% 的扩张型心肌病病例有基因突变或家族遗传背景。可能的病因包括感染、非感染的炎症、中毒（包括酒精等）、内分泌和代谢紊乱、遗传、精神创伤等。**病原体直接侵袭和由此引发的慢性炎症和免疫反应是造成心肌损害的机制，以病毒最常见，常见的病毒有柯萨奇病毒** B、**流感病毒、腺病毒、巨细胞病毒、人类免疫缺陷病毒等**。此外，嗜酒是我国扩张型心肌病的常见病因之一。

📖 **知识拓展**

扩张型心肌病的病理解剖和病理生理

以心腔扩大为主，肉眼可见心室扩张，室壁多变薄，纤维瘢痕形成，且常伴有附壁血栓。瓣膜、冠状动脉多无改变。组织学为非特异性心肌细胞肥大、变性，特别是不同程度的纤维化等病变混合存在。

病变的心肌收缩力减弱将触发神经-体液机制，产生水钠潴留、加快心率、收缩血管以维持有效循环。但这一代偿机制将使病变的心肌雪上加霜，造成更多心肌损害，最终进入失代偿。

---

2. 肥厚型心肌病　约有 1/2 病人有家族史，患病率男性高于女性，青年发病率高。本病多为**常染色体显性遗传**。目前已发现至少 18 个疾病基因和 500 种以上变异，约占肥厚型心肌病病例的一半。其中最常见的基因突变为 β- 肌球蛋白重链及肌球蛋白结合蛋白 C 的编码基因。还有研究认为儿茶酚胺代谢异常、高血压、高强度体力活动等是本病发病的促进因子。

评估时询问病人有无心肌病家族遗传史；发病前有无病毒等病原体感染、酒精中毒及代谢异常等情况；有无情绪激动、高强度运动、高血压等诱因。

（二）临床表现

1. 扩张型心肌病

（1）症状：本病起病隐匿，早期可无症状。**临床主要表现为活动时呼吸困难和活动耐量下降**。随着病情加重可以出现夜间阵发性呼吸困难和端坐呼吸等左心功能不全症状，并逐渐出现食欲下降、腹胀、下肢水肿等右心功能不全症状。合并心律失常时可表现为心悸、头昏、黑矇甚至猝死。持续顽固低血压往往是扩张型心肌病终末期的表现。发生栓塞时常表现为相应脏器受累表现。

（2）体征：主要体征为心界扩大，听诊心音减弱，常可听到第三或第四心音，心率快时呈奔马律，肺循环和体循环淤血的表现等。

2. 肥厚型心肌病

（1）症状：**最常见的症状是劳力性呼吸困难和乏力**，其中前者可达 90% 以上，夜间阵发性呼吸困难较少见。1/3 的病人可有劳力性胸痛。**最常见的持续性心律失常是房颤**。部分病人有晕厥，常于运动时出现，与室性快速型心律失常有关。**该病是青少年和运动员猝死的主要原因**。

（2）体征：心脏轻度扩大，可闻及第四心音。流出道梗阻的病人可于胸骨左缘第 3、4 肋间闻及较粗糙的喷射性收缩期杂音，心尖部也常可听到吹风样收缩期杂音。增加心肌收缩力或减轻心脏后负荷的措施，如含服硝酸甘油、应用正性肌力药、运动或取站立位等均可使杂音增强；相反凡**减弱心肌收缩力**或增加心脏后负荷的因素，如使用 β **受体拮抗药、取下蹲位或举腿等均可使杂音减弱**。

📖 **知识拓展**

什么是病毒性心肌炎?

病毒性心肌炎是心肌炎中最常见的类型，多为**柯萨奇病毒**感染。多数病人发病前 1~3 周有病毒感染前驱症状，如发热、全身倦怠感和肌肉酸痛，或恶心、呕吐等消化道症状。随后可出现心悸、胸痛、呼吸困难、水肿，甚至晕厥、猝死。听诊常有心律失常，以房性与室性期前收缩及房室传导阻滞最为多见。

本病以对症治疗为主，6 个月内限制体力活动；一年内避免剧烈运动或重体力活动、妊娠等。

（三）辅助检查

1. X 线检查　①扩张型心肌病：心影明显增大，**心胸比 >50%**，肺淤血征。②肥厚型心肌病：**心影正常或左心室增大**。

2. 心电图　①扩张型心肌病：缺乏诊断特异性，可见多种心律失常如室性心律失常、心房颤动、房室传导阻滞等。此外，尚有 ST-T 改变、低电压、R 波低平、少数病人可见病理性 Q 波。②肥厚型心肌病：变化多端。主要表现为 QRS 波左心室高电压、T 波倒置和**异常 Q 波**。室内传导阻滞和其他各类心律失常亦常见。

3. 超声心动图　超声心动图是诊断及评估最常用的重要检查手段。①扩张型心肌病：表现为心脏各腔均增大，以**左心室扩大出现早而显著**，室壁运动减弱，左心室射血分数显著降低；彩色血流多普勒显示二、三尖瓣反流；左心室心尖部附壁血栓等。②肥厚型心肌病：心室间隔不对称性肥厚而无心室腔增大为其特征。**舒张期室间隔厚度达 15mm 或与左心室后壁厚度之比 ≥ 1.3**，间隔运动低下。部分病人心肌肥厚限于心尖部。

4. 其他 心脏磁共振、冠状动脉 CT、心导管检查和心血管造影、放射性核素检查、心内膜心肌活检等检查均有助于诊断。

（四）治疗要点

扩张型心肌病
超声心动图
（视频）

1. 扩张型心肌病 治疗原则为防治基础病因介导的心肌损害，控制心力衰竭和心律失常，预防栓塞和猝死，提高病人生活质量和延长生存。晚期病人可考虑植入心脏复律除颤器（ICD）预防心脏性猝死。

肥厚型心肌病
超声心动图
（视频）

2. 肥厚型心肌病 肥厚型心肌病的治疗旨在改善症状、减少合并症和预防猝死。其方法是通过减轻流出道梗阻、改善心室顺应性、防治血栓栓塞事件、识别高危猝死病人。治疗需要个体化。对重度梗阻性肥厚型心肌病作无水乙醇化学消融术或放置右心室心尖部起搏器可望减轻左心室流出道梗阻；心脏复律除颤器能有效预防猝死。外科手术切除最肥厚部分心肌是目前治疗的标准方案。

（五）心理 - 社会状况

由于长期的疾病折磨及反复出现心衰、晕厥等症状，影响病人的生活和工作，病人可能出现焦虑、烦躁和忧郁，甚至绝望等心理。

【常见护理诊断 / 合作性问题】

1. 急性疼痛：胸痛 与劳力负荷下肥厚心肌需氧量增加和供血供氧下降有关。
2. 潜在并发症：心力衰竭、栓塞、心律失常、猝死。
3. 有受伤的危险 与梗阻性肥厚型心肌病所致头晕及晕厥有关。
4. 知识缺乏：缺乏相关的疾病预防保健知识。

【护理措施】

（一）急性疼痛：胸痛

1. 病情观察 评估疼痛的部位、性质、程度、持续时间、诱因及缓解方式，注意血压、心率、心律及心电图变化。

2. 发作时护理 立即停止活动，卧床休息；安慰病人，解除紧张情绪；遵医嘱使用 **β 受体拮抗药和钙通道阻滞药**，以减慢心率，降低心肌收缩力，减轻流出道梗阻；注意有无心动过缓等不良反应；**避免使用增强心肌收缩力的药物（如洋地黄）及减轻心脏负荷的药物（如硝酸甘油）**，以免加重左心室流出道梗阻。给氧，氧流量 2~4L/min。

3. 避免诱因 嘱病人避免剧烈运动、突然屏气或站立、持重、情绪激动、饱餐、寒冷刺激，戒烟酒，防止诱发心绞痛。疼痛加重或伴有冷汗、恶心、呕吐时告诉医护人员。

（二）潜在并发症：心力衰竭

扩张型心肌病病人应早期进行药物干预治疗，常用药物有血管紧张素转化酶抑制药（ACEI）、血管紧张素受体阻滞药（ARB）、β 受体拮抗药和盐皮质激素受体拮抗药（代表药物为螺内酯）等，可减缓心室重构及心肌进一步损伤，延缓病变进展。**扩张型心肌病对洋地黄耐受性差，使用时尤应注意警惕发生中毒**。严格控制输液量与速度，以免发生急性肺水肿。心肌病病人并发心力衰竭时，护理措施参见第三章第二节"心力衰竭病人的护理"。

（三）有受伤的危险

询问病人晕厥发作前有无剧烈运动、情绪激动或紧张、快速改变体位等诱因及头晕、黑矇等先兆症状，了解晕厥发作时的体位、晕厥持续时间、伴随症状、缓解方式等。发作时有无心率加快、血压下降、心音低钝或消失、抽搐等。一旦有先兆时立即平卧，以免跌伤。发作时应立即置病人于通风处，头低足高位，解松领口，及时清除口、咽中分泌物，以防窒息。

（四）健康教育

1. 疾病知识指导　**症状明显者应卧床休息；症状轻者可参加轻体力工作，但要避免劳累。**保持室内空气流通、阳光充足，防寒保暖、预防上呼吸道感染。肥厚型心肌病病人应避免情绪激动、持重或屏气用力、激烈运动如球类比赛等，减少晕厥和猝死的危险。有晕厥病史或猝死家族史者，应避免独自外出活动，以免发作时无人在场而发生意外。

2. 饮食指导　给予高蛋白、高维生素、富含纤维素的清淡饮食，以促进心肌代谢，增强机体抵抗力。心力衰竭时低盐饮食，限制含钠量高的食物。

3. 用药指导与病情监测　遵医嘱坚持服用抗心力衰竭、抗心律失常的药物或 β 受体拮抗药、钙通道阻滞药等，以提高存活年限。说明药物的名称、剂量、用法，教会病人家属观察药物疗效及不良反应。嘱病人定期门诊随访，症状加重时立即就诊，防止病情进展、恶化。

（张　静）

扫一扫，
看总结

第十节　心包炎病人的护理

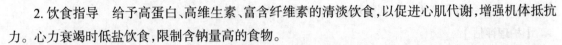 导入情景

　　王先生，34 岁，发热、胸痛、气短 1 周，1h 前气短突然加重。查体：BP 64/42mmHg，颈静脉怒张，心率 146 次 /min，律齐，心浊音界明显扩大，心音遥远，吸气时脉搏减弱。胸透：心影向两侧扩大。

　　工作任务：

　　1. 指导病人采取措施减轻呼吸困难。

　　2. 正确进行心包穿刺术护理。

扫一扫，
测一测

　　心包疾病是由感染、肿瘤、代谢性疾病、尿毒症、自身免疫病、外伤等引起的心包病理性改变。临床上可按病程分为急性、亚急性、慢性，按病因分为感染性、非感染性、过敏性或免疫性。临床上以急性心包炎和慢性缩窄性心包炎最为常见。

扫一扫，
自学汇

📖 知识拓展

心包炎的分类

一、病程分类

急性：病程 <6 周，包括：①纤维素性；②渗出性（浆液性或血性）。

亚急性：6 周 ~6 个月，包括：①渗出性 - 缩窄性；②缩窄性。

慢性：>6 个月，包括：①缩窄性；②渗出性；③粘连性（非缩窄性）。

二、病因分类

感染性：病毒、化脓性、结核性、真菌性、其他。

非感染性：急性心肌梗死、尿毒症、肿瘤、黏液腺瘤、胆固醇、乳糜性、外伤、主动脉夹层、放射性、急性特发性、结节病等。

过敏性或免疫性：风湿性、血管炎性、药物、心肌心包损伤后（包括手术）。

急性心包炎(acute pericarditis)为心包脏层和壁层的急性炎症性疾病。可以单独存在,也可以是某种全身疾病累及心包的表现。急性期心包壁层、脏层上有纤维蛋白、白细胞和少量内皮细胞渗出,无明显液体积聚,此时称为**纤维蛋白性心包炎**。如果液体增加,则为**渗出性心包炎**,液体多为黄而清澈,偶尔可混浊不清、化脓性或呈血性,量可由100ml至2~3L不等。

缩窄性心包炎(constrictive pericarditis)是指心脏被致密增厚的纤维化或钙化心包所包围,使心室舒张期充盈受限而产生一系列循环障碍的疾病,多为慢性。

【护理评估】

(一)健康史

1. **急性心包炎** 最常见的病因为病毒感染。其他包括细菌、自身免疫病、肿瘤侵犯心包、尿毒症、急性心肌梗死后心包炎、主动脉夹层、胸壁外伤及心脏手术后。有些病人经检查仍无法明确病因,称为特发性急性心包炎或急性非特异性心包炎。约1/4病人可复发,少数甚至反复发作。

2. **缩窄性心包炎** 继发于急性心包炎,在我国,以**结核性心包炎最为常见**,其次为急性特异性心包炎、化脓性或创伤性心包炎后演变而来。近年来放射性心包炎和心脏手术后引起者逐渐增多。其他少见的病因包括自身免疫性疾病、恶性肿瘤、尿毒症、药物等。

评估时询问病人有无病毒感染、结核等病史;有无自身免疫性疾病(风湿热、系统性红斑狼疮、结节性多动脉炎、类风湿关节炎等)、肿瘤及尿毒症病史;有无外伤及急性心肌梗死等邻近器官疾病。

(二)临床表现

1. 急性心包炎

(1)症状:①**心前区疼痛是纤维蛋白性心包炎主要症状**。疼痛常位于心前区或胸骨后,可放射到颈部、左肩、左臂及左肩胛骨,也可达上腹部,疼痛性质呈压榨样或锐痛,也可呈闷痛,常与呼吸有关,常因咳嗽、深呼吸、变换体位或吞咽而加重。需注意与心肌梗死鉴别。②**呼吸困难是心包积液时最突出的症状**。严重的呼吸困难病人可呈端坐呼吸,身躯前倾、呼吸浅速、面色苍白、发绀。

(2)体征:①**心包摩擦音是纤维蛋白性心包炎的典型体征**,多位于心前区,以胸骨左缘第3、4肋间、坐位时身体前倾、深吸气最为明显,心包摩擦音可持续数小时或持续数天、数周,**当积液增多将两层心包分开时,摩擦音即消失**。②心包积液时心浊音界向两侧增大,皆为绝对浊音区;心尖搏动弱、心音低钝、遥远;积液大量时可出现心包积液征(Ewart征),即在左肩胛骨下叩诊浊音和闻及因左肺受压引起的支气管呼吸音。③心包积液快速增加可引起急性心脏压塞,出现气促、心动过速、血压下降、大汗淋漓、四肢冰冷,严重者可意识恍惚,发生急性循环衰竭、休克等。如果液体积聚较慢,则出现亚急性或慢性心脏压塞,表现为颈静脉怒张、静脉压升高、奇脉等。

2. 缩窄性心包炎

(1)症状:病人常有急性心包炎、复发性心包炎或心包积液病史。**主要症状与心排血量下降和体循环淤血有关**,表现为劳力性呼吸困难、活动耐力下降、疲乏、食欲减退、上腹胀满或疼痛。

(2)体征:心尖搏动减弱或消失,多数病人收缩期心尖负性搏动,心浊音界正常或稍增大,心音轻而遥远,心率加快,**可有奇脉及心包叩击音**。可见颈静脉怒张、Kussmaul征(即吸气时颈静脉怒张更明显)、肝大、腹水、胸腔积液及下肢水肿。

(三)辅助检查

1. **实验室检查** 取决于原发病,如感染性心包炎常有白细胞计数及中性粒细胞增加、红细胞沉降率增快等,自身免疫病可有免疫指标阳性,尿毒症病人可见肌酐明显升高等。

2. **X线检查** 急性心包炎可无异常发现,**如心包积液较多,则可见心影向两侧增大**,而肺部无

心包的解剖与生理(视频)

缩窄性心包炎的临床表现(视频)

明显充血现象,是心包积液的有力证据。缩窄性心包炎可见心影偏小、正常或轻度增大。

3. **心电图** 急性心包炎时,常规导联(除 aVR 外)出现 ST 段呈弓背向下型抬高,T 波低平或倒置。渗出性心包炎时可有 QRS 波群低电压,无病理性 Q 波。缩窄性心包炎可见 QRS 波群低电压,T 波低平或倒置。

心包穿刺术
(动画)

4. **超声心动图** 可确诊有无心包积液,判断积液量,协助判断临床血流动力学是否由心脏压塞所致。对诊断缩窄性心包炎的敏感性较低。典型的超声表现为心包增厚、室壁活动减弱、室间隔矛盾运动等。

5. **心包穿刺** 心包穿刺的主要指征是心脏压塞,对积液性质和病因诊断也有帮助,可以对心包积液进行常规、生化、病原学(细菌、真菌等)、细胞学相关检查。

(四) 治疗要点

急性心包炎治疗包括病因治疗、解除心脏压塞及对症支持治疗。如应用抗生素、抗结核药物、化学药物等。出现心脏压塞时行心包穿刺放液,必要时行心包切开引流及心包切除术。

心包切除术是缩窄性心包炎唯一有效的治疗方法。应早期施行心包切除术,以避免出现心源性恶病质、严重肝功能不全、心肌萎缩等并发症。通常在心包感染控制后即应手术,对于结核病人应在术后继续抗结核治疗一年。

(五) 心理 - 社会状况

由于心前区疼痛、呼吸困难等症状逐渐加重,影响病人的活动、休息及睡眠,使病人产生紧张、焦虑心理;急性心脏压塞时病人出现休克,更易感恐惧。缩窄性心包炎病人因病程长,病情迁延影响日常生活和工作而丧失治疗信心,甚至出现悲观、绝望心理。

【常见护理诊断 / 合作性问题】

1. 气体交换受损 与肺淤血、肺或支气管受压有关。

2. 急性疼痛:胸痛 与心包炎症有关。

3. 焦虑 与疼痛、呼吸困难有关。

4. 知识缺乏:缺乏心包炎的预防保健知识。

【护理措施】

(一) 气体交换受损

1. **休息与体位** 协助病人采取舒适体位,如半坐卧位或坐位,出现心脏压塞的病人往往被迫采取前倾坐位,提供床上小桌便于伏案休息。疼痛明显者给予镇痛药,以减轻疼痛对呼吸功能的影响。

2. **饮食** 给予高热量、高蛋白、高维生素、易消化的半流质或软食,水肿时适当限制钠盐摄入。

3. **吸氧** 胸闷气急者给予氧气吸入,根据缺氧程度调节氧流量,注意观察氧疗效果。

4. **配合医生行心包穿刺术** 配合医生行心包穿刺或切开引流术,以达到缓解压迫症状或向心包内注射药物的目的。

(1)术前护理:①备齐物品,向病人和家属说明手术的意义和必要性,解除其思想顾虑,必要时遵医嘱应用少量镇静药。保护病人隐私,注意保暖。②询问病人是否有咳嗽,必要时给予可待因镇咳治疗。③操作前开通静脉通路,准备抢救药品如阿托品等以备急需。④进行心电、血压监测。⑤术前常规行心脏超声检查,以确定积液量和穿刺部位,并对最佳穿刺点做好标记。

(2)术中配合:①嘱病人勿剧烈咳嗽或深呼吸,穿刺过程中有任何不适,应立即告知医护人员。②协助医生抽液,严格无菌操作,抽液过程中随时夹闭胶管,防止空气进入心包腔。③**抽液要缓慢,每次抽液量不超过 1 000ml**,以防急性右心室扩张,一般第一次抽液量不宜超过 200~300ml,若抽出新鲜血液,应立即停止抽吸,密切观察有无心脏压塞症状。④记录抽液量、性质,按要求及时送检。⑤密切观察病人的反应,如面色、呼吸、血压、脉搏、心电等变化,如有异常,及时协助医生处理。

(3)术后护理:①拔除穿刺针后,穿刺部位覆盖无菌纱布,胶布固定。②穿刺后 2h 内继续心电、血压监测,嘱病人休息,密切观察生命体征变化。③心包引流者做好引流管的护理,待心包引流液每天小于 25ml 时拔除导管。

5. 病情观察　观察病人呼吸困难的程度,有无呼吸浅快、发绀;有无心脏压塞的表现;监测血气分析结果。

(二) 急性疼痛:胸痛

1. 休息与卧位　指导病人卧床休息,勿用力咳嗽、深呼吸或突然改变体位,以免使疼痛加剧。

2. 遵医嘱用药　遵医嘱使用非甾体类解热镇痛药,注意观察病人有无胃肠道症状、出血等不良反应。疼痛剧烈者,可应用吗啡类药物,应注意药物的量和给药途径。应用抗结核、抗生素、糖皮质激素及抗肿瘤等药物治疗时,应做好相应观察与护理。

3. 观察病情　评估疼痛情况,如病人疼痛的部位、性质及其变化情况,是否可闻及心包摩擦音。

(三) 焦虑

向病人介绍疾病的有关知识,告知病人除肿瘤性心包炎外,大多数预后良好,以消除病人的思想顾虑,鼓励其树立战胜疾病的信心。

(四) 健康教育

1. 疾病知识指导　嘱病人注意休息,防寒保暖,防止呼吸道感染。加强营养,进食高热量、高蛋白、高维生素的易消化饮食,限制钠盐摄入。对缩窄性心包炎病人,讲解行心包切除术的重要性,解除思想顾虑,尽早接受手术治疗,以利于心功能的恢复。术后病人仍应休息半年左右。

2. 用药指导与病情监测　告诉病人坚持足够疗程药物治疗(如抗结核治疗)的重要性,不可擅自停药,防止复发。注意观察药物不良反应,定期检查肝肾功能,定期随访。

(张　静)

扫一扫,
看总结

扫一扫,
测一测

第四章　消化系统疾病病人的护理

学习目标

1. 掌握消化系统疾病常见症状和体征护理措施;消化系统常见疾病(慢性胃炎、消化性溃疡、溃疡性结肠炎、肝硬化、肝性脑病、急性胰腺炎、上消化道出血)的临床表现、护理诊断、护理措施。

2. 熟悉消化系统常见疾病的辅助检查及治疗原则。

3. 了解消化系统的结构、功能及与疾病的关系;消化系统常见疾病的病因及发病机制。

4. 学会应用护理程序对消化系统常见疾病实施整体护理;消化系统疾病常用诊疗技术的护理操作,配合完成术前、术中、术后的护理任务。

5. 具有关心、爱护、尊重病人的职业素养及团队协助精神,能与病人及其家属进行良好沟通。

消化系统包括食管、胃、肠等消化管和肝、胰、胃腺、肠腺等消化腺,以及腹膜、肠系膜、网膜等脏器。消化系统除了保证人体获得能源、维持生命外,还可分泌多种激素参与全身和消化系统生理功能的调节。消化系统脏器多,各脏器疾病十分常见,且相互关联。消化系统疾病包括器质性和功能性疾病,病因复杂,常见的有感染、外伤、理化因素、营养缺乏、代谢紊乱、吸收障碍、大脑皮质功能失调、肿瘤、自身免疫、遗传和医源性因素等。另外,心理、社会因素与消化系统疾病关系密切,急危重症多见。因此,护士要树立整体观念,掌握消化系统常见疾病的防治和护理的知识和技能,丰富自己的社会和人文知识,培养良好的心理素质,更好地为病人服务。

040101

扫一扫,
自学汇

第一节　概　述

一、消化系统的结构与功能

消化系统由消化管和消化腺组成(图 4-1)。消化管是指食物通过的管道,包括口腔、咽、食管、胃、小肠(十二指肠、空肠和回肠)和大肠(盲肠、阑尾、结肠、直肠和肛管)。临床上以十二指肠悬韧带为标志,把消化管分为上、下两部分,从口腔到十二指肠称为上消化道,空肠以下称为下消化道。消化腺包括唾液腺、肝、胰腺和消化道的黏膜腺。消化系统的主要功能是摄取、运送、消化食物,吸收营养物质和排泄粪便。来自于食物中的营养物质,如蛋白质、脂肪、淀粉类等结构复杂、分子量大,不能直接吸收,经过消化管的机械运动完成机械消化作用,以及消化腺分泌的消化酶参与下完成化学消化作用,产生小分子物质。这些小分子物质和维生素、无机盐、水,通过消化管黏膜吸收入血液,参与人体的能量代谢。

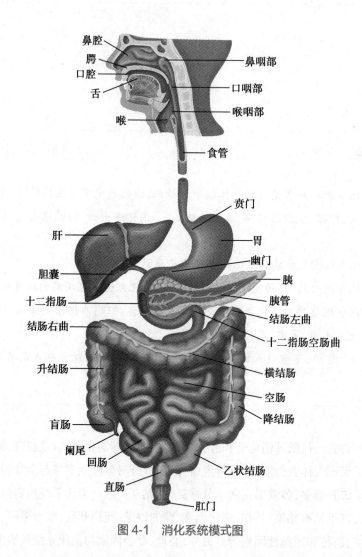

图 4-1　消化系统模式图

1. 食管　位于消化管的上端,是中空肌性管道,全长约 25cm。食管起始部、与左主支气管交叉处与穿膈处有 3 个生理性狭窄,是异物滞留和食管癌的好发部位。食管壁由黏膜、黏膜下层和肌层组成,没有浆膜层,故食管病变易扩散至纵隔。

2. 胃

(1)胃的形态及分部:胃是消化管中最膨大的部分,**成人胃的容量约 1 500ml**。胃有两口、两壁和两弯(图 4-2)。两口即入口贲门和出口幽门;两壁即前壁和后壁;两弯即上方的胃小弯和下方的胃大弯,胃小弯近幽门处有一切迹,称角切迹,是溃疡和肿瘤的好发部位之一。胃分四部,即贲门部、胃底部、胃体部和幽门部,幽门螺杆菌常寄生于幽门部,易导致慢性胃炎和消化性溃疡。

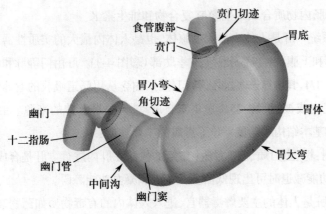

图4-2 胃的形态、分部

(2) 胃的功能：胃的功能主要是贮存和消化食物。食物在胃内经过机械和化学消化，形成食糜，借胃的运动被排入十二指肠，称为胃排空。胃排空的速度因食物的种类、性状和胃的运动情况而异，**普通的混合食物完全排空需 4~6h**，液体食物比固体食物排空快，固体食物排空速度取决于在胃内分解成小颗粒的速度。在 3 种主要食物成分中，糖类排空最快，蛋白质次之，脂类最慢。

(3) 胃黏膜腺：胃黏膜中有 3 种外分泌腺：①位于胃底和胃体部的腺体由 3 种细胞组成，壁细胞分泌盐酸和内因子，主细胞分泌胃蛋白酶原，黏液细胞分泌黏液。②贲门腺分泌黏液。③幽门腺含有 3 种细胞，黏液细胞分泌黏液、HCO_3^- 及胃蛋白酶原，G 细胞分泌促胃液素，D 细胞分泌生长抑素。

(4) 胃液：由胃黏膜腺分泌的正常胃液为纯净的无色酸性液体，pH 为 0.9~1.5，成人每日分泌量为 1.5~2.5L。胃液除水外，主要有盐酸、胃蛋白酶、黏液、HCO_3^- 和内因子等。盐酸能激活胃蛋白酶原，并且为其生物活性提供必要的酸性环境，此外，盐酸还有杀菌作用及促进钙、铁吸收的作用。胃蛋白酶原被盐酸或已活化的胃蛋白酶激活后参与蛋白质的消化。黏液和 HCO_3^- 形成黏液-碳酸氢盐屏障，可中和胃酸、保护胃黏膜。内因子与食物中的维生素 B_{12} 结合，使维生素 B_{12} 易于吸收。促胃液素和生长抑素分别促使和抑制胃酸分泌。

空腹时，胃只分泌少量（每小时数毫升）胃液，称为基础胃酸分泌。进食后，在神经和激素（兴奋迷走神经和刺激促胃液素、组胺释放）调节下，胃液大量分泌。强烈的情绪刺激可使基础胃酸分泌明显增加，且为高酸、高胃蛋白酶的胃液，这可能是产生应激性溃疡的一个因素。此外，钙、低血糖、咖啡因和酒精也可刺激胃液分泌。

3. 小肠　小肠长 5~7m，分为十二指肠、空肠和回肠，是消化、吸收的主要场所，主要是由消化酶参与的化学消化。十二指肠全长约 25cm，呈 C 形包绕胰头，分为上部、降部、水平部、升部 4 部分（彩图 4-3），其主要功能是分泌黏液、刺激胰消化酶和胆汁的分泌，为蛋白质消化的主要场所。**十二指肠球部**是其与幽门相连接的一段肠管，**为十二指肠溃疡及其穿孔的好发部位**。降部内后侧壁有一个乳头状突起称十二指肠乳头，胆总管与胰管分别或汇合开口于此，胆汁和胰液由此进入十二指肠。升部与空肠相连，连接处被十二指肠悬韧带固定，为上、下消化道的分界处。空肠长约 2.4m，上接十二指肠，下连回肠。回肠长约 3.6m，接续盲肠，两者之间无明显分界，盘曲于脐周。

4. 大肠　大肠包括盲肠、阑尾、结肠、直肠、肛管 5 部分，终于肛门，全长约 1.5m。盲肠是大肠起始部，位于右下腹部，下端为盲端，附有阑尾。回肠和盲肠交界处的回盲瓣，具有使回肠内容物间歇进入结肠和阻止大肠内容物逆流入小肠的作用。大肠全程形似方框，围绕在空肠、回肠的周围。大肠的主要功能是吸收水分、维生素和电解质，将消化后的食物残渣暂时贮存并形成粪便排出体外。

大肠内的细菌能利用肠内物质合成维生素 B 复合物和维生素 K。

5. 肝脏与胆道系统 肝是人体内最大的腺体,也是人体内最大的实质性器官,分为左、右两叶,大部分位于右季肋部和上腹部,小部分位于左季肋部(彩图 4-3)。肝由门静脉和肝动脉双重供血,血流量约为心排血量的 1/4,其中 75% 血供来自门静脉,内含从胃肠道吸收的营养物质和有害物质,它们在肝内进行物质代谢或被解毒。25% 血供来自肝动脉,是肝营养的来源。由无数肝细胞排列组成的肝小叶是肝脏的基本结构和功能单位。肝脏的主要功能:

(1)参与物质代谢:糖、蛋白质、脂质、维生素等的代谢在肝内进行。肝是合成白蛋白和某些凝血因子的唯一场所,肝功能减退时可出现低白蛋白血症和凝血功能障碍。

(2)解毒作用:肝脏是人体的主要解毒器官,进入人体内的有毒物质如药物、毒物,某些生物活性物质如雌激素、醛固酮和抗利尿激素等,或代谢产物如氨、胆红素等要经过肝脏进行生物转化,去毒或灭活,随胆汁或尿液排出体外。

(3)生成分泌胆汁:胆汁可促进脂肪在小肠内的消化和吸收。

胆道系统包括胆管与胆囊。胆道系统开始于肝细胞间的毛细胆管,在肝内逐渐汇合成小叶间胆管,然后汇合成左右肝管自肝门出肝。左右肝管出肝后汇合成肝总管,并与胆囊管汇合成胆总管,开口于十二指肠乳头。胆囊位于肝下面的胆囊窝内,主要是贮存、浓缩、排泄胆汁。

6. 胰腺 胰腺为腹膜后器官,横向位于上腹部和左季肋部,第 1、2 腰椎体前方,分胰头、胰颈、胰体、胰尾 4 部分(彩图 4-3)。胰管为胰液的输出管道,自胰尾至胰头纵贯胰腺,穿出胰头后与胆总管合并或分别开口于十二指肠乳头。

胰腺的功能:包括外分泌功能和内分泌功能。胰的外分泌结构为腺泡细胞和小导管管壁细胞,分泌胰液。胰液中的消化酶主要有胰淀粉酶、胰脂肪酶、胰蛋白酶和糜蛋白酶,能对淀粉、脂肪和蛋白质进行水解。胰液分泌不足时,会影响营养物质的消化吸收,胰液分泌过多或排泄不畅时,会使消化酶溢出胰管,胰腺组织发生自身消化,引起急性胰腺炎。胰的内分泌结构为散在于胰腺组织中的胰岛,胰岛中的 A 细胞分泌胰高血糖素使血糖升高,B 细胞分泌胰岛素使血糖降低。

二、消化系统疾病常见症状和体征的护理

消化系统疾病常见症状及体征有食欲不振、恶心、呕吐、反酸、嗳气、吞咽困难、腹痛、腹胀、腹泻、便秘、呕血、便血、黄疸、腹水等,以下重点介绍恶心与呕吐、腹痛、腹泻、便秘的护理。

恶心与呕吐

恶心(nausea)、呕吐(vomiting)是消化系统疾病常见的症状,两者常伴随发生,一般先有恶心,继而呕吐,也可单独发生,恶心不伴有呕吐者称为干呕。频繁而剧烈的呕吐可引起脱水、电解质紊乱等并发症。

【护理评估】

(一) 健康史

1. 消化系统疾病 常见于急慢性胃肠炎、消化性溃疡、急性胃扩张、幽门梗阻,以及腹腔脏器病变如胆囊炎、腹膜炎、胰腺炎、阑尾炎、肠梗阻、急慢性肝炎等。

2. 中枢神经系统疾病 如各种脑炎、脑膜炎、脑出血、脑梗死、脑外伤、脑肿瘤等。

3. 前庭功能障碍 如梅尼埃病、晕动病。

4. 神经性呕吐 为胃肠功能紊乱引起,常与心理社会因素有关,又称心因性呕吐,常见于神经性厌食症。

5. 中毒　①药物或化学毒物:如洋地黄、吗啡、有机磷杀虫药、某些抗生素、抗癌药等。②内源性中毒:各种代谢障碍如尿毒症、肝性脑病、酮症酸中毒、低钠血症、甲状腺危象、妊娠呕吐等。③食物中毒。

(二) 临床表现

1. 恶心、呕吐时间　妊娠呕吐多发生在清晨;幽门梗阻呕吐常发生在晚上或夜间;前庭功能障碍呕吐常发生在头部位置改变时;晕动病则与乘车、乘船有关。

2. 恶心、呕吐与进食的关系　胃源性常与进食有关,集体发病者多由食物中毒所致。餐后即刻呕吐见于神经症;餐后 1h 以上呕吐,提示胃张力下降或胃排空延迟;餐后较久或数餐后呕吐,见于幽门梗阻。

3. 呕吐物的性状和量　**呕吐大量酸酵宿食见于幽门梗阻;带粪臭味,提示低位小肠梗阻**;伴有胆汁提示高位肠梗阻;**喷射样呕吐见于颅内压升高;米泔样呕吐物见于霍乱;有蒜臭味见于有机磷中毒;上消化道出血时呕吐物咖啡色甚至鲜红色。**

4. 伴随症状　恶心时病人可有上腹不适及胀满感,可伴有迷走神经兴奋的表现,如面色苍白、出汗、血压降低、心动过缓等。伴腹痛、腹泻多见于细菌性食物中毒;**伴剧烈头痛、视神经盘水肿见于颅内高压症;呕吐伴眩晕、耳鸣、眼球震颤,见于梅尼埃病**。持久、剧烈的呕吐可引起水、电解质及酸碱平衡紊乱和营养障碍。

(三) 心理 - 社会状况

长期频繁、剧烈呕吐,易产生紧张、恐惧、焦虑等不良心理反应。

【常见护理诊断 / 合作性问题】

1. 恶心　与消化系统疾病或全身性疾病有关。
2. 活动无耐力　与频繁恶心、呕吐导致水、电解质丢失有关。
3. 有体液不足的危险　与大量呕吐致失水及摄入不足有关。
4. 焦虑　与频繁呕吐、不能进食有关。

【护理目标】

病人无恶心、呕吐,无失水、电解质紊乱和酸碱失衡,生命体征正常,情绪稳定。

【护理措施】

(一) 恶心

1. 休息与体位　病人呕吐时应帮助其坐起或侧卧,头偏向一侧,以免误吸。吐毕将病人口鼻腔内的呕吐物清理干净,用温开水或生理盐水漱口,更换污染衣物,开窗通风以除去异味。

2. 遵医嘱用药　遵医嘱使用颠茄合剂、硫酸阿托品、甲氧氯普胺、多潘立酮等药物,注意观察用药后病情变化和药物副作用,如阿托品可引起口干、心动过速等反应,甲氧氯普胺可出现直立性低血压。镇吐药服后多有嗜睡,要勤观察,防止掩盖病情,门诊病人避免从事驾驶等风险较高的工作。

3. 病情观察　观察和记录恶心与呕吐的特点、时间、次数;呕吐物的量、性质、颜色、气味;记录每日液体出入量、体重。剧烈呕吐者观察有无眼球凹陷、皮肤弹性减退、血压下降等脱水及酸碱平衡失调等现象。

(二) 活动无耐力

1. 休息与活动　严重恶心、呕吐产生明显不适,或因呕吐导致水、电解质、酸碱平衡紊乱,病人活动耐力下降,应注意加强休息,协助病人进行日常生活活动。

2. 注意安全　告知病人突然起身可能出现头晕、心悸等不适。指导病人坐起时动作缓慢,以免发生直立性低血压。

（三）有体液不足的危险

参见本章本节腹泻相关内容。

（四）焦虑

耐心解答病人及家属提出的问题,消除紧张情绪,特别是与精神因素有关的呕吐病人,焦虑还会影响食欲和消化能力。运用深呼吸法(用鼻吸气,然后张口缓慢呼出,反复进行)、听音乐、交谈等转移病人注意力。必要时使用镇静药。

【护理评价】

病人恶心、呕吐是否减轻或已停止,活动耐力是否增加,生命体征是否正常,实验室检查结果是否在正常范围内,体重是否恢复,焦虑状态是否缓解。

<h2 style="text-align:center">腹　　痛</h2>

腹痛(abdominal pain)是由于腹部脏器病变或腹外脏器病变所引起的全腹或局部腹部的疼痛,临床上按起病急缓、病程长短分为**急性腹痛**和**慢性腹痛**,可呈持续性或阵发性疼痛,其部位、性质和程度常与病因有关。

【护理评估】

（一）健康史

1. 病因

(1)腹部疾病

1)急性腹痛:多由腹腔脏器的急性炎症、扭转或破裂、空腔脏器梗阻或扩张、腹腔内血管阻塞等引起。

2)慢性腹痛:多由腹腔脏器的慢性炎症、腹腔脏器包膜张力增加、消化性溃疡、胃肠神经功能紊乱、肿瘤压迫及浸润等。

(2)腹外脏器疾病:如急性心肌梗死、胸膜炎、下叶肺炎、铅中毒、糖尿病酮症酸中毒、过敏性紫癜、肠寄生虫病、恶性肿瘤等。

2. 诱发因素　**酗酒、暴饮暴食可诱发急性胰腺炎引起的腹痛;高脂饮食可诱发胆囊炎或胆石症引起的腹痛;**右侧卧位可诱发因胃黏膜脱垂所致腹痛;消化性溃疡病人腹痛与进食有关,胃溃疡多为餐后痛,十二指肠溃疡多为饥饿痛。

（二）临床表现

1. 腹痛的部位　一般来讲,**腹痛部位多为病变部位所在。**如胃、十二指肠疾病腹痛多位于上腹部,肝胆疾病腹痛多位于右上腹,小肠疾病腹痛多位于脐周,阑尾炎疼痛多位于右下腹,结肠疾病腹痛多位于左下腹,盆腔疾病腹痛多位于下腹部,弥漫性腹痛见于腹膜急慢性炎症。

2. 腹痛的性质　腹痛的性质可为绞痛、锐痛、隐痛、钝痛、灼痛或胀痛等,可呈阵发性或持续性疼痛。**剧烈、阵发性绞痛,常为胆石症或泌尿系结石;阵发性剑突下钻顶样疼痛,常为胆道蛔虫症;**隐痛或钝痛,常由胃张力变化或轻度炎症引起;胀痛可能为实质脏器的包膜牵张所致。

3. 放射痛　某些原因引起的腹痛可向远处放射,如急性胰腺炎引起的上腹部剧烈疼痛向腰背部呈带状放射;**急性胆囊炎、胆石症引起的疼痛常向右肩背部放射;**尿路结石引起的疼痛向下腹、会阴部、同侧腹股沟放射;子宫、直肠疾病引起的疼痛向腰骶部放射等。

（三）心理 - 社会状况

急性腹痛起病急、疼痛剧烈,病人易恐惧;慢性腹痛持续存在或反复出现,影响病人生活,易产生烦躁、悲观等心理。癌性腹痛病人可有沮丧、绝望等心理。

【常见护理诊断/合作性问题】

1. 急性疼痛/慢性疼痛:腹痛　与腹腔脏器或腹外脏器的炎症、缺血、梗阻、溃疡、肿瘤或功能性疾病等有关。

2. 焦虑　与剧烈腹痛、反复或持续腹痛不易缓解有关。

【护理目标】

病人腹痛逐渐减轻或消失,焦虑程度减轻或消失。

【护理措施】

(一) 疼痛:腹痛

1. 休息　急性剧烈腹痛病人应卧床休息,减少疲劳感和体力消耗,提高对疼痛的耐受力。体位以病人舒适为原则,**一般取仰卧或侧卧位、下肢屈曲**,以免腹肌紧张。对烦躁不安者应采取防护措施,以防坠床等意外发生。

2. 饮食　急性腹痛病人,**诊断未明时宜禁食,必要时胃肠减压**。慢性腹痛病人,应进食营养丰富、易消化的饮食。应根据所患疾病指导饮食摄入,如**溃疡性结肠炎以摄取低纤维食物为宜,且忌乳制品;急、慢性胆囊炎及胆石症者应忌食油腻饮食**;消化性溃疡病人忌食酸性食物。

3. 非药物止痛方法　对于一些因慢性腹痛而产生明显焦虑的病人,可以通过非药物方法达到缓解疼痛、减轻焦虑的目的。①行为疗法:深呼吸、冥想、音乐疗法、指导式想象(利用一个人对某特定事物的想象达到特定的正向效果,如回忆一些有趣的往事可转移对疼痛的注意力)等。②心理疏导:有效的心理疏导,可减轻病人的紧张恐惧心理,放松精神,稳定情绪,增强病人对疼痛的耐受性。③局部热疗法:除急腹症外,疼痛局部可用热水袋热敷。④针灸止痛。

4. 遵医嘱用药　根据病情、疼痛性质和程度,遵医嘱选择性给予解痉、止痛、镇痛药,如阿托品、盐酸吗啡、盐酸哌替啶等药物,应密切观察疗效与副作用。癌性疼痛要遵循按需给药的原则。**急性剧烈腹痛诊断未明时,切忌盲目使用镇痛药**,以免掩盖症状,延误病情。

5. 病情观察　①密切观察并记录腹痛部位、性质、程度;腹痛发作及持续时间;伴随症状、相关疾病的其他临床表现;生命体征的变化;相关检查结果的变化等。如病情突然加重,腹痛性质改变且经一般处理无效或反而加重时,应警惕发生某些并发症。②观察各种方法的止痛效果。

(二) 焦虑

了解病人对疼痛的耐受性,观察疼痛对病人生活、睡眠、工作和社交活动的影响,是否引起焦虑以及焦虑的程度。急骤发生的剧烈腹痛、持续或反复出现的慢性腹痛以及预后不良的癌性疼痛,可造成病人精神紧张、情绪低落,而消极悲观和紧张的情绪又可使疼痛加剧。因此,护士对病人和家属应进行细致全面的心理评估,取得家属的配合,有针对性地对病人进行心理疏导,以减轻紧张恐惧心理,稳定情绪,有利于增强病人对疼痛的耐受性。

【护理评价】

病人腹痛是否减轻或消失,能否用适当的方法减轻腹痛,焦虑情绪是否缓解或消失。

腹　泻

腹泻(diarrhea)是指因肠蠕动加速,肠道分泌物增多和/或吸收障碍所致排便次数增加,粪便稀薄。正常人的排便习惯多为每天1次,有些人每日2次或3次或每2~3d 1次,如果粪便的性状正常,均属正常范围。腹泻可分为急性与慢性,**病程超过2个月者为慢性腹泻**。

【护理评估】

(一) 健康史

1. 急性腹泻 常见于:

(1)肠道疾病:急性肠道感染(细菌、病毒、真菌等)。

(2)急性中毒:如细菌性食物中毒,毒蕈、河豚、鱼胆中毒,化学物质如砷、磷、铅、汞、有机磷、抗癌药等中毒。

(3)全身性感染:如败血症、伤寒、副伤寒、钩端螺旋体病等。

(4)其他:如过敏性紫癜、甲亢危象、肾上腺危象等。

2. 慢性腹泻 常见于:

(1)肠道疾病:可由肠道感染和非感染性炎症、肠道肿瘤、肠道功能紊乱等原因引起,如肠结核、慢性细菌性痢疾、阿米巴痢疾、溃疡性结肠炎、结肠癌、肠易激惹综合征等。

(2)胰腺疾病:如慢性胰腺炎、胰腺癌等。

(3)其他:如肝硬化、甲亢、药源性腹泻等。

(二) 临床表现

1. 起病情况 急性腹泻起病急骤,病程较短,可伴有发热,常有进食不洁食物、集体用餐等病史。腹泻频繁,每天排便可达 10 次以上,严重者可引起脱水、电解质紊乱,甚至危及生命。慢性腹泻起病缓慢,病程较长,常有原发性疾病史,腹泻可长达数月、数年甚至数十年,常呈间歇性发作,一般每天排便数次,长期腹泻可致营养缺乏、贫血、体重减轻。

2. 粪便的量及性状 **细菌性痢疾腹泻次数多、量少,常有黏液血便或脓血便;阿米巴痢疾大便呈暗红色或果酱样;霍乱或副霍乱大便呈米泔水样**。慢性腹泻,常为稀便,也可带黏液、脓血,常见于慢性痢疾、炎症性肠病、结肠癌、直肠癌。肠易激综合征粪便中有黏液而无脓血。

3. 腹泻与腹痛的关系 急性腹泻常有腹痛,以感染性腹泻为主。小肠疾病引起的腹泻,腹痛常在脐周,便后腹痛缓解不明显。结肠疾病引起的腹泻,腹痛常在下腹部,便后腹痛可缓解。

4. 伴随症状 伴体重减轻,见于肠道恶性肿瘤、甲状腺功能亢进;伴发热,多见于肠道感染性疾病;伴里急后重感,多见于乙状结肠下段或直肠病变。

(三) 心理 - 社会状况

了解急性腹泻病人有无因频繁、大量的腹泻引起的精神紧张不安,慢性腹泻因病情迁延不愈、影响病人工作生活而产生焦虑情绪等情况。还应了解家属对病人的关心、照顾情况。

【常见护理诊断 / 合作性问题】

1. 腹泻 与胃肠道疾病或全身性疾病有关。

2. 有体液不足的危险 与大量腹泻可能导致失水有关。

【护理目标】

腹泻及其引起的不适感减轻或消失;无失水、电解质紊乱和酸碱失衡,生命体征稳定;尿量、血生化检查正常;能摄入机体所需水分、电解质、营养物质。

【护理措施】

(一) 腹泻

1. 休息与活动 急性严重腹泻病人应卧床休息,必要时提供床旁便器;注意腹部保暖,可用热水袋热敷腹部,缓解疼痛以减弱肠道运动,减少排便次数。慢性轻症腹泻应适当增加休息时间。对肠道传染病所致腹泻,应严格进行消化道隔离。

2. 饮食 腹泻病人饮食应以营养丰富、少纤维、低脂肪、易消化为宜,适当补充水分和食盐,忌食生冷、产气及刺激性食物,以免刺激肠黏膜引起肠蠕动亢进而加重腹泻。**急性腹泻根据病情和医嘱给予禁食、流质、半流质或软食**,待病情好转后鼓励病人逐渐增加食量。

3. 心理疏导 加强与病人的沟通,了解病人的心理状况和情绪反应,耐心解释有关病因和诊疗措施,使病人和家属对疾病的知识有一定的认识,解除过多的忧虑,稳定病人情绪,配合相关检查和治疗,树立治疗的信心。

4. **保护肛周皮肤** 排便频繁时,因粪便刺激,可致肛周皮肤损伤,引起糜烂及感染。嘱病人排便后用软纸擦拭,动作应轻柔,便后用温水坐浴或肛门热敷,保持清洁干燥,涂抹无菌凡士林或抗生素软膏以保护肛周皮肤,促进损伤处愈合。

5. 遵医嘱用药 细菌感染性腹泻按医嘱给予抗生素;使用止泻药如鞣酸蛋白、蒙脱石、药用炭等,注意观察病人排便情况,腹泻控制后及时停药;使用**解痉镇痛药**如阿托品,应注意有无视物模糊、口干、心动过速等不良反应;有体液不足者,按医嘱补充液体、电解质,恢复和维持血容量。

6. 病情观察 观察并记录排便的次数、量、粪便性状的变化;记录每日的入液量;注意有无腹痛、里急后重、发热、恶心与呕吐等伴随症状;频繁腹泻者,观察有无肛周皮肤的糜烂与感染;急性严重腹泻时,应密切观察生命体征、神志、尿量等,注意有无头晕、乏力、口渴、皮肤干燥、眼窝凹陷等脱水的表现及电解质、酸碱平衡失调。长期腹泻者应注意观察有无消瘦、贫血及营养不良。

(二) 有体液不足的危险

1. 病情观察 急性严重腹泻时丢失大量水分和电解质,可引起脱水及电解质紊乱,严重时导致休克。故应**严密监测病人生命体征、神志、尿量的变化**;有无脱水表现,如口渴、口唇干燥、皮肤弹性下降、尿量减少、神志淡漠等;有无低钾血症的表现,如肌肉无力、腹胀、肠鸣音减弱、心律失常等;动态监测血生化指标。

2. 补充水分和电解质 遵医嘱及时给予液体、电解质、营养物质,以满足病人的生理需要量,补充额外丢失量,恢复和维持血容量。轻者可经**口服补液,注意液体温度**。严重腹泻伴恶心、呕吐,全身症状明显或禁食者,应静脉补液,对**老年人及儿童补液时应注意调节输液速度和输液量,避免引起急性肺水肿**。

【护理评价】

病人的腹泻及其伴随症状是否减轻或消失;营养状态是否改善;生命体征是否正常;有无失水、电解质紊乱的表现。

便　　秘

便秘(constipation)指排便次数减少,每周排便少于 3 次,伴排便困难,粪便干结。便秘按病程或起病方式分为急性便秘和慢性便秘,按有无器质性病变分为器质性便秘和功能性便秘,按粪块积留的部位分为结肠便秘和直肠便秘,按结肠、直肠平滑肌功能状态分为弛缓性便秘和痉挛性便秘。

【护理评估】

(一) 健康史

1. 功能性便秘 可见于:①进食量少或食物缺乏纤维素或水分。②精神因素干扰了排便习惯。③滥用泻药产生泻药依赖。④结肠运动功能紊乱,如肠易激综合征,部分病人便秘与腹泻交替。年老体弱、活动少,特别是长期卧床者结肠运动减弱或痉挛,常有便秘。⑤腹肌和盆肌张力不足。⑥药物,如吗啡类、抗胆碱能药、钙通道阻滞药、抗抑郁药以及含钙、铝的制酸药等。

2. 器质性便秘 可见于:①直肠和肛门病变引起括约肌痉挛,排便疼痛造成惧怕排便,如痔疮、肛裂、肛周脓肿和溃疡、直肠炎等。②结肠肿瘤、肠梗阻、肠粘连、克罗恩病、先天性巨结肠症等。③腹腔或盆腔的肿瘤压迫,如子宫肌瘤等。④全身性疾病使肠肌松弛排便无力,如尿毒症、糖尿病、甲状腺功能减退等。血卟啉病、铅中毒等引起肠肌痉挛,也可导致便秘。

(二)临床表现

1. 功能性便秘 多为慢性便秘,病人粪便干硬伴腹痛、腹胀、食欲减退、口苦、下腹不适,或有头昏、头痛、疲乏等神经症状,腹部可触及包块。

2. 器质性便秘 常为急性便秘,可有原发疾病的表现。病人多有腹痛、腹胀、恶心呕吐。

(三)心理 - 社会状况

心理因素是影响排便的重要因素,长期便秘者易紧张、焦虑,担心预后而悲观失望。

【常见护理诊断 / 合作性问题】

便秘 与各种原因致排便减少或停止有关。

【护理目标】

病人的便秘及其引起的不适感减轻或消失,能按时排便,大便形态正常。

【护理措施】

1. 休息与活动 适当增加运动量,如散步、做操等可促进肠蠕动有利于排便。卧床病人可床上活动,定时给予腹部按摩,由护士操作或指导病人自己进行,按摩时可用双手示指、中指、环指轻贴在腹部,按结肠走行方向做顺时针环行按摩,每日 2 次或 3 次,每次 15~20min,可起到刺激肠蠕动、帮助排便的作用。指端轻压肛门后端也可促进排便。

2. 饮食 首先向病人及家属说明饮食与排便、饮食与疾病康复的关系,根据病情制订合理的饮食计划。**增加脂肪、高纤维素食物和水的摄入**,睡前喝一杯蜂蜜水或清晨空腹饮一杯淡盐水均有助于通便。多食水果(如香蕉)、蔬菜(如芹菜、韭菜等)或笋类、麦片、麸皮等多纤维食物有促进排便的作用。忌食烈酒、浓茶、咖啡、蒜、辣椒等刺激性食物。

3. 心理疏导 焦虑、恐惧和悲观失望等情绪均可造成便秘。因此,护士要关心、安慰病人,向病人讲解有关疾病知识,使病人能正确对待,安心休养,配合治疗与护理。

4. 排便环境及姿势 提供病人单独隐蔽的环境及充裕的排便时间,如拉床帘或屏风遮挡,避开治疗、进餐时间。床上用便盆时,最好采取坐姿或抬高床头,利用重力增加腹内压促进排便。

5. 定时排便指导 病人规律起居,养成定时排便习惯。嘱病人尽可能**在每日早餐后排便**,因早餐后易引起胃 - 结肠反射,此时训练排便易建立条件反射。即使无便意,也应坚持每日早餐后如厕10~20min,日久便可建立定时排便的习惯。排便时要注意力集中,忌看书报、抽烟或思考问题,平时有便意时不要克制和忍耐。

6. 遵医嘱用药 必要时遵医嘱给予硫酸镁、液状石蜡、开塞露、麻仁丸,或泡服番泻叶通便。密切观察用药后排便次数、量、性状,一旦病情改善,应及时停药,以免出现药物依赖。

7. 辅助排便 对于直肠内有硬结样粪块时,应用灌肠、人工取便等方法辅助排便。取便时动作要轻柔以免损伤肠黏膜。灌肠常用溶液为 0.1% 或 0.2% 肥皂水、甘油等。不可长时间滥用泻药或灌肠,否则可引起结肠痉挛性便秘。

【护理评价】

病人的便秘及其引起的不适感是否减轻或消失,是否能按时排便,大便形态是否正常。

三、消化系统疾病常用诊疗技术

(一) 实验室检查

1. **粪便检查**　包括粪便一般性状的检查,如量、颜色、气味、寄生虫体等;显微镜检查,如粪便中的细胞(如红细胞、白细胞、上皮细胞等)、食物残渣、寄生虫和寄生虫卵;粪便隐血试验;粪便的细菌学检测等,对了解消化道及肝、胆、胰腺等器官有无病变、病变的原因,以及脏器功能状态有重要的价值。

2. **血液、尿液检查**　与消化系统疾病相关的常用检查有:

(1)肝功能检查:如转氨酶、血白蛋白、胆红素、胆固醇及凝血因子测定等,主要用于肝胆疾病的诊断。

(2)血沉:可反映炎症性肠病、肠结核、腹膜结核的活动性。

(3)血清、尿液淀粉酶:用于急性胰腺炎的诊断。

(4)各型肝炎病毒标志物:用于确定病毒性肝炎的类型。

(5)肿瘤标志物:如甲胎蛋白(AFP)用于原发性肝细胞癌的诊断,癌胚抗原(CEA)用于胃癌、结肠癌和胰腺癌的诊断和疗效估计。

(6)血液常规检查:可反映有无感染、贫血等。

3. **幽门螺杆菌检测**　对消化性溃疡、慢性胃炎、胃癌前期病变、胃肠黏膜相关淋巴瘤等疾病的诊疗有重要意义。检查方法有非侵入性和侵入性两种。

4. **腹水检查**　腹水检测可区分腹水的性质是漏出液或渗出液,对腹水原因的诊断、鉴别诊断及治疗有重要意义。

(二) 内镜检查

内镜检查是消化道疾病及腹腔内病变最重要的检查方法,包括纤维胃镜、十二指肠镜、小肠镜、结肠镜和腹腔镜等,可以直接观察消化道管腔、管壁和腹腔的情况,在直视下对可疑病变取活组织进行病理检查可明确病变性质,还可以在内镜直视下进行止血、取出异物、较小息肉和肿瘤的切除等治疗。近年来使用的胶囊内镜,将无线摄影装置吞入消化道,定时摄入腔内图像,具有无痛苦、安全等优点,对诊断小肠病变有特殊价值。超声内镜可同时实施超声扫描,了解病变来自管道壁的某个层次及邻近脏器的情况,比体表超声更加清晰。

(三) 活组织检查和脱落细胞检查

1. **活组织检查**　活组织病理学检查对明确病变性质有很重要的价值。常用的取材方法有:①经皮穿刺活检,包括超声或 CT 引导下穿刺,对肝、胰或腹腔肿块进行活检。②内镜直视下活检。③外科手术时取材。

2. **脱落细胞检查**　在内镜直视下冲洗或擦刷消化管腔黏膜,收集脱落细胞做病理检查,有利于发现肿瘤。

(四) 影像学检查

1. **超声检查**　超声具有无创性和检查费用低廉的特点,广泛用于消化系统实质性脏器、胆道和腹腔内病变的诊断。腹部 B 超可发现肝、脾、胰、胆囊等脏器的肿瘤、脓肿、囊肿、结石等病变,了解有腹水情况,对腹腔内肿块定位、大小、性质的判断也有一定价值。

2. **X 线检查**　X 线检查是消化系统疾病不可或缺的检查手段,包括普通 X 线检查、造影检查、CT 等检查。

（1）腹部平片：可观察腹腔内游离气体，肝、脾、胃等脏器的轮廓，钙化的结石或组织，以及腹腔气体和液体。

（2）胃肠造影：胃肠钡餐和钡灌肠检查可发现食管、胃、小肠或结肠的静脉曲张、炎症、溃疡、肿瘤、结构畸形、运动异常等。

（3）胆囊及胆道碘剂造影：可显示结石、肿瘤及胆囊、胆道其他病变。

（4）计算机体层扫描（CT）：CT 扫描对肝、胆囊、胰的囊肿、脓肿、肿瘤、结石等占位性病变的诊断有价值，对脂肪肝、肝硬化、胰腺炎等弥漫性病变的诊断也有价值，对消化道肿瘤的临床分期很有价值。CT 增强扫描对消化系统脏器小病灶、等密度病灶、需定位定性的病变以及血管性病变的诊断必不可少。

3. 磁共振成像（MRI） MRI 对微小病变的观察及病变的定性诊断，特别是鉴别肝内病变和诊断胆道、胰腺病变有很大价值。磁共振胰胆管成像（MRCP），是胆、胰管疾病的重要检查方法，可代替侵入性的逆行胰胆管造影（ERCP）。

（五）腹腔穿刺术

腹腔穿刺抽取腹水进行检测，可鉴别腹水的性质，对腹水原因的诊断、鉴别诊断及治疗有重要意义。大量腹水病人可进行腹腔穿刺放液，减轻压迫症状。另外，还可通过腹腔穿刺向腹腔内注入药物进行治疗。

（马　丽）

第二节　慢性胃炎病人的护理

导入情景

病人，男，35岁，近2年来反复出现反酸嗳气、食欲不振、上腹部胀痛等。平时嗜酒和咖啡，2d前上述症状加重。体格检查：生命体征无异常，消瘦，大便隐血试验（+）。胃镜见胃黏膜呈颗粒状，黏膜血管显露，色泽灰暗，皱襞细小，诊断为慢性非萎缩性胃炎。幽门螺杆菌检测为阳性。

工作任务：

1. 根据病人主要临床表现，列出主要的护理诊断，并制订相应的护理措施。
2. 指导病人胃镜检查的注意事项。
3. 能够对病人进行健康指导。

胃炎（gastritis）指任何病因引起的胃黏膜炎症，常伴有上皮损伤和细胞再生，是最常见的消化系统疾病之一。按临床发病急缓和病程长短，一般将胃炎分为急性和慢性两大类，以下主要介绍慢性胃炎的护理。

慢性胃炎（chronic gastritis）是由多种原因引起的胃黏膜慢性炎症性病变。发病率居胃病首位，随年龄增长发病率逐渐增高。慢性胃炎分为慢性非萎缩性（以往称浅表性）、慢性萎缩性和特殊类型胃炎三类。慢性非萎缩性胃炎最常见，主要为胃黏膜充血、水肿、渗出，有时有出血，胃黏膜无萎缩性改变,Hp 是其主要病因;慢性萎缩性胃炎是指胃腺体萎缩,常伴有肠上皮化生和不典型增生,可发生癌变;特殊类型胃炎如感染性胃炎、化学性胃炎等,临床上较少见。

【护理评估】

(一) 健康史

1. **幽门螺杆菌(Hp)感染**   目前认为 Hp 感染是慢性胃炎最重要的病因之一。临床研究显示,80%~95% 的慢性活动性胃炎的胃黏膜中有 Hp 感染。Hp 依靠毒力因子的作用,在胃黏膜上皮定植,诱发局部炎性反应和免疫反应,损害黏膜的防御/修复机制,同时也可增加胃泌素和胃酸的分泌,损害胃黏膜。

2. **饮食和药物**   饮食中高盐,缺乏新鲜蔬菜、水果,与慢性胃炎的发生密切相关;长期饮浓茶、烈酒、咖啡、食用过热、过冷、过于粗糙的食物,可损伤胃黏膜;长期服用大量非甾体抗炎药(NSAIDs,如阿司匹林)、某些抗肿瘤药、铁剂或氯化钾口服液、糖皮质激素等可引起胃黏膜损伤导致慢性胃炎。

3. **自身免疫因素**   慢性萎缩性胃炎常发生在自身免疫基础上,故称自身免疫性胃炎,我国少见。病人血液中出现自身抗体,包括壁细胞抗体(PCA)和内因子抗体(IFA)。壁细胞抗体破坏壁细胞,使壁细胞总数减少,导致胃酸分泌减少甚至缺失;内因子抗体影响维生素 B_{12} 的吸收,导致恶性贫血。

4. **其他因素**   十二指肠液-胆汁反流、慢性右心衰竭、肝硬化门静脉高压、营养不良等可导致胃黏膜受损。老年人胃黏膜出现退行性变,加上 Hp 感染率高,胃黏膜的修复再生能力降低,炎症慢性化,上皮增殖异常及腺体萎缩。

评估时注意询问病人饮食习惯,服药情况,有无其他与慢性胃炎相关的疾病及病因、家族史等。

知识拓展

幽门螺杆菌（Hp）

Hp 由两位澳大利亚学者 Marshall 和 Warren 于 1983 年发现,该发现改变了人们对胃炎和消化性溃疡病因和发病机制的认识,推动了对消化性溃疡治疗模式的转变,使溃疡病由原来反复发作的慢性病变成一种通过根治 Hp 和抑酸治疗就可治愈的疾病,因此被誉为消化病学领域的里程碑式的革命,Marshall 和 Warren 因此被授予 2005 年度诺贝尔生理学或医学奖。

研究证明 Hp 是急性胃炎、慢性胃炎、消化性溃疡、胃癌的主要致病因素,被世界卫生组织/国际癌症研究机构定为 I 类致癌原。

Hp 可经口传播,因此养成良好的饮食卫生习惯对预防细菌的感染至关重要。

(二) 临床表现

慢性胃炎病程迁延,缺乏特异性症状,病人症状轻重与胃黏膜的病变程度常常不一致。多数病人无症状或症状轻微,部分有**上腹痛或不适**,无明显规律性,在进餐后可加重或减轻。此外,还可伴有食欲不振、饱胀、嗳气、反酸、呕吐等消化不良的表现。胃黏膜有糜烂者可有少量上消化道出血。自身免疫性胃炎病人可出现明显畏食、贫血和体重减轻。体征多不明显,有时有上腹轻压痛。

(三) 辅助检查

1. **胃镜及胃黏膜活组织检查**   是确诊慢性胃炎及其类型的最可靠方法。胃镜直视下慢性非萎缩性胃炎可见红斑(点、片状或条状)、黏膜粗糙不平、出血点/斑(彩图 4-4);慢性萎缩性胃炎可见黏膜呈颗粒状、黏膜血管显露、色泽灰暗、皱襞细(彩图 4-5)。两种胃炎皆可见伴有糜烂、胆汁反流。取胃黏膜活组织检查可进一步明确病理类型,并常规检测幽门螺杆菌。

2. 幽门螺杆菌检测 可通过侵入性(如快速脲酶测定、组织学检查等)和非侵入性(如 ^{13}C 或 ^{14}C 尿素呼气试验等)方法检测幽门螺杆菌。

3. 血清自身抗体和胃泌素水平测定 自身免疫性胃炎病人壁细胞抗体和内因子抗体均可为阳性,维生素 B_{12} 水平降低,血清促胃液素含量明显增高。

(四) 治疗要点

治疗原则是消除病因、缓解症状、控制感染、防治癌前病变。对因治疗包括根治 Hp 感染、防治十二指肠 - 胃反流、补充营养因子(如 B_{12})等。对症治疗包括抑制和中和胃酸、促进胃动力、胃黏膜保护剂及补充消化酶等治疗。抗氧化剂 VitE、VitA、β- 胡萝卜素等对预防癌变有一定作用;对胃黏膜不典型增生者,除给予上述积极治疗外,需定期随访,必要时可建议行预防性胃黏膜切除术。

(五) 心理 - 社会状况

病人因病情反复、病程迁延导致情绪不稳,有些病人甚至怀疑自己患有绝症,而产生紧张、失眠、焦虑等心理反应。病人和家属对慢性胃炎疾病防治知识和应对措施缺乏了解。

【常见护理诊断 / 合作性问题】

1. 疼痛:腹痛 与胃黏膜炎性病变有关。

2. 营养失调:低于机体需要量 与慢性炎症所致胃酸分泌减少、消化不良、上腹部疼痛、进食少等有关。

3. 焦虑 与疾病反复、应激出血,担心病情有关。

4. 有出血的危险 与胃黏膜损害有关。

5. 知识缺乏:缺乏慢性胃炎的病因和防治知识。

【护理措施】

(一) 疼痛:腹痛

1. 休息与活动 指导病人生活要规律,注意劳逸结合。症状明显时减少活动或卧床休息,发生急性应激性胃炎疼痛较重或伴有消化道大出血时,应卧床休息。恢复期,进行适当锻炼,以增强机体抵抗力。

2. 饮食 指导病人养成良好的饮食习惯,按时规律进餐,避免暴饮暴食;疼痛较重时给予高热量、高蛋白、高维生素、少渣、易消化、温凉的半流质饮食,**避免食用过冷、过热、辛辣、粗糙等刺激性强的食物**;戒烟,禁止酗酒,注意饮食卫生;有少量出血者可给牛奶、米汤等流质以中和胃酸,有利于黏膜的修复;急性大出血或呕吐频繁时应禁食。

3. 遵医嘱用药 遵医嘱指导病人正确服用有关药物,对常用药物的剂量、服用方法以及常见的副作用须对病人说明。

(1)因服用非甾体抗炎药如阿司匹林、吲哚美辛等引起者应停药,并服用**抗酸药,如氢氧化铝凝胶,应在餐后 1h 和睡前服用**。片剂应嚼服,乳剂应给药前应充分摇匀,避免与奶制品同服。氢氧化铝凝胶能阻碍磷的吸收,引起磷缺乏症,表现为食欲不振、软弱无力等症状,甚至可导致骨质疏松。

(2)胆汁反流者,服用氢氧化铝凝胶或硫糖铝治疗,**硫糖铝宜在进餐前 1h 服用**,注意观察可能出现便秘,偶有口干、恶心、胃部不适、腹泻、皮疹、瘙痒及头晕等不良反应。

(3)有消化不良时,可用多潘立酮或西沙必利等胃肠动力药,加速胃排空。**胃肠动力药应在餐前服用,不宜与阿托品等解痉剂合用**。

(4)如有恶性贫血的病人,可遵医嘱注射维生素 B_{12}。

(5) Hp 阳性者,遵医嘱联合使用根除幽门螺杆菌药物,用药注意事项及护理详见本章第三节"消化性溃疡病人的护理"。

4. 非药物止痛　可通过局部热敷、针灸等方法减轻腹痛(详见本章第一节"消化系统疾病常见症状及体征的护理")。

5. 病情观察　询问腹痛有无诱因;观察疼痛的部位、性质、程度、规律及持续时间;询问腹痛与进食的关系;观察有无呕血、黑便及其他并发症等。

(二) 营养失调:低于机体需要量

1. 饮食原则　注意补充营养,给予高热量、高蛋白、高维生素、易消化的软食。鼓励病人少量多餐,细嚼慢咽。避免摄入对胃黏膜有损伤的刺激性食物。

2. 制订饮食计划　与病人共同制订饮食计划,指导病人及家属改进烹饪技巧,变换食物的色、香、味,刺激病人食欲。胃酸低者食物应完全煮熟后食用,以利于消化吸收,并给刺激胃酸分泌的食物,如肉汤、鸡汤等;**高胃酸者应避免进食酸性、高脂肪食物**。

3. 营养状况评估　观察并记录病人每天进餐次数、量、品种,以了解其摄入的营养素能否满足机体需要。观察有无消瘦和营养不良,定期测量体重,观察有无精神萎靡、皮肤黏膜苍白。监测有关营养指标的变化,如血红蛋白浓度、血清白蛋白等。

(三) 焦虑

加强与病人的沟通,耐心解释有关胃炎的病因、发病经过、防治知识和预后,使其了解坚持合理治疗的重要性,消除由于病情反复、病程迁延导致的心理焦虑,稳定病人的情绪,积极配合治疗。对急性应激和服用 NSAIDs 有出血表现者,应做好心理疏导,解除其精神紧张。对于中度以上不典型增生的病人,应定期随访,定期进行胃镜检查,及时发现病情变化,及时治疗和处理。指导家属给予病人精神及物质上的支持,树立与疾病做斗争的信心。

(四) 有出血的危险

注意询问和观察有无呕血和黑便,观察有无面色苍白;监测血压、尿量和意识状态;配合医生做好胃镜检查和止血的准备;如有上消化道大出血,应卧床休息,及时清理口腔中的血液。同时,立即建立静脉通道,遵医嘱及时输血、输液,静脉给予药物止血。

(五) 健康教育

1. 疾病知识指导　向病人及家属解释胃炎的有关病因、诱因、防治方法和自我护理措施。

2. 生活指导　指导病人养成良好的生活方式,饮食规律,注意饮食卫生和营养。劳逸结合,合理安排工作和休息时间。

3. 用药指导　避免使用 NSAIDs 等损害胃黏膜的药物,必须使用时应同时服用制酸剂。指导病人按时规律服药,积极配合治疗,注意药物不良反应。如有异常及时复诊,定期门诊复查。

(马　丽)

扫一扫,
看总结

扫一扫,
测一测

附:纤维胃镜检查术的护理

胃镜是食管、胃、十二指肠检查最常用和最准确的方法,通过胃镜检查不仅可直接观察食管、胃及十二指肠黏膜病变,如炎症、溃疡和肿瘤等,明确病变部位、形状、大小、范围及性质,并可行组织学或细胞学检查。

【适应证】

1. 有吞咽困难、胸骨后疼痛、烧灼、上腹部疼痛、饱胀不适等上消化道症状,但不明原因者。

2. 原因不明的上消化道出血。

3. 疑有上消化道肿瘤者。

4. 需要随访观察的病变,如消化性溃疡、萎缩性胃炎、胃手术后等。

5. 需作内镜治疗者,如摘取异物、急性上消化道出血的止血及食管静脉曲张的硬化剂注射与结扎等。

【禁忌证】

1. 严重心、肺疾病,如严重心律失常、心力衰竭、呼吸功能不全及哮喘发作等。

2. 各种原因所致休克、昏迷、癫痫发作等危重状态。

3. 食管、胃、十二指肠穿孔急性期。

4. 神志不清、精神失常不能配合检查者。

5. 严重咽喉部疾病、腐蚀性食管炎、主动脉瘤及严重的颈胸段脊柱畸形等。

6. 慢性乙、丙型肝炎或病原携带者、AIDS 病人应具备特殊的消毒措施。

【术前准备】

1. 向病人仔细介绍检查的目的、方法、如何配合及可能出现的问题,使病人消除顾虑和恐惧心理,配合检查。有义齿者检查前取下义齿妥善保管。

2. 简要询问病史,进行必要的体格检查,了解胃镜检查的适应证,有无危险及禁忌证。对有高血压、冠心病以及心律失常的病人,术前应测量血压,并做心电图检查,若发现有禁忌证,则应暂缓检查。

3. 检查前**禁食** 8h,有幽门梗阻的病人检查前需充分洗胃后再检查。做过上消化道钡剂检查的病人应在 2~3d 后再行内窥镜检查。

4. 用物准备:①纤维胃镜检查仪器一套。②喉头麻醉喷雾器,无菌注射器及针头。③ 2% 利多卡因、地西泮、肾上腺素等药物。④其他用物如无菌手套、弯盘、牙垫、润滑剂、乙醇棉球、纱布、甲醛固定液标本瓶等。

5. 一般无需使用镇静药,过分紧张者可术前 15min 注射阿托品 0.5mg 及地西泮 10mg。

6. 检查前 5~10min 用 2% 利多卡因喷雾麻醉咽部 2 次或 3 次,或吞服 1% 丁卡因(地卡因)糊剂 10ml,后者兼具麻醉及润滑作用。

【操作过程及配合】

1. 协助病人取左侧卧位,双腿屈曲,头垫低枕,使颈部松弛,松开领口及腰带。

2. 病人口边置弯盘,嘱病人咬紧牙垫。

3. 配合医生将纤维内镜从病人口腔缓缓插入,内镜插入的方法有单人法和双人法。

(1)单人法:术者面对病人,左手持操作部,右手执镜端约 20cm 处,直视下经咬口插入口腔,沿舌背、咽后壁向下推进至环状软骨水平时,可见食管上口,并将胃镜轻轻插入。

(2)双人法:助手站立于术者右后方,右手持操作部,左手托住镜身。术者右手执镜端约 20cm 处,左手示指、中指夹住镜端,右手顺前方插入,当进镜前端达环状软骨水平时,嘱病人做吞咽动作,即可通过环咽肌进入食管。当胃镜进入胃腔内时,要适量注气,使胃腔张开至视野清晰为止。

4. 在配合医生插镜过程中,护士应密切观察病人的反应,保持病人头部位置不动,嘱病人深呼吸,配合吞咽动作可减少恶心,有助于插管。如恶心较重,可能是麻醉不足,应重新麻醉。让唾液流入弯盘或用吸管吸出,不可将唾液咽下以免呛咳。检查过程中应随时观察病人面色、脉搏、呼吸等改变,出现异常时立即停止检查,并作相应处理。

5. 在配合医生处理插镜中可能遇到的问题:①如将镜头送入气管,术者可看到环形气管壁,病人有明显呛咳,应立即将内镜退出,重新进镜。②如镜头在咽喉部打弯,病人会出现疼痛不适,术者可看到镜身,应把角度钮放松,慢慢将内镜退出重新插入。③插镜困难的原因可能是未对准食管入口或食管入口处的环咽肌痉挛等,应查明原因,切不可用暴力,必要时在镇静药物的辅助下再次试插。④当镜面被黏液血迹、食物遮挡时,应注水冲洗。

6. 检查完毕退出胃镜时尽量抽气,防止腹胀,并手持纱布将镜身外黏附的黏液、血迹擦净。

【术后护理】

1. 术后因病人咽喉部麻醉作用尚未消退,嘱其不要吞咽唾液,以免呛咳。麻醉作用消失后,可先少量饮水,如无呛咳可进食。当日饮食以流质、半流质为宜。行活检的病人应进温凉流质饮食。

2. 检查后少数病人出现咽痛、咽喉部异物感,嘱病人不要用力咳嗽,以免损伤咽喉部黏膜。若病人出现腹痛、腹胀,可进行按摩,促进排气。检查后数日内应密切观察病人有无消化道穿孔、出血、感染等并发症,一旦发现及时协助医生处理。

3. 按要求彻底清洁、消毒内镜及有关器械,妥善保管,避免交叉感染。

(马 丽)

第三节 消化性溃疡病人的护理

扫一扫,
自学汇

📖 导入情景

病人,男,40岁,司机,因间断上腹痛4年、加重1周就诊,病人自4年前开始间断出现上腹胀痛,空腹时明显,进食后可自行缓解,有时夜间痛醒,无放射痛,有嗳气、反酸,常因进食不当或生气诱发,每年冬春季节易发病,未经正规治疗。1周前饮酒后再次上腹痛,腹痛较之前严重,疼痛部位和规律同前,发病以来无恶心、呕吐和呕血,大小便正常,无肝肾疾病、无胆囊炎、胆石症病史。护理体检:体温36.8℃,脉搏80次/min,呼吸18次/min,血压120/80mmHg。中上腹有压痛,无肌紧张和反跳痛,全腹未触及包块,肝脾肋下未触及,Murphy征阴性,移动性浊音阴性,肠鸣音4次/min。双下肢无水肿。实验室检查:血红蛋白132g/L,白细胞5.4×10^9/L,中性粒细胞70%,血小板250×10^9/L。

工作任务:

1. 能够说出十二指肠溃疡、胃溃疡的疼痛规律。

2. 能够对消化性溃疡病人的并发症进行抢救配合。

3. 会对消化性溃疡病人进行健康指导。

消化性溃疡(peptic ulcer)主要指发生在胃或十二指肠的慢性溃疡,即胃溃疡(gastric ulcer, GU)和十二指肠溃疡(duodenal ulcer,DU)。因溃疡形成与胃酸/胃蛋白酶的消化作用有关而得名。溃疡的黏膜层缺损超过黏膜肌层,不同于糜烂。国内资料显示男性患病多于女性。临床上 DU 较 GU 多见,两者之比为 1.5∶1~5.6∶1,DU 好发于青壮年,GU 的发病年龄一般较 DU 约迟 10 年。

【护理评估】

(一)健康史

消化性溃疡是一种多因素疾病,发病基本原理是黏膜防御因素(黏液、碳酸氢盐、黏膜屏障、黏膜血流量、细胞更新、前列腺素、表皮生长因子等)和侵袭因素(胃酸、胃蛋白酶、幽门螺杆菌、胆盐、胰酶、乙醇等)失去平衡的结果。其中幽门螺杆菌感染和服用非甾体抗炎药是已知的病因。

1. 幽门螺杆菌感染　大量研究表明,Hp 感染是消化性溃疡的重要病因。

2. 胃酸和胃蛋白酶　是胃液的主要成分,消化性溃疡的最终形成是由于胃酸和胃蛋白酶对胃肠道黏膜的自身消化所致,而胃酸在其中起主要作用。

3. 药物因素　某些非甾体抗炎药、抗癌药等对胃十二指肠黏膜具有损伤作用,其中以非甾体抗炎药最为明显。

4. 其他　精神因素、遗传、胃十二指肠运动异常、不良饮食习惯、吸烟等。

评估时询问病人发病的有关病因及诱因,如发病是否与天气变化、饮食不当或情绪激动有关;了解病人的饮食习惯;家族中有无患溃疡的病人。

(二)临床表现

1. 症状

(1)上腹痛:慢性、周期性、节律性上腹痛是消化性溃疡的主要症状。①慢性过程,病史可达数年至 10 余年。②周期性发作,发作与缓解相交替,发作期可为数周或数月,缓解期也长短不一,发作常呈季节性,多在秋冬或冬春之交发病,可因精神情绪不良或过劳而诱发。③发作时上腹痛呈节律性,与进食有关(表 4-1)。

表 4-1　胃溃疡和十二指肠溃疡疼痛特点的比较

鉴别要点	胃溃疡（GU）	十二指肠溃疡（DU）
疼痛时间	常在餐后约 1/2~1h 发生,至下次进餐前自行缓解	多发生于餐后 2~3h,至下次进餐后缓解,部分病人可发生午夜痛
疼痛性质	烧灼感或痉挛感	烧灼感或饥饿感
疼痛部位	中上腹或剑突下偏左	中上腹或剑突下偏右
疼痛节律	进食→疼痛→缓解	疼痛→进食→缓解

(2)胃肠道症状:本病除上腹疼痛外,尚可有反酸、嗳气、胃灼热、上腹饱胀、恶心、呕吐等消化不良症状。

(3)全身症状:表现为失眠、多汗等自主神经功能失调的症状,也可有消瘦、贫血等症状。

2. 体征　溃疡活动期可有剑突下固定而局限的压痛点,缓解期则无明显体征。

> **知识拓展**
>
> 特殊类型的消化性溃疡
>
> 1. 巨大溃疡　指直径>2cm的溃疡,常见于有非甾体抗炎药服用史及老年病人。
>
> 2. 老年人消化性溃疡　溃疡常较大,临床表现多不典型,常无任何症状或症状不明显,疼痛多无规律。
>
> 3. 复合性溃疡　指胃与十二指肠同时存在溃疡,多数DU先于GU发生。
>
> 4. 幽门管溃疡　餐后很快发生疼痛,易出现幽门梗阻、出血和穿孔等并发症。
>
> 5. 球后溃疡　指发生于十二指肠球部以下的溃疡,多位于十二指肠乳头附近,溃疡多在后内侧壁。疼痛可向右上腹及背部放射。严重炎症时或导致胆总管引流障碍,出现梗阻性黄疸。

消化性溃疡的
并发症(微课)

3. 并发症

(1) 出血:是消化性溃疡最常见的并发症,大约50%的上消化道出血由于消化性溃疡所致。出血引起的临床表现取决于出血的速度和量。轻者表现为黑粪、呕血,重者出现周围循环衰竭,甚至低血容量性休克,应积极抢救。消化性溃疡出血前上腹痛加重,出血后减轻。

(2) 穿孔:当溃疡病灶向深部发展穿透胃、十二指肠壁时则并发穿孔。1/3~1/2的穿孔与服用非甾体抗炎药有关。临床常有3种后果。

1) 溃破入腹腔:溃疡常位于十二指肠前壁或胃前壁,穿孔时胃肠内容物渗入腹膜腔而引起急性弥漫性腹膜炎。**呈突发的剧烈腹痛,多自上腹开始迅速蔓延至全腹,持续而加剧。体征有腹肌强直、明显压痛和反跳痛**,肝浊音区消失,肠鸣音减弱或消失,部分病人出现休克。

2) 穿透于周围实质脏器:如肝、胰、脾等,又称穿透性溃疡。慢性病史,腹痛规律改变,变为顽固性或持续性。若穿透至胰腺,腹痛放射至背部,血淀粉酶可升高。

3) 穿破入空腔器官:形成瘘管。如DU可穿破胆总管形成胆瘘;GU可穿破入十二指肠或横结肠形成肠瘘。

(3) 幽门梗阻:大多由DU或幽门管溃疡引起。因炎症水肿和幽门部痉挛所致梗阻为暂时性,随炎症好转而缓解。慢性梗阻主要由于溃疡愈合后瘢痕收缩而呈持久性。幽门梗阻使胃排空延迟,病人可感上腹饱胀不适,疼痛于餐后加重,且有反复大量呕吐,**呕吐物呈酸腐味的宿食**,大量呕吐后疼痛可暂缓解。严重频繁呕吐可致失水和低氯低钾性碱中毒,常继发营养不良表现。体检时可见胃型和胃蠕动波,**清晨空腹时检查胃内有振水音以及抽出胃液量>200ml是幽门梗阻的特征性表现**。

(4) 癌变:少数GU可发生癌变,DU则极少见。对长期GU病史,年龄在45岁以上,经严格内科治疗4~6周症状无好转,大便隐血试验持续阳性者,应怀疑癌变,需进一步检查和定期随访。

(三) 辅助检查

1. **胃镜和胃黏膜活组织检查**　**是消化性溃疡最有价值的检查方法**,在胃镜下可直视溃疡的部位、大小、形态与数目,结合活组织病理检查可判断良恶性溃疡和进行幽门螺杆菌检测(彩图4-6、彩图4-7)。

2. **X线钡餐检查**　适用于对胃镜检查有禁忌或不愿接受胃镜检查者。**溃疡的X线直接征象是龛影**,对消化性溃疡的诊断有确诊价值。

3. **幽门螺杆菌检测**　是消化性溃疡的常规检测项目,其结果可作为选择根除幽门螺杆菌治疗方案的依据。可以通过快速脲酶测定、组织学检查、^{13}C-尿素呼气试验或^{14}C-尿素呼气试验和血清学试验等。其中 ^{13}C- 尿素呼气试验或 ^{14}C- 尿素呼气试验检测 Hp 感染的灵敏度和特异度均较高,常作为根除治疗后复查的首选方法。

4. 粪便隐血试验 隐血试验阳性提示溃疡有活动,如 GU 病人持续阳性,应怀疑癌变的可能。

(四) 治疗要点

采用综合性治疗,以消除病因、缓解症状、促进溃疡愈合、防止溃疡复发、预防并发症为原则。主要包括降低胃酸的药物、保护胃黏膜药物、根除幽门螺杆菌治疗、手术治疗。

(五) 心理 - 社会状况

消化性溃疡因长期慢性、周期性发作和节律性疼痛的特点,影响工作和生活,病人易产生焦虑、急躁。合并出血等并发症时,病人可有紧张恐惧感。

【常见护理诊断 / 合作性问题】

1. 急性疼痛:腹痛 与胃、十二指肠黏膜受侵蚀、刺激有关。

2. 营养失调:低于机体需要量 与疼痛导致摄入减少及消化吸收不良有关。

3. 焦虑 与病情反复、病程迁延有关。

4. 潜在并发症:上消化道大出血、穿孔、幽门梗阻、癌变。

5. 知识缺乏:缺乏有关消化性溃疡病因及预防知识。

【护理措施】

(一) 慢性疼痛:腹痛

> 边学边练
> 实训 14 消化性溃疡病人的护理

1. **休息与活动** 将病人安置于环境安静、温暖的房间内,有利于休息。腹痛较轻者,适当休息,注意劳逸结合,避免过劳,保证睡眠;腹痛剧烈的病人,应卧床休息。病情稳定者可适当活动,避免疲劳,气候变化时,防止受凉。

2. **指导缓解疼痛** 详细了解病人腹痛的规律和特点,指导缓解疼痛的方法。如 DU 表现为空腹痛或午夜痛,病人可准备制酸性食物(苏打饼干等)在疼痛前进食,或服用制酸剂以防疼痛。病人疼痛时分散其注意力,如缓慢深呼吸、听音乐、交谈等。

3. **遵医嘱用药**

(1)抑制胃酸分泌药物:常用药物及用法见表 4-2。

表 4-2 常用抑制胃酸分泌药物及用法

药物种类及常用药物		治疗剂量 /mg	维持剂量 /mg
H$_2$ 受体拮抗药（H$_2$RA）	尼扎替丁	150,2 次 /d	20,每晚 1 次
	雷尼替丁	150,2 次 /d	20,每晚 1 次
	法莫替丁	20,2 次 /d	20,每晚 1 次
质子泵抑制剂（PPI）	奥美拉唑	20,qd	20,qd
	兰索拉唑	30,qd	30,qd
	泮托拉唑	40,qd	20,qd
	雷贝拉唑	20,qd	10,qd
	埃索美拉唑	40,qd	20,qd
	艾普拉唑	10,qd	10,qd

1) H_2 受体拮抗药(H_2RA)

①作用机制:阻断组胺与壁细胞膜上的 H_2 受体结合,使壁细胞分泌胃酸减少。

②不良反应及注意事项:主要不良反应为乏力、头昏、嗜睡和腹泻;静脉给药速度过快可引起低血压和心律失常;哺乳期妇女禁用。**餐中或餐后即刻服用**,或将一日剂量在睡前服用。

③疗程:4~6 周。

2) 质子泵抑制剂(PPI):**是目前最强的胃酸分泌抑制剂**,作用时间长,促进溃疡愈合速度快,不良反应少,**是治疗消化性溃疡的首选药物**。①作用机制:使壁细胞分泌胃酸时所需要的关键酶 H^+-K^+-ATP 酶失活,减少胃酸分泌。②不良反应及注意事项:奥美拉唑可引起头晕,特别是用药初期,应嘱病人用药期间避免开车或做其他必须高度集中注意力的工作,奥美拉唑还有延缓地西泮及苯妥英钠代谢和排泄的作用,联合应用时需慎重。兰索拉唑的主要不良反应包括荨麻疹、皮疹、瘙痒、头痛、口苦、肝功能异常等,轻度不良反应不影响继续用药,较为严重时应及时停药。③疗程:DU4 周,GU6~8 周。

(2) 保护黏膜药物

1) 弱碱性抗酸药

①作用机制:中和胃酸,迅速缓解症状,但很难治愈溃疡,已不作为治疗的主要用药或单独药物。

②常用药物:氢氧化铝凝胶、铝碳酸镁、碳酸氢钠等。

③不良反应及注意事项:**应在餐后 1h 及睡前服用抗酸药**;避免与奶制品同时服用,因两者相互作用可产生络合物,也不宜与酸性食物及饮料同服;**抗酸药和 H_2 受体拮抗药同时服用,两药应间隔 1h 以上**;服用抗酸药片剂时应嚼服,服用乳剂前应充分摇匀;氢氧化铝凝胶能阻碍磷的吸收,引起磷缺乏症,甚至可导致骨质疏松,长期大量服用还可引起严重便秘、代谢性碱中毒,甚至造成肾损害。

④疗程:4~6 周。

2) 硫糖铝

①作用机制:是一种硫酸化蔗糖的氢氧化铝盐,不仅能与溃疡面上带阳电荷的渗出蛋白质相结合,还能刺激局部内源性前列腺素的合成,对黏膜起保护作用。

②不良反应及注意事项:应在餐前 1h 或睡前服用硫糖铝。硫糖铝可有便秘、口干、皮疹、眩晕、嗜睡等不良反应;硫糖铝不能与多酶片同服,以免降低两者的效价;硫糖铝在酸性环境中能起到保护作用,故不宜与碱性药物合用。

③疗程:4~6 周。

3) 胶体铋

①作用机制:可形成一层防止胃酸和胃蛋白酶侵袭的保护屏障,并有抗幽门螺杆菌的作用。

②常用制剂:枸橼酸铋钾。

③不良反应及注意事项:服用胶体铋前后 1h 内不宜进食(尤其是牛奶);不宜与抗酸药同服;服药过程中易使齿、舌变黑,可用吸管直接吸入;部分病人服药后出现便秘和粪便变黑,停药后可自行消失;少数病人有恶心、一过性血清转氨酶升高等。由于肾脏为铋的主要排泄器官,故**肾功能不良者忌用铋剂**。

④疗程:4 周。

(3) 根除幽门螺杆菌药物:根除幽门螺杆菌可以降低溃疡的复发率。目前常用"三联疗法",即 1 种 PPI 加上 2 种抗生素或 1 种铋剂加 2 种抗生素;或"四联疗法",即 1 种 PPI 加 1 种铋剂加 2 种抗生素。疗程 1~2 周。常用抗生素有克拉霉素、阿莫西林、甲硝唑、替硝唑、喹诺酮类抗生素、呋喃唑酮等。以 PPI 加克拉霉素和甲硝唑的方案根除率最高。一般抗溃疡治疗结束 4 周后要常规复查幽门螺杆菌是否已被根除。

(二) 营养失调:低于机体需要量

1. 进餐方式　饮食上要强调进餐的规律性,以维持正常消化活动的节律,避免餐间零食和睡前进食,使胃酸分泌有规律。在溃疡活动期,宜少食多餐,少食可避免胃窦部过度扩张引起的促胃液素分泌增加,以减少胃酸对病灶的刺激,多餐可使胃中经常保持适量的食物以中和胃酸,利于溃疡面愈合。进餐时注意细嚼慢咽,咀嚼可增加唾液分泌,后者具有稀释和中和胃酸的作用。

2. 食物选择　选择营养丰富,易于消化的食物。症状较重的病人可以柔软面食、稍加碱的软米饭或米粥等偏碱性食物为主,脱脂牛奶具有中和胃酸作用,但牛奶中的钙质反过来刺激胃酸分泌,不宜多饮,安排在两餐间饮用。脂肪能刺激小肠黏膜分泌肠抑胃素从而抑制胃酸分泌,但同时可引起胃排空减慢,胃窦扩张,使胃酸分泌增多,故脂肪摄取应适量。避免食用机械性刺激强的食物(指生、冷、硬、粗纤维多的蔬菜、水果,如葱头、韭菜、芹菜等)和化学性刺激强的食物(如浓肉汤、咖啡、浓茶和辣椒、酸醋等调味品)。

3. 营养监测　监督病人采取合理的饮食方式和结构,定期测量体重,监测血清白蛋白和血红蛋白等营养指标。

(三) 焦虑

正确评估病人及家属心理反应,一种是对疾病认识不足,持无所谓的态度;另一种是产生紧张焦虑的心理,这两种消极反应都不利于疾病的康复,特别是紧张焦虑的精神因素,可诱发和加重病情,因此有针对性的对病人和家属进行健康教育,向病人说明紧张焦虑的心理,可增加胃酸分泌,诱发和加重溃疡。指导病人采用放松技术,缓解紧张情绪。

(四) 健康教育

1. 疾病知识指导　向病人及家属讲解引起和加重溃疡病的相关因素。指导病人生活要有规律,保持乐观的情绪,避免过度紧张与劳累。注意保暖。

2. 生活指导　指导病人建立合理的饮食习惯和结构,避免摄入刺激性食物。戒除烟酒。

3. 用药指导　嘱病人慎用或勿用致溃疡药物,如阿司匹林、咖啡因、泼尼松、利血平等。指导病人按医嘱正确服药,学会观察药效及不良反应,不随便停药,以减少复发。

4. 自我监控指导　嘱病人定期复诊,若上腹疼痛节律发生变化,或者出现呕血、黑便时,应立即就医。

040303
扫一扫,
看总结

040304
扫一扫,
测一测

(南桂英)

第四节　炎症性肠病病人的护理

扫一扫，
自学汇

导入情景

病人，男性，35岁。因反复左下腹痛、慢性腹泻1年入院。近1年来反复出现腹泻，最多时每天可达10次，以黏液便为主，偶有脓血便，伴有腹痛。查体：T 37.2℃，P 82次/min，R 18次/min，BP 100/70mmHg。病人消瘦，精神差，皮肤巩膜无黄染，心肺未见异常；腹部平软，肝脾未扪及，左下腹压痛，无反跳痛。便常规：脓血便，红细胞(+++)，脓细胞(+)。肠镜检查：溃疡性结肠炎。因疾病反复发作，担心预后。

工作任务：

1. 该病人目前存在哪些主要护理问题？

2. 请针对首优护理问题列出护理措施。

炎症性肠病（inflammatory bowel disease，IBD）是一类多病因引起的免疫介导的慢性肠道炎症，有终生复发倾向。主要疾病类型有溃疡性结肠炎和克罗恩病。IBD的发病率有明显地域及种族差异，以北美、北欧最高，亚洲较低。近年来IBD在世界范围发病率有持续增高的趋势，发病高峰年龄为15~25岁，亦可见于儿童或老年人，男女发病率无明显差异。

一、溃疡性结肠炎病人的护理

溃疡性结肠炎（ulcerative colitis，UC）是一种病因尚不十分清楚的直肠和结肠慢性非特异性炎症性疾病。病变主要限于大肠黏膜与黏膜下层，呈连续性弥漫性分布，范围从肛端直肠开始，逆行向近段发展，可累及全结肠及末端回肠。起病多缓慢，临床主要表现为**腹泻**、**黏液脓血便**、**腹痛及里急后重**，病情轻重不等，多呈反复发作的慢性病程。本病可发生在任何年龄，多见于20~40岁。

【护理评估】

（一）健康史

1. 病因　病因尚未完全明确，可能是环境因素作用于遗传易感者，在肠道微生物参与下，引起肠道免疫失衡所致。

（1）免疫因素：研究认为溃疡性结肠炎病人的肠黏膜存在异常的上皮细胞，分泌异常黏液糖蛋白，削弱正常防御功能，影响肠黏膜屏障的完整性，使一般不易通过正常肠黏膜的抗原进入肠黏膜，继发一系列免疫反应与炎症变化。

（2）肠道微生态：抗生素治疗对某些病人有效，说明肠道微生物在IBD的发生发展中起重要作用。

（3）遗传因素：本病一级亲属发病率显著高于普通人群，而配偶的发病率不增加。发病率在单卵双胞胎显著高于双卵双胞，均证明本病的发生与遗传因素有关。目前认为，IBD不仅是多基因病，而且也是遗传异质性疾病，即不同人由不同基因引起，病人在一定的环境因素作用下由于遗传易感而发病。

（4）环境因素：本病发病有明显地域差异，可能与饮食、吸烟或其他不明确的环境因素有关。近几十年来，全球IBD的发病率持续增高，这一现象首先出现在社会经济高度发达的北美、北欧。以往该病在我国少见，现已成为常见疾病，这一疾病谱的变化，提示环境因素所发挥的重要作用。

2. 诱因 感染、过度劳累、饮食失调、精神刺激等。

评估病人免疫功能是否正常;家族中有无类似病例;有无精神、神经、应激等因素;生活是否规律,有无饮酒、吸烟等不良嗜好等。

（二）临床表现

起病多为亚急性,少数急性起病,偶见急性暴发起病。病程长,呈慢性经过,常有发作期与缓解期交替,少数症状持续并逐渐加重。病情轻重与病变范围、临床分型及病期等有关。

1. 症状

（1）消化系统表现:主要表现为反复发作的腹泻、黏液脓血便与腹痛。

1）腹泻和黏液脓血便:黏液脓血便是本病活动期的重要表现。 大便次数及血便的程度反映病情轻重,轻者每日排便 2~4 次;重者可达每日 10 余次。粪质亦与病情轻重有关,轻者多数为糊状,可混有黏液、脓血;重者为大量脓血,甚至呈血水样便。

2）腹痛:轻度、中度腹痛,常局限于**左下腹或下腹部**,常有里急后重症状,便后腹痛减轻或缓解。若并发中毒性巨结肠或腹膜炎,则腹痛持续且剧烈。

3）其他症状:腹胀、食欲减退、恶心、呕吐等。

（2）全身表现:轻者不明显,中、重型病人活动期常有低热或中等度发热,重症病人常有高热、贫血、消瘦、水与电解质平衡失调、低蛋白血症及营养不良。

（3）肠外表现:可有外周关节炎、结节性红斑、坏疽性脓皮病、口腔黏膜复发性溃疡等。

2. 体征 病人呈慢性病容,精神差,重者呈消瘦、贫血貌。轻、中度病人仅有左下腹轻压痛,重症病人压痛明显,甚至有腹膜刺激征。若出现反跳痛、腹肌紧张、肠鸣音减弱等,应警惕中毒性巨结肠、肠穿孔的发生。

3. 并发症

（1）中毒性巨结肠:表现为病情急剧恶化,毒血症明显。常因低钾、钡餐灌肠、使用抗胆碱能药物或阿片类制剂而诱发,预后差。

（2）**癌变:** 多见于广泛性结肠炎、病程漫长者。病程 >20 年的病人发生结肠癌风险较正常人增高 10~15 倍。

（3）其他并发症:直肠结肠癌变、直肠结肠大出血、肠梗阻、肠穿孔等。

（三）临床分型

临床上根据本病的病程、程度、范围和病期进行综合分型。

1. 临床类型 ①初发型:指无既往史的首次发作。②慢性复发型:临床上最多见,发作期与缓解期交替。③慢性持续型:症状持续半年以上,病变范围广。④急性暴发型:少见,起病急骤,病情严重,全身毒血症状明显,可发生中毒性巨结肠、肠穿孔等并发症。上述后 3 型可相互转化。

2. 严重程度

（1）轻度:腹泻 <4 次/d,便血轻或无,无发热,贫血轻或无,血沉正常。

（2）重度:腹泻 >6 次/d,明显黏液脓血便,体温 >37.8℃,脉搏 >90 次/min,血红蛋白 <100g/L,血沉 >30mm/h。

（3）中度:介于轻度与重度之间。

3. 病变范围 分为直肠炎、直肠乙状结肠炎、左半结肠炎、广泛性或全结肠炎。

4. 病情分期 分为活动期与缓解期。

(四) 辅助检查

1. **血液检查** 红细胞、血红蛋白减少,血清白蛋白降低。活动期的标志是白细胞计数升高、红细胞沉降率增快、C反应蛋白升高。

2. **粪便检查** 肉眼观可见黏液、脓血;显微镜检可见红细胞和脓细胞,急性发作期可见巨噬细胞。为排除感染性结肠炎,可做粪便病原学检查。

3. **结肠镜检查** 全结肠或乙状结肠镜检查对本病诊断、确定病变范围有重要价值(彩图4-8)。可见病变黏膜粗糙呈颗粒状,质脆易出血,有多发性浅溃疡,散在分布,亦可融合,表面附有脓性分泌物,也可见炎性息肉形成。

4. **X线钡剂灌肠检查** 应用气钡双重对比造影,对诊断有一定意义,当有息肉形成时,可见多发性充盈缺损。**重度或暴发型病例不宜做钡剂灌肠检查,以免加重病情或诱发中毒性巨结肠。**

(五) 治疗要点

治疗原则控制急性发作,缓解病情,减少复发,防治并发症。治疗方法强调休息、饮食和营养,应用氨基水杨酸制剂、糖皮质激素、免疫抑制剂等。

(六) 心理-社会状况

本病病程长,反复发作,需长期用药,无特效治疗方法,易使病人对治疗失去信心,产生抑郁、烦躁、消极等心理。

【常见护理诊断/合作性问题】

1. 腹泻 与结肠、直肠炎症有关。
2. 疼痛:腹痛 与肠道炎症、溃疡有关。
3. 知识缺乏:缺乏本病预防保健知识。

【护理措施】

(一) 腹泻

1. **休息与活动** 轻症者注意休息,减少活动量,防止劳累;重症者应卧床休息,保证睡眠,减少肠蠕动,减轻腹泻症状。

2. **环境** 为病人提供相对私密的空间,尽量安排病人在有卫生间的单人病室,并保持病室舒适、安静、整洁。

3. **饮食** 指导病人食用质软、易消化、少纤维素、富含营养与足够热量的食物,以利于吸收、减轻对肠黏膜的刺激并供给足够的热量,以维持机体代谢的需要。避免食用冷饮、水果、多纤维的蔬菜及其他刺激性食物,忌食牛乳和乳制品。急性发作期病人,应进流质或半流质饮食,病情严重者应禁食,按医嘱给予静脉高营养,以改善全身状况。应注意给病人提供良好的进餐环境,避免不良刺激,以增进病人食欲。

4. **协助排便** 尽量将病人床位安排在离卫生间较近处,或室内留置便器。协助病人做好肛门及周围皮肤的护理,如手纸轻柔擦拭,排便后应用温水清洗肛周,保持清洁干燥,必要时涂无菌凡士林或抗生素软膏以保护肛周皮肤,或促进损伤处愈合。

5. **心理疏导** 护理人员应鼓励病人放松心情,稳定情绪,树立自信心,促进治疗疾病的主动性,自觉不懈地配合治疗。帮助病人及家属认识病人的实际健康状态,明确精神因素可成为溃疡性结肠炎的诱发和加重因素,使病人以平和的心态应对疾病,缓解焦虑、恐惧心理。

6. **病情观察** 包括腹泻次数,粪便性质、量及伴随症状,如发热、腹痛等,检测粪便检查结果。

> 📖 **知识拓展**
>
> 黄色软便是正常粪便；黏液脓血便见于溃疡性结肠炎；米泔水样便见于霍乱；柏油样便见于各种原因的上消化道出血；白陶土样便见于梗阻性黄疸；病变累及直肠有里急后重感。

（二）疼痛：腹痛

除参见本章第一节腹痛护理外，采取下列措施。

1. 遵医嘱用药

（1）**氨基水杨酸制剂：是治疗本病的常用药物**，包括 5- 氨基水杨酸（5-ASA）制剂和柳氮磺吡啶（SASP），**用于轻、中度 UC 的诱导缓解及维持治疗**。诱导治疗期 5-ASA 3~4g/d 口服，症状缓解后相同剂量或减量维持治疗，**疗程通常不少于 4 年**。5-ASA 灌肠剂适用于病变局限在直肠及乙状结肠者，栓剂适用于病变局限在直肠者。SASP 疗效与 5-ASA 相似，但不良反应远较 5-ASA 多见。

（2）**糖皮质激素：用于对 5-ASA 疗效不佳的中度及重度病人的首选治疗**。口服泼尼松 0.75~1mg/（kg·d），重度病人也可根据具体情况先给予静脉滴注，如氢化可的松 200~300mg/d 和甲泼尼龙 40~60mg/d。症状好转后再改为甲泼尼龙口服。糖皮质激素只用于活动期的诱导缓解，症状控制后应逐渐减量至停药，不宜长期使用。减量期间加用免疫抑制剂或 5-ASA 维持治疗。用药期间要注意激素的不良反应，不可随意停药，防止反跳现象。

激素无效是指相当于泼尼松 0.75g/（kg·d）治疗超过 4 周，疾病仍处于活动期。激素依赖指虽然能维持缓解，但激素治疗 3 个月后，泼尼松仍不能减量至 10mg/d；或停用激素 3 个月内复发。

（3）**免疫抑制剂：**用于 5-ASA 维持治疗疗效不佳、症状反复发作及激素依赖者的维持治疗。常用药物有硫唑嘌呤或硫嘌呤，常见不良反应是胃肠道症状及骨髓抑制，应注意检测白细胞计数。不耐受者可选用甲氨蝶呤。

2. 病情观察 观察生命体征，了解病情的进展情况，注意腹痛部位、性质、程度、时间、规律、伴随症状等；观察腹部压痛、肠鸣音情况，若出现鼓肠、肠鸣音消失、腹痛加剧等情况，要考虑中毒性巨结肠的发生，若腹痛性质突然改变应注意是否合并大出血、肠梗阻、肠穿孔等并发症，应及时报告医生，积极配合抢救。

（三）健康教育

1. 生活指导 指导病人合理休息，注意劳逸结合；合理饮食，摄入足够的营养，避免多纤维、刺激性食物，忌生、冷、硬、辛辣食品。调节好情绪，正确对待疾病，避免心理压力过大。

2. 用药指导 指导病人坚持治疗，向病人讲解药物的不良反应，强调不要随意更换药物或停药。病情反复活动者，应有终生服药的心理准备。

3. 出院后指导 自我监测病情，定期复查。

二、克罗恩病病人的护理

克罗恩病（Crohn disease，CD）是一种病因未明的慢性炎性肉芽肿性疾病。病变多见于末端回肠和邻近结肠，但从口腔至肛门各段消化道均可受累，呈节段性或跳跃式分布。**临床表现以腹痛、腹泻、腹块、瘘管形成和肠梗阻为特点**，可伴有发热、营养障碍等全身表现以及关节、皮肤、眼、口腔黏膜、肝等肠外损害。重症病人迁延不愈，预后不良。发病高峰年龄多在 18~35 岁，有终身复发倾向。本病在欧美多见，我国近年克罗恩病发病率逐渐增多。

【护理评估】

(一) 健康史

同溃疡性结肠炎。

(二) 临床表现

1. 症状

(1)消化系统表现

1)**腹痛：为最常见的症状**，多位于右下腹或脐周，间歇性发作，与肠内容物经过炎症狭窄的肠段而引起局部肠痉挛有关。**多为痉挛性阵痛伴肠鸣音增强，常于进餐后加重，排便或肛门排气后缓解。**若腹痛持续，则提示腹膜炎症或腹腔内脓肿形成。

2)腹泻：亦常见，主要由病变肠段炎症渗出、蠕动增加及继发性吸收不良引起。早期腹泻为间歇性，后期可转为持续性。粪便多为糊状，一般无脓血和黏液。病变累及下段结肠或直肠者，可有黏液脓血便和里急后重感。

(2)全身表现：全身表现较多且明显，主要表现为

1)发热：与肠道炎症活动及继发感染有关，呈间歇性低热或中度热，少数呈弛张热多提示有毒血症，部分病人以发热为首发和主要症状。

2)营养障碍：与慢性腹泻、食欲减退及慢性消耗有关，表现为消瘦、贫血、低蛋白血症和维生素缺乏等。

(3)肠外表现：发生率较溃疡性结肠炎高，以关节炎、皮肤结节性红斑、口腔黏膜溃疡和眼病常见。

2. 体征　病人呈慢性病容，精神差，重者呈贫血貌。轻者仅有右下腹或脐周轻压痛，重者可有全腹明显压痛。部分病人可触及腹部包块，以右下腹和脐周多见，系肠粘连、肠壁和肠系膜增厚以及肠系膜淋巴结肿大引起。**瘘管形成是克罗恩病的特征性体征**，因透壁性炎性病变穿透肠壁全层至肠外组织或器官形成。部分病人可见肛门直肠周围瘘管、脓肿形成及肛裂等肛门周围病变，有时这些病变可为本病的首发或突出的体征。

3. 并发症　**肠梗阻最常见**，其次是腹腔内脓肿，可有吸收不良综合征，偶可并发急性穿孔或大量便血，累及直肠结肠者可发生癌变。

(三) 辅助检查

1. 血液检查　贫血常与本病严重程度平行；活动期白细胞计数升高；红细胞沉降率增快；C反应蛋白升高；血清白蛋白下降。

2. 粪便检查　粪便隐血试验阳性，有吸收不良综合征者粪便脂肪排出量增加，并可有相应吸收功能改变。

3. **结肠镜检查**　病变呈节段性分布，见纵行溃疡、鹅卵石样改变、肠腔狭窄、炎性息肉等(彩图4-9)。病变处活检有时可在黏膜固有层发现非干酪坏死性肉芽肿或大量淋巴细胞。

4. X线钡剂灌肠检查　小肠病变行胃肠钡餐检查，结肠病变行钡剂灌肠检查。X线表现为肠道炎症性病变，可见黏膜皱襞粗乱、纵行溃疡或裂沟、鹅卵石、假息肉、多发性狭窄等征象。由于病变肠段激惹及痉挛，钡剂很快通过而不停留该处，称为**跳跃征**；钡剂通过迅速而遗留一条细线状影，称为**线样征**，多由肠腔狭窄所致。

(四) 治疗要点

治疗目的在于控制病情，缓解症状，减少复发，防治并发症。治疗方法与溃疡性结肠炎相似，但

相当部分病人因并发症而需手术治疗。

（五）心理 - 社会状况

由于病情反复,易使病人产生焦虑和紧张情绪;当病情严重或出现并发症时,给日常生活常带来很多困扰,病人容易产生自卑、忧虑、恐惧等心理反应。

常见护理诊断 / 合作性问题及护理措施同溃疡性结肠炎。

【预后】

本病一般反复发作,迁延不逾,经治疗好转,对因出现并发症而需手术治疗者,预后较差。

（杨海霞）

扫一扫,
看总结

扫一扫,
测一测

纤维肠镜检
查(视频)

附:纤维结肠镜检查术的护理

纤维结肠镜检查术是通过肛门插入内镜,在 X 线监视下操作,进行肠道的直视检查,可以清楚地发现肠道病变,并可对部分肠道病变进行治疗,是诊断和治疗大肠疾病安全有效的方法之一。

【适应证】

1. 原因不明的慢性腹泻、便血及下腹疼痛,疑有结肠、直肠病变者。

2. 炎症性肠病的诊断与随访。

3. 钡剂灌肠有可疑病变需进一步明确诊断者。

4. 结肠息肉需电凝切除者或结肠术后需复查者。

5. 结肠癌的诊治和普查。

【禁忌证】

1. 严重心肺功能不全、极度虚弱及精神病者。

2. 肛门、直肠严重狭窄者。

3. 急性重度结肠炎、急性弥漫性肠炎、腹腔脏器穿孔、粘连及大量腹水者。

4. 妊娠妇女。

【术前准备】

1. 向病人讲解检查目的、方法、注意事项,解除其顾虑,取得配合。

2. 检查前 3d 禁食无渣或少渣半流质饮食,检查前 1d 进流质饮食,检查当日早餐禁食。

3. 做好肠道准备。用 20% 甘露醇 500ml 和 5% 葡萄糖生理盐水 1 000ml 混合液于检查前 4h 口服;或口服 50% 硫酸镁 50~60ml,同时在 20min 内饮水 1 000~1 500ml。

4. 术前给予地西泮肌注,减低病人对疼痛的反应性,但应特别注意观察有无肠穿孔等并发症。术前半小时肌注阿托品 0.5mg 或山莨菪碱 10mg。

【术中配合】

1. 协助病人取膝胸位或左侧卧位,腹部放松,嘱病人检查时身体尽量不要摆动。术者先作直肠指检,了解有无肿瘤、狭窄、肛裂等。将关闭的三瓣扩肛器涂上利多卡因胶浆插入肛门。

> 边学边练
> 实训 15 纤维胃镜和纤维结肠镜检查的护理

2. 术者将窥镜插入 20cm 后抽回扩肛器时,嘱病人张口呼吸以利于肌肉放松,将窥镜向深部插入至 20~40cm 时,协助病人取仰卧位,两腿屈曲以利于窥镜继续深入。检查过程中,护士密切观察病人反应,如病人出现腹胀不适,可嘱其缓慢深呼吸,对于过分紧张或高度肠痉挛的病人,酌情应用镇静药或解痉药。

3. 窥镜进入结肠深处时,协助术者对病变部位摄影或活检。

4. 检查完毕,安置病人,清理用物,标本及时送检。

【术后护理】

1. 检查结束后,病人稍事休息,观察 15~30min 再离去。术后 3d 内进少渣饮食。若行息肉摘除、止血治疗者,应给予抗生素治疗、半流质饮食和适当休息 3~4d,避免剧烈运动。

2. 观察病人有无腹胀、腹痛及排便情况。腹胀明显者,可行内镜下排气。腹痛明显或排血便者应留院继续观察,若并发肠出血、肠穿孔,应及时报告医生,并协助处理。观察粪便颜色,必要时行粪便隐血试验。

3. 做好内镜的消毒工作,妥善保管,避免交叉感染。

(杨海霞)

第五节　肝硬化病人的护理

扫一扫,
自学汇

> **📖 导入情景**
>
> 王先生,56 岁,常年大量饮酒,近半年病人一般状况极差,胸闷、腹胀,并出现腹水,住院诊断为酒精性肝硬化,行腹腔穿刺抽取腹水,缓解病人腹胀、胸闷等不适症状。今日早班,病人突发大量呕血,立即给予急救护理。
>
> 工作任务:
>
> 1. 能够说出肝硬化的常见病因和临床表现。
>
> 2. 会对肝硬化常见的并发症进行急救护理。
>
> 3. 会运用护理程序对该病人实施整体护理。

肝硬化(hepatic cirrhosis)是各种慢性肝病进展至以肝组织弥漫性纤维化、假小叶和再生结节为组织学特征的病理阶段(彩图 4-10)。早期无明显症状,后期因肝脏变形硬化、肝小叶结构和血液循环途径显著改变,临床上以肝功能减退和门静脉高压为主要特征,常并发上消化道出血、肝性脑病、感染等而死亡。肝硬化在世界各国的发病率在 25~400/10 万,病人以青壮年男性多见,35~50 岁为发病高峰年龄。

【护理评估】

(一)健康史

引起肝硬化的原因很多,**在我国以病毒性肝炎为主;欧美国家以慢性酒精中毒多见**,两者占全部肝硬化的 60%~90%。

1. **病毒性肝炎**　主要是乙型、丙型和丁型肝炎病毒感染,经慢性肝炎阶段发展为肝硬化,称为肝炎后肝硬化。甲型、戊型病毒性肝炎不演变为肝硬化。

2. **慢性酒精中毒**　长期大量饮酒,一般每日摄入酒精 80g 达 10 年以上,乙醇及其中间代谢产物(乙醛)的毒性作用,是引起酒精性肝炎、肝硬化的病因。

3. **胆汁淤积**　持续肝内胆汁淤积或肝外胆管阻塞时,高浓度胆酸和胆红素的毒性作用可损害肝细胞,导致胆汁性肝硬化。

4. 循环障碍　多见于慢性充血性心力衰竭、缩窄性心包炎、肝静脉阻塞综合征等致肝脏长期淤血、肝细胞缺氧、坏死和结缔组织增生,逐渐发展为肝硬化。

5. 血吸虫病　反复或长期感染血吸虫病者,由于虫卵及其毒性产物沉积在肝脏汇管区,刺激纤维组织增生,导致肝纤维化和门静脉高压,称之为血吸虫病性肝纤维化。

6. 化学毒物或药物　长期反复接触化学毒物如四氯化碳、磷、砷等,或长期服用甲基多巴、异烟肼等,可引起中毒性或药物性肝炎而演变为肝硬化。

7. 营养障碍　慢性肠道炎症、食物中长期缺乏蛋白质、维生素等物质,可引起吸收不良和营养失调,降低肝对其他有害因素的抵抗力,长期可发展为肝硬化。

8. 其他　如遗传、代谢性疾病、自身免疫性肝炎等均可演变为肝硬化。

评估病人有无肝炎或者输血史、心力衰竭、胆管疾病史;有无长期接触化学毒物、使用肝损害药物或长期大量酗酒;有无慢性肠道感染、消化不良、消瘦、黄疸或者出血史等。

知识拓展

肝脏功能

1. 参与物质代谢　糖、蛋白质、脂质、维生素等的代谢在肝内进行。肝是合成白蛋白和某些凝血因子的唯一场所,肝功能减退时可出现低白蛋白血症和凝血功能障碍。

2. 解毒　肝脏将进入人体内的各种异物(药物、毒物等)、某些生物活性物质(如雌激素、醛固酮和抗利尿激素等)和代谢产物(如氨、胆红素等)进行生物转化,使其毒性减弱或水溶性增高,随胆汁或尿液排出体外。

3. 生成胆汁　胆汁可促进脂肪在小肠内的消化和吸收。

(二) 临床表现

起病隐匿,病程发展缓慢,可达数年甚至数十年以上。临床上根据是否出现腹水、上消化道出血或肝性脑病等并发症,分为代偿期和失代偿期肝硬化。

1. 代偿期　大部分病人无症状或症状轻,以乏力、食欲不振、腹部不适为主要表现,可伴有腹胀、恶心、厌油腻、上腹隐痛及腹泻等。病症多呈间歇性,常于劳累、精神紧张或伴随其他疾病而出现,休息及助消化的药物可缓解。肝轻度增大,质地偏硬,无或轻度压痛,脾轻度增大,肝功能正常或轻度异常。

2. 失代偿期　症状明显,主要为肝功能减退和门静脉高压所致的全身多系统表现。

(1) **肝功能减退表现**

1) 全身表现:一般情况较差,早期表现为乏力,随后体重下降。可有不规则低热、消瘦、精神不振、面色黑黄无光泽(肝病面容)、皮肤干枯或水肿等。

2) 消化系统:食欲减退为最常见症状,此外有恶心、呕吐、腹胀、腹泻、厌油、黄疸等表现,与胃肠道淤血水肿、消化吸收障碍和肠道菌群失调等有关。若有腹痛,要警惕合并肝癌、腹膜炎、胆道感染等情况。皮肤、巩膜黄染。

3) **出血倾向和贫血:与肝脏合成凝血因子减少及脾功能亢进使血小板、红细胞减少有关**,也与肠道吸收障碍、营养不良、毛细血管脆性增加等因素有关。表现为皮肤紫癜、牙龈出血、胃肠道、皮肤黏膜等处出血、女性月经增多及不同程度的贫血。

4)内分泌紊乱:①由于肝脏对**雌激素灭活功能减退**,致体内雌激素增多,雄激素减少。男性病人表现为性功能减退、乳房发育、睾丸萎缩、毛发脱落;女性病人则表现为月经失调、闭经、不孕;病人面部、颈、上胸部、肩背部、上肢等上腔静脉引流区域可见**蜘蛛痣**(彩图 4-11);手掌鱼际、小鱼际及指端腹侧有红斑,称之为**肝掌**(彩图 4-12)。②肾上腺皮质功能减退,促黑激素增加,病人面部和其他暴露部位皮肤色素沉着。③肝脏对抗利尿药激素灭活功能减退,使钠、水潴留促进腹水形成。

(2)**门静脉高压表现**:肝纤维化及再生结节对肝窦及肝静脉的压迫导致门静脉阻力升高是门静脉高压的始动原因。

1)**侧支循环的建立和开放**:正常情况下,门静脉系与腔静脉系之间交通支很细小,血流量很少。门静脉高压时门静脉系与腔静脉系交通支开放并扩张,建立起侧支循环(图 4-13)。主要的侧支循环如下:

① **食管下段和胃底静脉曲张**:是门静脉系的胃冠状静脉与腔静脉系的奇静脉及食管静脉沟通开放。曲张的静脉破裂出血是肝硬化门静脉高压最常见的并发症。

② **腹壁静脉曲张**:门静脉高压时脐静脉与脐旁静脉重新开放,通过腹壁静脉进入腔静脉。曲张静脉以脐为中心向上及向下延伸,外观呈水母头状。

③ **痔静脉曲张**:是门静脉的直肠上静脉与下腔静脉系的直肠中、下静脉交通,可扩张形成痔核,破裂引起便血。

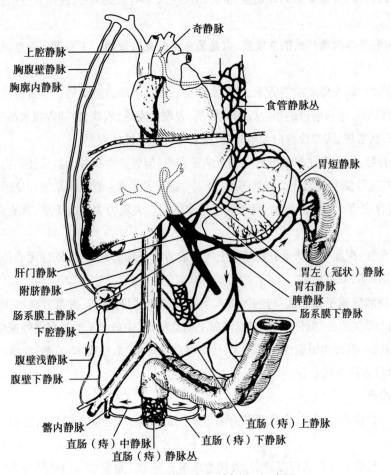

图 4-13　门静脉高压侧支循环示意图

2) **脾大及脾功能亢进**:因门静脉高压,脾静脉回流门静脉受阻导致脾脏因淤血而肿大,是门静脉高压较早出现的体征。脾功能亢进时血白细胞、血小板和红细胞计数减少,表现为出血、贫血和感染。

3) **腹水:是失代偿期肝硬化最突出的临床表现**。大量腹水时,病人腹胀明显,可因膈肌活动受限出现呼吸困难和心悸。大量腹水使腹部膨隆呈蛙腹,腹壁皮肤紧绷发亮,甚至形成脐疝。部分病人有胸腔积液,以右侧多见。腹水形成的主要因素包括:

①门静脉高压:腹腔内脏血管床静水压增高,组织间液回吸收减少而漏入腹腔,是形成腹水的决定性因素。

②血浆胶体渗透压下降:肝合成白蛋白减少,导致低蛋白血症、血浆胶体渗透压下降,毛细血管内液体进入组织间隙,在腹腔内形成腹水。

③有效循环容量不足:肝功能减退及各种因素导致大量血液滞留于扩张的血管内,使有效血容量不足,肾血流量减少,肾素 - 血管紧张素 - 醛固酮系统激活,导致肾小球滤过率下降及钠、水潴留。

④肝脏对醛固酮、抗利尿激素灭活功能减退,继发性醛固酮和抗利尿激素增多,使钠、水潴留促使腹水形成。

⑤肝淋巴液回流受阻渗入腹腔形成腹水。

3. 并发症

(1) **上消化道出血**:为最常见的并发症,常突然发生大量呕血及黑便,甚至发生出血性休克,易诱发肝性脑病。

(2) **肝性脑病:是本病最严重的并发症,也是最常见的死亡原因**。主要表现为意识障碍、行为、性格异常等。

(3) **感染**:肝硬化病人免疫功能低下,常并发肺炎、败血症、胆道感染等。有腹水的病人常并发自发性腹膜炎,病原菌常来自肠道的革兰氏阴性杆菌,表现为发热、腹痛、短期内腹水迅速增加、全腹压痛、腹膜刺激征,血常规、腹水检查白细胞升高,重者出现中毒性休克。

(4) **肝肾综合征**:指发生在严重肝病基础上的肾衰竭,但肾脏本身并无器质性损害。由于大量腹水及内脏血管扩张等使有效循环血容量不足,肾素 - 血管紧张素 - 醛固酮系统和交感神经系统被进一步激活,引起肾皮质血管强烈收缩、肾小球滤过率下降。表现为少尿或无尿、氮质血症、稀释性低钠血症等。

(5) **肝肺综合征**:指发生在严重肝病基础上的肺血管扩张和低氧血症,既往无心肺疾病基础。表现为顽固性呼吸困难、低氧血症。

(6) **水电解质和酸碱平衡紊乱**:与病人摄入不足、长期应用利尿药、大量放腹水、呕吐、腹泻等因素有关,常表现为低钠血症、低钾低氯血症、酸碱平衡紊乱,其中最常见的是**代谢性碱中毒**。

(7) **原发性肝癌**:表现为短期内肝脏增大,持续性肝区疼痛、血性腹水、发热;血清甲胎蛋白升高,B 超或 CT 提示肝占位性病变等。

(三) 辅助检查

1. 血常规　代偿期多正常,失代偿期有程度不同的贫血,脾功能亢进时白细胞、血小板计数亦减少。

2. 肝功能　代偿期正常或轻度异常,失代偿期多有异常。重症病人血清结合胆红素增高、总胆红素升高、转氨酶轻、中度升高,肝细胞受损时多以丙氨酸转氨酶(ALT)增高较显著,但肝细胞严重坏死时天冬氨酸转氨酶（AST）常高于 ALT。血清总蛋白正常、降低或增高,但白蛋白降低,球蛋白升高,A/G 比值降低或倒置。

3. 腹水检查　腹水检查包括腹水颜色、比重、蛋白定量、血清和腹水白蛋白梯度（SAAG）、细胞分类、腺苷脱氨酶（ADA）、血清和腹水 LDH、细菌培养及内毒素测定等。腹水一般为漏出液,并发自发性细菌性腹膜炎、结核性腹膜炎或癌变时,腹水可呈渗出液。腹水呈血性时,考虑癌变,需做细胞学检查。

4. 影像学检查

(1) X 线钡餐检查:若显示食管黏膜呈虫蚀样或蚯蚓状**充盈缺损**,提示食管下段静脉曲张;若显示胃底菊花瓣样充盈缺损,提示胃底静脉曲张。

(2) 腹部 B 超、CT、MRI 检查:提示肝硬化、脾大、门静脉扩张、腹水等。

5. **肝穿刺活组织检查**　具有确诊价值。

6. 内镜检查　腹腔镜可直接观察肝、脾等腹腔脏器及组织,并可在直视下进行活检,对诊断困难者的确诊及鉴别诊断有一定价值。胃镜可观察食管、胃底静脉曲张的程度和范围,并可直视下止血。

📖 **知识拓展**

肝 穿 刺

肝穿刺是肝穿刺活体组织检查术的简称。它是运用负压吸引穿刺技术,在 B 超、CT 的定位和引导下经皮肤穿刺,或在腹腔镜的监视下直接穿刺。穿刺获取肝脏标本经过处理后进行病理组织学、免疫组化等染色,在显微镜下观察肝脏组织和细胞形态。肝穿刺病理学检查主要用于各种肝脏疾病的鉴别诊断,了解肝脏病变的程度和活动性,提供各型病毒性肝炎的病原学诊断依据,判别临床疗效,尤其在确定肝纤维化严重程度上是国际公认的"金标准"。此外,肝穿刺还可以用于诊断性治疗。

(四) 治疗要点

本病目前尚无特效治疗。应重视早期诊断,加强病因治疗,阻止肝硬化病变的发展与恶化。失代偿期主要是支持及对症治疗,改善肝功能和抢救并发症。有手术适应证者慎重择机手术。肝移植是近年来开展的治疗晚期肝硬化的方法。

(五) 心理 - 社会状况

肝硬化是慢性疾病,进入失代偿期后,病人不但躯体、精神上遭受重大痛苦,而且逐渐丧失工作能力后,易产生焦虑、悲观、绝望等不良心理。

【常见护理诊断 / 合作性问题】

1. 营养失调:低于机体需要量　与肝功能减退、门静脉高压引起食欲减退、消化和吸收障碍有关。

2. 体液过多　与肝功能减退、门静脉高压引起水、钠潴留有关。

3. 焦虑　与病程迁延不愈、经济负担沉重有关。

4. 知识缺乏:缺乏肝硬化相关知识。

【护理措施】

(一) 营养失调:低于机体需要量

1. **休息与活动** 代偿期病人适当减少活动,但仍可参加轻体力工作。失代偿期病人则应该卧床休息为主,尽量减少机体对营养的消耗,有利于肝细胞修复。避免劳累是肝硬化治疗的重要措施之一。

2. **饮食** 既保证饮食营养又遵守必要的饮食限制是改善肝功能、延缓病情进展的基本措施。向病人及家属说明饮食治疗的意义,与病人共同制订符合治疗需要又能为其接受的饮食计划。饮食原则:**高热量、高蛋白质、高维生素、易消化的饮食**,并根据病情变化及时调整。每日每千克体重供应蛋白质 1.0~1.5g,以选用豆制品、鸡蛋、牛奶、鱼肉等为主,促使肝细胞修复,维持血清白蛋白正常水平,减轻腹水和水肿。血氨升高时,应限制或禁食蛋白质,待病情好转后再逐渐增加蛋白质摄入量。

3. **静脉补充营养** 对剧烈恶心、呕吐、纳差的病人,可遵医嘱给予静脉营养,如高渗葡萄糖、复方氨基酸、白蛋白或新鲜血等。

4. **监测营养状况** 定期评估病人的饮食和营养状况,包括每日营养成分、进食量、体重等指标,根据营养状况及时调整饮食。

(二) 体液过多

1. **适宜体位** 一般取平卧位,有利于增加肝、肾血流量,改善肝细胞的营养,提高肾小球滤过率,故应多卧床休息。可抬高下肢,以减轻水肿;大量腹水卧床时取半卧位,以使膈下降,有利于呼吸运动,减轻心悸和呼吸困难。

2. 严格记录液体出入量,限制水钠摄入,**氯化钠限制在每日 1.0~2.0g,进水量限制在每日 1 000ml 左右**,如有低钠血症应在 500ml 以内。

3. **遵医嘱应用利尿药** 一般以联合、间歇、交替应用为原则。一般开始用螺内酯 60mg/d 加呋塞米 20mg/d,逐渐增加至螺内酯 100mg/d 加呋塞米 40mg/d。效果不明显时,可逐渐按比例加大两种药的药量,但螺内酯不超过 400mg/d,呋塞米不超过 160mg/d。**利尿效果每天体重减轻不超过 0.5kg,下肢水肿者每天体重减轻不超过 1kg**。过快或过强利尿,会引起有效血容量和电解质大量丢失,诱发肾衰竭、电解质紊乱和肝性脑病。

4. **提高血浆胶体渗透压** 根据需要按医嘱静脉输注白蛋白、血浆或新鲜血,对改善机体状况、恢复肝功能、促进腹水消退大有帮助。

5. **经颈静脉肝内门腔分流术(TIPS)** 在肝内门静脉分支与肝静脉分支之间置入金属支架,建立肝内门 - 腔分流通道,能有效降低门静脉压减轻腹水。但易诱发肝性脑病,不作为首选。

6. **腹腔穿刺放腹水加输注白蛋白** 对大量难治性腹水不具备 TIPS 技术者需做腹腔穿刺放液。单纯放腹水只可临时改善症状 2~3d,放腹水加输注白蛋白的治疗效果比利尿药好。一般每放腹水 1 000ml 输注白蛋白 8g。**避免快速、大量放腹水**,以防止诱发肝性脑病等并发症。

7. **保护皮肤** 每日温水擦浴,保持皮肤清洁,沐浴时水温不宜过高,避免使用有刺激的皂液及沐浴液,避免用力搓擦。衣服柔软、宽大、吸汗、床铺平整、干燥、清洁,定时更换体位,预防压疮。皮肤瘙痒时,勿用手抓挠,可适当止痒处理。

8. **病情观察** 准确记录 24h 出入液量,定时测量体重、腹围,观察腹水消长情况(体重增减 1kg 相当于潴留或排出 1L 液体)。并教会病人及家属正确的测量与记录方法。

（三）焦虑

关爱病人,了解病人心中感受,耐心回答病人提出的问题,保持病人身心愉快,告知病人良好的心态及积极的治疗护理有助于控制疾病发展,给予病人心理安慰和生活照顾,树立战胜疾病的信心和勇气。

（四）健康教育

1. 疾病知识指导　帮助病人及家属掌握本病的有关知识和自我护理方法,预防及早期发现并发症,分析和消除不利于个人及家庭应对的各种因素。

2. 心理指导　病人应注意情绪的调节和稳定,解除思想压力,保持心情愉快,树立治疗信心,可促进康复。

3. 饮食指导　坚持肝硬化饮食原则,严格限盐、限水。避免进食粗糙、油炸、坚硬或辛辣刺激性食物,严禁吃浓的鸡汤、鱼汤,以防引起食管或胃底静脉曲张破裂出血。对血氨偏高者限制或禁止蛋白质饮食,待病情好转后再逐渐增加蛋白质的摄入量。病人应戒烟、禁酒。

4. 活动、休息指导　肝硬化代偿期病人无明显精神、体力减退,可参加轻工作,避免过度疲劳;失代偿期病人以卧床休息为主,活动量以不加重疲劳感和诱发其他症状为宜。合理安排休息时间,按时就寝,生活应有规律性,保证充足睡眠。

5. 用药指导　指导病人正确用药方法及注意事项,以免加重肝损害。应在医生指导下正确使用护肝药,不能自行滥用;不宜使用不必要且疗效不确切的药物、各种解热镇痛的复方感冒药、不正规的中药偏方及保健品等;肝硬化晚期病人应避免使用可诱发肝性脑病的药物。失眠者应在医生指导下慎重使用镇静安眠药物。

6. 自我病情监测及定期复诊　指导病人及家属学会观察病人病情变化,识别肝硬化的主要表现及常见的并发症,如出现呕血、性格行为异常、睡眠异常等;教会病人正确测量体温、脉搏、呼吸、血压、腹围、体重等方法,并学会观察呕吐物、排泄物的异常变化。一旦发现异常及时就诊。

（王　婧）

扫一扫,
看总结

附:腹腔穿刺术的护理

腹腔穿刺术(abdominal paracentesis)是为了诊断和治疗疾病,用穿刺技术抽取腹腔液体,以明确腹水的性质、降低腹腔压力或向腹腔内注射药物,进行局部治疗的方法。

扫一扫,
测一测

【适应证】

1. 抽取腹水进行各种实验室检查,以寻找病因。

2. 对大量腹水病人,抽放腹水,以缓解胸闷、气短等症状。

3. 腹腔内注射药物,以协助治疗疾病。

【禁忌证】

1. 有肝性脑病先兆者,禁忌腹腔穿刺放腹水。

2. 确诊有粘连性结核性腹膜炎、包虫病、卵巢肿瘤者。

3. 精神异常或不能配合者。

【术前准备】

1. 用物准备

(1)常规消毒用品。

（2）无菌腹腔穿刺包（穿刺针、注射器、橡皮管、血管钳、输液夹、洞巾、纱布、弯盘）。

（3）其他用物：无菌手套、局麻药、生理盐水、治疗用药、胶布、腹带、油布、治疗巾、软尺、大量杯、水桶、血压计等。

2. 病人准备

（1）解释：向病人及家属介绍操作目的、注意事项，家属签字同意。

（2）了解病情：问病史，测量生命体征、腹围、体重，检查腹部体征，查阅病人临床资料（病程记录、各种检查结果、治疗经过等）。

（3）做麻醉药过敏试验。

（4）操作前，嘱病人排空尿液，避免损伤膀胱。

（5）若在病房做穿刺，用屏风遮挡病人。

【术中配合】

1. 屏风遮挡，协助病人坐在靠椅上，或半卧位、稍左侧卧位，解开上衣，松开腰带，暴露腹部。

> **边学边练**
> 实训 16　腹腔穿刺术的护理

2. 选择适宜穿刺点。常选择左下腹脐与左髂前上棘连线中外 1/3 交点处，或取脐与耻骨联合连线中点上 1cm，偏左或右 1.5cm 处，或侧卧位脐水平线与腋前线或腋中线的交点。对少量或包裹性腹水，需在 B 超定位下穿刺。

3. 穿刺部位常规消毒，戴无菌手套，铺消毒洞巾，自皮肤至腹膜壁层用 2% 利多卡因逐层作局部浸润麻醉。

4. 术者左手固定穿刺部位皮肤，右手持针经麻醉处逐步刺入腹壁，待感到针尖抵抗突然消失时，表示针尖已经穿过腹膜壁层，即可抽取和引流腹水，并置腹水于消毒试管中以备检验用。诊断性穿刺可选用 7 号针头进行穿刺，直接用无菌的 20ml 或 50ml 注射器抽取腹水。大量放腹水时可用 8 号或 9 号针头进行穿刺，尾部连接橡皮管，在放液过程中，用血管钳固定针头并夹持橡皮管。

5. 放液结束后拔出穿刺针，局部碘酒、酒精消毒，覆盖无菌纱布，以胶布固定，测量腹围，束紧腹带，协助病人平卧。

6. 腹腔穿刺放液中，应密切观察病情，若病人出现面色苍白、出汗、心悸、头晕、恶心、气短等症状，一旦出现应立即停止放液，并对症处理。注意腹腔放液速度不宜过快，以防腹压骤然降低，内脏血管扩张而发生血压下降甚至休克等现象。肝硬化病人一次放腹水一般不超过 3 000ml，过多放液可诱发肝性脑病和电解质紊乱，但在补充输注大量白蛋白的基础上，也可以大量放液。

7. 整理用物，并详细记录腹水量、性质、颜色，及时送检。

【术后护理】

1. 术后卧床休息 8~12h。

2. 测量腹围，观察腹水消长的情况。

3. 观察病人面色、生命体征、意识等变化，如有异常及时处理。

4. 观察穿刺部位有无渗液、渗血，有无腹部压痛、反跳痛和腹肌紧张等腹膜炎征象。

（王　婧）

第六节 肝性脑病病人的护理

扫一扫,
自学汇

> ## 导入情景
>
> 　　张先生,56岁,因双下肢水肿、腹胀、皮肤黏膜出血3年,睡眠障碍2d入院。张先生有乙肝病史20年,近10年来曾因体力下降、食欲不振、消瘦等症状多次就诊,病情时好时坏。2d前饮酒后出现兴奋、烦躁,昼睡夜醒。查体:T 36℃,P 85次/min,R 20次/min,BP 110/76mmHg,嗜睡,对答不切题,注意力减退,定向力差。消瘦,慢性肝病面容,巩膜黄染,扑翼样震颤(+),腹壁可见静脉曲张,脾肋下2cm,腹部移动性浊音(+),双下肢可见瘀斑。实验室检查:血氨升高。初步诊断:肝硬化、肝性脑病。
>
> 　　工作任务;
> 　　1. 能够说出该病人目前主要的护理诊断及其护理措施。
> 　　2. 会对病人及其家属进行疾病的健康指导。

　　肝性脑病(hepatic encephalopathy,HE)又称肝昏迷,是由于严重肝病或门体分流引起的以代谢紊乱为基础的中枢神经系统功能失调的综合征,轻者临床表现仅为轻微智力损害,严重者可表现为意识障碍、行为失常和昏迷。

　　关于肝性脑病的发病机制目前主要有如下假说。

　　1. 氨中毒　　氨中毒是肝性脑病、特别是门体分流性肝性脑病的重要发病机制。氨主要在肠道产生,尿素和蛋白质被肠道细菌分解产生氨。氨以非离子型氨(NH_3)和离子型氨(NH_4^+)两种形式存在,两者的相互转化受肠腔内pH的影响。当肠道内pH<6时,则NH_3从血液转至肠腔,随粪排泄;当肠道内pH>6时,NH_4^+转化为NH_3经肠黏膜弥散入血,再由门静脉入肝,经鸟氨酸代谢转变为尿素由肾脏排出。肝衰竭时代谢NH_3的能力下降,或门体分流时NH_3不经肝代谢而直接进入体循环,血NH_3升高。NH_3透过血-脑屏障,通过多方面干扰脑功能。

　　(1)干扰脑细胞能量代谢,导致脑细胞能量供应不足。

　　(2)增加了脑对酪氨酸、苯丙氨酸、色氨酸的摄取,这些物质对脑功能具有抑制作用。

　　(3)脑内氨浓度升高,增加谷氨酰胺合成。谷氨酰胺是一种细胞渗透剂,其增加可导致星形胶质细胞与神经元细胞肿胀,这是肝性脑病脑水肿发生的重要原因。

　　(4)氨还可直接干扰神经的电活动。

　　2. 神经递质的变化

　　(1)γ-氨基丁酸(GABA)神经递质:GABA是哺乳动物大脑的主要抑制性神经递质,由肠道细菌产生,在门体分流和肝功能衰竭时,进入体循环并入脑使神经传导被抑制。

　　(2)假性神经递质:食物中的芳香族氨基酸如酪氨酸、苯丙氨酸等经肠细菌的作用转变为酪胺和苯乙胺,肝功能衰竭时,不能将此两种胺清除,进入脑被转变成β羟酪胺和苯乙醇胺,此两种胺化学结构与正常的神经递质去甲肾上腺素相似,但不能传导神经冲动,称假性神经递质。当假性神经递质被脑细胞摄取而取代正常递质时,神经传导发生障碍,神经冲动不能正常地传至大脑皮质而出现异常抑制,导致意识障碍或昏迷。

(3)色氨酸:正常情况下色氨酸与白蛋白结合不易进入血-脑屏障,肝病时白蛋白合成降低,加之血浆中其他物质对白蛋白的竞争性结合,造成游离的色氨酸增多。游离的色氨酸可通过血-脑屏障,在大脑中代谢生成5-羟色胺(5-HT)及5-羟吲哚乙酸(5-HITT),两者都是抑制性神经递质,参与肝性脑病的发生,与早期睡眠方式及日夜节律改变有关。

【护理评估】

(一)健康史

1. 病因　各种严重肝病或广泛的门体分流是引起肝性脑病最常见的原因,其中**以病毒性肝炎后肝硬化最多见**。其他如重症病毒性肝炎、中毒性肝炎、药物性肝炎、原发性肝癌、妊娠期急性脂肪肝、胆道感染等。

2. 诱因

(1)上消化道出血:肠道内血液被细菌分解作用后,产生大量的氨,吸收入血,引起血氨升高。

(2)大量排钾利尿药、放腹水:可引起低钾性碱中毒,有利于 NH_3 吸收入脑。此外,大量排钾利尿、放腹水还可以引起血容量减少及肾功能减退,造成水、电解质紊乱而诱发肝性脑病。

(3)高蛋白饮食:增加氨的产生、吸收及进入大脑,加重已经衰竭的肝脏负担。

(4)感染:机体感染时组织分解代谢增加,氨产生增加,毒性增加,肝脏吞噬、免疫及解毒功能负荷增加。若伴有发热,又可因失水加重肾前性氮质血症。

(5)药物:安眠药(如安定)、镇静药、麻醉药可直接抑制大脑和呼吸中枢,造成缺氧使肝脏损害加重;含氮药物可引起血氨升高,诱发肝性脑病;乙醇、抗结核药等损害肝脏的药物也可诱发肝性脑病。

(6)便秘:使氨与肠黏膜接触时间延长,有利于氨的吸收。

(7)其他:腹泻、手术、尿毒症、分娩等均可增加肝、脑、肾负担,诱发肝性脑病。

评估时详细询问病人有无肝病病史,尤其是肝硬化病史,有无门体静脉分流手术史等。有无进食少、呕吐、腹泻、大量排钾利尿、放腹水、摄入过多的含氮食物(高蛋白饮食)或药物、消化道出血、感染、便秘、应用镇静安眠药、麻醉药及手术等诱发因素。

(二)临床表现

根据意识障碍程度、神经系统体征和脑电图改变,将肝性脑病临床过程分为五期(表4-3)。各期的分界不很清楚,可有重叠。

表4-3 肝性脑病的临床分期及其主要表现

	0期 (潜伏期)	1期 (前驱期)	2期 (昏迷前期)	3期 (昏睡期)	4期 (昏迷期)	
主要表现	无	轻度性格改变和行为异常	意识模糊、睡眠障碍、行为异常	昏睡、严重精神错乱	浅昏迷	深昏迷
扑翼样震颤	无	有	有	有	无	无
腱反射亢进	无	无	有	有	有	无
锥体束征	无	无	有	有	有	无
脑电图改变	无	无	有	有	有	有
心理测试或智力测试	轻微异常	异常	异常	异常	异常	异常

(三)辅助检查

1. **血氨** 正常人空腹静脉血氨为 6~35μmol/L,动脉血氨含量为静脉血的 0.5~2 倍。慢性肝性脑病特别是门体分流性脑病病人多有血氨升高,急性肝性脑病病人的血氨可以正常。

2. **脑电图检查** 正常脑电图呈 α 波,每秒 8~13 次,肝性脑病病人脑电图表现为节律变慢,二至三期病人出现普遍性每秒 4~7 次 δ 波或三相波;昏迷时表现为高波幅的 δ 波,每秒少于 4 次。脑电图异常提示较为明显的脑功能改变,对肝性脑病预后判断有一定价值。

3. **心理智能测验** 心理智能测验主要用于肝性脑病的早期诊断和轻微肝性脑病(潜伏期)的筛选。一般将木块图试验、数字连接试验及数字符号试验联合应用。缺点是易受年龄、受教育程度的影响。

4. **影像学检查** 行头部 CT 或 MRI 检查,急性肝性脑病病人可发现脑水肿,慢性肝性脑病病人则可发现不同程度的脑萎缩。可排除脑血管意外和颅内肿瘤等疾病。

(四)治疗要点

目前尚无特效疗法,应采用综合治疗措施。治疗要点包括:去除肝性脑病发作的诱因,保护肝功能免受进一步损伤,治疗氨中毒及调节神经递质。有条件者可使用人工肝或进行肝移植。

(五)心理-社会状况

本病病程长,易使病人及家属出现焦虑、厌倦等各种心理问题。病人常有乙型肝炎病史,照料者及家属常表现出紧张、恐惧、惧怕被传染、不知所措的心理。

【常见护理诊断/合作性问题】

1. **意识障碍** 与血氨升高、干扰脑细胞能量代谢和神经传导,大脑处于抑制状态有关。

2. **有受伤的危险** 与肝性脑病致精神异常、烦躁不安有关。

3. **知识缺乏**:缺乏肝性脑病相关知识。

【护理措施】

(一)意识障碍

1. **去除和避免诱发因素** 积极协助医生迅速去除本次发病的诱发因素,同时注意避免其他诱发因素。

(1)合理饮食

1)**限制蛋白质:昏迷者应禁食蛋白质**,神志清醒后,从小量逐渐恢复,20g/d 以内,病情好转后每隔 3~5d 增加 10g,但短期内不能超过 40~50g/d,**以植物蛋白为好**。植物蛋白含支链氨基酸较多,含蛋氨酸、芳香氨基酸较少,含非吸收性纤维素较多,易被肠菌酵解产酸有利于氨的清除,并有利于排便。

2)足量的葡萄糖:可口服蜂蜜、葡萄糖、果汁、面条、稀饭等。昏迷病人给予鼻饲 25% 的葡萄糖溶液。足量的葡萄糖除提供热量和减少蛋白质的分解外,还有利于氨转变为谷氨酰胺,从而降低血氨。

重点提示
肝性脑病顺口溜
一期(前驱期):性格改变行失常。
二期(昏迷前期):意乱行失睡眠障。
三期(昏睡期):昏睡意乱神经征。
四期(昏迷期):不能唤醒意识丧。

边学边练
实训17 肝硬化及肝性脑病病人的护理

3)少食脂肪类食物,以免影响胃的排空。

4)不宜使用 $VitB_6$,因其可使多巴在外周神经处转化为多巴胺,影响多巴进入脑组织,减少中枢神经系统的正常传导递质。

(2)谨慎用药:避免应用催眠、镇静、镇痛及麻醉药,避免应用损伤肝功能的药。若临床确实需要,可遵医嘱试用地西泮、异丙嗪、氯苯那敏等药的 1/3~1/2 量。

(3)避免快速利尿和大量放腹水:及时处理呕吐、腹泻等情况,防止有效循环血容量减少、水电解质紊乱和酸碱失衡。低血容量可导致肾前性氮质血症,使血氨升高。**低钾碱中毒是诱发或加重肝性脑病的常见原因之一。**

(4)防止大量进液或输液:以免引起稀释性低钠血症、脑水肿、低血钾等,加重肝性脑病。腹水显著的病人应限制钠、水摄入,钠入量限制在 250mg/d 以内,水入量一般为每天的尿量加 1 000ml。

(5)防治感染:失代偿期肝硬化病人容易合并感染,应高度警惕,要注意观察生命体征,加强皮肤黏膜清洁,预防呼吸道感染。若有感染症状出现应及时报告医师,给予对肝损害小的广谱抗生素静脉给药治疗。

(6)清除肠道积血、粪便:**消化道出血是肝性脑病的重要诱因之一。** 积血、粪便与结肠黏膜接触,有利于氨的吸收,清除肠道积血、粪便可减少氨的吸收。常口服或鼻饲 33% 硫酸镁 30~50ml 导泻,也可用**生理盐水或弱酸液(如稀醋酸溶液)清洁灌肠**,保持肠内 pH 5~6,有利于血液中 NH_3 逸出进入肠腔随粪便排出。**忌用肥皂水灌肠**,因其可使肠腔内呈碱性,使 NH_3 弥散入肠黏膜进入血液循环至脑组织,加重肝性脑病。对急性门体分流性肝性脑病病人以 33.3% 乳果糖 500ml 灌肠作为首选治疗。

(7)避免低血糖:低血糖时脑能量生成减少,脑去氨活动停滞,使氨的毒性增加。

2. 遵医嘱用药

(1)口服抗生素:**口服抗生素抑制肠道细菌生长**,促进乳酸杆菌繁殖,使肠内呈酸性不利于氨的形成和吸收,同时肠道产脲酶的细菌减少,也使氨生成减少。常用新霉素 2~8g/d,分 4 次口服,疗程不超过 1 个月,长期使用有可能致耳毒性和肾毒性。甲硝唑 0.8g/d,疗效与新霉素相似,但胃肠道反应较大。

(2)口服乳果糖:乳果糖在结肠中被细菌分解为乳酸和醋酸,使肠内呈酸性,减少氨的生成和吸收。常 30~60g/d,分 3 次口服,保持病人每天排出 2 次或 3 次软便为宜。其不良反应为饱胀、腹痛、恶心、呕吐等。

(3)降氨药物

1)谷氨酸钾或谷氨酸钠:能与游离氨结合形成谷氨酰胺,经肾脏排出,降低血氨。常根据电解质情况选用钾盐或钠盐,每天 1 次或 2 次,每次用 4 支,加入葡萄糖液中静脉滴注。滴注速度不宜过快,以免引起呕吐、流涎及面部潮红等症状。该药偏碱性,使用前可先用 3~5g 维生素 C,碱中毒时要慎用。

2)精氨酸:可促进尿素循环,从而降低血氨,该药偏酸性,适用于碱中毒者。

3)*L*- 鸟氨酸 -*L*- 门冬氨酸:促进体内的鸟氨酸循环而降低血氨,常 20g/d 静脉注射。

(4)支链氨基酸:能纠正氨基酸代谢的不平衡,同时能**竞争性抑制**芳香族氨基酸进入大脑,抑制大脑中假性神经递质的形成。使用时要控制静脉输注速度,以免发生恶心、呕吐等不良反应。

(5) GABA/BZ 复合受体拮抗药:氟马西尼可以拮抗内源性苯二氮䓬所致的神经抑制,常用 0.5~1mg 静脉注射,或 1mg/h 持续静脉滴注。

3. 病情观察　密切注意肝性脑病的早期征象,如**思维和认知**程度改变、轻度行为异常等,若有异常应高度重视,及时报告,协助医生早期诊断。加强对病人生命体征、意识及瞳孔等监测并做好记录,识别病人意识障碍的程度。定期抽血,复查肝、肾功能及电解质的变化,为及时处理、控制病情恶化提供依据。

4. 昏迷病人的护理　①病人取仰卧位,头略偏向一侧以防舌后坠阻塞呼吸道。②保持呼吸道通畅,深昏迷病人应做气管切开以排痰,保证氧气的供给。③做好基础护理,保持床褥干燥、平整,定时协助病人翻身,按摩受压部位,防止压疮。对眼睑闭合不全、角膜外露的病人可用生理盐水纱布覆盖眼部。④尿潴留病人给予留置导尿,并详细记录尿量、颜色、气味。⑤给病人做肢体的被动运动,防止静脉血栓形成及肌肉萎缩。⑥脑水肿病人,用冰帽降低颅内温度,使脑细胞代谢降低,保护脑细胞功能。

(二) 有受伤的危险

1. 休息与活动　轻微肝性脑病,可从事日常生活和工作,这些病人反应能力降低,应避免有危险的工作;肝性脑病症状明显时应注意平卧休息;昏迷病人头偏向一侧,保证病人呼吸道通畅,必要时给予吸氧。

2. 对于躁动不安者须加床栏,必要时宜用保护带,以防坠床。要经常帮助病人剪指甲,以防抓伤皮肤。

3. 加强巡视,确保病人安全。

(三) 健康教育

1. 疾病知识指导　向病人及其照料者介绍肝性脑病的有关知识。

(1)告知导致肝性脑病的诱发因素及避免的办法,如合理饮食,避免进食过量蛋白质及粗糙食物,避免使用镇静催眠药、含氮药和对肝功能有损害的药,保持大便通畅,避免各种感染,戒除烟酒等。根据病情和体力,适当休息。

(2)告知肝性脑病发生时的早期征象及如何识别。若出现性格与行为异常、睡眠异常等,应及时到医院就诊。

(3)告知药物名称、剂量、服药方法及不良反应,必要时提供书面资料。请病人遵医嘱按时用药。

2. 心理疏导　鼓励病人树立战胜疾病的信心,保持乐观情绪,积极配合治疗;向同室病友、家属做好解释工作,让他们正确对待病人,不能嘲笑病人的异常行为;了解照料者的基本情况如年龄、受教育程度、对有关医学知识的了解、经济状况、心理承受能力、身体状况,以及需要护士帮助解决的问题等。与照料者一起讨论病人的护理问题,让其了解本病的特点,做好心理准备,指导照料者对病人进行生活护理,告知消毒隔离常识,合理安排照顾病人的时间等。

3. 指导病人定期随访复诊。

(罗　巧)

扫一扫,
看总结

扫一扫,
测一测

第七节 急性胰腺炎病人的护理

扫一扫,
自学汇

> 📖 **导入情景**
>
> 病人,张先生,38岁。张先生中午与朋友一起聚餐(饮酒约400g)后出现上腹部持续性刀割样疼痛,向腰背部呈带状放射,伴恶心、呕吐,呕吐物为胃内容物和胆汁,呕吐后腹痛未减轻。自述3年前于体检时发现胆石病,未治,否认有胰腺外伤史、毒物与药物接触史。入院查体:T 39.2℃,P 102次/min,R 24次/min,BP 80/55mmHg。病人烦躁不安,表情痛苦。触诊腹部时发出呻吟声,肠鸣音消失,脐周呈大片青紫色瘀斑,巩膜黄染。急查血常规:RBC $5.0×10^9$/L,WBC $15×10^9$/L,中性粒细胞90%;血电解质:K^+ 3.2mmol/L,Na^+ 140 mmol/L,Cl^- 90mmol/L,Ca^{2+} 1.70mmol/L,Mg^{2+} 1.0mmol/L;血淀粉酶:500U/L。
>
> 工作任务:
>
> 1. 能够说出急性胰腺炎的常见病因。
>
> 2. 会对病人进行有效的健康指导。
>
> 3. 能够对该病人实施整体护理。

急性胰腺炎(acute pancreatitis,AP)是多种病因导致胰酶在胰腺内被激活后引起胰腺组织水肿、出血甚至坏死的**化学性炎症反应**。临床主要表现为急性上腹痛、恶心、呕吐、发热、血胰酶增高。多见于青壮年,女性多于男性,是常见的消化系统急症。轻症急性胰腺炎又称水肿型,临床多见,以胰腺水肿为主,病情较轻,数日可自愈。重症急性胰腺炎又称出血坏死型,比较少见,以胰腺出血坏死为主,病情较重,易继发感染、腹膜炎和休克等多种并发症,病死率高。

【护理评估】

(一)健康史

1. 胆道疾病 **胆石症及胆道感染是急性胰腺炎发病的主要原因**,占50%以上,又称胆源性胰腺炎。**其中胆石症最为常见**。各种原因导致壶腹部发生梗阻,胆囊收缩,胆管内压力升高,胆汁反流入胰管,激活胰酶原,导致胰腺自身消化而引起胰腺炎。

2. 胰管阻塞 胰管结石、蛔虫、肿瘤等引起胰管阻塞,当胰液分泌旺盛时胰管内压力升高,使胰管小分支和胰腺泡破裂,胰液与消化酶渗入间质引起急性胰腺炎。

3. 酗酒、暴饮暴食 刺激胰腺外分泌增加,并引起Oddi括约肌痉挛、十二指肠乳头水肿使胰液排出受阻,导致胰管和胰腺泡破裂,胰液被组织液激活,引起胰腺自身消化。

4. 其他手术、创伤、内分泌与代谢障碍、感染、药物等都与急性胰腺炎发病有关。

评估病人有无胆管疾病,如胆管结石、感染、蛔虫等病史;有无十二指肠疾病史;发病前有无酗酒、暴饮暴食等诱因。

(二)临床表现

1. 症状

(1)**腹痛**:为本病主要表现和首发症状,常在暴饮暴食或酗酒后突然发生。腹痛剧烈而持久,呈钝痛、刀割样痛或绞痛,可阵发性加剧。腹痛多在中上腹部,向腰背部呈带状放射,取**弯腰抱膝位**可减轻疼痛。水肿型胰腺炎的腹痛一般 3~5d 后缓解。坏死型胰腺炎的腹部剧痛,且持续时间较长,由于渗液扩散可引起全腹痛。进食后疼痛加重,且不易被解痉剂缓解。

(2)恶心、呕吐及腹胀:重症急性胰腺炎恶心、呕吐、腹胀症状尤为明显,可吐出胆汁或咖啡样液体,且**呕吐后腹痛不减轻**。

(3)发热:一般中度以上发热,持续 3~5d。若发热 1 周以上不退或逐日升高,伴有白细胞升高,应考虑有胰腺脓肿或胆道炎症等继发感染。

(4)低血压或休克:常见于重症急性胰腺炎。病人烦躁不安、皮肤苍白、湿冷,少数病人可在起病数小时突然出现休克,甚至发生猝死。其主要原因与胰蛋白酶激活各种血管活性物质(如缓激肽)等,使血管扩张、有效循环血容量不足有关。

(5)水、电解质、酸碱平衡及代谢紊乱:多有轻重不等的脱水,呕吐频繁者可有代谢性碱中毒。重症者可有显著脱水和代谢性酸中毒,伴血钾、血镁、血钙降低,部分可有血糖升高,偶可发生糖尿病酮症酸中毒或高渗昏迷。

2. 体征

(1)轻症急性胰腺炎:腹部体征与主诉腹痛程度不十分相符,可有腹胀和肠鸣音减弱,多数上腹有压痛,无腹肌紧张和反跳痛。

(2)重症急性胰腺炎:病人可出现急性病容、痛苦表情、脉搏加快、呼吸急促、血压下降。**腹肌紧张**,全腹显著**压痛和反跳痛**,伴麻痹性肠梗阻时有明显腹胀,肠鸣音减弱或消失,可伴有血性腹水,出现移动性浊音。少数病人由于胰酶或坏死组织液沿腹膜后间隙渗到腹壁下,致两侧腰部皮肤呈暗灰蓝色(Grey-Tuner 征),脐部周围皮肤青紫色(Cullen 征)。若有胰腺脓肿或假性囊肿形成,上腹部可扪及肿块。胆总管受阻时出现黄疸。低血钙时有手足抽搐,提示预后不良。

3. 并发症

(1)局部并发症:主要表现为**胰腺脓肿**和**假性囊肿**。胰腺脓肿在重症胰腺炎起病后 2~3 周,因胰腺及胰周坏死组织继发感染而形成;假性囊肿常在起病 3~4 周后,因胰液和液化的坏死组织在胰腺内或其周围包裹所致。

(2)全身并发症:重症急性胰腺炎常并发不同程度的多器官功能衰竭。常在病后数天出现,如急性肾衰竭、急性呼吸窘迫综合征、心力衰竭、消化道出血、胰性脑病、败血症及真菌感染、高血糖等,病死率极高。

(三) 辅助检查

1. 血液检查　白细胞计数增多,中性粒细胞明显升高,核左移。

2. 淀粉酶测定　**血清和尿液淀粉酶**常明显升高。

(1)血清淀粉酶:在起病后 2~12h 开始升高,48h 下降,持续 3~5d,血清淀粉酶超过正常值 3 倍即可确诊。血清淀粉酶的高低**不一定反映病情轻重**,重症急性胰腺炎病人淀粉酶值可正常或低于正常。有的急腹症如胆石症、胆囊炎等也可以有血清淀粉酶升高,但一般不超过正常值 2 倍。

(2)尿淀粉酶:在起病后 12~14h 开始升高,持续 1~2 周,但尿淀粉酶受病人尿量的影响。

(3)胰源性腹水和胸腔积液中的淀粉酶值亦明显增高。

3. 血清脂肪酶测定　在起病后 24~72h 开始升高,持续 7~10d。对病后就诊较晚的病人有诊断价值,且特异性也较高。

4. C 反应蛋白（CRP） 在胰腺坏死时明显升高。

5. 其他生化检查 低血钙程度与临床严重程度平行，若低于 2mmol/L 提示预后不良；持续空腹血糖高于 11.2mmol/L 反映胰腺坏死；此外，急性胰腺炎还可有血清 AST 升高、LDH 升高、高胆红素血症、高甘油三酯血症等。

6. 影像学检查 腹部 B 超与 CT、MRI 显像可见胰腺弥漫性增大，其轮廓与周围边界模糊不清，坏死区呈低回声或低密度图像，对并发胰腺脓肿或假性囊肿的诊断有帮助。还可通过 MRI 胆胰管造影（MRCP）判断有无胆胰管梗阻。

（四）治疗要点

治疗原则为减轻腹痛、减少胰腺分泌、防治并发症。多数病人属于轻症急性胰腺炎，经 3~5d 积极治疗多可治愈。重症急性胰腺炎必须采取综合性措施，积极抢救治疗。

（五）心理 - 社会状况

由于腹痛剧烈及病情紧张急骤，病人常表现出紧张、恐惧和痛苦，就医求治心情迫切，希望医护人员满足其安全需要。

【常见护理诊断 / 合作性问题】

1. 疼痛：腹痛 与胰腺及周围组织炎症、水肿或出血坏死有关。

2. 潜在并发症：低血容量性休克。

3. 知识缺乏：缺乏急性胰腺炎的相关知识。

【护理措施】

（一）疼痛：腹痛

1. 休息与活动 病人应绝对卧床休息，减轻胰腺的负担，促进组织修复。保证睡眠，促进体力恢复。选择使病人感到舒适的体位，如弯腰、屈膝侧卧位，病人辗转不安时，要防止坠床、保证安全。

2. 饮食

（1）**禁食和胃肠减压：是最基本的治疗方法。**急性期严格禁食、禁水 1~3d 以减轻呕吐、腹胀，减少胃酸和食物进入十二指肠，刺激胰腺分泌消化酶。向病人及家属解释禁食的意义，病人口渴时可含漱或湿润口唇，做好口腔护理，及时更换胃肠减压引流袋。

（2）**恢复进食：应从少量、无脂、低蛋白饮食开始，逐渐恢复正常饮食。**当腹痛减轻、发热消退、白细胞计数和血、尿淀粉酶降至正常后，可先给予少量无脂流质如对胰腺刺激小的米汤，然后过渡到半流质、温和软食，慢慢增加蛋白质，每日供给 25g 左右，忌油脂食品，避免酗酒和暴饮暴食，以减少胰腺分泌。

3. 心理疏导 向病人及家属解释引起疼痛的原因，指导解除疼痛的方法；强调禁食的重要性和必要性；经常巡视并关心、安慰病人，及时解决病人的痛苦和护理要求。排除病人的疑虑，帮助其树立战胜疾病的信心，使之能积极配合治疗和护理。

4. 遵医嘱用药

（1）抑制或减少胰液分泌

1）减少胃酸分泌，使胰腺分泌减少：常用 H_2 **受体拮抗药**（西咪替丁、雷尼替丁等）或**质子泵抑制剂**（奥美拉唑等）。

2）抑制胰液和胰酶分泌：常用生长抑素和其类似物奥曲肽，持续静脉点滴，疗程 3~7d。多用于重症急性胰腺炎。

(2)解痉镇痛:可用阿托品或盐酸消旋山莨菪碱注射液肌注,腹胀明显者禁用。疼痛剧烈病人可用哌替啶 50~100mg 肌内注射。**禁用吗啡**,以防引起 Oddi 括约肌痉挛,加重疼痛。

(3)应用抗生素:胆道疾病引起的胰腺炎和重症急性胰腺炎应酌情使用抗生素,以防感染。但合并感染时必须使用抗生素。

(4)抑制胰酶活性:用于重症急性胰腺炎早期。常用抑肽酶或加贝酯静脉滴注,从而抗血管舒缓素,抑制胰蛋白酶活性。

(5)营养支持:轻症胰腺炎病人,禁食期间通过静脉补液提供能量;重症病人早期采用全胃肠外营养(TPN),病情缓解后,尽早过渡到肠内营养(EN)。营养支持可增强肠道黏膜屏障,防止肠内细菌移位导致胰腺感染。

5. 病情观察

(1)重症急性胰腺炎病人应住重症监护病房(ICU),便于抢救器官功能衰竭及代谢紊乱。

(2)密切观察病人体温、呼吸、脉搏、血压及意识变化,腹痛部位、性质、程度、时间、特点,有无腹肌紧张、腹水、伴随症状等。

(3)监测血淀粉酶、尿淀粉酶、电解质、血糖、血气分析等情况,记录 24h 出入量。

(二) 潜在并发症:低血容量性休克

1. 病情观察　严密监测生命体征,定时记录病人的呼吸、脉搏、心率、体温、血氧饱和度等。注意有无脉搏细速、呼吸急促、尿量减少等低血容量的表现。注意观察呕吐物的量及性质,行胃肠减压者,观察和记录引流量及性质。观察病人皮肤黏膜的色泽与弹性有无变化,判断失水程度。准确记录 24h 出入量,作为补液的依据。定时留取标本,监测血、尿淀粉酶、血糖、电解质的变化,做好动脉血气分析的测定。

2. 维持有效血容量　迅速建立有效静脉通路输入液体及电解质,禁食病人每天的液体入量常需在 3 000ml 以上,以维持有效循环血容量。注意根据病人脱水程度、年龄和心肺功能调节输液速度,及时补充因呕吐、发热和禁食所丢失的液体和电解质,纠正酸碱平衡失调。

3. 防治低血容量性休克　如病人出现神志改变、脉搏细弱、血压下降、尿量减少、皮肤黏膜苍白、冷汗等低血容量性休克的表现,应积极配合医生进行抢救:①迅速准备好抢救用物如静脉切开包、人工呼吸器、气管切开包等。②病人取平卧位,注意保暖,给予氧气吸入。③尽快建立静脉通路,必要时静脉切开,按医嘱输注液体、血浆或全血,补充血容量。根据血压调整给药速度,必要时测定中心静脉压,以决定输液量和速度。④若循环衰竭持续存在,按医嘱给予升压药。注意病人血压、神志及尿量的变化。

扫一扫,
看总结

(三) 健康教育

1. 疾病知识指导　向病人及家属介绍本病的主要病因、诱因和疾病过程,教育病人积极治疗胆道疾病,注意防治胆道蛔虫等疾病的重要性。

2. 生活指导　病人及家属掌握饮食卫生知识,养成规律进食习惯,避免暴饮暴食。腹痛缓解后,应从少量低脂、低糖饮食开始逐渐恢复正常饮食。避免刺激强、产气多、高脂肪、高蛋白食物,戒除烟酒,防止复发。

扫一扫,
测一测

(罗　巧)

040801

扫一扫，
自学汇

第八节 上消化道出血病人的护理

📖 导入情景

康先生，47岁，公司经理，平时工作应酬特别多，常常饮酒、熬夜，生活不规律，近半个月常感上腹部隐痛不适，多在餐后1h左右疼痛出现，到医院就诊为"消化性溃疡"，并给予药物口服治疗，昨晚再次大量饮酒后一直感上腹部不适，恶心欲吐，今日凌晨突发呕血约300ml。

工作任务：

1. 能够说出引起上消化道出血的常见疾病。

2. 会应用护理程序对该病人实施整体护理。

3. 会判断上消化道出血是否停止。

上消化道出血(upper gastrointestinal hemorrhage)是指十二指肠悬韧带以上的消化道，包括食管、胃、十二指肠、胰、胆等部位的出血，以及胃空肠吻合术后的空肠病变所致的出血。**上消化道大出血是指数小时内失血量超过1 000ml或循环血容量的20%**，其临床表现除呕血和/或黑便外，常伴有急性周围循环衰竭，严重者导致失血性休克而危及病人生命，是临床常见急症。急性大量出血死亡率约为10%，老年人或伴有严重疾患的病人死亡率可达25%~30%。及早识别出血征象，严密观察周围循环状况的变化，迅速准确的抢救治疗和细致的临床护理，均是抢救病人生命的关键环节。

【护理评估】

(一) 健康史

上消化道疾病及全身疾病均可引起上消化道出血，如消化性溃疡、食管静脉曲张破裂、急性糜烂性胃炎和胃癌，约占上消化道出血的80%~90%，其中**消化性溃疡最为常见**。

1. 上消化道疾病

(1) 食管疾病和损伤：①食管疾病，如反流性食管炎、食管癌；②食管物理性损伤，如食管贲门黏膜撕裂综合征、放射性损伤、器械检查或异物引起的食管损伤；③食管化学性损伤，如强酸、强碱或其他化学品引起的损伤。

(2) 胃、十二指肠疾病和损伤：消化性溃疡、胃泌素瘤(佐林格-埃利森综合征)、急性糜烂性出血性胃炎、慢性胃炎、胃黏膜脱垂以及诊疗操作引起的损伤等。

(3) 空肠疾病：胃肠吻合术后空肠溃疡、空肠克罗恩病。

2. 门静脉高压引起食管-胃底静脉曲张破裂或门静脉高压性胃病。

3. 上消化道邻近器官或组织的疾病

(1) 胆道出血：胆囊或胆管结石或癌症、胆道蛔虫、术后胆总管引流管造成胆道受压坏死，肝癌、肝脓肿或肝动脉瘤破裂出血，由胆道流入十二指肠。

(2) 胰腺疾病：胰腺癌、急性胰腺炎并发脓肿破溃如十二指肠。

(3) 其他：胸或腹主动脉瘤、肝或动脉瘤破裂入食管、胃或十二指肠，纵隔肿瘤或脓肿破入食管。

4. 全身性疾病

(1) 血液病：白血病、再生障碍性贫血、血小板减少性紫癜、血友病、弥散性血管内凝血及其他凝血机制障碍。

(2)血管性疾病:动脉粥样硬化、过敏性紫癜等。

(3)风湿性疾病:结节性多动脉炎、系统性红斑狼疮等。

(4)其他:尿毒症、应激相关胃黏膜损伤等。

📖 **知识拓展**

应激相关胃黏膜损伤

严重感染、休克、创伤、手术、精神刺激、脑血管意外或其他颅内病变、肺源性心脏病、急性呼吸窘迫综合征、重症心力衰竭等称为应激相关胃黏膜损伤。

评估病人有无慢性、周期性、节律性腹痛史;有无服用阿司匹林、吲哚美辛、肾上腺糖皮质激素等损伤胃黏膜的药物史或酗酒史;有无创伤、颅脑手术、休克、严重感染等应激史;有无病毒性肝炎、慢性酒精中毒、肝硬化病史;有无全身血液系统疾病、急性感染性疾病等。

(二) 临床表现

上消化道出血的临床表现取决于出血病变的性质、部位、出血量与速度,还与病人的年龄、出血前的全身状况如有无贫血及心、肾、肝功能异常有关。

1. 呕血与黑便 **呕血与黑便是上消化道出血的特征性表现**。上消化道大出血之后,均有黑便,出血部位在幽门以上常伴有呕血,幽门以下部位若出血量大、速度快,血液反流入胃也可以表现为呕血。**呕血一般为棕褐色或咖啡色**,这是血红蛋白经胃酸作用形成正铁血红素所致,出血量大,未经胃酸充分混合即呕出,则为鲜红色或有血凝块。出血部位在幽门以下者,多数只表现为柏油样黑便,因血红蛋白经肠内硫化物作用形成硫化铁所致。如果上消化道出血量大、速度快,肠蠕动强,血液在肠内停留时间短,可有紫红色或鲜红色血便,酷似下消化道出血。

2. 失血性周围循环衰竭 上消化道出血时,由于循环血容量迅速减少而导致失血性周围循环衰竭,其程度轻重因出血量大小和失血速度快慢而异。病人可出现头昏、乏力、心悸、口渴、出汗及便后站立时晕厥等一系列组织缺血的表现。出血性休克早期体征有脉搏细速、脉压变小,血压可因机体代偿作用而正常甚至一时偏高,此时应特别注意血压波动,并予以及时抢救,否则血压将迅速下降。呈现休克状态时,病人表现为面色苍白、口唇发绀、呼吸急促,皮肤湿冷,呈灰白色或紫灰花斑,施压后褪色经久不能恢复,体表静脉塌陷,精神萎靡、烦躁不安,重者反应迟钝、意识模糊;**收缩压降至 80mmHg 以下**,脉压小于 25~30mmHg,**心率加快至 120 次 /min 以上**。休克时尿量减少,若补足血容量后仍少尿或无尿,应考虑并发急性肾损伤。

3. 贫血 上消化道出血后,均有不同程度的急性贫血。贫血程度取决于失血量、出血前有无贫血、出血后液体平衡状态等因素。出血 24h 内网织红细胞计数升高,随着出血停止,网织红细胞逐渐恢复正常,若出血不止则可持续升高。

4. 发热 上消化道大出血后,多数病人在 24h 内出现低热,一般不超过 38.5℃,持续 3~5d 降至正常。发热机制可能与循环血容量减少,急性周围循环衰竭,导致体温调节中枢功能障碍有关,失血性贫血亦为影响因素之一。临床上分析发热原因时,要注意寻找有无并发肺炎或其他感染等引起发热的因素。

5. 氮质血症 上消化道大出血后,血液中蛋白质的代谢产物在肠道内被大量吸收,同时大出血致周围循环衰竭、心排血量不足,肾血流量及肾小球滤过率下降,这些因素均可导致尿素氮浓度升高,造成**肠源性氮质血症**,易导致肝硬化病人出现**肝性脑病**。

(三)辅助检查

1. 血常规　出血 3~4h 后红细胞计数、血红蛋白定量及血细胞比容下降,白细胞数升高。

2. 大便隐血试验阳性。

3. 胃镜检查　**胃镜检查是病因诊断的首选检查方法**。出血 24~48h 内进行**紧急胃镜检查**,可以直接观察出血部位,明确出血的病因,同时对出血灶进行止血治疗。为进一步明确病变性质,可在胃镜直视下取活组织,作出相应的病理诊断。

4. 钡餐检查　钡餐检查主要适用于有胃镜检查禁忌证或不愿行胃镜检查者。**消化道出血急性期不宜行钡餐检查**。一般主张在出血停止且病情基本稳定数日后进行检查。

(四)治疗要点

上消化道出血是临床急症,病情急、变化快,严重者可危及生命,应采取积极措施进行抢救。迅速补充血容量,纠正水、电解质失衡,预防和治疗失血性休克,同时积极进行病因诊断,必要时手术治疗。

(五)心理 - 社会状况

病人面对呕血,常表现出紧张、恐惧、无助,甚至感到死亡的威胁,就医求治的心情较迫切,希望医护人员满足其安全需要。

【常见护理诊断 / 合作性问题】

1. 潜在并发症:失血性休克。

2. 恐惧　与上消化道大出血威胁生命有关。

3. 知识缺乏:缺乏预防上消化道出血的知识。

【护理措施】

(一)潜在并发症:失血性休克

1. 休息与体位　上消化道大出血者立即安排病人入住重症监护病房或抢救室。嘱病人绝对卧床休息,**休克时取仰卧中凹位**;呕血时头偏向一侧,避免误吸。烦躁者遵医嘱应用镇静药,肝病者禁用吗啡、巴比妥类药物。

2. 通畅呼吸道　保持呼吸道通畅,吸氧,保暖,床头备好吸引器、气管切开包等抢救设备。

3. 饮食　急性大出血伴恶心、呕吐者应禁食,食管 - 胃底静脉曲张少量出血时也要禁食,出血停止后仍需禁食 1~2d。胃溃疡少量出血而无呕吐者可进温凉流质饮食,中和胃酸,促进止血。出血停止后逐渐改为营养丰富、易消化、无刺激性半流质、软食,由少量多餐,逐渐过渡到正常饮食。

4. 遵医嘱补充血容量

(1)立即建立静脉通道并查血型和配血。

(2)补液:等待配血期间输平衡液或葡萄糖盐水、右旋糖酐或其他血浆代用品。

(3)输血:输血是改善急性失血性休克的关键,要尽早输入浓缩红细胞或全血,以尽快恢复和维持血容量改善周围循环,防止微循环障碍引起脏器功能衰竭。输血指征为:①收缩压 <90mmHg,或较基础收缩压降低幅度 >30mmHg。②心率 >120 次 /min。③血红蛋白 <70g/L 或血细胞比容 <25%。

(4)注意事项:①应注意输液、输血速度和量,避免因输液过快、过多而引起急性肺水肿,对老年或伴有心血管疾病者必要时根据中心静脉压调节输液速度和输液量。②**肝硬化病人宜输新鲜血**,因库存血含氨量较高,容易诱发肝性脑病。

(5)补充血容量有效指标:维持收缩压 >100mmHg,心率 <100 次 /min,中心静脉压 5~12cmH$_2$O,尿量 >30ml/h。输血量以使血红蛋白达到 70g/L 左右为宜。

知识拓展

体 液

机体含有大量的水分,这些水和溶解在水里的各种物质总称为体液,约占体重的60%。体液包括细胞内液和细胞外液。存在于细胞内的称为细胞内液,约占体重的40%。存在于细胞外的称为细胞外液。细胞外液包括组织间液、血浆。有效循环血容量是指单位时间内通过心血管系统进行循环的血量,不包括贮存于肝、脾和淋巴血窦或停滞于毛细血管中的血量。

---

5. 遵医嘱配合止血

(1)食管 - 胃底静脉曲张出血

1)药物止血:应用药物降低门静脉压,减少门静脉及其侧支循环血流量,从而止血。①生长抑素及其类似物:生长抑素,用法为首剂 250μg 静脉缓慢注射,继以 250μg/h 持续静脉滴注。奥曲肽是生长抑素类似物,用法为首剂 100μg 静脉缓慢注射,继以 25~50μg/h 持续静脉滴注。②血管升压素:用法为 0.2U/min 持续静脉滴注,根据治疗反应,可逐渐增加至 0.4U/min。该药可致腹痛、血压升高、心律失常、心绞痛等副作用,同时用硝酸甘油静脉滴注或舌下含服,以减轻大剂量应用血管升压素的不良反应,并且硝酸甘油有协同减低门静脉压力的作用。

2)气囊压迫止血:鉴于药物止血及内镜治疗的进步,目前已不作为首选,常在药物止血效果不佳时暂时应用,以赢得时间准备其他更有效的治疗措施。

3)内镜直视下止血:是目前食管、胃底静脉曲张破裂出血的重要止血手段。急症内镜直视下注射硬化剂或组织黏合剂至曲张的静脉,或用皮圈套扎曲张静脉,不但能止血,而且能防止早期再出血。

4)介入止血:对于大出血和估计内镜止血成功率低的病人,在 72h 内行经颈静脉肝内门腔分流术(TIPS),止血率达 95%。

(2)非曲张静脉出血:以消化性溃疡出血最常见。

1)抑制胃酸分泌药物:血小板聚集及血浆凝血功能所诱导的止血作用需在 pH>6.0 时才能有效发挥,而且新形成的凝血块在 pH<5.0 的胃液中会迅速被消化。因此,抑制胃酸分泌,提高胃内 pH 具有止血作用。常用质子泵抑制剂或 H$_2$ 受体拮抗药静脉给药。

2)内镜直视下止血:消化性溃疡出血约 80% 不经特殊处理可自行止血。内镜止血适用于有活动性出血或暴露血管的溃疡。方法包括注射药物、电凝及使用止血夹等。

3)介入止血:内镜止血不成功时,可在选择性肠系膜动脉造影下找到出血灶,进行血管栓塞治疗。

4)手术:以上方法均无法有效止血时,及时进行手术。

6. 病情监测

(1)监测指标:①注意有无休克的早期表现,观察生命体征、神志、尿量、肢体温暖情况。②观察呕血、黑便的时间、性状、量和次数、伴随症状、有无肝性脑病先兆等并发症情况。③定期复查红细胞计数、血细胞比容、血红蛋白、网织红细胞计数,监测血尿素氮、血清电解质、血 pH、血气变化情况。

(2)出血量估计:详细询问呕血和黑便的发生时间、次数、量及性状,以便估计出血量。①粪便隐血阳性提示出血量 >5~10ml;②黑便提示出血量在 50~100ml 以上;③呕血提示胃内积血量达 250~300ml;④头晕、心悸、乏力症状出现提示出血量超过 400~500ml;⑤周围循环衰竭提示出血超过 1 000ml,严重者引起失血性休克。

(3)活动性出血或再出血证据:①反复呕血,呕出物由咖啡色转为鲜红色。②黑便次数增多,由成形便转为稀便,由黑色转为红色。③补足血容量后周围循环衰竭的表现仍不能纠正。④尿量正常但血尿素氮仍高。⑤网织红细胞持续升高,血红蛋白、血细胞比容持续下降。⑥门静脉高压的病人原有脾大,在出血后常暂时缩小,如脾不见恢复肿大亦提示出血未止。

(4)出血停止依据:大便次数减少,每日 1 次或 2 次成形便。补液不多,生命体征平稳。

(二) 恐惧

观察病人有无紧张、恐惧、沮丧等心理反应,特别是慢性病或全身性疾病反复出血者,是否对治疗失去信心,不合作。解释安静休息有利于止血,关心、安慰病人。抢救工作应迅速而不忙乱,以减轻病人的紧张情绪。巡视病房,有大出血者应陪伴病人,使其有安全感。及时清除血迹、污物,以减少对病人的不良刺激。解释各项检查、治疗措施,耐心听取并解答病人或家属的提问,以减轻他们的疑虑。

(三) 健康教育

1. 针对原发病的指导向病人及其家属解释上消化道出血的病因、诱因及防护知识,以减少再出血的危险。

2. 疾病知识指导注意规律饮食,给予营养丰富、易消化饮食。避免粗糙、刺激性食物,避免过冷、过烫、产气多的食物、饮料。戒酒戒烟,忌暴饮暴食。劳逸结合,规律生活,保持情绪稳定。遵医嘱用药。

3. 门诊随访告知病人及其家人识别早期出血征象及应急措施。定期门诊随访。

附:双气囊三(四)腔管压迫止血术的护理

【适应证】

门静脉高压所致的食管 - 胃底静脉曲张破裂出血,经药物不能控制出血时暂时使用,以争取时间准备其他治疗措施。

【禁忌证】

冠心病、高血压及心功能不全者慎用。

【术前准备】

1. 用物准备

(1)检查双气囊三(四)腔管性能:确保食管引流管、胃管、食管囊管、胃囊管通畅并分别做好标记;**检查两气囊无漏气后抽尽囊内气体备用。**

检查漏气的方法:①放入水中,查看有无气泡逸出。②抽出气量少于注入气量。③将气囊放在耳边倾听有无漏气声。

(2)插管用物:治疗盘、血压计、听诊器、治疗碗 2 个、弯盘、血管钳、镊子、注射器 2 个、夹子 3 个、纱布、胶布、石蜡油等。

(3)牵引物品:牵引架或移动输液架、牵引绳 3m 左右、0.5kg 重物(沙袋或盐水瓶内装 300ml 水)。

边学边练

实训 18 双气囊三腔管压迫止血术护理

2. 病人准备

(1)解释:向病人及家属介绍操作目的、注意事项,家属签字同意。

(2)教会病人术中配合,如配合吞咽、深呼吸等。

(3)对高度紧张或烦躁不安的病人,可遵医嘱使用镇静药。

【术中配合】

1. 协助病人取平卧位,头偏向一侧,颌下铺治疗巾。

2. 清洁鼻腔,为病人作鼻腔、咽喉部局部麻醉。

3. 将三腔管前端及气囊外面涂上液状石蜡,然后由病人鼻孔慢慢插入,管端到达咽喉部或喉部时嘱病人做吞咽动作。当三腔管插入 65cm 时,抽胃液证实已达胃腔,可暂做固定。

4. **先向胃气囊内注气** 150~200ml,压力维持在 50mmHg(6.7kPa)并封闭管口,缓慢向外牵引管道,使胃囊压迫胃底部曲张静脉。如单用胃囊压迫已止血,则食管囊不必充气。

5. 若未能止血,继续向食管下段囊注气约 100ml,压力维持在 40mmHg(5.3kPa)并封闭管口,使气囊压迫食管下段的曲张静脉。管外段以绷带连接 0.5kg 沙袋,经牵引架作持续牵引。

6. 将食管引流管、胃管连接负压吸引器或定时抽吸,观察出血是否停止,并记录引流液的性状、颜色及量;经胃管冲洗胃腔,以清除积血,可减少氨在肠道的吸收,以免血氨升高而诱发肝性脑病。

【术后护理】

1. 嘱病人安静休息,避免乱动身体,防止牵引及双气囊三腔管滑脱。每日清洁口、鼻,向鼻腔滴石蜡油,做口腔护理。

2. 观察病人意识、面色、生命体征、尿量、周围循环等。若病人突然呼吸困难,可能是食管囊上移,应立即剪断管子,放气、拔管,避免窒息。

3. **三腔管放置 12~24h 后,食管气囊应放气** 15~30min,同时放松牵引,并将三腔管向胃内送少许,以解除胃底贲门压力,然后再充气牵引,避免局部黏膜因受压过久而发生糜烂、坏死。

4. 出血停止后,放松牵引,放出囊内气体,**保留管道继续观察 24h**,未再出血可考虑拔管。拔管前口服液状石蜡 20~30ml,使黏膜与管外壁润滑后,再缓慢拔管。气囊压迫一般以 3~4d 为限,继续出血者可适当延长。

(罗 巧)

040802
扫一扫,
看总结

040803
扫一扫,
测一测

第五章　泌尿系统疾病病人的护理

在内科疾病中，泌尿系统疾病主要为肾脏疾病。近年来慢性肾脏病的患病率呈明显上升趋势，全球肾脏疾病病人已超过 5 亿，成为全球继心脑血管疾病、恶性肿瘤、糖尿病之后的又一个威胁人类健康的重要疾病。我国人群中慢性肾脏疾病的患病率为 11.8%~13.0%，人数超过了 1 亿。肾脏疾病分为原发性和继发性，后者为全身其他系统疾病累及肾脏所致，如糖尿病、高血压等。肾脏疾病致肾脏严重受损时，可致肾衰竭，使全身各系统均受到损害，严重威胁病人的生命。肾衰竭病人必须进行肾脏替代治疗。急性肾损伤可通过血液透析或腹膜透析维持生命，赢得治疗时间，争取肾功能恢复。慢性肾衰竭则必须依靠维持性透析或肾移植才能存活。对肾脏疾病病人的防治和护理，应着重强调整体护理的观念，根据不同病情和不同阶段，进行有效的护理。

第一节　概　述

一、泌尿系统结构与功能

泌尿系统是人体主要的排泄系统，由肾脏、输尿管、膀胱和尿道等器官组成，其**最重要器官是肾**

脏。主要功能是生成和排泄尿液,排出代谢产物及调节水、电解质及酸碱平衡,维持机体内环境的稳定。此外,肾脏还具有重要的内分泌功能。泌尿系统的其余器官均为排尿管道(图5-1)。

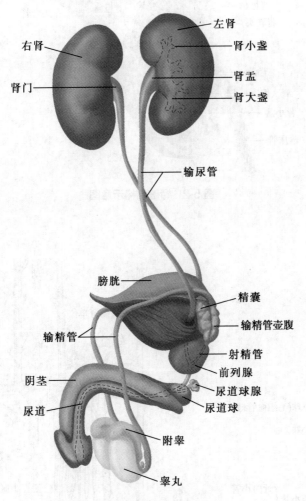

图 5-1　男性泌尿生殖系统全貌

(一) 肾脏

1. **肾脏的结构**　肾脏(kidney)位于腹膜后脊柱两侧,左右各一,形似蚕豆,右肾上邻肝脏,故略低于左肾 1~2cm。肾脏内侧中部凹陷处称为肾门,内有肾盂、血管、淋巴管和神经出入肾脏。肾脏表面包有被膜,内由肾实质和肾间质构成。**肾实质**分为表层的皮质部和深层的髓质部。**肾皮质**内有许多细小的红色点状颗粒,即**肾单位**。**肾髓质**由 15~20 个圆锥形、底朝皮质、尖向肾门的**肾锥体**组成。2、3 个肾锥体尖端合并成**肾乳头**,肾乳头顶端有许多小孔称为乳头孔,尿液由乳头孔流入到包绕肾乳头的**肾小盏**内。相邻 2、3 个肾小盏合成一个肾大盏,再由 2、3 个肾大盏汇合形成肾盂,肾盂逐渐变细与输尿管相接。**肾间质**为少量结缔组织,内有血管、淋巴管和神经穿行。肾脏结构见图 5-2。

肾单位(nephron)是肾脏的基本功能单位,由肾小体和肾小管组成,它与集合管共同完成尿的生成过程(图 5-3)。每个肾脏约有 100 万个肾单位。肾脏不能再生新的肾单位,肾脏损伤、疾病或正常衰老情况下,肾单位的数量将逐渐减少。

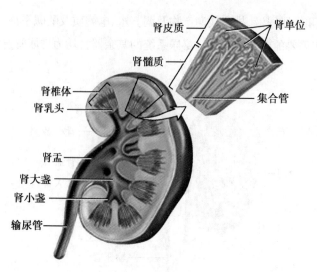

图 5-2 肾脏结构示意图

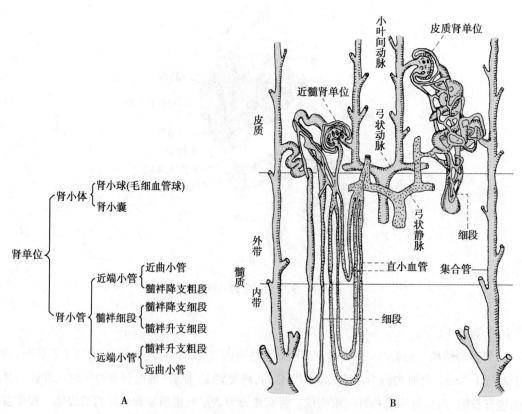

图 5-3 肾单位示意图

A. 肾单位的组成;B. 肾单位和肾血管结构示意图。

(1) **肾小体**:是由肾小球及肾小囊构成的球状结构。**肾小球**是位于入球小动脉和出球小动脉之间的一团彼此之间分支又再吻合的毛细血管丛;**肾小囊**包绕肾小球,分为脏、壁两层,脏层与肾小球毛细血管共同构成滤过膜,壁层则延续至肾小管。

(2) **肾小管**:肾小管包括**近端小管**、**细段**和**远端小管**三部分。近、远端小管又各自分为曲段和直段两段,细段和近、远端小管的直段组成 U 字形的髓袢。远端小管曲段与集合管相连接。**集合管**不属于肾单位的组成成分,但其功能与远端小管相近,在尿液浓缩过程中起重要作用。

（3）**球旁器**：由球旁细胞、致密斑和球外系膜细胞组成。

1）**球旁细胞**：也称颗粒细胞，是入球小动脉管壁中一些特殊分化的平滑肌细胞，细胞内含有合成、分泌肾素的颗粒。

2）**致密斑**：位于远曲小管的起始部分，是由特殊分化的高柱状上皮细胞构成的组织，可感受远曲小管内液体容量和钠浓度的变化，调节颗粒细胞分泌肾素。

3）**球外系膜细胞**：是位于入球小动脉、出球小动脉和致密斑之间的一群细胞，具有吞噬功能，其细胞内的肌丝收缩可调节肾小球的滤过面积。

2. 肾脏的功能

（1）排泄功能：肾脏是人体的主要排泄器官，通过生成尿液，**排出机体的代谢废物及进入机体内的异物，调节水、电解质及酸碱平衡**，维持机体内环境稳定。

1）肾小球的滤过功能：**滤过功能是肾脏最重要的生理功能，也是临床最常用的评估肾功能的参数**。肾脏的**滤过膜**由肾小球毛细血管的内皮细胞、基膜和肾小囊脏层上皮细胞（带足突的足细胞）构成，各层上均有大小不一的小孔，内皮细胞及基膜表面还有带负电荷的蛋白质（图 5-4）。滤过膜的通透性取决于滤过膜孔的大小和所带的负电荷，分别称为机械屏障和电荷屏障。正常成人安静状态下，流经两肾的血流量约为 1 200ml/min，相当于心排血量的 1/5~1/4。当血液流经肾小球时，因滤过膜的机械屏障和电荷屏障作用，除血细胞和大分子蛋白质外，几乎所有血浆成分均可通过滤过膜滤到肾小囊囊腔内，形成超滤液（原尿），是尿液生成的第一步。

肾小球滤过
（动画）

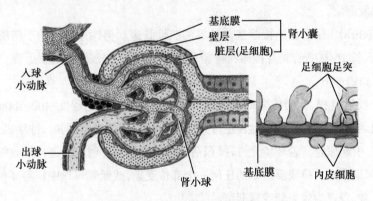

图 5-4　肾小球滤过膜示意图

单位时间内（每分钟）双肾生成的超滤液量称为**肾小球滤过率**（glomerular filtration rate，**GFR**），正常成人平均值为 100 ± 10ml/min。肾小球滤过率的大小取决于有效滤过压和滤过系数。**有效滤过压 =（肾小球毛细血管静水压 + 囊内液胶体渗透压）–（血浆胶体渗透压 + 肾小囊内压）。滤过系数**等于滤过膜的有效通透系数与滤过面积的乘积。因此，肾小球滤过率受肾血流量、肾小球毛细血管血压、囊内压、血浆胶体渗透压及滤过膜的通透性和滤过面积等的影响。

2）肾小管和集合管的功能

①重吸收功能：正常人双肾生成的超滤液量每天约为 180L，而终尿量仅 1.5L 左右，表明超滤液中绝大部分的物质被重吸收，如 99% 的水、全部的葡萄糖和氨基酸、大部分的电解质和 HCO_3^- 等都在近曲小管重吸收，而代谢废物（如肌酐等）、毒物及药物不被重吸收而随尿液排出体外。

②分泌功能：肾小管和集合管可将原在血液内或被重吸收的某些物质如 K^+、H^+、NH_4^+ 等排到尿中，借此调节人体电解质和酸碱平衡。

③尿液的浓缩和稀释功能：远端小管和集合管对人体内的水具有强大的调节功能。当体内水分

过多时,减少水的重吸收,排出过多的水,尿液稀释,尿比重降低;当机体缺水时,增加水的重吸收,排水量减少,尿液浓缩,尿比重上升。抗利尿激素可通过调节远曲小管和集合管对水的通透性,而对尿量产生明显影响。

(2)内分泌功能:肾脏分泌的激素分为血管活性激素和非血管活性激素。血管活性激素包括**肾素、血管紧张素、前列腺素、激肽释放酶**类物质等,作用于肾脏本身,参与肾的生理功能,或与其他激素共同维持血压和调节水盐代谢。非血管活性激素包括1α-羟化酶和促红细胞生成素(erythropoietin,EPO)。EPO 促进骨髓生成红细胞,**肾脏疾病常伴有贫血,与肾实质破坏导致 EPO 形成减少有关**。1α-羟化酶促使 25-羟维生素 D_3 转化为活化的 1,25-二羟维生素 D_3,促进小肠及肾小管对钙、磷的吸收而调节钙磷代谢。慢性肾衰竭时,因肾实质损害可致 1,25-二羟维生素 D_3 减少,导致低钙血症而诱发肾性骨营养不良。

(二)输尿管、膀胱和尿道

1. **输尿管(ureter)**　输尿管是位于腹膜外的肌性管道。上起自肾盂,下终止于膀胱,全长 20~30cm。输尿管全长粗细不等,有 3 个狭窄部,即输尿管的起始部、跨越髂血管处、膀胱壁内段,是结石易滞留之处。输尿管通过规律性蠕动将肾脏所排泄的尿液送入膀胱。

2. **膀胱(urinary bladder)**　膀胱是贮存尿液的肌性囊状器官,成人一般容量为 350~500ml,最大容量为 800ml。膀胱的肌层为平滑肌,称为逼尿肌,在尿道内口处有较厚的环形平滑肌称为膀胱括约肌(内括约肌)。膀胱三角为位于左、右输尿管口和尿道内口之间的一个三角形的区域,是肿瘤、结核和炎症的好发部位。

3. **尿道(urethra)**　尿道是连接膀胱与外界的肌性管道。男性尿道起始于膀胱的尿道内口,终于尿道外口,成人长 16~22cm,兼有排尿和排精功能。女性尿道较男性尿道短、宽、直,长 3~5cm,尿道外口位于阴道口的前方。

排尿是一个反射过程,称为排尿反射。当膀胱尿量充盈到一定程度(400~500ml)时,膀胱壁的牵张感受器受到刺激而兴奋,冲动沿盆神经传到骶髓的初级排尿中枢;同时,冲动也上传到大脑皮质的高位排尿中枢,引起尿意。若环境允许,排尿活动即可发生。此时膀胱逼尿肌收缩,膀胱括约肌松弛,尿液即通过尿道排出。排尿反射弧的任何一个部位受损,或骶髓排尿中枢与高位中枢失去联系,都将导致排尿异常,表现为尿失禁或尿潴留。

二、泌尿系统疾病常见症状和体征的护理

泌尿系统疾病常见症状、体征有肾性水肿、肾性高血压、尿异常、膀胱刺激征及肾区痛等。

肾 性 水 肿

肾性水肿(renal edema)是由肾脏疾病引起的人体组织间隙积聚过多液体而导致的组织肿胀,**是肾小球疾病最常见的临床表现**。根据发生机制可分为两大类,即肾炎性水肿和肾病性水肿。**肾炎性水肿主要指肾小球滤过率下降**,而肾小管重吸收功能相对正常,导致"球-管失衡",产生水、钠潴留而引起水肿。**肾病性水肿主要指长期大量蛋白尿造成血浆蛋白减少**,血浆胶体渗透压降低,液体从血管内进入组织间隙,产生水肿。

【护理评估】

(一)健康史

肾性水肿的病因主要是各种肾炎和肾病。评估时详细询问病人发病前 1~3 周有无上呼吸道感染史等前驱感染。了解病人有无急、慢性肾小球肾炎和肾病综合征等疾病史。

（二）临床表现

肾性水肿呈凹陷性水肿。其中，**肾炎性水肿多表现为晨起时眼睑、颜面水肿**，以后可发展为全身性水肿，指压凹陷不明显。由于水钠潴留，血容量扩张，血压常可升高。**肾病性水肿一般较严重，多从下肢部位开始，常伴胸腔积液和腹水**，指压凹陷明显，可无高血压表现。

（三）心理 - 社会状况

水肿的反复出现会加重病人的心理负担，尤其是出现胸腔积液或腹水时，病人会因呼吸困难而感到紧张、焦虑、烦躁等。病程较长、反复发作者，经济负担加重，病人会担心预后，甚至对治疗丧失信心。

【常见护理诊断 / 合作性问题】

体液过多　与水钠潴留、血浆胶体渗透压降低有关。

【护理目标】

病人水肿减轻或完全消退；无皮肤破损或感染发生。

【护理措施】

1. 休息与体位　重度水肿病人应卧床休息，以增加肾血流量和尿量，缓解水钠潴留。卧床期间应经常变换体位，用软垫支撑受压部位。眼睑及面部水肿者，头部应稍高；胸腔积液者，宜取半卧位；下肢水肿者，休息时抬高下肢，以增加静脉回流，减轻水肿。水肿减轻后，病人可下床活动，但应避免劳累。

2. 合理饮食

(1)限制水、盐摄入：**限制钠盐摄入，以 2~3g/d 为宜**，避免食用腌制食品、啤酒、汽水、味精、面包等含钠丰富的食物。液体入量视水肿程度及尿量而定。轻、中度水肿，尿量 >1 000ml/d 者，不需严格限水；严重水肿且少尿者，量出为人，每天入液量不超过前一天 24h 尿量加上不显性失水量（约500ml）。液体入量包括饮食、饮水、输液等各种形式或途径进入体内的水量。

(2)调节蛋白质摄入：严重水肿伴低蛋白血症，如无氮质血症者，给予优质蛋白质 0.8~1.0g/(kg·d)；**有氮质血症者，则优质低蛋白饮食，给予 0.6~0.8g/(kg·d)**。优质蛋白质指富含必需氨基酸的动物蛋白如牛奶、鸡蛋、鱼肉等。慢性肾衰竭病人需根据肾小球滤过率来调节蛋白质摄入量。

(3)补充足够热量：低蛋白饮食者需补充足够的热量，以免引起负氮平衡。供给热量不应低于126kJ/(kg·d)，即 30kcal/(kg·d)。

(4)其他：注意补充各种维生素。

3. 心理疏导　根据病人病情和兴趣爱好，鼓励其参加适当的社交和娱乐活动，以分散注意力，减少不良情绪；向病人和家属解释疾病的病程，使其配合治疗和护理，增强战胜疾病的信心。

4. 遵医嘱应用利尿药

(1)常用药物及其用法：排钾利尿药有氢氯噻嗪、呋塞米等。保钾利尿药有氨苯蝶啶、螺内酯等。一般口服给药，重度水肿病人可用呋塞米静注或静脉滴注。

(2)不良反应及用药注意事项：用药期间应注意观察药物的疗效及不良反应，严密监测生命体征，准确记录 24h 出入量。长期使用利尿药应监测血清电解质和酸碱平衡情况，观察有无低钾血症、低钠血症、低氯性碱中毒等，慎用保钾利尿药警惕高血钾发生。低钾血症可表现为肌无力、腹胀、恶心、呕吐以及心律失常。低钠血症可出现无力、恶心、肌痛性痉挛、嗜睡和意识淡漠。低氯性碱中毒可表现为呼吸浅慢，手足抽搐、肌痉挛，烦躁和谵妄。利尿过快过猛可导致有效血容量不足。呋塞米等强效利尿药具有耳毒性，应避免与氨基糖苷类抗生素同时使用。

5. 皮肤护理　①水肿病人的床铺应平整、干燥、清洁，衣着柔软、宽松。②水肿部位皮肤菲薄，易发生破损而感染,清洗时动作应轻柔,避免擦伤。③用热水袋取暖时,做好保护措施,避免烫伤皮肤。④水肿病人肌内注射时,应先将水肿皮肤推向一侧后进针,拔针后用无菌干棉球按压穿刺部位,以防针口渗液而发生感染。严重水肿者应避免肌注。⑤协助长期卧床的病人定时翻身、按摩或软垫支撑受压部位,以防压疮。

6. 病情观察 定期测量病人的体重,监测24h出入液量。观察水肿消长情况,观察有无胸腔积液、腹水和心包积液。监测病人的生命体征,尤其是血压的变化。观察有无急性左心衰竭和高血压脑病的表现。密切监测尿常规、肾小球滤过率、血尿素氮、血肌酐、血浆蛋白、血清电解质等。观察皮肤有无红肿、破溃和化脓等。

【护理评价】

病人的水肿是否减轻或消退;皮肤有无损伤,有无感染发生。

肾性高血压

肾性高血压(renal hypertension)是由肾脏疾病引起的高血压,约占高血压病因的5%~10%。肾脏疾病几乎均可引起高血压,肾性高血压是继发性高血压的常见原因之一,临床上有多种分类方法。

1. 按发生机制可分为容量依赖型和肾素依赖型

(1)容量依赖型:是因**水钠潴留**致血容量增加引起,见于急、慢性肾炎和大多数肾功能不全者,**限制水钠摄入或使用利尿药可明显降低血压**。

(2)肾素依赖型:是**由于肾素 – 血管紧张素 – 醛固酮系统被激活引起**,多见于肾血管疾病和少数慢性肾衰竭晚期病人,一般降压药物效果差,过度利尿常使血压更加升高,而应用血管紧张素转换酶抑制药(ACEI)、血管紧张素Ⅱ受体拮抗药(ARB)、钙通道阻滞药(CCB)可使血压下降。

2. 按解剖结构可分为肾血管性高血压和肾实质性高血压

(1)肾血管性高血压:主要由肾动脉狭窄或堵塞引起,高血压程度较重,易进展为急进性高血压,临床相对少见。

(2)肾实质性高血压:主要由急性或慢性肾小球肾炎、慢性肾盂肾炎、慢性肾衰竭等肾实质性疾病引起,是肾性高血压的常见原因。

肾实质性高血压中,**80% 以上为容量依赖型**,仅10% 左右为肾素依赖型,尚有部分病例同时存在两种因素。

尿 异 常

尿异常(abnormal urine)是指尿量异常和尿质异常。

1. 尿量异常 正常人每日尿量为1 000~2 000ml,平均尿量约为1 500ml。尿量的多少取决于肾小球滤过率和肾小管重吸收功能。

(1)少尿和无尿:少尿指成人每天尿量少于400ml 或少于17ml/h。**无尿指每天尿量少于100ml 或12h 无尿液排出**。少尿和无尿可因肾前性(如血容量不足或肾血管痉挛等)、肾性(如急性肾损伤、慢性肾衰竭等)和肾后性(如尿路梗阻等)因素引起。

(2)多尿:**成人每天尿量超过2 500ml 为多尿**。肾性多尿见于各种原因所致的肾小管功能不全,非肾性多尿多见于尿崩症、糖尿病和溶质性利尿等。

(3)夜尿增多:夜尿增多指夜间尿量超过白天尿量或夜间尿量持续超过750ml。持续性的夜尿增多,且尿比重低而固定,提示肾小管浓缩功能减退。

2. 尿质异常

(1)蛋白尿:每天尿蛋白含量超过150mg,蛋白质定性试验呈阳性反应,称为蛋白尿。**若每天持**

续超过 3.5g/1.73m^2 **体表面积或者 50mg/kg 体重,称为大量蛋白尿。**尿蛋白定性试验表现为 +~++++。蛋白尿的发生机制有多种,临床上以肾小球性蛋白尿最常见。

(2) **血尿:**新鲜尿沉渣每高倍视野红细胞 >3 个或 1h 尿红细胞计数超过 10 万,称为镜下血尿。尿液外观呈血样或洗肉水样,称肉眼血尿。血尿可由泌尿系统疾病引起,如肾小球肾炎、肾盂肾炎、泌尿道结石、肿瘤等;也可由全身性疾病如血液病、感染性疾病等以及药物不良反应引起;此外,剧烈运动后可发生功能性血尿。

(3) **白细胞尿、脓尿和菌尿:**新鲜离心尿液每高倍视野白细胞 >5 个,或新鲜尿液 1h 白细胞计数超过 40 万,称白细胞尿或脓尿。尿中白细胞明显增多常见于尿路感染,肾小球肾炎等疾病也可出现轻度白细胞尿。菌尿指中段尿涂片镜检,每个高倍视野均可见到细菌,或尿细菌培养菌落计数 ≥ 10^5/ml,仅见于尿路感染。

(4) **管型尿:**尿中管型是由蛋白质、细胞或其碎片在肾小管内凝聚而成的,包括细胞管型、颗粒管型、透明管型等。正常人尿中偶见透明管型。若 12h 尿沉渣计数管型超过 5 000 个,或镜检发现大量管型,称管型尿。

📖 知识拓展

常见管型尿的临床意义

白细胞管型是急性肾盂肾炎的特征,上皮细胞管型可见于急性肾小管坏死,红细胞管型见于急性肾小球肾炎,蜡样管型见于慢性肾衰竭。

膀胱刺激征

膀胱刺激征(bladder irritation),也称尿路刺激征,指膀胱颈和膀胱三角区受炎症或机械性刺激而引起的**尿频、尿急、尿痛,**可伴有排尿不尽感及下腹坠痛。尿频指尿意频繁而每次尿量不多;尿急指一有尿意即尿急难忍的感觉;尿痛指排尿时会阴部、耻骨联合上区或尿道内疼痛或烧灼感。膀胱刺激征常见于尿路感染、理化因素、肿瘤及异物等对膀胱黏膜的刺激。

肾 区 痛

肾区痛系肾盂、输尿管内张力增高或肾包膜受牵拉所致,常表现为肾区胀痛或隐痛,肾区压痛和叩击痛阳性。肾绞痛是一种特殊的肾区痛,主要由输尿管内结石所致,特点为突然发作,剧痛难忍,向下腹、外阴及大腿内侧放射。

三、泌尿系统疾病常用诊疗技术

(一) 尿液检查

1. 尿常规检查 包括尿液外观、理化检查(尿量、颜色、性状、气味、酸碱度及比重等)、化学检查(蛋白质、葡萄糖等)、尿沉渣显微镜检查(细胞、管型等)。尿常规检查是早期发现和诊断肾脏疾病的重要线索。

2. 尿蛋白定量检测 主要有 2 种方法。① 24h 尿蛋白定量;②随机尿白蛋白 / 肌酐比值:正常 <30mg/g,30~300mg/g 为微量白蛋白尿,>300mg/g 为临床蛋白尿。

3. 尿细菌培养 **尿常规检查可用任何时间段的新鲜尿液,但最好是晨尿**,尿标本留取后宜立即送检或加防腐剂冷藏保存。收集标本的容器应清洁干燥,女性病人应避开月经期,防止阴道分泌物或经血混入。蛋白定量试验留取24h尿标本应加防腐剂。

（二）肾功能检查

1. 肾小球滤过功能 **内生肌酐清除率（Ccr）是检查肾小球滤过功能的常用指标之一**。在控制饮食、排除外源性肌酐来源的前提下，Ccr能可靠地反映肾小球的滤过功能，**并较早反映其异常**。临床上也常用血尿素氮和血肌酐值来评估肾小球的滤过功能，但两者均在肾功能严重损害时才明显升高，不能作为早期诊断指标。

2. 肾小管功能测定 检查近端肾小管功能常用尿 β_2 微球蛋白测定。检查远端小管功能常用尿浓缩稀释试验和尿渗透压测定。

（三）免疫学检查

免疫学检查有助于疾病类型及病因的判断。常用的检查项目有血清补体成分测定（血清总补体、C_3 等）、血清抗链球菌溶血素"O"的测定。

（四）肾脏病理学检查

肾穿刺活体组织检查有助于确定肾脏病的病理类型，对协助肾实质疾病的诊断、指导治疗及判断预后有重要意义（图5-5）。肾活组织检查为创伤性检查，可发生损伤、出血或感染，故应做好术前和术后的护理。

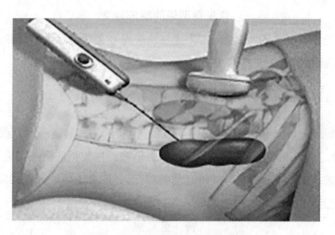

图5-5 肾穿刺活组织检查示意图

（五）影像学检查

影像学检查可了解泌尿系统器官的形态、位置、功能及有无占位性病变，以协助诊断。常用的检查项目包括泌尿系统X线平片、静脉尿路造影及逆行肾盂造影、肾血管造影、B超、CT、磁共振成像、放射性核素检查等。

（六）肾脏替代治疗

肾脏替代治疗是终末期肾衰竭病人唯一的有效治疗方法。最近提出了适时开始透析和一体化治疗的概念，以提高终末期肾衰竭病人的存活率和生活质量。肾脏替代治疗包括腹膜透析、血液透析和肾移植。

（代 莹）

扫一扫，
看总结

扫一扫，
测一测

第二节 尿路感染病人的护理

扫一扫,
自学汇

导入情景

李女士,26 岁,已婚,3d 前劳累后出现左侧腰痛,全身乏力,伴尿频、尿急、尿痛。今晨起上述症状加重,来院就诊。护理体检:T 39.0℃,P 90 次/min,R 24 次/min,BP 120/80mmHg。左肾区有叩击痛,左肋脊角有压痛。辅助检查:血常规 WBC 13.5×10^9/L,N 80%。尿常规白细胞(+++)。初步诊断为"急性肾盂肾炎",入院治疗。

工作任务:

1. 指导病人正确留取尿培养标本。

2. 指导病人严格遵医嘱用药。

3. 请对病人做好生活指导,预防复发。

尿路感染(urinary tract infection,UTI)简称尿感,是指由各种病原体引起的尿路急、慢性炎症。病原体可包括细菌、真菌、支原体、衣原体、病毒等。根据感染部位可分为上尿路感染和下尿路感染,前者主要是肾盂肾炎,后者是膀胱炎和尿道炎。根据有无尿路结构或功能的异常,又可分为复杂性尿路感染和非复杂性(单纯性)尿路感染。留置导尿管或拔除导尿管 48h 内发生的感染称为导管相关性尿路感染。**本病多见于育龄女性、老年人、免疫力低下及尿路畸形者。**

知识拓展

尿路感染的流行病学

尿路感染发病率女性与男性之比约为 8:1,未婚女性发病率为 1%~3%,已婚女性发病率增高,约为 5%,其主要与性生活、月经、妊娠和服用避孕药等因素有关。60 岁以上女性尿路感染的发生率可达 10%~12%,70 岁以上则高达 30% 以上,除了女性尿道短、年老抵抗力下降等因素外,雌激素水平下降导致尿道局部抵抗力减退是老年女性易发生尿路感染的重要原因之一。成年男性极少发生尿路感染,50 岁以上男性因前列腺增生的发生率增加,尿路感染的发生率也随之增高,约为 7%。

【护理评估】

(一)健康史

1. 病原体 尿路感染主要为细菌感染所致,**致病菌以大肠埃希氏菌最常见**,约占全部尿路感染的 85%;其次为克雷伯杆菌、变形杆菌、柠檬酸杆菌属等。5%~10% 的尿路感染由革兰氏阳性菌引起,主要是肠球菌和葡萄球菌。

2. 感染途径

(1)上行感染:**为最常见的感染途径,约占** 95%。正常情况下尿道口周围有少量细菌寄居,一般不引起感染。当机体抵抗力下降、尿道黏膜有损伤、细菌毒力大或致病力强时,病原菌可侵入尿道并上行至膀胱、输尿管、肾盂而引起尿路感染。

(2)血行感染:指病原菌通过血液循环到达肾脏和尿路其他部位引起的感染。这种感染途径临床少见,不足 2%。常见病原菌有金黄色葡萄球菌或真菌等。

(3)直接感染:泌尿系统周围器官、组织发生感染时,病原菌偶可直接侵入到尿路导致感染。

(4)淋巴道感染:盆腔和下腹部的器官感染时,病原菌可从淋巴道感染泌尿系统,但罕见。

📖 **知识拓展**

尿路的防御机制

正常情况下,尿路具有一定的防御机制,包括:排尿的冲刷作用;尿道和膀胱黏膜的抗菌能力;尿液中高浓度尿素、高渗透压和低 pH 等;前列腺分泌物中含有的抗菌成分;感染出现后,白细胞很快进入膀胱上皮组织和尿液中,起清除细菌的作用;输尿管膀胱连接的活瓣具有防止尿液、细菌进入输尿管的功能。

---

3. 易感因素

(1)性别:**女性因尿道短而直,尿道口距离肛门近而易被细菌污染**。尤其是在月经期、妊娠期、绝经期和性生活后较易发生感染。

(2)尿流不畅或尿液反流:**尿流不畅是尿路感染最重要的易感因素**,最常见于尿路结石、前列腺增生、膀胱肿瘤等各种原因所致的尿路梗阻,上行的细菌不能被及时地冲刷出尿道,易在局部大量繁殖引起感染。此外,泌尿系统畸形和结构异常如肾发育不良、肾盂或输尿管畸形等也可引起尿流不畅和肾内反流而易发生感染,膀胱 - 输尿管反流可使膀胱内的含菌尿液进入肾盂而引起感染。

(3)医源性因素:**导尿术、留置导尿管、膀胱镜检查、逆行性尿路造影等可引起尿道黏膜损伤,将细菌带入尿路而致感染**。

(4)机体免疫力低下:细菌进入尿路后是否引起感染与机体的防御功能和细菌本身的致病力有关。长期使用免疫抑制剂、糖皮质激素等药物,慢性肾病、糖尿病,长期卧床的重症慢性疾病和艾滋病等可使机体抵抗力下降而易发生尿路感染。

评估时详细询问病人与尿路感染有关的病因以及有无易感因素等,了解病人的生活习惯、个人史等。

(二)临床表现

1. 膀胱炎 占尿路感染的 60% 以上,**病人主要表现为尿频、尿急、尿痛(膀胱刺激征),可伴耻骨上方疼痛不适或压痛**。一般无全身感染症状。尿液常混浊,约 30% 可出现血尿。

2. 肾盂肾炎

(1)急性肾盂肾炎:育龄女性最多见。

1)全身表现:起病急,常有寒战、高热、头痛、食欲减退、恶心呕吐、全身酸痛、乏力等。体温多在 38.0℃以上,多为弛张热。

2)泌尿系统表现:常有尿频、尿急、尿痛等膀胱刺激症状,多数伴有腰痛或肾区不适。体检时有**肋脊角或输尿管点压痛和肾区叩击痛**。部分病人无明显的膀胱刺激症状,而以全身症状为主,或表现为血尿伴低热和腰痛。

3)并发症:较少见,当细菌毒力强、合并尿路梗阻或机体抵抗力下降时可发生肾乳头坏死和肾周脓肿。前者主要表现为高热、剧烈腰痛和血尿,可有坏死组织脱落随尿液排出,发生肾绞痛;后者除原有肾盂肾炎症状加重外,常出现明显单侧腰痛,向健侧弯腰时疼痛加剧。

(2)慢性肾盂肾炎:临床表现较为复杂,全身及泌尿系统局部表现可不典型,有时仅表现为无症状性菌尿,**半数以上病人可有急性肾盂肾炎病史**,后出现不同程度的低热、间歇性尿频、排尿不适、腰部酸痛及肾小管功能受损表现,如夜尿增多、低比重尿等。病情持续可发展为慢性肾衰竭。急性发作时病人症状明显,类似急性肾盂肾炎。

3. 无症状细菌尿   又称隐匿型尿路感染,**即有真性菌尿但无尿路感染的症状**。多见于老年人和孕妇。

📖 **知识拓展**

复杂性尿路感染

指伴有泌尿系统结构/功能异常(包括异物),或免疫低力下的病人发生的尿路感染。复杂性尿路感染显著增加治疗失败的风险,增加疾病的严重性。病人的临床表现可为多样,从轻度的泌尿系统症状,到膀胱炎、肾盂肾炎,严重者可导致菌血症、败血症。

(三) 辅助检查

1. 尿常规   尿液有白细胞尿、血尿、蛋白尿。几乎所有尿路感染都有**白细胞尿,对诊断意义较大**;出现白细胞管型提示肾盂肾炎;部分有镜下血尿,少数急性膀胱炎可有肉眼血尿;尿蛋白常为阴性或微量。

2. 尿细菌学检查   是诊断尿路感染的主要依据。

(1)涂片检查:未离心新鲜中段尿沉渣涂片,若平均每个高倍视野下可见 1 个以上细菌,提示尿路感染。检出率可达 80%~90%,并可初步确定是革兰氏阴性或阳性菌,对及时选择抗生素有重要参考价值。

(2)细菌培养:**新鲜清洁中段尿细菌定量培养菌落数 $\geq 10^5$/ml,排除假阳性,则为真性菌尿**。如临床上无尿路感染症状,则要求 2 次清洁中段尿定量培养均 $\geq 10^5$/ml,且为同一菌种。此外,膀胱穿刺尿定性培养有细菌生长也提示真性菌尿。

3. 影像学检查   腹部平片、静脉尿路造影等检查,可明确尿路有无结石、梗阻、反流、畸形等致病因素。尿路感染急性期不宜做静脉肾盂造影,可做 B 超检查。

4. 其他   急性肾盂肾炎时,血常规可有白细胞计数增多,中性粒细胞增多、核左移。慢性肾盂肾炎可有肾功能检查异常。

(四) 治疗要点

尿路感染的治疗措施主要有去除易感因素、抗感染治疗、对症处理、积极防治并发症等,其中**以抗感染治疗最为重要**。

(五) 心理 - 社会状况

症状较轻者,对疾病的认识不足,或重视程度不够,遵医行为差。症状严重者,干扰日常生活,病人易产生紧张、焦虑心理。

【常见护理诊断 / 合作性问题】

1. 排尿障碍:尿频、尿急、尿痛   与炎症刺激膀胱有关。

2. 体温过高 与急性肾盂肾炎发作有关。

3. 知识缺乏:缺乏预防尿路感染的知识。

边学边练
实训 19 尿路感染病人的护理

【护理计划】

(一)排尿障碍:尿频、尿急、尿痛

1. 护理目标 病人尿路刺激症状逐步改善或消失,舒适度增加。

2. 护理措施

(1)休息与活动:急性发作期,尽量卧床休息,协助病人采取舒适的体位,可配合膀胱区热敷或按摩,以减轻疼痛;缓解期,鼓励病人参与感兴趣的活动,以分散其注意力,减轻焦虑情绪,缓解症状。

(2)饮食:给予清淡、易消化、营养丰富的食物。在无禁忌证的情形下,嘱病人**尽量多饮水、勤排尿**,以达到不断冲刷尿路,促进细菌和炎性分泌物排泄的目的。**尿路感染者每天饮水量不应低于2 000ml,保证每天尿量在1 500ml 以上**。避免睡前饮水量过多,以免影响休息。

(3)心理疏导:病人心情过分紧张可加重尿频症状,向病人解释病因,说明用药治疗可达临床治愈,鼓励病人积极配合治疗和护理,鼓励其表达内心感受,减少紧张、焦虑情绪。

(4)遵医嘱用药:**口服碳酸氢钠,可碱化尿液,缓解症状**。症状明显者,可遵医嘱给予阿托品、普鲁苯辛等抗胆碱能药物。治疗过程中,注意观察药物的疗效及不良反应。

(5)病情观察:观察体温变化、全身症状、营养状况等。观察尿频次数,尿急程度、尿痛部位、性质和程度有无改善。监测有无血尿、菌尿,24h 尿量有无异常。观察肾脏形态、大小有无改变,以及肾区、输尿管及尿道口疼痛程度变化等。

(二) 体温过高

1. 护理目标 体温逐渐恢复正常;感染得到有效控制,未发生并发症,或并发症被及时发现并得到有效处理。

2. 护理措施

除参见第二章第三节体温过高的护理措施外,还有以下护理措施。

(1)饮食:高热者注意补充水分,同时做好口腔护理。

(2)**遵医嘱用药:嘱病人按时、按量、按疗程应用抗生素,勿随意停药。**

1)急性膀胱炎:对于女性非复杂性膀胱炎,磺胺甲噁唑 - 甲氧苄啶(SMZ-TMP),800mg/160mg,每天 2 次,疗程 3d,呋喃妥因 50mg,每 8h1 次,疗程 5~7d,磷霉素(3g 单剂)被推荐为一线药物。如果有细菌耐药的情况,也可以选用阿莫西林、头孢菌素类、喹诺酮类药物,疗程一般 3~7d。**停服抗生素 7d 后,需进行尿细菌定量培养。若结果阴性表明急性膀胱炎已治愈;若仍为真性细菌尿,应继续给予 2 周抗生素治疗。**

2)急性肾盂肾炎:①病情较轻者可在门诊口服药物治疗,疗程 10~14d。常用药物有喹诺酮类(如氧氟沙星、环丙沙星或左氧氟沙星)、半合成青霉素类(如阿莫西林)、头孢菌素类(如头孢呋辛)等。治疗 14d 后,通常 90% 可治愈。若尿菌仍为阳性,应参考药敏试验选用有效抗生素继续治疗 4~6 周。②严重感染全身中毒症状明显者需住院治疗,应静脉给药。常用药物有青霉素类(如氨苄西林)、头孢菌素类(如头孢噻肟钠、头孢曲松钠)、喹诺酮类(如左氧氟沙星)等,获得尿培养结果后根据药敏选药,必要时联合用药。经过上述治疗若好转,可于退热后继续用药 3d 改为口服抗生素,完成 2 周疗程。治疗 72h 如无好转,应按药敏实验结果更换抗生素,疗程不少于 2 周。经此治疗仍有持续发热者,应注意肾盂肾炎并发症,如肾周脓肿等。

3)无症状细菌尿:对于非妊娠妇女和老年人无症状细菌尿,一般不予治疗。**妊娠妇女的无症状**

细菌尿则必须治疗,选用肾毒性较小的抗菌药物,如头孢菌素类等,**不宜用氯霉素、四环素、喹诺酮类,慎用复方磺胺甲噁唑和氨基糖苷类**。学龄前儿童的无症状细菌尿也应予以治疗。

4)再发性尿路感染:可分为复发和重新感染。①复发:指在停药 6 周内原致病菌再次引起感染。应积极寻找并去除易感因素如结石、梗阻等,并按药敏选择强有力的杀菌性抗生素,疗程不少于 6 周。②重新感染:指在停药 6 周后再次出现真性细菌尿,菌株与上次不同。占尿路感染再发的80%,提示病人的尿路防御功能低下,可采用长程低剂量抑菌疗法作预防性治疗,如每晚临睡前排尿后口服小剂量抗生素 1 次,常用药物有复方磺胺甲噁唑、氧氟沙星、呋喃妥因,每 7~10d 更换药物,疗程半年。

药物不良反应及用药注意事项:①口服复方磺胺甲噁唑期间,易引起胃肠反应,**宜饭后服用并多饮水**,同时服用碳酸氢钠,可增强疗效、减少磺胺结晶形成。②喹诺酮类可引起轻度消化道反应、皮肤瘙痒等,儿童和孕妇忌用。③氨基糖苷类抗生素,如妥布霉素或庆大霉素,对肾和听神经有损害,引起听力下降、耳聋、变态反应等,肾功能减退者不宜使用。

治愈标准:症状消失,尿菌阴性,疗程结束后 2 周、6 周复查尿菌仍阴性。

(3)正确采集标本:尿细菌学培养标本**需用无菌试管留取清晨第 1 次清洁中段尿(确保尿液在膀胱内停留至少 4h 以上)**,并注意以下几点:①在应用抗菌药之前或停用抗菌药 7d 之后留取尿标本。②留取尿液时要严格无菌操作,先充分清洁外阴,消毒尿道口,再留取中段尿液,尿标本中勿混入消毒药液。③尿标本必须在 1h 内做细菌培养,否则需冷藏保存。

(4)病情观察:严密监测病人体温、尿液性状的变化,观察病人有无寒战、高热、腰痛加剧、血尿及严重肾绞痛,一旦出现,应考虑可能出现肾周脓肿、肾乳头坏死等并发症,需及时通知医生并配合治疗。

(三)健康教育

1. 疾病知识指导 向病人及家属解释本病的病因、主要表现、预防、治疗原则及可治愈性。**急性感染者要坚持治疗,在症状消失、尿检阴性后,仍继续每周做尿常规检查,连续 2~3 周**;对反复发作者,寻找发作原因,去除易感因素,防止发展为慢性肾盂肾炎。指导病人正确留取尿标本。进行泌尿系检查时,严格无菌操作,防止损伤,预防感染。

2. 生活方式指导 ①保持生活规律,避免劳累,坚持体育运动,增强机体免疫力。②**多饮水、勤排尿是预防尿路感染最简单有效的措施**。每天应摄入足够水分,以保证足够的尿量和排尿次数。③注意个人卫生,尤其是女性,要注意会阴部及肛周皮肤的清洁,特别是月经期、妊娠期、产褥期。学会正确清洁外阴的方法。④与性生活有关的反复发作者,应注意性生活后立即排尿。⑤膀胱 - 输尿管反流者,需要"二次排尿",即每次排尿后数分钟再排尿一次。

【护理评价】

病人尿路刺激症状是否逐步改善或消失;体温是否恢复正常;有无发生并发症,或并发症是否被及时发现并得到有效处理。

(代 莹)

扫一扫,
看总结

扫一扫,
测一测

050301

扫一扫,
自学汇

第三节　肾小球疾病病人的护理

导入情景

王先生,52 岁,企业职工,有 10 余年的肾炎病史,坚持正规治疗病情较稳定。1 周前因劳累诱发感冒,致病情复发并加重,出现颜面和下肢水肿、头晕、头痛、视物模糊等症状。化验:尿蛋白(+++),尿红细胞(+),血肌酐 175μmol/L,血尿素氮 27.5mmol/L,以慢性肾小球肾炎、慢性肾衰竭收住院。

工作任务:

1. 病人目前存在的主要护理问题是什么?

2. 指导病人采取合理饮食。

3. 指导病人掌握相关的疾病知识。

肾小球疾病是指一组病变主要累及双肾肾小球的疾病,以血尿、蛋白尿、水肿、高血压和不同程度的肾功能损害为主要临床表现,但病因、发病机制、病理改变、病程和预后不尽相同,可分为原发性、继发性和遗传性三大类。原发性肾小球疾病大多原因不明;继发性肾小球疾病指继发于全身性疾病的肾小球损害,如糖尿病肾病、狼疮性肾病等;遗传性肾小球病是指遗传基因变异所致的肾小球病,如 Alport 综合征等。**其中,原发性肾小球疾病占绝大多数,是我国引起慢性肾衰竭的主要原因**。

原发性肾小球疾病临床分为五型:①急性肾小球肾炎;②急进性肾小球肾炎;③慢性肾小球肾炎;④无症状性血尿和/或蛋白尿;⑤肾病综合征。

知识拓展

原发性肾小球疾病的病理分型

根据世界卫生组织(WHO)1995 年制定的分类标准,肾小球疾病的病理类型分为:①肾小球轻微病变;②局灶节段性肾小球病变;③弥漫性肾小球肾炎;④未分类的肾小球肾炎。其中弥漫性肾小球肾炎又分为膜性肾病、增生性肾炎和硬化性肾小球肾炎三类。肾小球疾病的临床分型与病理类型之间有一定的联系,但并无肯定的对应关系。同一病理类型可呈现多种临床表现,同种临床表现又可见于不同病理类型。肾活组织检查是确定肾小球疾病病理类型和病变程度的必要手段,而正确的病理诊断又必须与临床紧密结合。

050302

急性肾小球肾
炎和急进性肾
小球肾炎病人
的护理(拓展
阅读)

原发性肾小球疾病的发病机制目前尚未完全明了,**多数肾小球疾病属于免疫介导性炎症疾病**。免疫机制是肾小球疾病的始发机制,在此基础上引起的炎症反应最终导致肾小球损伤,在慢性进展过程中也有非免疫非炎症机制参与,有时可成为病变持续和恶化的重要因素。

1. 免疫介导性炎症反应

(1)免疫反应:多数肾小球疾病的发病起始于免疫反应,按发生机制可分为两类:①循环免疫复合物沉积:为肾小球免疫损伤中最常见的免疫复合物形成机制,系外源性抗原(如致病菌株的某些成分)或内源性抗原刺激机体产生相应抗体,在血循环中形成免疫复合物,沉淀于肾小球膜区和基底膜的内皮细胞下而导致肾小球损伤。②原位免疫复合物形成:血液中的游离抗体与肾小球自身抗原(如肾小球基膜)或种植于肾小球的外源性抗原(如系统性红斑狼疮病人体内的 DNA)结合,在肾脏局部形成免疫复合物,而导致肾脏损伤。

(2)炎症反应:免疫反应需引起炎症反应才可致肾小球损伤及临床症状。炎症介导系统包括炎症细胞(中性粒细胞、单核 - 巨噬细胞、致敏 T 淋巴细胞、嗜酸性粒细胞及血小板等)及炎症介质(补体、白细胞介素、凝血及纤溶因子、活性氧等),两者共同参与及相互作用,最终导致肾小球损害。

2. **非免疫非炎症损伤** 在肾小球疾病的慢性进行性发展过程中,非免疫因素起着重要作用,主要包括:①健存肾单位代偿性肾小球毛细血管内高压力、高灌注及高过滤,可促进肾小球硬化。②高血压引起肾小动脉硬化性损伤;③长期大量蛋白尿导致肾小球和肾小管慢性损伤;④高脂血症引起肾小管和肾小球硬化。

本节主要介绍原发性肾小球疾病中的慢性肾小球肾炎和肾病综合征病人的护理。

一、慢性肾小球肾炎病人的护理

慢性肾小球肾炎(chronic glomerulonephritis,CGN)简称慢性肾炎,是一组以蛋白尿、血尿、水肿和高血压为临床表现的肾小球疾病。临床特点为病程长,起病初期常无明显症状,由于不同的病理类型和病程阶段,疾病表现呈多样化,以后缓慢持续进行性发展,最终可致慢性肾衰竭。

【护理评估】

(一) 健康史

病因大多尚不清楚,但与细菌、病毒、原虫等感染有关。**大多数起病即属慢性,仅少数是由急性肾炎发展而来的。**一般认为本病的起始因素多为免疫介导性炎症,后在导致病程慢性化的过程中,非免疫非炎症因素也起了重要作用,造成进行性肾单位的破坏,最终发展为肾小球硬化和慢性肾衰竭。

评估时询问病人过去有无肾脏疾病病史。发病前 1~3 周有无呼吸道、消化道、皮肤等感染史,近期有无感染、劳累等诱发因素。询问有无肾毒性药物使用情况。

(二) 临床表现及辅助检查

本病可发生于任何年龄,以青中年男性多见。多数起病缓慢、隐匿,可有一个相当长的无症状尿异常期。临床表现及辅助检查结果呈多样性,个体差异很大,**有不同程度的水肿、高血压、蛋白尿、血尿及肾功能减退。**

1. 全身表现 病人可有乏力、疲倦、食欲不振、消瘦、腰部疼痛等表现。

2. 水肿 早期时有时无,多为眼睑和 / 或下肢轻中度水肿,晚期常持续存在。

3. 高血压 早期血压可正常或轻度升高,随病情进展血压持续升高。部分病人血压(特别是舒张压)持续性中等以上程度升高,出现眼底出血、渗出,甚至视神经盘水肿,**若血压控制不好,肾功能恶化较快,预后差。**

4. 蛋白尿 **蛋白尿是本病必有的表现。**多数病人的尿蛋白 + ~ +++,尿蛋白定量为 1~3g/d。

5. 血尿 多为镜下血尿。尿中有多形性红细胞 + ~ ++,以及红细胞管型和颗粒管型等。

6. 肾功能减退 早期肾功能正常或轻度受损,肾功能呈慢性进行性损害,经数年或数十年,逐渐出现贫血、少尿、夜尿增多等肾衰竭表现。**遇应激状态,如感染、劳累、血压升高、肾毒性药物的应**

用等,肾功能可急剧恶化,若能及时去除这些诱因,肾功能仍可在一定程度上有所恢复。

7. B超检查　晚期双肾缩小,结构紊乱,皮质变薄。

8. 肾穿刺活体组织检查　可确定慢性肾炎的病理类型。

📖 知识拓展

隐匿型肾小球肾炎

隐匿型肾小球肾炎,又称无症状性蛋白尿及/或血尿,指轻至中度蛋白尿和/或血尿,或者其中一种表现突出。一般不伴水肿、高血压、肾小球滤过率减少和肾功能不全,常于偶然情况下检查尿常规发现异常,可持续性或反复发生。

(三) 治疗要点

治疗的目的主要是防止或延缓肾功能进行性恶化、改善或缓解临床症状及防治心脑血管并发症。一般采取综合治疗措施,强调休息,给予优质低蛋白、低磷饮食,控制血压,预防感染及避免加重肾损害因素。

(四) 心理 - 社会状况

本病病程长,早期症状不明显,许多病人由于知识缺乏而忽略就诊治疗。随着病情发展,症状反复且肾功能进行性恶化,病人容易出现紧张、烦躁、悲观、沮丧等不良情绪。当肾功能急剧恶化或出现眼底病变等严重并发症时,病人易产生恐惧心理,对治疗丧失信心。要及时评估病人对疾病的了解情况及其态度,以及社会和家庭的支持状况,如家属的关心支持、医疗费用的来源等。

【常见护理诊断 / 合作性问题】

1. 体液过多　与肾小球滤过率下降致水钠潴留有关。

2. 营养失调:低于机体需要量　与大量蛋白尿导致血浆蛋白丢失、摄入减少及吸收障碍有关。

3. 潜在并发症:慢性肾衰竭。

4. 知识缺乏:缺乏疾病相关知识及预防保健知识。

【护理措施】

(一) 体液过多

以限制水、钠摄入,利尿增加水、钠排出为主。具体护理措施参见本章第一节肾性水肿体液过多的护理措施。

(二) 营养失调:低于机体需要量

1. 休息　卧床休息能增加肾血流量和尿量,减轻水肿,减少尿蛋白。感染、妊娠时机体消耗增加,因此应避免劳累、感染、妊娠等。

2. 饮食　①低蛋白、低磷饮食:向病人及家属解释低蛋白、低磷饮食可减轻肾小球内高压、高灌注及高滤过状态,延缓肾小球硬化。尽早给予优质低蛋白、低磷饮食。**蛋白质的摄入量为 0.6~0.8g/(kg·d),以富含必需氨基酸的动物蛋白(如瘦肉、鱼、禽、蛋、奶类)为主**。对于已发生慢性肾衰竭的病人,可根据肾小球滤过率调节蛋白质的摄入量。②高糖、高维生素:饮食中蛋白质含量过少,会发生营养不良,须增加糖的摄入,保证热量,减少体内蛋白质分解,避免负氮平衡。同时要增加多种维生素的摄入,如多吃新鲜蔬菜和水果。

3. 胃肠外营养　必要时遵医嘱静脉补充必需氨基酸。

4. 营养监测　观察并记录进食情况,包括每天摄取的食物总量、品种,评估膳食中营养成分结构是否合适,总热量是否足够。定期检测体重和上臂肌围,有无体重减轻、上臂围缩小;应注意体重指数(BMI)不适合水肿病人的营养评估。检测血红蛋白浓度和血清白蛋白浓度是否降低。

(三) 潜在并发症:慢性肾衰竭

1. **避免诱因**　感染、血容量不足、肾毒性物质、尿路梗阻、高血压、心力衰竭、手术及创伤、水电解质平衡失调、高蛋白饮食等是引起慢性肾衰竭的常见诱因。**指导病人避免以上诱因的出现,尤其是高血压、高蛋白饮食和感染。**

(1)遵医嘱应用降血压药物:降血压是延缓肾小球硬化、控制病情恶化、防止心脑血管并发症的重要措施。**蛋白尿 ≥ 1.0g/d,血压应控制在 125/75mmHg 以下;蛋白尿 ≤ 1.0g/d,血压应降至130/80mmHg 以下。**①对有明显水钠潴留的容量依赖型高血压可选用利尿药、钙通道阻滞药等。②对肾素依赖型高血压应首选血管紧张素转换酶抑制药(ACEI)和血管紧张素 Ⅱ 受体阻滞药(ARB),除有降血压作用外,**还有减少蛋白尿和延缓肾功能恶化的肾脏保护作用。**具体用药参见第三章第四节原发性高血压病人的护理。

(2)合理饮食:给予优质低蛋白、低磷饮食。

(3)预防感染:慢性肾炎病人抵抗力下降,易感染。**感染是病情恶化的主要诱因之一,应加强预防。**①定期对病房消毒,保护病室内清洁和空气清新、流通,预防医院内感染。②避免与上呼吸道感染病人接触,减少感染机会。③注意个人卫生,保持口腔和皮肤清洁。④注意保暖,预防感冒。

2. 病情观察　检测病人的生命体征、尿量、肾功能、血清电解质及临床表现的变化。**若出现食欲减退、恶心呕吐、并有肌酐清除率明显降低,血尿素氮、肌酐升高等,提示慢性肾衰竭,应立即报告医生,配合处理。**

3. 配合处理　除遵医嘱用药外,可协助进行腹膜或血液透析。

(四) 健康教育

1. 疾病知识指导　向病人及其家属介绍本病的特点,讲解影响进展的因素如感染、劳累、接种、妊娠和应用肾毒性药物等。讲解常见的并发症以及预防方法,如避免受凉、注意个人卫生以预防感染等。避免加重肾损害的因素,如劳累、感染、妊娠、应用**肾毒性药物(如氨基糖苷类抗生素、两性霉素、磺胺类)**等。

2. 饮食指导　**告诉病人优质低蛋白、高热量、高膳食纤维、低脂、低磷和低盐饮食的重要性。**指导病人根据自己的病情选择合适的食物和量。

3. 用药指导与病情监测　向病人讲解按时、规范用药的重要性。介绍用于治疗的各类药物的疗效、不良反应及使用时的注意事项。如告诉病人血管紧张素转换酶抑制药可致血钾升高,以及高血钾的表现等。肾小球疾病病程长,需定期随访疾病进展,包括尿检查、血压、水肿、肾功能等的变化。

📖 **知识拓展**

常见肾毒性物质

1. 肾毒性药物

(1)抗菌药物:氨基糖苷类(庆大霉素、卡那霉素、阿米卡星、妥布霉素、链霉素)、糖肽类抗生素(多黏菌素、万古霉素)、第一代头孢菌素、两性霉素 B、磺胺类、利福平等。

(2)造影剂:泛碘酸、泛影葡胺等。

(3)肿瘤化疗药物:顺铂、卡铂、甲氨蝶呤、丝裂霉素。

(4)免疫抑制剂:环孢素、他克莫司、青霉胺。

(5)其他药(毒)物:利尿药(右旋糖酐、甘露醇、利尿酸钠)、非甾体抗炎药、麻醉剂(甲氧氟烷、氟甲氧氟烷、安氟醚、安非他命、海洛因等)、中药(含马兜铃酸类、雄黄、斑蝥、蟾酥、生草乌、生白附子等)。

2. 工业毒物

(1)重金属:汞、镉、砷、铀、锂、铋、钡、铅、铂等。

(2)化合物:氰化物、四氯化碳、甲醇、甲苯、乙烯二醇、氯仿、甲酚、甲醛、间苯二酚等。

(3)杀虫剂和除草剂:有机磷、毒鼠强、百草枯等。

3. 生物毒素 蛇毒、蝎毒、青鱼胆毒、蜂毒、黑蜘蛛毒、毒蕈等。

二、肾病综合征病人的护理

肾病综合征(nephrotic syndrome,NS)指以大量蛋白尿、低蛋白血症、水肿和高脂血症为临床表现的一组临床综合征。

【护理评估】

(一)健康史

肾病综合征分为原发性和继发性两大类。原发性肾病综合征指原发于肾脏本身的肾小球疾病,其发病机制为免疫介导性炎症所致的肾损害。继发性肾病综合征指继发于全身性或其他系统疾病的肾损害,如系统性红斑狼疮、糖尿病、过敏性紫癜、乙型肝炎病毒相关性肾炎、多发性骨髓瘤等。

评估时询问病人有无与本病相关的病因,如原发性肾疾病、糖尿病、过敏性紫癜、系统性红斑狼疮等病史。有无感染、劳累等诱发因素;询问肾毒性药物使用情况。

📖 **知识拓展**

不同人群肾病综合征的常见病理类型和病因

1. 儿童

(1)原发性 NS:多为微小病变型肾病。

(2)继发性 NS:多见于过敏性紫癜肾炎、乙型肝炎病毒相关性肾炎、系统性红斑狼疮肾炎。

2. 青少年

(1)原发性 NS:多为系膜增生性肾小球肾炎、微小病变型肾病、局灶性节段性肾小球硬化、系膜毛细血管性肾小球肾炎。

(2)继发性 NS:多见于系统性红斑狼疮肾炎、乙型肝炎病毒相关性肾炎、过敏性紫癜肾炎。

3. 中老年

(1)原发性 NS：多为膜性肾病。

(2)继发性 NS：多见于糖尿病肾病、骨髓瘤性肾病、淋巴瘤或实体肿瘤性肾病。

(二) 临床表现及辅助检查

1. 典型表现

(1)大量蛋白尿：**尿蛋白 >3.5g/d,尿蛋白定性 +++ ~ ++++**。是由于肾小球滤过膜的屏障作用,尤其是电荷屏障受损,肾小球滤过膜对血浆蛋白(**多以白蛋白为主**)的通透性增高,致使原尿中蛋白含量增多,当超过肾小管的重吸收量时,形成大量蛋白尿。

(2)低蛋白血症：**血清白蛋白低于 30g/L**。主要是大量白蛋白自尿中丢失所致。肝代偿性合成血浆蛋白不足、胃肠黏膜水肿致蛋白质摄入与吸收减少等因素可加重低蛋白血症。除血清白蛋白降低外,血中免疫球蛋白和补体、抗凝及纤溶因子、金属结合蛋白等其他蛋白成分也可减少。

(3)水肿：**水肿是本病最突出的体征**,其发生与低蛋白血症所致血浆胶体渗透压明显下降有关。部分病人由于肾灌注不足,激活肾素 - 血管紧张素 - 醛固酮系统,促进水钠潴留。严重水肿者可出现胸腔、腹腔和心包积液。

(4)**高脂血症：以高胆固醇血症最为明显**。其发生与低白蛋白血症刺激肝脏代偿性地合成脂蛋白增加及脂蛋白分解减少有关。甘油三酯、低密度脂蛋白、极低密度脂蛋白及脂蛋白 a 亦增高。

2. 并发症

(1)感染：**为常见的并发症,感染部位以呼吸道、泌尿道、皮肤最多见**。其发生与蛋白质营养不良、免疫功能紊乱及应用糖皮质激素治疗有关。**感染是导致本病复发和疗效不佳的主要原因**。

(2)血栓和栓塞：**以肾静脉血栓最为多见**,此外有肺血管、下肢静脉炎、下腔静脉、冠状血管和脑血管等部位的血栓或栓塞。其发生与有效血容量减少导致血液浓缩、高脂血症导致血液黏稠度增加,以及机体凝血、抗凝血和纤溶系统失衡等因素有关。**血栓形成和栓塞也是直接影响肾病综合征治疗效果和预后的重要因素**。

(3)急性肾衰竭：因水肿导致有效循环血容量减少,肾血流量下降,可诱发肾前性氮质血症,少数可出现急性肾衰竭,其发生可能是肾间质高度水肿压迫肾小管及大量蛋白管型阻塞肾小管,导致肾小管高压,肾小球滤过率骤减所致。

(4)其他：长期高脂血症可引起动脉硬化、冠心病等心血管并发症;长期大量蛋白尿可导致严重的蛋白质营养不足,儿童生长发育迟缓;金属结合蛋白丢失可致体内微量元素铁、锌、铜缺乏;内分泌激素结合蛋白不足可诱发内分泌紊乱(如低 T_3 综合征等)。

3. 其他检查　内生肌酐清除率正常或降低,血肌酐、尿素氮可正常或升高。B 超检查双侧肾脏可正常或缩小。**肾穿刺活组织检查可明确肾小球病变的病理类型,指导治疗及判断预后**。

(三) 治疗要点

治疗原则为抑制免疫与炎症反应、对症治疗及防治并发症。主要治疗措施有应用免疫抑制剂、消除水肿及尿蛋白、防治并发症等。

(四) 心理 - 社会状况

因病程较长,蛋白尿转阴变化慢等易使病人产生焦虑、不安、束手无策等心理反应。因肾上腺皮质激素等药物引起容貌及体型变化,病人会出现悲观、自卑情绪,表现为少言寡语、社交障碍,对工作、学习、人生失去信心。当病情较重或久治不愈，以及反复多次住院时，病人感到害怕和恐惧，担心医疗费难以支付或对治愈失去信心等。

【常见护理诊断 / 合作性问题】

1. 体液过多　与大量蛋白尿致血浆胶体渗透压下降有关。

2. 营养失调：低于机体需要量与大量蛋白尿致血浆蛋白丢失、摄入减少及吸收障碍有关。

3. 有感染的危险　与机体抵抗力下降、应用激素和免疫抑制剂有关。

4. 潜在并发症：血栓与栓塞。

5. 知识缺乏：缺乏疾病相关知识及预防保健知识。

【护理措施】

（一）体液过多

除参见本章第一节体液过多的护理措施外，还应遵医嘱应用下列药物。

1. 抑制免疫及炎症反应药物

（1）糖皮质激素：通过抑制免疫炎症反应、抑制醛固酮和抗利尿激素分泌、影响肾小球基底膜通透性等综合作用而发挥其**利尿、消除尿蛋白**的疗效。

1）常用药物及其使用原则

①起始用量要足：足量有利于诱导疾病缓解。常用泼尼松，剂量 $1mg/(kg·d)$，口服 8 周，必要时延长至 12 周。

②减量要慢：治疗有效病例每 2~3 周减原用量的 10%，当减至 20mg/d 时疾病易复发，更需谨慎。

③维持用药要久：以最小有效剂量（10mg/d）再维持半年左右。**可采取全日量顿服或在维持用药期间两日量隔日顿服，以减少激素副作用**。水肿严重、有肝肾功能损害或泼尼松疗效不佳时，可更换为甲泼尼龙（等剂量）口服或静脉点滴。

2）疗效观察：监测病人血尿、蛋白尿、水肿变化情况，根据病人对激素治疗的反应，分为"激素敏感型"（用药 8~12 周病情缓解）、"激素依赖型"（激素减量到一定程度即复发）和"激素抵抗型"（常规激素治疗无效）。

3）不良反应及处理：**糖皮质激素可引起水钠潴留、上消化道出血、精神症状、继发感染、骨质疏松等副作用，少数病例还可能发生股骨头无菌性坏死**。饭后服用以减少对胃黏膜的刺激；长期用药者应注意补充钙剂和维生素 D，以防骨质疏松；积极预防感染，指导病人做好口腔、皮肤、会阴部的清洁卫生。

（2）细胞毒药物：不作为首选或单独用药，与激素协同治疗"激素依赖型"和"激素抵抗型"病人。常用环磷酰胺，在体内被肝细胞微粒体羟化，代谢产物具有较强的免疫抑制作用，剂量 $2mg/(kg·d)$，分 1 次或 2 次口服；或 200mg 隔日静脉注射。累积量达 6~8g 后停药。主要副作用为骨髓抑制及肝功能损害，并可致脱发、出血性膀胱炎、胃肠道反应及性腺抑制（尤其是男性）。使用时应多饮水，以促进药物从肾排泄，对脱发病人应做好解释，以减少病人的思想顾虑。

（3）环孢素 A：对激素及细胞毒药物治疗无效的难治性肾病综合征病人可试用环孢素 A，属于钙调神经蛋白抑制剂，通过选择性抑制 T 辅助细胞及 T 细胞毒效应细胞而起作用，剂量 $3~5mg/(kg·d)$，分 2 次空腹口服，服 2~3 个月后缓慢减量，疗程至少 1 年。主要副作用有肝肾毒性、高血压、高尿酸血症、多毛及牙龈增生等。亦可用他克莫司。

2. 利尿消肿药物　除常用的氢氯噻嗪、螺内酯、呋塞米等利尿药外，还可应用**提高血浆胶体渗透压药物，如血浆或白蛋白**，与呋塞米合用有明显的利尿效果。静脉输注血浆或白蛋白可提高血浆胶体渗透压从而利尿,但不可输注过多过频,因长时间输注后可导致肾小球高滤过和肾小管高回吸收,加重肾小球和肾小管的损伤。

3. 减少尿蛋白药物　血管紧张素转换酶抑制药(ACEI)和血管紧张素Ⅱ受体阻滞药(ARB)除有效控制高血压外,还可通过降低肾小球内压和直接影响肾小球基膜的通透性,发挥减少蛋白尿的作用。所用药物剂量要比降压剂量大。

(二) 营养失调:低于机体需要量

饮食一般给予正常量的优质蛋白,不主张高蛋白饮食;当肾功能不全时,应根据肾小球滤过率调整蛋白质摄入量。为减轻高脂血症,应少进动物油而多食植物油及富含可溶性纤维(如燕麦及豆类)的饮食。其他护理措施参见本节慢性肾小球肾炎病人营养失调的护理。

(三) 有感染的危险

1. 预防感染

(1)保持环境清洁:保持病房环境清洁,定时开门窗通风换气,定期进行空气消毒,并用消毒药水拖地、擦桌椅,保持室内温度和湿度合适。尽量减少病区的探访人次,限制上呼吸道感染者探访。

(2)预防感染指导:告知病人预防感染的重要性;协助病人加强全身皮肤、口腔黏膜和会阴部护理,防止皮肤和黏膜损伤;指导其加强营养和休息,增强机体抵抗力;遇寒冷季节,注意保暖。

2. 病情观察　监测生命体征,注意体温有无升高。观察有无咳嗽、咳痰、肺部干湿啰音、尿路刺激征、皮肤红肿等感染征象。

(四) 潜在并发症:血栓与栓塞

1. 休息与活动　轻、中度水肿者应适当活动,严重水肿者应卧床休息至水肿消退,但长期卧床会增加血栓形成的概率,因此应保持适度的床上及床旁活动。病情缓解后应逐步增加活动量。

2. 避免血液高凝状态　利尿不宜过猛,以免引起血容量不足;低脂饮食;遵医嘱应用他汀类等药物降低血脂。

3. 遵医嘱应用抗凝药　血清白蛋白低于20g/L,即开始应用抗凝药,常用肝素钠或低分子肝素皮下注射,也可用华法林。抗凝同时辅以抗血小板药,如大量双嘧达莫(300~400mg/d),或小剂量阿司匹林(75~100mg/d)。长期应用应注意有无牙龈出血、皮肤瘀斑等出血现象。

4. 病情观察及处理　本病最易出现肾静脉血栓,亦可见下肢深静脉、肺血管、脑血管、冠状血管等血栓。**一旦出现血栓时,应遵医嘱及早进行溶栓、抗凝治疗。**

(五) 健康教育

1. 疾病知识指导　向病人及其家属介绍本病的特点,**讲解影响进展的因素如感染、劳累、妊娠和应用肾毒性药物等。讲解常见的并发症以及预防方法**,如避免受凉、注意个人卫生以预防感染等;注意休息,避免劳累,同时应适当活动,以免发生肢体血栓等并发症。

2. 饮食指导　向病人解释优质蛋白、低磷、低盐、高热量饮食的重要性,指导病人根据自己的病情选择合适的食物和量。

3. 用药指导与病情监测　向病人讲解按时、规范用药的重要性。介绍用于治疗的各类药物的疗效、不良反应及使用时的注意事项。本病病程长,需定期随访疾病进展,包括尿检查、水肿、血浆蛋白、肾功能等的变化。

扫一扫,
看总结

扫一扫,
测一测

(张志钢)

第四节　慢性肾衰竭病人的护理

📖 导入情景

　　张先生,48 岁。近 2 周来无明显诱因出现乏力、厌食,伴有恶心、腹胀,在当地社区诊所诊治,症状未见好转反而加重,今天来本院就诊以"慢性肾炎"收入院。自诉 6 年前无明显诱因出现晨起眼睑水肿,无明显其他症状,当时查血压 150/94mmHg,因工作忙未及时正规治疗。此后眼睑水肿间断出现,时轻时重,有时下肢也出现水肿。近 2 年来,出现夜尿增多,仍未规律诊治。

　　工作任务:

　　1. 病人目前的主要护理问题有哪些?

　　2. 指导病人避免加重病情的诱因。

　　3. 指导病人学会病情监测的方法。

　　慢性肾衰竭(chronic renal failure,CRF)简称慢性肾衰,指各种慢性肾脏病持续进展引起肾功能损害,出现以代谢产物潴留,水、电解质、酸碱平衡紊乱和全身各系统损害为主要表现的临床综合征。

📖 知识拓展

慢性肾脏病（CKD）

　　各种原因引起的慢性肾脏结构和功能异常 ≥ 3 个月,包括出现肾脏损伤性标志(白蛋白尿、尿沉渣异常、肾小管相关病变、组织学检查异常和影像学检查异常)或有肾移植病史,伴或不伴有肾小球滤过率(GFR)下降;或不明原因的 GFR 下降[<60ml/(min·1.73m^2)] ≥ 3 个月,即为 CKD。

　　CKD 的易患因素主要有 CKD 家族史、糖尿病、高血压、肥胖 - 代谢综合征、高蛋白饮食、高脂血症、高尿酸血症、自身免疫性疾病、尿路感染或全身感染、肝炎病毒感染、泌尿系结石、尿道梗阻、泌尿系或全身肿瘤、应用肾毒性药物史、心血管病、贫血、吸烟、出生时低体重等。早期发现和早期干预可以显著的降低 CKD 病人的并发症,明显的提高生存率,对于 CKD 的治疗,包括原发病的治疗,各种危险因素的处理以及延缓慢性肾功能不全的进展。

　　目前国际公认的慢性肾脏病分期,依据肾脏病预后质量倡议(K/DOQI)制定的指南,根据 GFR 将 CKD 分为 1~5 期(表 5-1)。

表 5-1　K/DOQI 对慢性肾脏病的分期及建议

分期	特征	GFR/（ml·min^{-1}·1.73m^{-2}）	防治目标 - 措施
1	GFR 正常或升高	≥ 90	CKD 病因诊治,缓解症状; 保护肾功能,延缓 CKD 进展
2	GFR 轻度降低	60~89	评估、延缓 CKD 进展 降低 CVD(心血管病)风险
3a	GFR 轻度到中度降低	45~59	延缓 CKD 进展
3b	GFR 中度到重度降低	30~44	评估、治疗并发症

续表

分期	特征	GFR/(ml · min^{-1} · 1.73m^{-2})	防治目标-措施
4	GFR 重度降低	15~29	综合治疗;肾脏替代治疗准备
5	终末期肾脏病(ESRD)	<15 或透析	适时肾脏替代治疗

急性肾衰竭病人的护理(拓展阅读)

慢性肾衰竭发病机制尚未完全明了,主要与以下因素有关。

1. 慢性肾衰竭进展机制　①残余肾单位的肾小球出现高灌注和高滤过是导致肾小球硬化和残余肾单位功能进一步丧失的重要原因。②残余肾单位肾小管高代谢状况,是肾小管萎缩、间质纤维化和肾单位进行性损害的重要原因之一。③肾组织上皮细胞转化为肌成纤维细胞,也在肾小球硬化和间质纤维化中起重要作用。

2. 尿毒症症状的发生机制　①肾脏排泄和代谢功能下降,导致水、电解质和酸碱平衡失调。②尿毒症毒素(如尿素、胍类、胺类、酚类等小分子毒素及甲状旁腺激素等中分子物质等)的毒性作用。③肾脏内分泌功能障碍,如促红细胞生成素(EPO)分泌减少引起肾性贫血、骨化三醇产生不足导致肾性骨病。

【护理评估】

(一) 健康史

1. 病因　主要是各种慢性肾脏病。①**原发性肾脏疾病:是最常见原因,以慢性肾小球肾炎最常见**。其次为慢性肾盂肾炎、梗阻性肾病等。②继发性肾脏疾病:如**糖尿病肾病、高血压肾小动脉硬化、**狼疮性肾病、过敏性紫癜、痛风及各种药物和重金属所致的肾病。

2. 诱因　慢性肾衰竭进展缓慢,但在一些诱因下可急性加重。

(1)引起慢性肾衰竭持续进展的危险因素:①高血糖;②高血压;③蛋白尿;④低蛋白血症;⑤吸烟等。

(2)引起慢性肾衰竭急性加重的危险因素:①累及肾脏的疾病复发或加重;②有效循环血容量不足;③肾脏灌注急剧减少(如肾动脉狭窄病人应用 ACEI、ARB 等药物);④严重高血压未有效控制;⑤使用肾毒性药物;⑥尿路梗阻;⑦其他,如严重感染、其他器官功能衰竭等。

评估时详细询问病人的起病情况、病情进展及病程长短,是否患肾脏疾病或泌尿道疾病,有无高血压、糖尿病、系统性红斑狼疮、关节炎等,有无家族肾脏病史,既往用药情况等。

(二) 临床表现

慢性肾衰竭起病隐匿,早期常无明显临床症状或症状不典型,当发展至肾衰竭失代偿期时才出现明显症状,尿毒症时出现全身多个系统的功能紊乱。

1. 毒性代谢产物潴留所致的全身各系统损害表现

(1)消化系统表现:**食欲不振是最常见和最早期的表现**,还可表现为恶心、呕吐、腹胀、腹泻,晚期病人呼出气体中有尿味,口腔炎、口腔黏膜溃疡、消化道黏膜糜烂、溃疡以及上消化道出血也很常见。

(2)心血管系统表现:心血管病变是肾衰竭常见并发症和**最主要的死亡原因**。

1)高血压和左心室肥大:主要由于水钠潴留引起,也与肾素-血管紧张素-醛固酮系统(RAAS)功能紊乱、血管舒张因子分泌减少有关。多数病人存在不同程度的高血压,引起动脉硬化、左心室肥大和心力衰竭,并加重肾损害。

2)心力衰竭:**其发生大多与水钠潴留、高血压有关,是慢性肾衰竭最常见的死亡原因之一**,尿毒症期患病率达 65%~70%。

3)心包炎与心肌病:心包炎主要与尿毒症毒素、水电解质紊乱、感染、出血等因素有关,轻者可无症状,典型者表现为胸痛,且在卧位、深呼吸时加重,有心包积液体征,严重者可发生心脏压塞。尿毒症毒素及贫血可致心肌病发生。

4)动脉粥样硬化:与高血压、脂质代谢紊乱、钙磷代谢紊乱引起血管钙化等因素有关,动脉粥样硬化常发展迅速,引起冠状动脉、脑动脉和全身周围动脉粥样硬化,也是主要的致死因素。

(3)呼吸系统表现:体液过多、酸中毒、心力衰竭引起肺水肿或胸腔积液时,出现气促、气短,若发生**酸中毒,可表现为深而长的呼吸**。部分病人发生尿毒症性胸膜炎或胸腔积液。

(4)血液系统表现:**有肾性贫血和出血倾向。多数病人有轻至中度贫血,主要原因是由于肾脏促红细胞生成素减少所致,故称为肾性贫血**,其他原因包括铁摄入不足、叶酸缺乏、营养不良、红细胞寿命缩短、慢性失血、感染等;晚期慢性肾衰竭有出血倾向,与血小板功能障碍以及凝血因子减少等有关。常表现为皮肤或黏膜出血点、瘀斑、鼻出血、月经过多等,重者出现消化道出血、颅内出血。

(5)神经、肌肉系统表现:中枢神经系统异常称为尿毒症脑病,早期表现为疲乏、失眠、注意力不集中等,后期可出现性格改变、抑郁、记忆力下降、定向力障碍、谵妄、幻觉、昏迷等。周围神经病变多见于晚期病人,可出现肢体麻木、疼痛,深反射消失,并可有神经肌肉兴奋性升高(如肌肉震颤、痉挛、不宁腿综合征等)。或肌无力、肌肉萎缩等。

(6)内分泌功能失调:除肾脏产生的内分泌激素异常外,出现多种内分泌功能紊乱,如雌激素、雄激素水平下降、催乳素、黄体生成素水平升高等,导致女性闭经、不孕,男性阳痿、不育等。部分病人出现继发性甲状旁腺功能亢进,约 1/4 病人有轻度甲状腺功能低下引起基础代谢率下降。

(7)皮肤表现:皮肤干燥、瘙痒是慢性肾衰竭最常见症状之一,与继发性甲状旁腺功能亢进导致钙盐异位沉积于皮肤和末梢神经以及尿素沉积于皮肤等因素有关。皮肤干燥伴有脱屑。尿毒症病人因贫血出现面色苍白或色素沉着异常呈黄褐色,为尿毒症病人特征性面容。

(8)肾性骨营养不良症:简称肾性骨病,可出现纤维囊性骨炎、骨软化症、骨质疏松症和骨硬化症,但有症状者少见。肾性骨病的发生与活性维生素 D 不足、继发性甲状腺旁腺功能亢进等有关。

(9)感染:感染是慢性肾衰竭主要死因之一,其发生与机体免疫功能低下、白细胞功能异常、淋巴细胞减少和功能障碍等有关。常见肺部感染、尿路感染和皮肤等部位感染。

2. 水、电解质和酸碱平衡失调的表现

(1)脱水或水肿:早期因多尿、呕吐、腹泻等可引起脱水。晚期则少尿、无尿引起水肿,严重时引起肺水肿、脑水肿等。

(2)钾平衡失调:高钾或低钾血症。**少尿、无尿、使用保钾利尿药、酸中毒、输库存血可引起高血钾,导致心动过缓、心律不齐甚至突发心搏骤停**。频繁呕吐、腹泻、过量使用排钾利尿药则可引起低血钾。

(3)钠平衡失调:高钠或低钠血症。如摄入钠盐过多,可引起高钠血症,加重水肿、高血压的发生。病人水肿时,常有稀释性低钠血症。

(4)钙、磷平衡失调:低钙血症和高磷血症可引起继发性甲状旁腺功能亢进致肾性骨病等。低血钙可引起抽搐、痉挛。

(5)高镁血症:当 GFR<20 ml/min,因肾排镁减少,可引起高镁血症。

(6)代谢性酸中毒:病人有不同程度的代谢性酸中毒,可出现食欲不振、软弱无力、呼吸深长,重者可有血压下降、心力衰竭、昏迷等。

3. 糖、脂肪、蛋白质代谢障碍 可表现为糖耐量减低和低血糖、高脂血症(高甘油三酯血症为主)、蛋白质营养不良和血清白蛋白水平降低等。

(三) 辅助检查

1. 血液检查　红细胞计数下降,血红蛋白浓度降低;白细胞计数可升高或降低;血清白蛋白降低,血钙降低,血磷增高,血钾和血钠可增高或降低;有代谢性酸中毒等。

2. 尿液检查　可见红细胞、白细胞、颗粒管型和蜡样管型;夜尿增多,尿渗透压下降。

3. 肾功能检查　**血肌酐、血尿素氮水平升高,内生肌酐清除率降低。**

4. 影像学检查　B超、X线平片、CT等示双肾缩小。

(四) 治疗要点

治疗原则为治疗原发病,避免和消除诱发因素,保护肾功能,减少并发症。治疗措施在慢性肾衰竭不同时期治疗不同。肾功能代偿期应积极治疗原发病,防止肾功能进一步恶化;肾功能失代偿期除治疗原发病外,应避免或去除加重肾衰竭的诱因,保护残存的肾功能;肾衰竭期应调节饮食,纠正水、电解质、酸碱平衡失调及对症处理;尿毒症期进行透析疗法或肾移植。

📖 **知识拓展**

肾 脏 移 植

器官移植被誉为21世纪医学之巅,在临床器官移植领域中,位居首位的始终是肾移植,其特点是起步早、发展快和疗效好。1954年,美国外科医师J.Murray完成了世界上首例单卵孪生兄弟间的活体肾移植,开创了器官移植的先河,由此揭开了人类实体器官移植临床应用的序幕。1960年,吴阶平教授完成了我国首例尸体肾移植;1972年广州中山大学附属第一医院与北京友谊医院合作,成功实施了我国首例亲属活体肾移植。经过半个多世纪的发展,肾移植技术日臻成熟,如今已成为临床终末期肾病最为有效的治疗手段。

(五) 心理 - 社会状况

当病人被确诊为慢性肾衰竭时往往不能接受现实,情绪波动比较大,易出现震惊、否认、伤感、退缩等心理问题。长期住院病人,由于疾病反复,迁延不愈,易出现焦虑、抑郁、悲伤、恐惧等心理反应。并发症出现后,病人容易对治疗失去信心,产生悲观、绝望的心理反应。应评估家庭、单位、社区对病人心理、生活、经济方面的支持度。

【常见护理诊断 / 合作性问题】

1. 营养失调:低于机体需要量　与食欲减退、消化吸收功能紊乱、长期限制蛋白质摄入等因素有关。

2. 活动无耐力　与心脏病变、贫血、水、电解质和酸碱平衡紊乱等因素有关。

3. 有感染的危险　与机体免疫功能低下、白细胞功能异常、透析有关。

> 🏃 边学边练
> 实训20　慢性肾小球肾炎及慢性肾衰竭病人的护理

4. 潜在并发症:水、电解质、酸碱平衡失调。

5. 知识缺乏:缺乏疾病相关知识及预防保健知识。

【护理措施】

(一) 营养失调:低于机体需要量

1. 饮食　饮食在慢性肾衰竭的治疗中具有重要意义,因为合理的营养膳食调配不仅能减少体内氮代谢产物的积聚及体内蛋白质的分解,维持氮平衡,还能在维持营养,增强机体抵抗力,延缓病情发展,提高生存率等方面发挥重要作用。

(1)蛋白质:慢性肾衰竭病人应限制蛋白质的摄入,且饮食中 50% 以上的蛋白质为优质蛋白,如鸡蛋、牛奶、瘦肉等,由于植物蛋白中含非必需氨基酸多,因此应尽量减少摄入,如花生、豆类及其制品。**具体摄入量应根据病人的 GFR 来调整:**①非糖尿病肾病病人,当 $GFR \geq 60ml/(min \cdot 1.73m^2)$ 时,蛋白质摄入量为 $0.8g/(kg \cdot d)$;当 $GFR<60ml/(min \cdot 1.73m^2)$ 时,蛋白质摄入量为 $0.6g/(kg \cdot d)$;当 $GFR<25ml/(min \cdot 1.73m^2)$ 时,蛋白质摄入量为 $0.4g/(kg \cdot d)$。②糖尿病肾病病人,从出现蛋白尿起,蛋白质摄入量应控制在 $0.8g/(kg \cdot d)$ 以内;当出现 GFR 下降后,蛋白质摄入量减至 $0.6g/(kg \cdot d)$ 以内。血液透析者,蛋白质摄入量为 $1.0~1.2g/(kg \cdot d)$;腹膜透析者为 $1.2~1.3g/(kg \cdot d)$。

(2)热量:供给病人足够的热量,以减少体内蛋白质的消耗。**一般每天供应的热量为 126~147kJ/kg(30~35kcal/kg)**,主要由碳水化合物和脂肪供给。可选用热量高、蛋白质含量低的食物,如麦淀粉、藕粉、薯类、粉丝等。**同时供给富含维生素 C 和 B 族维生素的食物。**对已开始透析的病人,应改为透析饮食。因恶心、呕吐无法从口进食者,遵医嘱静脉输入葡萄糖。

(3)改善病人食欲:适当增加活动量,加强口腔护理,提供整洁、舒适的进食环境,提供色、香、味俱全的食物,烹调时可加用醋、番茄汁、柠檬汁等调料以增强病人食欲。少量多餐。

2. 遵医嘱用药　必需氨基酸(EAA)、α- 酮酸主要用于低蛋白饮食的肾衰竭病人和蛋白质营养不良问题难以解决的病人,**当病人蛋白质摄入低于 $0.6g/(kg \cdot d)$ 时应补充必需氨基酸或 α- 酮酸。以 8 种必需氨基酸配合低蛋白、高热量的饮食治疗尿毒症,可使病人达到正氮平衡,并改善症状。**必需氨基酸有口服制剂和静脉滴注剂,成人用量为 $0.1~0.2g/(kg \cdot d)$,能口服者以口服为宜。静脉输入时应注意输液速度。若有恶心、呕吐,应及时减慢输液速度,同时可给予止吐剂。切勿在氨基酸内加入其他药物以免引起不良反应。α- 酮酸用量为 $0.1~0.2g/(kg \cdot d)$,口服。高钙血症者慎用,需定期监测血钙浓度。

3. 监测肾功能和营养状况　定期监测病人的体重变化、血尿素氮、血肌酐、血清白蛋白和血红蛋白水平等,以了解其营养状况。

(二)活动无耐力

1. 评估活动的耐受情况　评估病人活动时有无疲劳、胸痛、呼吸困难、头晕,了解病人对活动的耐受情况,以指导病人控制适当的活动量。

2. 休息与活动　慢性肾衰竭病人应卧床休息,避免过度劳累。休息与活动的量视病情而定:①病情较重或心力衰竭者,应绝对卧床休息,并提供安静的休息环境,协助病人做好各项生活护理。②能起床活动的病人,应鼓励其适当活动,如室内散步、在力所能及的情况下自理生活等,但应避免过劳或受凉。活动时要有人陪伴,以不出现心慌、气喘、疲乏为宜。一旦有不适症状,应暂停活动,卧床休息。③贫血严重者应卧床休息,并告诉病人坐起、下床时动作宜缓慢,以免发生头晕。有出血倾向者活动时应注意安全,避免皮肤黏膜受损。④长期卧床病人应指导或帮助其进行适当的床上活动,如屈伸肢体、按摩四肢肌肉等,指导其家属定时为病人进行被动的肢体活动,避免发生静脉血栓或肌肉萎缩。

3. 遵医嘱用药　积极纠正病人的贫血,应用促红细胞生成素(EPO),每次皮下注射应更换注射部位,治疗期间注意严格控制血压。观察药物疗效,观察有无高血压、头痛、血管栓塞、肌病或流感样症状、癫痫、高血压脑病等不良反应。每月定期监测血红蛋白和血细胞比容等。遵医嘱应用降压药、强心药等。

(三) 有感染的危险

1. 监测感染征象　监测病人有无体温升高。**慢性肾衰竭病人基础代谢率较低,体温>37.5℃时即提示存在感染**。注意有无寒战、疲乏无力、食欲下降、咳嗽、咳痰、肺部湿啰音、尿路刺激征、白细胞计数升高等。准确留取各种标本如痰液、尿液、血液等送检。

2. 预防感染　采取切实可行的措施,预防感染的发生。具体措施如下:①有条件时将病人安置在单人房间,病室定期通风并消毒空气。②各项检查治疗严格无菌操作,避免不必要的侵入性治疗与检查,特别注意有无留置静脉导管和留置尿管等部位的感染。③加强生活护理,尤其是口腔及会阴部皮肤的卫生。卧床病人应定期翻身,指导有效咳痰。④病人应尽量避免去人多聚集的公共场所。⑤接受血液透析的病人,其乙型肝炎和丙型肝炎的发生率明显高于正常人群,可为其接种乙肝疫苗,并尽量减少输注血液制品。

3. 遵医嘱用药　合理使用对肾无毒性或毒性低的抗生素,并观察药物的疗效和不良反应。

(四) 潜在并发症:水、电解质、酸碱平衡失调

1. 休息与体位　应绝对卧床休息以减轻肾脏负担。下肢水肿者抬高下肢促进血液回流。

2. **维持和监测水平衡**　坚持"量出为入"的原则。严格记录24h出入液量,同时将出入量的记录方法、内容告诉病人,以便得到病人的充分配合。具体参见本章第一节肾性水肿体液过多的护理措施。

严密观察病人有无体液过多的表现,出现以下征象,应怀疑体液过多:①皮下水肿;②体重每天增加0.5kg以上;③血清钠浓度偏低且失盐;④胸部X线显示肺充血征象;⑤出现心率快、呼吸急促和血压升高,无感染征象。

3. **监测并及时处理电解质、酸碱平衡失调**　①**监测血清钾、钠、钙等电解质的变化**,若发现异常应及时通知医生处理。②**密切观察有无高血钾征象**,如脉律不齐、肌无力、心电图改变。血钾高者应限制钾的摄入,少用或忌用富含钾的食物,如紫菜、菠菜、苋菜、薯类、山药、坚果、香蕉、香菇、榨菜等,及时纠正代谢性酸中毒、禁止输入库存血等。③**限制钠盐**。④密切观察有无**低钙血症征象**,如手指麻木、易激惹、腱反射亢进、抽搐等。若发生低钙血症,可摄入含钙量较高的食物如牛奶,并可遵医嘱使用活性维生素D及钙剂等。

(五) 健康教育

1. 疾病预防指导　早期发现和积极治疗各种可能导致肾损害的疾病,如高血压、糖尿病等;老年、高血脂、肥胖、有肾脏疾病家族史是慢性肾脏病的高危因素,此类人群应定期检查肾功能。已有肾脏基础病变者,注意避免加速肾功能减退的各种因素,如血容量不足、肾毒性药物的使用、尿路梗阻等。

2. 疾病知识指导　向病人及家属讲解慢性肾衰竭的基本知识,使其理解本病虽然预后较差,但只要坚持积极治疗,消除或避免加重病情的各种因素,可以延缓病情进展,提高生存质量。指导病人根据病情和活动耐力进行适当的活动,以增强机体抵抗力,但需避免劳累,做好防寒保暖。注意个人卫生,注意室内空气清洁,经常开窗通风,但避免对流风。避免与呼吸道感染者接触,尽量避免去公共场所。指导家属关心,照料病人,给病人以情感支持,使病人保持稳定积极的心理状态。

3. 饮食指导　指导病人严格遵从慢性肾衰竭的饮食原则,强调合理饮食对治疗本病的重要性。教会病人在保证足够热量供给、限制蛋白质摄入的前提下,选择适合自己病情的食物品种及数量。指导病人在血压升高、水肿、少尿时,应严格限制水钠摄入。口渴时可采用漱口、含小冰块、嚼口香糖

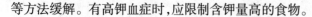

扫一扫,
看总结

扫一扫,
测一测

等方法缓解。有高钾血症时,应限制含钾量高的食物。

4. 病情监测指导 ①指导病人准确记录每天的尿量和体重。②指导病人掌握自我监测血压的方法,每天定时测量,确保用药期间血压控制目标为:尿蛋白 >1.0g/d 时,血压 <125/75 mmHg;尿蛋白 <1.0g/d 时,血压 <130/80mmHg。③监测体温变化。④定期复查血常规、肾功能、血清电解质等。⑤及时就医的指征:如出现体重迅速增加超过 2kg、水肿、血压显著增高、气促加剧或呼吸困难、发热、乏力或虚弱感加重、嗜睡或意识障碍时,需及时就诊。

5. 治疗指导 遵医嘱用药,避免使用肾毒性药物,不要自行用药;向病人解释有计划地使用血管以及尽量保护前臂、肘等部位的大静脉,对于日后进行血液透析治疗的重要性,使病人理解并配合治疗;已行血液透析者应指导其保护好动静脉瘘管,腹膜透析者保护好腹膜透析管道。

(张志钢)

附:透析病人的护理

一、血液透析

血液透析(hemodialysis,HD)简称血透,又称“人工肾”,是最常用的血液净化方法之一,是将病人血液与含一定化学成分的透析液分别引入透析器内透析膜的两侧进行溶质交换,快速纠正肾衰竭时产生的高尿素氮、高肌酐、高血钾、高血磷、酸中毒等代谢紊乱;同时,通过透析膜两侧的跨膜压力达到清除水分的目的。

【透析装置】

透析装置主要包括透析器、透析液、透析机与供水系统等(图 5-6)。

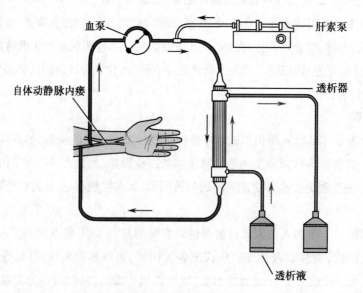

图 5-6 血液透析示意图

1. 透析器 即“人工肾”,是血液透析溶质交换的场所,由半透膜和支撑材料组成。透析膜是透析器的关键部分,膜的面积、厚度、孔径大小及表面电荷均会影响透析的效果。

2. 透析液 目前最常使用的是碳酸氢盐缓冲液,并含 Na^+、K^+、Ca^{2+}、Mg^{2+}、Cl^- 及葡萄糖等,各种电解质与血液中的正常浓度相近,渗透压与细胞外液相似。

3. 透析机与透析用水　目前最好的透析用水是反渗水,无离子、无有机物、无菌,用于稀释浓缩透析液。透析机按一定比例稀释浓缩的透析液达到生理要求,按设定温度和流量供应透析液,通过调节透析液一侧的负压实现预定脱水量,用血泵维持血流量,用肝素泵调节肝素用量。同时,透析机对以上各项功能的参数具有相应的监测功能。

血液透析时血液经血管通路(动脉端)进入体外循环,在血泵的推动下进入透析器,与透析液发生溶质交换后再经血管通路(静脉端)回到体内。

【适应证与相对禁忌证】

1. 适应证

(1)急性肾损伤:严重高钾血症、严重代谢性酸中毒、容量负荷过重且对利尿药治疗无效者。

(2)慢性肾衰竭:非糖尿病肾病 GFR<10ml/(min·1.73m^2),糖尿病肾病 GFR<15ml/(min·1.73m^2)。

(3)急性药物或毒物中毒:凡分子量小、水溶性高、与组织蛋白结合率低、能通过透析膜析出的药物或毒物所致的中毒,可采取透析治疗。如巴比妥类、砷、汞、有机磷、四氯化碳等中毒。

(4)其他疾病:如严重的水、电解质及酸碱平衡紊乱,常规治疗难以纠正者。

2. 相对禁忌证　血液透析无绝对禁忌证,相对禁忌证有:颅内出血或颅内压升高,药物难以纠正的严重休克、心力衰竭、心律失常、极度衰竭,活动性出血以及精神障碍不合作者。

【血管通路】

血管通路又称血液通路,指将血液从人体内引出至透析器,进行透析后再返回到体内的通道。血管通路是进行血液透析的必备条件,所以又被称为血液透析病人的生命线。血管通路可分为临时性和永久性两类。临时性血管通路用于紧急透析和长期维持性透析内瘘未形成时,主要为中心静脉留置导管。永久性血管通路包括自体动静脉内瘘(桡动脉或肱动脉与头静脉或贵要静脉吻合)和人造血管内瘘。

血液透析的原理和过程(动画)

【血液透析病人的护理】

1. 透析前护理　①向病人介绍透析的有关知识,消除病人的恐惧心理,取得其配合。②评估病人的一般情况,包括生命体征、有无水肿、体重增长情况、全身健康状况、有无出血倾向。评估病人的干体重,干体重指病人没有水钠潴留也没有脱水时的体重。③了解病人的透析方法、透析次数、透析时间及抗凝剂应用情况。检查病人的血管通路是否通畅,局部有无感染、渗血、渗液等,中心静脉留置导管病人的导管是否固定完好。④透析前取血标本送检,及时观察相关监测指标。

2. 透析过程观察及常见并发症的处理　透析过程中,严密观察病人生命体征及透析的各项监测指标是否正常,及时发现病人的不适或透析并发症、监护系统的报警、机器故障等,以及时处理。透析过程常见并发症及其预防和处理如下。

(1)低血压:透析中低血压指透析过程中收缩压下降 ≥ 20mmHg,平均动脉压下降 >10mmHg。常见于老年、女性病人,是血液透析常见并发症之一。病人可出现恶心、呕吐、胸闷、面色苍白、出冷汗、头晕、心悸,甚至一过性意识丧失等。应立即减慢血流速度,在血管通路输注生理盐水、高渗葡萄糖溶液、20% 甘露醇、白蛋白或血浆。监测血压变化,必要时加用升压药,若血压仍不能回升,需停止透析。

(2)失衡综合征:指透析中或透析结束后不久出现的以神经精神症状为主的临床综合征,多发生于严重高尿素氮血症的病人接受透析治疗之初。发生原因是透析时血尿素等溶质清除过快,使细胞内、外渗透压失衡,引起脑水肿。轻者表现为头痛、恶心、呕吐、躁动,重者表现为抽搐、昏迷等。应注意最初几次透析时间应适当缩短,控制在 2~3h。轻者减慢血流速度、吸氧,遵医嘱静脉输注高渗葡萄糖溶液、高渗盐水,严重者立即终止透析,静脉滴注甘露醇并进行相应抢救。

(3)透析器反应:因使用新透析器产生的一组症状,又称为首次使用综合征。常于第一次透析开始 1h 内左右发生,病人畏寒不适、发热、头晕、头痛、恶心、呕吐、皮肤瘙痒及腹痛等,重者可发生呼吸困难,甚至休克、死亡。主要由于内毒素进入体内引起。应严格无菌操作,做好透析前后器械及透析器的消毒。一旦出现透析器反应,需立即停止透析,并遵医嘱使用异丙嗪、糖皮质激素、肾上腺素等控制症状。

(4)肌肉痉挛:多出现在透析中后期,主要表现为足部肌肉、腓肠肌痉挛性疼痛。常见原因包括低血压、低血容量及电解质紊乱、超滤速度过快等。需降低超滤速度,快速输入生理盐水 100~200ml,或输入高渗葡萄糖溶液等进行处理。

(5)其他:如心律失常、栓塞(如空气栓塞、血栓栓塞)、溶血、出血、发热、透析器破膜、体外循环凝血等。

3. 透析后护理 ①透析结束时测生命体征、体重,留取血标本作生化检查,了解透析效果。②拔除导管,压迫止血,压迫时间一般 10~15min,动脉穿刺压迫止血时间要充分,一般 30min。③询问病人有无头晕、出冷汗等不适,如病人透析后血压下降,应卧床休息或补充血容量。④与病人约定下次透析时间,**一般每周透析 3 次**。

【健康指导】

1. 血液透析知识指导 帮助病人逐步适应以透析治疗替代自身肾脏工作所带来的生理功能的变化,学会配合治疗要求,增强治疗依从性,促进病人回归社会。告诉病人定期透析、定期监测的重要性。指导病人学会定期监测相关指标(表 5-2),并记录每天尿量、体重、血压情况,保持大便通畅。帮助病人建立健康生活方式,如戒烟戒酒、生活规律。鼓励病人适当运动锻炼,参与社会活动和力所能及的工作。

表 5-2 血液透析病人监测指标及频率

指标	频率
血常规、肾功能、肝功能、血电解质	每月 1 次
血糖、血脂	每 1~3 个月 1 次
铁代谢指标、血 iPTH、营养状况	每 3 个月 1 次
乙肝、丙肝、梅毒、HIV 血清学指标	透析 <6 个月者,每 1~3 个月 1 次 透析 ≥ 6 个月者,每 6 个月 1 次
心血管结构和功能(心电图、心脏彩色超声、周围血管彩色超声检查)	每 6~12 个月 1 次

注:血 iPTH:血全段甲状旁腺激素。

2. 血管通路护理指导 ①教会病人每天判断内瘘是否通畅,可用手触摸吻合口的静脉端,若扪及震颤,则提示通畅。②保持内瘘局部皮肤清洁,每次透析前清洁手臂。③透析结束当天保持穿刺部位清洁干燥,避免弄湿。④避免内瘘侧肢体受压、负重、戴手表,勿穿紧袖衣服;注意睡姿,避免压迫内瘘侧肢体;避免肢体暴露于过冷过热的环境。⑤注意保护内瘘,避免碰撞等外伤,以延长其使用期。

3. 饮食指导 血液透析病人的营养问题极为重要,营养状况直接影响病人的长期存活及生存质量的改善,因此要加强饮食指导,使病人合理调配饮食。

(1) 热量:透析病人能量供给一般为 147kJ/(kg·d),即 35 kcal/(kg·d),其中碳水化合物占 60%~65%,以多糖为主;脂肪占 35%~40%。

(2) 蛋白质:摄入量为 1.0~1.2g/(kg·d),其中 50% 以上为优质蛋白。

(3) 控制液体摄入:两次透析之间,体重增加不超过 5% 或每天体重增加不超过 1kg。每天饮水量一般以前 1d 尿量加 500ml 水计算。

(4) 限制钠、钾、磷的摄入:给予低盐饮食,食盐摄入一般控制在 2~3g/d,严重高血压、水肿或水钠潴留、无尿时食盐摄入应 <2g/d。慎食含钾高的食物,如蘑菇、海带、豆类、莲子、卷心菜、榨菜、香蕉、橘子等。磷的摄入量应控制在 800~1 000mg/d,避免含磷高的食物,如全麦面包、动物内脏、干豆类、坚果类、奶粉、乳酪、蛋黄、巧克力等。烹调前先将食物浸泡、过沸水后捞出,可去除食物中的部分钾和磷。

(5) 维生素和矿物质:透析时水溶性维生素严重丢失,需补充维生素 C、B 族维生素、叶酸等。透析病人每天钙摄入量应达到 2 000mg,除膳食中的钙以外,一般要补充钙制剂(碳酸钙或醋酸钙)和活性维生素 D。

二、腹膜透析

腹膜透析(peritoneal dialysis,PD)简称腹透,是慢性肾衰竭病人最常用的替代疗法之一,指利用腹膜的半透膜性,将适量透析液引入腹腔并停留一段时间,借助腹膜毛细血管内血液及腹腔内透析液中的溶质浓度梯度和渗透梯度进行水和溶质交换,以清除积蓄的代谢废物,纠正水、电解质、酸碱平衡紊乱。腹膜透析方式包括:持续非卧床腹膜透析(CAPD)、间歇性腹膜透析(IPD)、持续循环腹膜透析(CCPD)、夜间间歇性腹膜透析(NIPD)、潮式腹膜透析(TPD)和自动腹膜透析(APD)等。目前以双连袋可弃式 Y 形管道系统(简称双连系统)的持续非卧床腹膜透析在临床应用最广(图 5-7)。

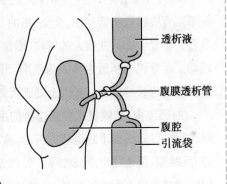

图 5-7 腹膜透析示意图

腹膜透析操作
(视频)

【设备及材料】

1. 腹膜透析管 采用硅胶管,具有质地柔软、可弯曲、组织相容性好的特点。临床常用的腹膜透析管类型包括 Tenkhoff 直管、Tenkhoff 曲管、鹅颈式腹膜透析管等。Tenkhoff 直管应用最广泛,管长约 42cm,管外径 4.6mm,内径 2.6mm,由腹腔内段、皮下隧道段和腹部皮肤外段三部分组成。

2. 腹膜透析液 **主要有渗透剂、缓冲液、电解质三种成分。** 渗透剂常采用葡萄糖,以维持腹透液的高渗透压。缓冲液常采用乳酸盐,用于纠正酸中毒。电解质的组成和浓度与正常血浆相近。腹透液应无菌、无毒、无致热原,可根据病情适当加入药物,如抗生素、肝素等。

【适应证和禁忌证】

1. 适应证 同血液透析。如有下列情况更适合腹膜透析:老年人、幼儿、儿童,原有心、脑血管疾病或心血管系统功能不稳定、血管条件差或反复血管造瘘失败、凝血功能障碍以及有明显出血倾向。

2. 禁忌证

(1) 绝对禁忌证:腹膜有严重缺损者,各种腹部病变导致腹膜的超滤和溶质转运功能降低。

(2) 相对禁忌证:腹腔内有新鲜异物;腹部手术 3d 内,腹腔置有外科引流管;腹腔有局限性炎性病灶;肠梗阻;椎间盘疾病;严重全身性血管病变致腹膜滤过功能降低;晚期妊娠、腹内巨大肿瘤、巨大多囊肾;慢性阻塞性肺疾病;硬化性腹膜炎;不合作者或精神病病人;横膈有裂孔;过度肥胖或严重营养不良、高分解代谢等。

【腹膜透析的护理】

1. 透析前护理

(1) 饮食:腹膜透析可致体内大量蛋白质及其他营养成分丢失,故应通过饮食补充。要求病人蛋白质的摄入量为 1.2~1.3g/(kg·d),其中 50% 以上为优质蛋白。热量摄入为 147kJ/(kg·d),即 35kcal/(kg·d)。水的摄入应根据每天的出量而定,每天水分摄入量 =500ml+ 前一天尿量 + 前一天腹透超滤量,水肿者应严格限水。

(2) 病人准备:向病人及家属解释腹膜透析的目的、过程及注意事项,消除顾虑,取得合作。插管手术前禁食,排空小便。

(3) 物品准备:备齐腹膜透析物品,如腹膜透析管、穿刺插管或手术切开包、Y 形接管、袋装透析液、多头腹带等,并检查腹膜透析液是否清晰。

2. **常见并发症的观察和处理**

(1) 透析液引流不畅:为常见并发症,表现为腹透液流出总量减少、流入和 / 或流出时不通畅。常见原因有腹膜透析管移位、受压、扭曲、纤维蛋白堵塞、大网膜包裹等。处理方法:①行腹部平片了解导管的位置。②改变病人的体位,增加活动。③排空膀胱及通便,必要时服用导泻剂或灌肠,促使肠蠕动。④腹膜透析管内注入尿激酶、肝素、生理盐水、透析液等,去除堵塞透析管的纤维素、血块等。⑤调整透析管的位置。⑥以上处理无效者可重新手术置管。

(2) 腹膜炎:**腹膜炎是腹膜透析的主要并发症**,多由于在腹膜透析操作时接触污染、胃肠道炎症、腹透管出口处或皮下隧道感染引起,**常见病原体为革兰氏阳性球菌**。临床表现为腹痛、发热、腹部压痛、反跳痛、腹透透出液混浊等。处理方法:①密切观察透出液的颜色、性质、量、超滤量,及时留取透出液送常规检查和进行细菌、真菌培养。记录 24h 出入量。②用 2 000ml 透析液连续腹腔冲洗 3 次或 4 次。③腹膜透析液内加入抗生素及肝素,也可全身应用抗生素。④若治疗后感染仍无法控制,应考虑拔除透析管。

(3) 导管出口处感染和隧道感染:常见原因为腹透管出口处未保持清洁、干燥,腹透管腹外段反复、过度牵拉引起局部组织损伤。表现为导管出口周围发红、肿胀、疼痛,甚至伴有脓性分泌物,沿隧道移行处压痛。

处理方法:①出口处局部使用抗生素软膏或清创处理,每天换药。②根据药敏试验使用敏感抗生素,感染严重时采用静脉用药。③继发腹膜炎、难治性皮下隧道感染、局部或全身用药 2 周后仍难以控制感染时考虑拔管。严格遵照操作流程进行导管出口处护理可预防导管出口处和隧道感染。

注意事项:①导管妥善固定,短管末端放入腰带内,避免牵拉。②保持局部清洁干燥。腹透管置入 2 周内暂不沐浴,改为擦身;置入 2 周后沐浴时用人工肛袋保护导管出口及腹外段导管以避免淋湿,采用淋浴,勿盆浴,沐浴后立即更换导管出口敷料。③掌握正确的洗手方法,进行腹透时注意无菌操作。

(4) 腹痛、腹胀:常见原因为腹透液的温度过高或过低、渗透压过高、腹透液流入或流出的速度过快、腹透管置入位置过深、腹膜炎。护理时应注意调节适宜的腹透液温度、渗透压,控制腹透液进出的速度,腹透管置入位置过深时应由置管医生对腹透管进行适当调整,积极治疗腹膜炎。

(5) 其他并发症:如腹膜透析超滤过多引起的脱水、低血压、腹腔出血、腹透管周或腹壁渗漏、营养不良、慢性并发症如肠粘连、腹膜后硬化等。

3. 透析后护理　①透析后封闭透析管,出口盖以无菌敷料。②腹膜透析管出口处敷料每周更换2次,注意出口处皮肤有无红肿,如疑有感染,要加强换药,更换敷料,每天1次。③指导病人保护好伤口及腹膜透析管,防止牵拉和扭曲,防止下腹部剧烈活动、挤压、碰撞等。

> 边学边练
> 实训21　透析病人的护理

📖 知识拓展

其他血液净化技术

1. 血液滤过(hemofiltration,HF)也是一种血液净化技术。它模拟正常人肾小球的滤过原理,以对流的方式清除血液中的水分和尿毒症毒素,是一种比血液透析更接近正常肾小球滤过生理的肾脏替代疗法。目前临床常用的是将血液透析和血液滤过两种治疗模式结合的技术,称为血液透析滤过(hemodiafiltration,HDF)。该技术通过弥散和对流清除尿毒症毒素和多余水分,对中、小分子物质清除率较血液透析和血液滤过更理想。

2. 连续性肾脏替代治疗(continuous renal replacement therapy,CRRT)又称为连续性血液净化,是一种每天连续24h或接近24h进行溶质、水分的缓慢、连续清除的治疗方法,以替代受损的肾脏功能。该疗法具有血流动力学稳定、溶质清除率高、补充液体和胃肠外营养不受限制以及清除炎症介质和细胞因子等特点,应用范围已扩展至各种常见危重疾病的救治中。

(代　莹)

扫一扫,
看总结

扫一扫,
测一测

第六章　血液系统疾病病人的护理

血液系统疾病系指原发（如白血病）或主要累及血液及造血组织的疾病（如缺铁性贫血），简称血液病。血液病的种类较多，其共同特点为外周血中的细胞和血浆成分的病理性改变，机体免疫功能低下及出、凝血机制障碍，还可出现骨髓、肝、脾、淋巴结等器官的病理损害。近年来随着医学的飞速发展，使血液病的诊断和治疗进展很快，如化学治疗、造血干细胞移植、免疫调节剂及单克隆抗体和细胞因子的临床应用等。在配合新技术、新疗法的过程中，血液病的专科护理也得到了很大发展，包括营养支持、心理支持、症状护理（尤其是预防和控制感染、防治出血等）、各种化疗药的配制应用、成分输血护理、特殊治疗导管与设备（如 PICC、输液港）的使用及维护等，对提高疾病缓解率，延长病人生命及改善生活质量发挥了重要作用。

扫一扫，
自学汇

第一节　概　　述

一、血液系统的结构与功能

血液系统由血液与造血组织组成。

血液系统的解剖结构和生理功能(微课)

(一)血液的组成及血细胞的生理功能

1. 血液的组成　　**血液由血细胞和血浆组成**。血液中约 55% 为血浆,血细胞约占 45%,血细胞在血液中所占的容积百分比称为血细胞比容(HCT)。

2. 血细胞　　包括红细胞(RBC)、白细胞(WBC)和血小板(platelet or thrombocyte)。

(1)红细胞:**是血液中数量最多的血细胞**。正常人红细胞的平均寿命为 120d。成熟红细胞呈双凹圆盘形,无细胞核和细胞器,**主要成分为血红蛋白(Hb)**。正常成熟红细胞的主要功能是**运输氧和二氧化碳**。网织红细胞是存在于外周血液中尚未完全成熟的红细胞,**网织红细胞计数是反映骨髓红细胞系造血功能的重要指标,也是判断贫血治疗疗效的早期指标**。

📖 **知识拓展**

红细胞生成

　　骨髓是生成红细胞的唯一场所。造血干细胞首先分化成为红系定向祖细胞,再经过原红细胞、早幼红细胞、中幼红细胞、晚幼红细胞及网织红细胞的阶段,成为成熟红细胞。在红细胞成熟过程中,需要有足够的蛋白质、铁、叶酸及维生素 B_{12} 的供应。蛋白质和铁是合成血红蛋白的重要原料,而叶酸和维生素 B_{12} 是红细胞成熟所必需的物质。红细胞的生成还受促红细胞生成素和雄激素的调节。

---

(2)**白细胞**:白细胞具有变形、趋化、游走与吞噬等生理特性,参与机体的防御功能。**当白细胞数量减少时,易诱发感染**。白细胞包括中性粒细胞、嗜酸性粒细胞、嗜碱性粒细胞、单核细胞及淋巴细胞 5 种,前三种又称为粒细胞。

1)粒细胞

①**中性粒细胞:数量最多**,其功能是吞噬异物尤其是细菌(特别是急性化脓性细菌),**具有杀菌或抑菌作用**,是机体抵抗细菌入侵的第一道防线。

②**嗜酸性粒细胞**:具有抗过敏、抗寄生虫作用。

③**嗜碱性粒细胞**:主要与变态反应有关。

2)单核细胞:从血液移入组织发育成巨噬细胞,可清除死亡或不健康的细胞、微生物以及产物,是机体抵抗细菌入侵的第二道防线。

3)**淋巴细胞**:在免疫应答反应过程中起核心作用,故又称**免疫细胞**。淋巴细胞分为 T 淋巴细胞(在胸腺发育成熟)和 B 淋巴细胞(在骨髓发育成熟)。**T 淋巴细胞主要参与细胞免疫**;B 淋巴细胞受抗原刺激后增殖分化为浆细胞,产生抗体,**参与体液免疫**。

(3)**血小板**:血小板的主要功能为参与机体的**止血与凝血**过程及保持血管壁的完整性。**若血小板减少或血小板功能障碍可导致出血**。

(二)造血组织及血细胞的生成

1. 造血组织　　造血组织是指生成血细胞的组织,包括骨髓、胸腺、淋巴结、肝、脾等。在人的发育不同时期造血组织不同。

(1)出生前的造血

分为 3 个阶段:①**卵黄囊造血期**:卵黄囊是胚胎期最早出现的造血场所。②**肝脾造血期**:卵黄囊退化后,由肝、脾代替其造血功能。③**骨髓造血期**:胎儿第 4~5 个月起,肝、脾造血功能逐渐减退,骨髓、胸腺及淋巴结开始出现造血活动。

(2) **出生后的造血**:出生后几乎完全依靠骨髓造血。刚出生时全身骨髓均为造血的红骨髓,4 岁之后,骨髓腔的增长速度超过红骨髓增加的速度,脂肪细胞进入骨髓,逐步填充多余的骨髓腔,称黄骨髓。以后由四肢远侧呈向心性退缩,到 18 岁左右时,只有扁骨(如脊椎骨、髂骨、肋骨、胸骨和颅骨)和长骨近端骨骺处才有造血的红骨髓。黄骨髓平时无造血功能,若黄骨髓、肝、脾甚至淋巴结恢复造血功能,称为髓外造血。成年人出现髓外造血,是造血功能紊乱的表现。

2. 血细胞生成 成人各类血细胞均起源于骨髓内的造血干细胞(HSC)。**造血干细胞具有自我复制和多向分化的能力**,其分化成熟的过程称为造血。造血干细胞的分化及增殖见图 6-1。

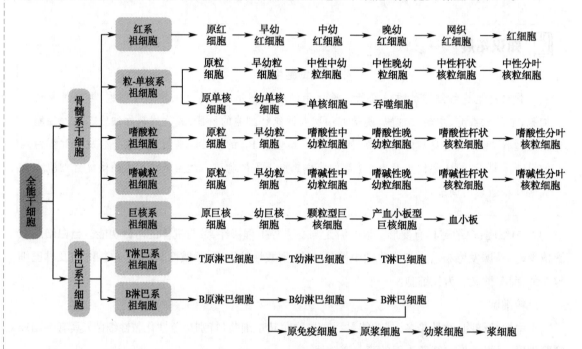

图 6-1 造血干细胞分化及增殖示意图

(三) 正常止血、凝血、抗凝与纤溶机制

1. 止血机制 人体血管受到损伤后出血并在几分钟内自然停止的现象,称为**生理性止血**,其过程可分为**血管收缩、血小板黏附及聚集、血液凝固 3 个环节**(图 6-2)。三个环节相继发生、相互重叠又相互促进,任何一个环节出现异常,均可导致出血时间延长。

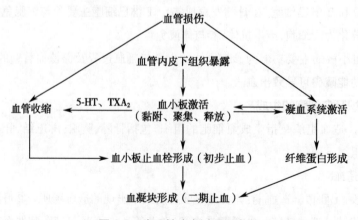

图 6-2 生理性止血过程示意图

2. 凝血机制　血液由流动的液体状态变为不能流动的凝胶状态的过程,称为血液凝固,简称凝血(coagulation),**是血液中无活性的凝血因子被有序地、逐级放大地被激活的过程**。凝血的最终产物是血浆中的可溶性纤维蛋白原转变为不溶性纤维蛋白。

(1)凝血因子:目前已知参与人体凝血过程的凝血因子(clotting factor,F)有 14 种(表 6-1)。正常情况下,所有的凝血因子均处于无活性状态。除 F Ⅲ外,其余均存在于血浆中;除钙离子外均为蛋白质,**且多数在肝内合成**,部分凝血因子的合成需要维生素 K 的参与。各种凝血因子缺乏也是引发出血性疾病的重要原因,如血友病、严重肝病等。

表 6-1　凝血因子的名称、合成部位及特点

凝血因子	同义名	合成部位及特点
Ⅰ	纤维蛋白原(fibrinogen)	肝细胞
Ⅱ	凝血酶原(prothrombin)	肝细胞(VitK 依赖)
Ⅲ	组织因子(tissue thromboplastin)	内皮细胞及其他细胞
Ⅳ	钙离子(calcium)	—
Ⅴ	易变因子(proaccelerin)	肝细胞
Ⅶ	稳定因子(proconvertin)	肝细胞(VitK 依赖)
Ⅷ	抗血友病球蛋白(antihemophilic factor)	肝细胞
Ⅸ	血浆凝血活酶成分(christmas factor)	肝细胞(VitK 依赖)
Ⅹ	Stuart-Prower 因子	肝细胞(VitK 依赖)
Ⅺ	血浆凝血活酶前质(plasma thromboplastin antecedent)	肝细胞
Ⅻ	接触因子(Hageman factor)	肝细胞
ⅩⅢ	纤维蛋白稳定因子(fibrin-stabilizing factor)	肝细胞和血小板
HMWK	高分子量激肽原	肝细胞
PK	前激肽释放酶	肝细胞

(2)凝血过程:可分为凝血活酶(thromboplastin)形成、凝血酶(thrombin)形成和纤维蛋白(fibrin)形成 3 个阶段(图 6-3)。

1)凝血活酶形成阶段:此阶段有下列两条途径。

①外源性凝血途径:血管损伤后释放出组织因子而启动的凝血过程。参与该途径的凝血因子包括Ⅲ、Ⅶ、Ⅹ。

②内源性凝血途径:血管损伤时,暴露的胶原组织与FⅫ接触而启动的凝血过程。参与该途径的凝血因子包括Ⅻ、Ⅺ、Ⅸ、Ⅷ。上述两种途径激活 FⅩ后,凝血过程即进入共同途径。在钙离子存在的情况下,FⅩa 与 FⅤ及 PF3 形成凝血活酶,又称凝血酶原酶。

2)凝血酶形成阶段:血浆中无活性的凝血酶原,在凝血活酶的作用下转变为凝血酶。

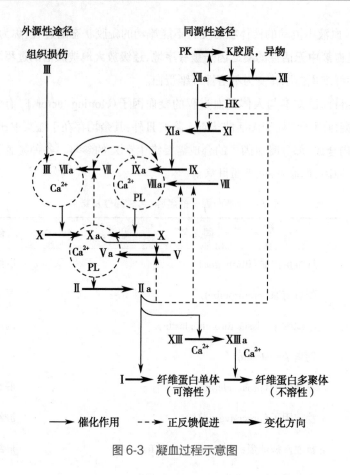

图6-3　凝血过程示意图

📖 **知识拓展**

凝血酶的作用

凝血酶形成是凝血连锁反应中的关键,它除参与凝血反应外,还有如下多种作用。①反馈性加速凝血酶原向凝血酶的转变,此种作用远远强于凝血活酶。②诱导血小板的不可逆聚集,加速其活化及释放反应。③激活因子Ⅻ。④激活因子ⅩⅢ,加速稳定性纤维蛋白形成。⑤激活纤溶酶原。

3)纤维蛋白形成阶段:纤维蛋白原在凝血酶作用下依次裂解,形成可溶性纤维蛋白单体。经活化的因子ⅩⅢ的作用形成不溶于水的纤维蛋白多聚体凝块,从而完成整个凝血过程。

3. 抗凝与纤维蛋白溶解机制

(1)抗凝系统的组成及作用:体内凝血的启动和凝血因子活化的同时,引起抗凝血抑制物的干预。循环血液中存在许多抗凝物质,以抗凝血酶 - Ⅲ(AT-Ⅲ)最重要,它由肝脏和血管内皮生成,其抗凝血活性与肝素密切相关,主要功能是使凝血酶失去活性。另外,还有蛋白C系统、组织因子途径抑制物、肝素等。

(2)纤溶系统:由纤溶酶原及其激活剂、纤溶酶激活剂抑制物等组成,是体内抗凝血的重要组成部分。随着生理性凝血过程中各种凝血因子的激活及止血栓形成后,血液中的纤溶酶原(plasminogen)被激活转变为纤溶酶(plasmin),纤维蛋白在纤溶酶的作用下,裂解为纤维蛋白降解产物(FDP),血块即溶解。人体内的纤溶酶原激活剂主要有组织型纤溶酶活化剂(t-PA)和尿激酶型纤溶酶原激活剂(u-PA)。

综上所述,机体止血、凝血功能的正常发挥,是多种因素相互协调与联合作用的结果。健全的血管、循环中血小板的数目和功能正常、凝血及纤维蛋白溶解系统功能正常是重要的前提和保障。

二、血液系统疾病常见症状和体征的护理

血液病常见的症状有贫血、出血和继发感染,其中**贫血是最常见的症状,出血和感染则为病人的主要致死原因**。

贫　血

贫血(anemia)是指单位容积外周血液中血红蛋白浓度(Hb)、红细胞计数(RBC)和血细胞比容(HCT)低于相同年龄、性别和地区正常值低限的一种常见临床症状。**其中血红蛋白量是临床上诊断贫血和判断贫血程度最常用的指标**。在我国海平面地区,成年男性血红蛋白 <120g/L,成年女性血红蛋白 <110g/L,孕妇血红蛋白 <100g/L,均可诊断为贫血。

【分类】

1. 按病因及发病机制　①红细胞生成减少,包括造血原料不足和骨髓造血功能障碍。②红细胞破坏过多,包括红细胞内在缺陷和红细胞外在因素所致溶血。③失血。

2. 按血红蛋白的浓度分类　**根据血红蛋白浓度可将贫血按严重程度划分为四个等级**(表 6-2)。

表 6-2　贫血严重程度的划分标准

贫血的严重程度	血红蛋白浓度 / ($g \cdot L^{-1}$)	临床表现
轻度	>90	症状轻微
中度	60~90	活动后感心悸气促
重度	30~59	静息状态下仍感心悸气促
极重度	<30	常并发贫血性心脏病

3. 按红细胞的形态分类　贫血常根据红细胞形态、平均红细胞容积(MCV)和平均红细胞血红蛋白浓度(MCHC)分为大细胞性贫血、正常细胞性贫血和小细胞低色素性贫血(表 6-3)。

表 6-3　贫血的细胞学分类

类型	MCV/fl	MCHC/%	常见疾病
大细胞性贫血	>100	32~35	巨幼细胞贫血
正常细胞性贫血	80~100	32~35	再生障碍性贫血、急性失血性贫血、溶血性贫血
小细胞低色素性贫血	<80	<32	缺铁性贫血

4. 按骨髓红系增生情况分类　可将贫血分为两类(表 6-4)。

表 6-4　按骨髓红系增生程度分类

分类	相关疾病
骨髓增生不良性贫血	再生障碍性贫血
骨髓增生性贫血	缺铁性贫血、巨幼细胞贫血、溶血性贫血

【护理评估】

（一）健康史

贫血的常见病因有：

1. **失血** 常见于各种原因引起的急性和慢性失血,如外伤、消化性溃疡、痔、功能性子宫出血、血友病等。**慢性失血是成人贫血最常见的原因。**

2. **红细胞生成减少**

(1)造血物质缺乏:如铁缺乏引起的缺铁性贫血,叶酸、维生素 B_{12} 缺乏引起的巨幼细胞贫血等。

(2)造血功能障碍:如再生障碍性贫血、白血病、骨髓瘤等。

3. **红细胞破坏过多** 如溶血性贫血、脾功能亢进症等。

（二）临床表现

贫血的临床表现常与贫血发生的速度、程度、年龄以及机体对缺氧的代偿能力和既往的健康状况有关。一般而言,贫血缓慢发生,机体能逐渐适应低氧状况,即使红细胞计数低于 $2.0 \times 10^{12}/L$,血红蛋白浓度低于 60g/L,仍可无明显症状,甚至血红蛋白低至 20~30g/L 时,尚可维持基础的生理功能;反之,贫血发生迅速,红细胞携氧能力骤然大幅度下降,可导致全身各系统器官突然严重缺氧而出现各系统严重症状,甚至循环衰竭而死亡。

1. **一般表现** **乏力是贫血最常见和最早出现的表现**,皮肤黏膜苍白是贫血最突出的体征。检查以睑结膜、口腔黏膜、舌质、口唇、甲床及手掌部位较为可靠,但应注意环境温度、个人肤色、水肿及人为因素(如化妆)等可影响皮肤颜色。

2. **呼吸系统** 多见于中度以上贫血者。表现为呼吸加快、呼吸困难等。初期主要与缺氧有关,后期若并发心衰导致肺淤血可出现咳嗽、咳痰等。

3. **循环系统** 心悸、气促,活动后明显加重,是贫血病人该系统的主要表现。症状轻重与贫血的严重程度和个体活动量有关,贫血越重,活动量越大,症状越明显。长期严重贫血者可导致贫血性心脏病,有心律失常、心脏扩大甚至心力衰竭,贫血纠正后上述表现可消失。

4. **消化系统** 某些消化系统疾病可以引起贫血。贫血本身可影响消化系统,贫血时消化腺分泌减少甚至腺体萎缩,可有食欲减退、恶心、腹胀等消化功能减退表现。

5. **神经系统** 病人可有头痛、头晕、耳鸣、晕厥、失眠、怕冷、记忆力减退及注意力不集中等症状。老年病人可有神志模糊及精神异常的表现。维生素 B_{12} 缺乏者尚有肢体麻木和感觉障碍。

6. **泌尿系统** 急性重度失血性贫血可因血容量不足而致肾血流量减少,进而引起少尿甚至无尿,持续时间过长可致肾功能不全。血管内溶血出现血红蛋白尿和含铁血黄素尿,严重者可发生游离血红蛋白堵塞肾小管,从而引起少尿、无尿、急性肾衰竭。血管外溶血出现胆红素尿和高尿胆原尿。

7. **生殖内分泌系统** 长期贫血影响睾酮分泌,减弱男性特征;女性影响女性激素分泌,导致月经失调。

（三）心理 - 社会状况

贫血会因组织器官缺氧导致疲乏无力、活动后气促、失眠、多梦、注意力不集中、记忆力减退等,会影响正常工作和生活。某些造血功能异常引起的贫血(如再生障碍性贫血)和遗传性贫血(如地中海贫血)治疗费用昂贵,甚至难以治愈,给病人及家属带来极大的精神和经济压力。

【常见护理诊断 / 合作性问题】

活动无耐力 与贫血引起全身组织缺氧有关。

【护理目标】

病人的缺氧症状得以减轻或消失,活动耐力恢复正常。

【护理措施】

1. 休息与活动 ①轻度贫血病人,嘱其适量活动,但避免重体力劳动。②中度贫血者,增加卧床休息时间,鼓励其生活自理,并指导病人在活动中进行自我监控,若自测脉搏 ≥ 100 次 /min 或出现明显心悸、气促时,应停止活动,必要时给予协助,防止跌倒。③重度贫血者多伴有贫血性心脏病,应采用舒适体位(半坐卧位)卧床休息,以利于呼吸。待病情好转后可逐渐增加活动量。

2. 饮食 给予高蛋白、高热量、高维生素、易消化饮食,适当增加动物蛋白以助血红蛋白的合成,并根据不同贫血的原因,在饮食中增加相应营养成分。

3. 遵医嘱处理 ①按医嘱合理使用抗贫血药物,同时注意药物的疗效和不良反应。②严重贫血者应给予氧气吸入,以增加各组织器官的供氧量。③输血:重度贫血病人、老年人或合并心肺功能不全的贫血病人应输红细胞,以纠正贫血,缓解机体缺氧;急性大量失血病人应及时输血或红细胞及血浆,迅速恢复血容量并纠正贫血。

4. 病情观察 观察和记录病人的生命体征,意识状态以及末梢循环。贫血病人因抵抗力下降容易感染,尤其是皮肤黏膜,特别加强皮肤、口腔、会阴等部位护理,保持清洁。

【护理评价】

病人的活动耐力是否恢复正常。

出 血

出血是指机体自发性出血或轻微损伤后出血不止的现象。

【护理评估】

(一) 健康史

常见出血的原因有:

1. 血管壁异常 先天性的如遗传性毛细血管扩张症、家族性单纯性紫癜等;获得性的如败血症、**过敏性紫癜**、药物性紫癜、**维生素 C 缺乏**等。

2. 血小板异常 ①血小板数量异常:血小板减少见于再生障碍性贫血、白血病、特发性血小板减少性紫癜、脾功能亢进等。血小板增多见于原发性血小板增多症、脾切除术后。②血小板质量异常:如血小板无力症、巨大血小板综合征等。

3. 凝血异常 先天性或遗传性如各型血友病、遗传性凝血酶原缺乏症、遗传性纤维蛋白原缺乏症等;获得性如严重肝病、维生素 K 缺乏症、尿毒症等。

4. 抗凝及纤维蛋白溶解异常 主要为获得性疾病,如肝素使用过量、香豆素类药物过量及敌鼠钠中毒、蛇咬伤、水蛭咬伤和溶栓药物过量等。

5. 复合性止血机制异常 如弥散性血管内凝血等。

(二) 临床表现

1. 出血的部位 ①**皮肤黏膜出血:最为多见**。皮肤出血常表现为出血点、紫癜、瘀斑及血肿,黏膜出血常见鼻出血及齿龈出血。**局部黏膜血疱形成是严重出血倾向的征兆之一**。②内脏出血:常发生在消化道(呕血、便血)、泌尿道(血尿)、女性生殖道(月经过多)和呼吸道(咯血),以**颅内出血最严重,可导致昏迷或迅速死亡**。此外,还可发生关节腔、肌肉和眼底出血。多部位出血是血液病出血的特点。

2. 常见出血性疾病特点见表 6-5。

表 6-5　出血性疾病的临床特点

	血管性疾病	血小板疾病	凝血障碍性疾病
性别	女性多见	女性多见	男性多见
家族史	较少见	罕见	多见
出血诱因	多为自发出血	多为自发出血	多为外伤后出血
出生后脐带出血	罕见	罕见	**常见**
皮肤紫癜	常见	多见	罕见
皮肤大片瘀斑	罕见	多见	可见
血肿	罕见	可见	常见
关节腔出血	罕见	罕见	多见
内脏出血	偶见	常见	常见
眼底出血	罕见	常见	少见
月经过多	少见	多见	少见
手术或外伤后渗血不止	少见	可见	多见
疾病过程	短暂,常反复发作	反复发作	**常为终身性**

(三) 心理 - 社会状况

对于出血尤其是首次出血或出血量大的病人,会感到焦虑、紧张甚至恐惧;血小板数量极低的病人,因避免自发出血而需被迫卧床休息,使病人悲观、抑郁;慢性出血病人,因不易根治,反复发作而影响正常工作、生活,病人易产生焦虑、抑郁等心理反应。

【常见护理诊断 / 合作性问题】

1. **有出血的危险**　与血小板减少、凝血障碍、血管壁异常等有关。

2. **恐惧**　与出血量大或反复出血有关。

【护理目标】

病人不发生出血或出血能被及时发现并得到及时有效的处理;恐惧程度减轻或消除。

【护理措施】

(一) 有出血的危险

1. **休息与活动**　出血病人应避免身体受外伤。血小板计数 $<50 \times 10^9$/L 时应减少活动,增加卧床休息时间,出血严重或血小板计数 $<20 \times 10^9$/L 者应绝对卧床休息并协助生活护理。

2. **饮食**　指导病人进食高蛋白、**高维生素(富含维生素 C)**、易消化的软食或半流质,**忌食过硬、粗糙的食物**,应保持大便通畅(因用力排便会使腹压过高而诱发颅内出血),必要时可用开塞露或缓泻剂。

3. 出血的预防及处理

(1) 皮肤出血:①保持床铺平整,被褥衣裤轻软。②避免皮肤摩擦及肢体受挤压,不穿高跟鞋,不用剃须刀片刮胡须。③勤剪指甲,避免搔抓。④沐浴或清洗时避免水温过高和用力过大。⑤各项护理操作应轻柔,尽量减少注射次数;静脉穿刺时应**避免用力拍打及揉擦局部**,结扎压脉带时间不宜过**长或过紧**;注射或穿刺部位拔针后需适当延长按压时间,必要时局部加压包扎;穿刺或注射部位应交替使用,以防局部血肿形成。⑥伴随高热病人禁用酒精或温水擦浴降温。

(2) 口腔、牙龈出血:①指导病人用软毛牙刷刷牙,忌用牙签剔牙。②尽量避免食用煎炸、带刺、含骨头及其他质硬的食物,进餐时细嚼慢咽。③进餐前后和睡前用生理盐水或氯己定液(1 : 5 000)漱口。④牙龈渗血时,可用 0.1% 肾上腺素棉球或明胶海绵片涂敷牙龈或局部涂抹凝血酶粉剂、三七粉、云南白药,血止后用生理盐水或 1% 过氧化氢清除口腔内陈旧血块,以避免引起口腔异味。

(3) 鼻出血:**指导病人勿用力擤鼻,防止用手抠鼻痂和外力撞击鼻部**。为防止鼻黏膜干燥应保持室内湿度在 50%~60%,秋冬季可用棉签蘸抗生素软膏或少许液体石蜡轻轻涂擦,每天 3 次或 4 次。少量鼻出血时,可用棉球或明胶海绵填塞;无效者可用 0.1% 肾上腺素棉球填塞,并局部冷敷;大量出血时应及时报告医生并协助进行后鼻腔填塞。

(4) 眼底出血及颅内出血:保证充足睡眠,避免情绪激动、剧烈咳嗽和屏气用力等。伴高热者需及时有效降温,伴高血压者需监测血压。**当突然出现视野缺损或视力下降,常提示眼底出血**,应嘱病人尽量卧床休息,不要揉搓眼睛,以免引起再出血。当病人突然出现头痛、视物模糊、呼吸急促、喷射性呕吐甚至昏迷,双侧瞳孔变形不等大,对光反射迟钝,则提示颅内出血。颅内出血是病人死亡的主要原因之一。**当血小板计数 $<20 \times 10^9/L$ 时,应高度警惕颅内出血,一旦发生,应积极配合抢救**。①立即去枕平卧,头偏向一侧。②随时吸出呕吐物,保持呼吸道通畅。③吸氧。④迅速建立两条静脉通道,遵医嘱快速静脉滴注或静注 20% 甘露醇、50% 葡萄糖、呋塞米等,以降低颅内压,同时进行输血或成分输血。⑤保留尿管。⑥观察并记录病人的生命体征、意识、瞳孔及尿量,做好交班等。

(5) 内脏及关节腔出血:①消化道小量出血者,可进温凉的流质饮食,大量出血时应禁食,待出血停止 24h 后可给予流质饮食,并严密观察病情,遵医嘱配血并做好输血准备,建立静脉通道,以保证液体、血液制品和各种药物的输入。②阴道出血时应注意会阴部清洁,防止泌尿生殖道上行感染。③关节腔出血或深部组织血肿时应找出血肿和出血部位,测量血肿范围,称量带血敷料的重量,以估计出血量,并指导病人抬高患肢,用冰袋冷敷和压迫止血。出血停止后,应改为热敷,以利于淤血消散。

4. 遵医嘱输血或成分输血　出血明显者,遵医嘱给予新鲜全血、浓缩血小板悬液、新鲜血浆或抗血友病球蛋白浓缩剂等。**输血前认真核对,血小板取回后应尽快输入;新鲜血浆于采集后 6h 内输完**;抗血友病球蛋白浓缩剂用生理盐水稀释时,沿瓶壁缓缓注入生理盐水,勿剧烈冲击或振荡,以免泡沫形成而影响注射。

5. 病情观察　严密观察出血部位、出血范围、出血量以及发展或消退情况,特别注意有无内脏出血及颅内出血的征象。如呕血、便血、阴道出血、血尿和头晕、头痛、呕吐、意识模糊、视力变化等情况,定期检查血小板等化验结果,监测心率、血压、意识状态等。**当血小板计数 $<20 \times 10^9/L$,可发生严重的自发性出血,尤其是内脏出血,甚至是颅内出血**。

(二) 恐惧

1. 心理支持　与病人及家属加强沟通,了解其忧虑与需求,给予必要解释及疏导。简要解释出血的病因、如何减轻或避免加重出血、治疗及护理的配合要求等,应强调紧张及恐惧不利于控制病情,可介绍治疗成功的例子,以增强战胜疾病的信心,减轻恐惧感。

2. 增加安全感　应营造良好的住院环境,建立互相信任的护患关系,促进病友与家属间的相互支持与帮助。尽量避免不良刺激,当病人病情突然加重时,护士应保持镇静,并迅速通知医生同时配合抢救,及时清除血迹,避免不良刺激。

【护理评价】
病人是否能明确出血的原因并避免各种出血诱因,各部位的出血能否被及时发现并得到处理和控制;病人是否能认识到自己的恐惧,恐惧是否减轻或消除。

继 发 感 染

由于白细胞减少和功能缺陷、免疫抑制剂的应用及营养不良或贫血,使机体抵抗力降低,可继发各种感染。感染引起的发热是血液病病人的常见症状,具有时间长、热型不一、一般抗生素疗效不理想的特点。

【护理评估】

(一) 健康史

导致感染的常见疾病有白血病、再生障碍性贫血、淋巴瘤等。 引起感染的常见诱因有过度疲劳、受凉、进食不洁食物、与感染性疾病病人的密切接触、皮肤黏膜受损、各种治疗与护理管道的放置(如导尿管、留置针)等。

(二) 临床表现

病人主要表现为发热和相关病灶感染的表现。①口腔:是血液病病人继发感染最常见的部位。常表现为咽痛、咽部充血、扁桃体充血肿大及脓性分泌物,牙龈出血、溢脓、口腔黏膜溃疡。②皮肤:红肿、溃烂,局部可出现脓性分泌物。③呼吸系统:咳嗽、咳痰、胸痛、呼吸困难及肺部啰音。④泌尿系统:膀胱刺激征、输尿管走行区压痛及肾区叩击痛。⑤肛周皮肤红肿、触痛,可出现波动感,女病人外阴瘙痒及异常分泌物等。

(三) 心理 - 社会状况

发热是血液病病人的常见症状,轻度发热时很少引起病人的重视,容易贻误病情。当出现持续而严重的发热时,病人会产生烦躁、情绪低落和焦虑的心情,病人和家属会感到无助,需要他人的安慰和支持。

【常见护理诊断 / 合作性问题】

体温过高 与继发感染有关。

【护理目标】

病人感染得到有效控制,体温逐渐降至正常范围。

【护理措施】

1. 预防感染

(1)呼吸道:保持室内空气新鲜,秋冬季节要注意保暖,防止受凉。保持物品清洁,定期使用消毒液擦拭家具、地面,并用紫外线或臭氧照射消毒,每日 1 次或 2 次,每次 20~30min。限制探视人数和次数,避免到人群聚集的地方或与上呼吸道感染的病人接触,严格执行各项无菌操作。

(2)口腔:进餐前后、睡前晨起用生理盐水、氯己定液漱口,口腔溃疡时局部用维生素 E、甲紫或溃疡膜涂敷,**防真菌感染可用 2.5% 制霉菌素或 1%~4% 碳酸氢钠液含漱。**

(3)皮肤:保持皮肤清洁,便后洗手,定期洗澡换衣。勤剪指甲,避免抓伤皮肤。做肌内注射、静脉注射或各种损伤性穿刺时,局部要严格消毒。女病人注意会阴部清洁。

(4)肛周:睡前便后用 1∶5 000 高锰酸钾溶液坐浴,每次 15~20min。保持大便通畅,防止肛裂,发现肛周脓肿应及时通知医生。

(5)预防医院内感染:①对白细胞数 $<1.0 \times 10^9/L$、粒细胞绝对值 $\leq 0.5 \times 10^9/L$ 者,实行保护性隔离,有条件者可安排在无菌隔离室或层流室,并向病人及家属解释其必要性,使其自觉配合。②凡有呼吸道感染或其他传染病者,应避免与病人接触,探视者戴口罩方可进入病室内,工作人员或探视者在接触病人之前要认真洗手。③进行各项治疗及护理操作时,严格执行无菌操作原则,避免各种导管及注射途径的感染。

2. 加强营养支持　鼓励病人进食高蛋白、高热量、富含维生素的清淡食物,必要时遵医嘱静脉补充营养素。已有感染或发热的病人在病情允许时鼓励其多饮水,每天至少2 000ml以上,以补充机体丢失的水分和有助于增加细菌毒素的排出。

3. **降温**　除参见第二章第三节体温过高的护理措施外,高热病人可给予物理降温或遵医嘱药物降温,**解热镇痛药应慎用**,此类药物可影响血小板的数量及功能,诱发血液病病人出血。**伴有出血倾向者禁用乙醇擦浴或温水擦浴**,以防局部血管扩张引起出血。降温过程中病人出汗多,应及时擦干皮肤,防止受凉,并观察病人降温过程中的体温和脉搏及降温后反应,避免发生虚脱。

4. 治疗配合和护理　遵医嘱输注浓缩粒细胞悬液,正确应用抗生素及其他相关药物。

5. 病情观察　观察病人有无发热等感染征象,注意体温变化和热型。出现发热大多提示存在感染灶,应进一步寻找常见感染灶相关的症状和体征,如咽痛、咳嗽、咳痰、尿路刺激征、肛周疼痛等,并配合医生做好相关实验室检查的标本采集工作,如血液、尿液、粪便与痰液的细菌培养及药敏试验。

【护理评价】
病人感染是否得到有效控制;体温是否降到正常范围。

三、血液系统疾病常用诊疗技术

(一) 外周血象检查

血象检查是临床血液病诊断和病情观察最基本的方法。主要包括血细胞计数、血红蛋白测定、网织红细胞计数以及血涂片进行血细胞的形态学检查(表6-6)。

表6-6　血象检查参考值

名称	正常参考值	异常值
红细胞	男性$(4.0~5.5)×10^{12}$/L 女性$(3.5~5.0)×10^{12}$/L	详见本节"贫血"
血红蛋白	**男性 120~160g/L;女性 110~150g/L**	
白细胞	$(4.0~10.0)×10^9$/L	白细胞增多:$>10×10^9$/L
		白细胞减少:$<4×10^9$/L
		粒细胞减少症:中性粒细胞 $<1.5×10^9$/L
		粒细胞缺乏症:中性粒细胞 $<0.5×10^9$/L
血小板	$(100~300)×10^9$/L	血小板减少:$<100×10^9$/L
		血小板增多:$>400×10^9$/L
网织红细胞	$(77±23)×10^9$/L(在外周血中占0.2%~1.5%)	

(二) 骨髓检查及细胞化学染色

1. 骨髓检查　包括骨髓穿刺液涂片及骨髓活检,对某些血液病有确诊价值(如白血病、骨髓瘤等)。骨髓细胞形态学检查是通过观察骨髓涂片中细胞的形态以及细胞间的比例关系来检查骨髓细胞质和量的变化。按骨髓中有核细胞数量,分为增生极度活跃、明显活跃、活跃、减低和明显减低五个等级,见表6-7。

表 6-7 骨髓有核细胞增生程度分级

增生程度	成熟红细胞：有核细胞	常见疾病
增生极度活跃	1：1	**急、慢性白血病**
增生明显活跃	10：1	急、慢性白血病,增生性贫血
增生活跃	20：1	**正常骨髓象**,增生性贫血
增生减低	50：1	**再生障碍性贫血**
增生极度减低	200：1	再生障碍性贫血

2. 细胞化学染色 对急性白血病的鉴别诊断必不可少,其中过氧化物酶染色对粒细胞白血病与淋巴细胞白血病的鉴别诊断最有价值。铁染色主要用于缺铁性贫血的诊断及指导铁剂治疗。

(三) 出血性疾病检查

1. 毛细血管抵抗力试验(CRT) 又称毛细血管脆性试验或束臂试验。试验方法为:用血压计袖带缚于上臂后充气,并使压力维持在收缩压与舒张压之间,持续 8min 后放松袖带,5min 后记录前臂屈侧直径 5cm 圆周内的新出血点数目。新出血点超过 10 个为阳性,阳性提示毛细血管脆性增加,见于血小板减少、血小板功能缺陷、遗传性毛细血管扩张症、过敏性紫癜等。

扫一扫,
看总结

2. 出血时间测定(BT) **主要受血小板的数量和功能、毛细血管的通透性和脆性的影响。**正常值 Duke 法测定为 1~3min,超过 4min 为延长,见于遗传性毛细血管扩张症、血小板减少性紫癜、血小板无力症及服用阿司匹林后。

3. 凝血时间测定(CT) 静脉血离体后至凝固所需时间,是内源性凝血系统的筛选试验之一。正常值试管法为 4~12min,超过 12min 为延长,见于各型血友病、抗凝药物治疗等。

扫一扫,
测一测

(四) 生化及免疫学检查

如缺铁性贫血的铁代谢检查,近年来已应用单克隆抗体对急性白血病进行免疫学分型。免疫组化是淋巴瘤诊断的必需检查。

(五) 细胞遗传学及分子生物学检查

如急性白血病的染色体检查及基因诊断。

(李劲峰)

附 1:骨髓穿刺术的护理

骨髓穿刺术是一种常用诊疗技术,用于诊断血液病,可了解骨髓造血情况,作为化疗和应用免疫抑制剂的参考。骨髓移植时经骨髓穿刺采集骨髓液。

【适应证】

各类白血病、再生障碍性贫血、多发性骨髓瘤、骨髓转移瘤等疾病的诊断;化疗和免疫抑制剂治疗效果和不良反应的观察。

【禁忌证】

血友病等出血性疾病。

【术前准备】

1. 用物准备 治疗盘、骨髓穿刺包、无菌手套、棉签、1% 普鲁卡因或 2% 利多卡因、玻片、胶布等。

2. 病人准备 向病人说明穿刺目的和过程,以消除顾虑,取得合作。骨髓穿刺仅抽取骨髓总量的 1/10 000,不会影响健康。

3. 辅助检查和皮试 术前做血小板计数、出血时间、凝血时间检查。若用普鲁卡因做局部麻醉,术前需做普鲁卡因皮试,阳性者改用利多卡因进行局部麻醉。

【术中配合】

1. 根据不同穿刺点协助病人采取适当的体位。选用髂前上棘穿刺者取仰卧位;选用髂后上棘穿刺者,取侧卧位或俯卧位。

2. 常规消毒皮肤,术者戴无菌手套,铺无菌洞巾,用 1% 普鲁卡因或 2% 利多卡因行局部皮肤、皮下及骨膜麻醉。

3. 将骨髓穿刺针的固定器固定于一定长度,用左手拇指和示指固定穿刺部位,以右手持穿刺针垂直刺入,当针尖接触骨膜后则将穿刺针左右旋转缓缓钻刺骨质,当阻力突然消失,穿刺针固定在骨内不再晃动时,表明针尖已进入骨髓腔,这时拔出针芯,接上注射器,用适当力量抽吸骨髓液 0.1~0.2ml 滴于载玻片上,立即制成均匀薄片。将制好的骨髓片和取得的骨髓培养标本及时送检。

4. 抽吸完毕,重新插入针芯,用无菌纱布置于针孔处,拔出穿刺针,按压数分钟,胶布固定纱布。

【术后护理】

1. 观察穿刺部位有无出血。穿刺局部保持干燥,若有渗血,及时更换。

2. 穿刺后 3d 内禁沐浴,避免感染。

附 2:成分输血的护理

成分输血(blood component therapy)是指将全血中的各种有效成分(血细胞和血浆)用物理和/或化学方法分离,并制备成各种高浓度、高纯度的制剂,根据病人病情,需要什么成分就输什么成分的输血方法。成分输血不仅可一血多用、节约血源,而且可根据病人的需要有针对性地进行治疗,提高疗效,避免输入不必要成分而引起不良反应。成分输血是现代输血的方向。

【常用的成分血制剂及适应证】

(一) 红细胞制剂

1. 浓缩红细胞 从全血中移去大部分血浆后,所剩余的部分即为浓缩红细胞。适用于各种慢性贫血,心、肝、肾功能不全的病人输血,小儿和老年人的输血。

2. 少白细胞的红细胞 是指去除 70% 以上白细胞的浓缩红细胞。主要适用于屡有发热的非溶血性输血反应的病人;准备行器官移植者或骨髓移植的病人;早期怀疑或需要经常输血的自身免疫性溶血性贫血病人。

3. 洗涤红细胞 用生理盐水将浓缩红细胞洗涤 3~5 次,去除白细胞和血浆,去除的白细胞与保留的红细胞均在 80% 以上,称洗涤红细胞。主要适用于对血浆过敏的病人;余与上述少白细胞的红细胞血液制品的适应证相同。

(二) 粒细胞制剂

近年来已很少应用。

(三) 血小板制剂

适用于各种原因所致的血小板计数小于 $20 \times 10^9/L$,伴严重出血者;血小板功能异常所致的严重出血者。

（四）血浆制剂

1. 新鲜冷冻血浆　新鲜血离体 6h 内制成,并在 1~2h 内于 −30℃冰冻成块,于 −20 ～ −30℃下冷冻保存,保存期 1 年,过期即转为普通冷冻血浆。它能有效地保存各种凝血因子,可用于多种凝血因子缺乏引起的出血。输注时应注意:供、受者 ABO 血型相合,使用前先在 30~37℃水中融化,6h 内输完。

2. 冷沉淀物　是由新鲜冷冻血浆在控制的温度下(1~5℃)融化收集的冷不溶成分。适用于血友病 A、纤维蛋白原缺乏症、XⅢ因子缺乏症、严重创伤、大面积烧伤和严重感染等病人。

3. FⅧ浓缩剂　适用于血友病 A。

4. 凝血酶原复合物　含有凝血因子Ⅱ、Ⅶ、Ⅸ及Ⅹ。适用于血友病 B、肝病所致凝血功能障碍者。

【常用成分血输注的护理】

（一）红细胞输注

1. 方法　①红细胞输注前要将血袋反复颠倒数次,直到红细胞混匀为止。②使用双头输血器,一头连接红细胞袋,另一头连接生理盐水瓶。③静脉注射时选用较粗的针头。④滤网竖直安装。⑤制品的血细胞比容在(0.7 ± 0.05)时可直接输注;当输注的血细胞比容较高,黏稠度较大时输注速度应慢,输注时可加入生理盐水 50ml 稀释,一旦加入生理盐水必须在 24h 内输完,不宜保存。

2. 剂量　一般贫血病人可每 2 周输注红细胞 200~400ml,在 2~4h 内输完,速度不宜太快,一般成人为 1~3ml/(kg·h),心血管病人及儿童不宜超过 1ml/(kg·h);急性失血者可加快输注。一般输注 400ml 红细胞可使血红蛋白升高 10g/L,血细胞比容升高 3%。

3. 注意事项　①根据病情选择合适的红细胞制剂,反复发生输血反应者,最好输注少白细胞的红细胞或洗涤红细胞。②使用标准输血过滤器,血液从血库提出后立即输注,不宜放置过久或加温输注,血液温度超过 37℃会使红细胞变形、破坏而致溶血,室温放置不应超过 30min。③洗涤红细胞因洗涤血袋开放,有污染的可能,故应在制备后 4~6h 内输注完毕。④为减少输血反应,输血前 30min 遵医嘱给异丙嗪 25mg 肌内注射或地塞米松 10mg 静脉注射,输入同型非同一供血者血液时,两袋血液之间应以生理盐水冲洗静脉管道,且严禁向血液中加入任何药物。⑤急救需要快速输血时,可选用大针头,但仍以血液自行滴入为宜,切忌加压挤入输注。

4. 密切观察输血反应　输血过程中,尤其是**输血初期 10~15min 或开始输注的 30~50ml 时,要认真观察有无不良反应**,若发生输血反应,应立即减慢或停止输血,保留输血用具,更换生理盐水输注,保持静脉通畅,并立刻通知医生。

（二）浓缩血小板输注

1. 方法　①用有滤网的标准输血器,在血小板分离后尽快输给病人,**输注前和输注过程中轻轻振荡血袋使血小板悬起防止血小板凝聚**。②输注的速度以病人可耐受为准,一般越快越好,以提高止血效果。③若系冷冻血小板宜在 10min 内融化,解冻后立即输给病人。

2. 剂量　开始剂量应至少输注 1 袋单采血小板,每周至少 2 次,一般出血停止、血小板上升数日后即可停止输入。

3. 注意事项　①严格无菌操作。②最佳保存温度是 20~24℃,pH 应在 6.0~7.4 之间。③输注血小板应严格掌握指征,最好做到 ABO、Rh 血型相同,有条件者可选用 HLA 相合的单一供者血小板。

（三）血浆输注

1. 方法　①新鲜冷冻血浆在输前 10min 内在 37℃水浴中融化,6h 内输完。②冷沉淀物融化后宜尽早用病人可以耐受的速度尽快输注,室温存放时间不宜超过 6h。

2. 剂量 ①新鲜冷冻血浆首次剂量通常为 10ml/kg,一次最大安全量为 10~15ml/kg,维持量为 5ml/kg,输注速度为 5~10ml/min。②冷沉淀物、F Ⅷ浓缩剂、凝血酶原复合物均主要用于血友病的治疗,其剂量根据病情而定。

3. 注意事项 ①供、受血者 ABO 血型相合。②新鲜冷冻血浆不应作为扩充血容量使用。③在使用凝血酶原复合物时禁忌使用纤溶抑制剂如氨基己酸,以免发生血栓性栓塞。④对弥散性血管内凝血(DIC)或纤维蛋白溶解症病人禁用凝血酶原复合物。⑤对 IgA 缺乏,且血中存在有抗 IgA 抗体的病人,禁用血浆或含血浆制品。

【输血反应及护理】

虽然采血、保存、输注各环节均严格按要求操作,但临床上仍可发生各种输血反应,**以发热反应最多见**,其次是过敏反应、溶血反应等。

1. 发热反应 **常发生在输血后** 15~20min,或发生在输血后数小时呈迟发反应,主要表现为寒战、发热(38~41℃)、头痛、心悸、皮肤潮红等,轻者持续 1~2h 后逐渐缓解。护理措施包括:①立即停止输血并通知医生,严密观察病情,监测生命体征,每 15~30min 测量体温、血压一次。②注意保暖,遵医嘱肌内注射异丙嗪,必要时用地塞米松减轻症状。③高热者给予物理降温。④反应严重者将剩余血送输血科或检验科进行核查检验,必要时抽血做培养,以排除污染性输血反应的发热。使用白细胞清除过滤器可有效预防此反应。

2. 过敏反应 多发生在有过敏体质的受血者。轻者仅有皮肤瘙痒或荨麻疹,常在数小时内消退,重者可有支气管痉挛、喉头水肿,偶有过敏性休克。护理措施包括:①轻者,减慢输血速度,遵医嘱给予异丙嗪肌内注射。②重者,立即停止输血,遵医嘱静脉注射肾上腺素、地塞米松,必要时协助医生行抗休克处理,喉头严重水肿的危重病人,配合医生行气管切开,监测生命体征的变化,并做好相应护理。

3. 溶血反应 溶血反应最常见的原因是血型不合(ABO 血型或其亚型、Rh 血型不合)。急性输血相关性溶血反应一旦发生,后果十分严重,必须尽早识别。ABO 血型不合通常输入血液 10~50ml 后即可产生症状。**典型表现为突起寒战**、**发热**、**腰背疼痛**、心悸、胸闷、呼吸困难、心率加快、血压下降,**继之出现酱油色尿**、尿量减少、休克,甚至发生急性肾衰竭。护理时应注意:①加强工作责任心,输血前要严格执行"三查七对"制度。②密切观察病情,当疑有溶血反应时,应立即停止输血,报告医生,保持静脉通畅,并监测生命体征和尿量、尿色,注意有无少尿和无尿。③迅速核对病人及供血者血型、交叉配血试验报告单及血袋姓名等有无差错,并进行溶血的相关检查,如从受血者身上取静脉血 5ml,离心后观察血浆颜色,若呈红色,提示血管内溶血后血浆中游离血红蛋白浓度增加。

4. 其他反应

(1)心力衰竭:常见于慢性严重贫血和心、肾功能不全的病人。表现为输血后突起呼吸困难、发绀、双肺湿啰音等。护理要点是根据病情控制输血量(一般不超过 100ml)和输血速度(每分钟 15~20 滴),成分血选浓缩红细胞。

(2)传播疾病:目前已知可经输血传播的疾病有病毒性肝炎(乙型、丙型、丁型、庚型)、艾滋病、疟疾、梅毒、弓形体感染、成人 T 细胞白血病及菌血症等。预防主要是控制献血者资质,严格掌握输血指征和血液制剂的应用,加强血源管理和血液的检测,以预防和减少输血后传染病的发生。

(李劲峰)

060201

扫一扫，
自学汇

第二节 贫血病人的护理

> ## 📖 导入情景
>
> 　　病人，女性，18 岁，学生。认为自己胖，1 年来一直食素，进食量控制在 100~150g/d。1 个月前出现头昏、乏力、活动后心慌、气急。自诉上课时精力差，想睡觉，注意力不集中，学习成绩有所下降。化验检查：红细胞 2.5×10^{12}/L，血红蛋白 75g/L，白细胞 3.9×10^9/L，血小板 201×10^9/L，红细胞中央苍白区扩大。身体检查：体温 36.7℃，脉搏 104 次/min，呼吸 18 次/min，血压 95/80mmHg。面色苍白，皮肤干燥。
>
> 　　工作任务：
>
> 　　1. 指导病人预防缺铁性贫血。
>
> 　　2. 指导病人正确使用铁剂。
>
> 　　3. 对病人进行健康教育。

一、缺铁性贫血病人的护理

　　缺铁性贫血（iron deficiency anemia，IDA）是指当机体对铁的需求与供给失衡，导致**体内贮存铁耗尽**，继而红细胞内铁缺乏，血红蛋白合成减少而引起的一种**小细胞低色素性贫血**。机体铁的缺乏可分为三阶段：贮存铁耗尽、缺铁性红细胞生成和缺铁性贫血。缺铁性贫血是机体铁缺乏症最终表现，**也是各类贫血中最常见的一种贫血**。全球约有 6 亿~7 亿人患有缺铁性贫血。在发展中国家，约有 2/3 的儿童和育龄妇女缺铁，其中 1/3 患有缺铁性贫血。在发达国家，亦有约 20% 的育龄妇女及40% 的孕妇患缺铁性贫血，儿童的患病率高达 50%，而成年男性仅为 10%。

　　【铁的代谢】

　　1. 铁的分布　　铁在体内广泛分布于各组织，分为功能状态铁（包括血红蛋白、肌红蛋白、转铁蛋白、乳铁蛋白及酶和辅因子结合的铁等）和贮存铁（包括铁蛋白和含铁血黄素）两大部分。正常成人体内含铁总量男性为 50~55mg/kg，女性为 35~45mg/kg，其中血红蛋白铁约占 67%，贮存铁 29%，余下的 4% 为组织铁，存在于肌红蛋白、转铁蛋白及细胞内某些酶类中。

　　2. 铁的来源和吸收　　正常人制造新生红细胞需铁量为 20~25mg/d，主要**来自体内衰老红细胞破坏释放出的铁**，但食物中的铁也是重要来源。为了维持体内铁的平衡，正常人需从食物中摄铁量为1~1.5mg/d，乳妇为 2~4mg/d。**含铁较丰富的食物有肉类、肝、蛋黄、豆类、海带、紫菜、木耳及香菇等，而乳类含铁量最低**。因动物类食品铁吸收率约为 20%，植物类食品多为三价铁，吸收率仅为 1%~7%。目前普遍认为食物中的三价铁需转化为二价铁后才易被机体吸收。**铁的吸收部位在十二指肠和空肠上段**。影响铁吸收的主要因素有胃肠功能（如胃酸水平等）、体内铁贮存量、骨髓造血功能及某些药物（如维生素 C）等。

　　3. 铁的转运和利用　　经肠黏膜进入血浆的亚铁（Fe^{2+}）大部分被氧化为高铁（Fe^{3+}）后，与血浆中的转铁蛋白结合后转运到组织或通过幼红细胞膜转铁蛋白受体胞饮入细胞内，再与转铁蛋白分离还原成二价铁，参与形成血红蛋白。

生理情况下,转铁蛋白仅 33%~35% 与铁结合,血浆中能与铁结合的转铁蛋白称为总铁结合力,转铁蛋白饱和度 = 血清铁 / 总铁结合力 ×100%。

4. 铁的贮存　人体内的铁除身体能利用的外,多余的铁主要以含铁血黄素和铁蛋白的形式贮存在肝、脾和骨髓等器官的单核 - 巨噬细胞系统中。正常成年男性的贮存铁约为 1 000mg,女性仅为 300~400mg。当机体内需铁量增加时,铁蛋白可解离后为机体所利用。

5. 铁的排泄　正常情况下人体每天排泄铁不超过 1mg,主要由肠黏膜脱落细胞随粪便排泄,少量通过尿、汗液、哺乳期妇女乳汁排出。

【护理评估】

(一) 健康史

导致缺铁性贫血的常见病因有:

1. 铁需要量增加而摄入不足　育龄妇女、婴儿和生长发育期的儿童、青少年需铁量增加,若饮食结构不合理,食物中铁含量不足就容易发生缺铁性贫血。

2. 铁吸收障碍　胃肠手术、萎缩性胃炎、肠道功能紊乱、某些药物作用等可影响铁的吸收。

3. 铁丢失过多　见于各种失血,尤其是**慢性失血是成人缺铁性贫血最常见病因**,如溃疡病、胃癌、钩虫病、食管静脉曲张、痔、月经过多和各种溶血等。

评估时应详细询问病人有无消化性溃疡、痔、慢性腹泻等病史,女性病人注意询问有无多次妊娠分娩、有无子宫肌瘤及月经过多等情况,还要询问病人的生活饮食习惯,如有无挑食、偏食等。

(二) 临床表现

1. 原发病表现　如消化性溃疡、慢性胃炎、子宫肌瘤等疾病相应的表现。

2. 贫血共有的表现　乏力、易倦、头晕、心悸、气促、眼花、耳鸣、纳差及面色苍白、心率加快等。

3. 特殊表现　①组织缺铁表现:皮肤干燥、角化、萎缩无光泽,毛发干枯易脱落,指(趾)甲扁平、不光整、脆薄易裂,甚至**反甲**(彩图 6-4);黏膜损害多表现为舌炎、口角炎及口腔炎等,严重者引起吞咽困难,特点为吞咽时感觉有食物黏附在咽部。②神经、精神异常:儿童较明显,如过度兴奋、易激惹、好动、难以集中注意力、发育迟缓、体力下降等。少数病人有**异食癖**,喜食浆糊、生米、泥土、冰块、煤炭等。

(三) 辅助检查

1. 血象　典型血象为**小细胞低色素性贫血**(彩图 6-5),血涂片中成熟红细胞体积变小,中心淡染区扩大(彩图 6-6、彩图 6-7)。白细胞及血小板计数正常或减低。网织红细胞可正常或略升高。

2. 骨髓象　骨髓红细胞增生活跃或明显活跃(以中、晚幼红细胞增生为主),粒细胞系统和巨核细胞系统多无明显异常。

3. 铁代谢检查　**血清铁蛋白(SF)减少(<12μg/L)**,是早期诊断贮存铁缺乏的一个常用指标。转铁蛋白饱和度(TS)降低,小于 15%,血清铁(SI)减少(<8.95μmol/L),血清总铁结合力(TIBC)增高(>64.44μmol/L)。骨髓涂片在骨髓小粒中无深蓝色含铁血黄素颗粒,幼红细胞内铁小粒减少或消失。**骨髓铁染色消失,其反映单核 - 巨噬细胞系统中的贮存铁,可作为诊断缺铁的金指标**。

(四) 治疗要点

治疗缺铁性贫血的原则是寻找病因并治疗原发病、纠正贫血、防止复发。**其中病因治疗是根治

缺铁性贫血的关键。治疗措施主要是补铁,补充铁剂的目的在于纠正贫血并补足贮存铁。**口服铁剂是首选方法**,常用硫酸亚铁和富马酸亚铁等;若病人对口服铁剂不能耐受或不能奏效以及因病情需要尽快纠正缺铁(如妊娠后期)者,可改用注射铁剂。

(五)心理 - 社会状况

缺铁性贫血是一种常见的贫血性疾病,预后好,通常对病人的日常生活影响不大。但对幼儿及生长发育期青少年或部分严重病例而言,可出现发育迟缓、智力低下、记忆力减退,会干扰日常生活、工作和学习。需评估病人及家属对不良饮食习惯的认知和特殊人群对饮食需求的认知。

【常见护理诊断 / 合作性问题】

1. 营养失调:低于机体需要量 与铁的摄入不足、吸收障碍、丢失过多及需要量增加有关。

2. 活动无耐力 与贫血导致的全身组织缺氧有关。

3. 知识缺乏:缺乏有关缺铁性贫血的预防保健知识。

> 边学边练
> 实训 22 贫血病人的护理

【护理措施】

(一)营养失调:低于机体需要量

1. 饮食 ①纠正不良饮食习惯:指导病人保持均衡饮食,避免偏食或挑食,无规律、无节制、刺激性过强的饮食容易造成胃肠黏膜损害,不利于铁的吸收。②摄取含铁丰富的食物:**鼓励病人多吃含铁丰富的食品**,如动物肉类、肝脏、血、蛋黄、海带、黑木耳等或铁强化食物。③促进食物铁的吸收:提倡均衡饮食的同时,**应指导病人多吃富含维生素 C 的食物**,也可加服维生素 C,**富含铁的食物应避免与牛奶、咖啡、浓茶同服**(牛奶会改变胃内酸性环境,浓茶和咖啡中的鞣酸可与食物铁结合而妨碍铁的吸收)。

2. 遵医嘱用药

(1)常用铁剂及用法:**首选口服铁剂**。

1)口服铁剂:硫酸亚铁(0.3g,3 次 /d)、琥珀酸亚铁(0.1g,3 次 /d)、富马酸亚铁(0.2g,2 次 /d)等。多糖铁复合物和琥珀酸亚铁薄膜衣片为新型口服铁剂,其胃肠道反应小,且易于吸收。

2)注射铁剂:口服铁剂不能耐受或吸收障碍者可选用铁剂注射。右旋糖酐铁是最常用的注射铁剂,成人 50~100mg/d 深部肌注,每周注射 2 次或 3 次,直至完成总量。总量计算公式为注射铁剂总量(mg)=［正常血红蛋白值(g/L)－病人血红蛋白值(g/L)］× 0.33 × 病人体重(kg)。

(2)疗效观察:铁剂治疗有效者用药后 1 周左右网织红细胞数开始上升,10d 左右渐达高峰,2 周左右血红蛋白开始上升,约 2 个月可恢复正常,**血红蛋白正常后,仍需继续补充铁剂 3~6 个月,目的是补足体内贮存铁**,或待血清铁蛋白正常(超过 50μg/L)后方能停药。

(3)不良反应及用药注意事项

1)口服铁剂:①不良反应主要是恶心、呕吐及胃部不适等胃肠道反应。于**餐后或餐中服药**可减少胃肠道刺激。②**避免与咖啡、茶、牛奶同时服**,还应避免同时服用抗酸药(如碳酸钙和硫酸镁)以及 H$_2$ 受体拮抗药,否则铁不易吸收;**可同服维生素 C、橘汁、稀盐酸等药物或食物以促进吸收**。③口服**液体铁剂须使用吸管**,吸至舌根部咽下,以避免牙齿染黑,之后再喝温开水并用其漱口。④**服药期间可使粪便发黑**,此为铁与肠内硫化氢作用生成黑色的硫化铁所致,应给予解释。⑤**强调要按剂量、按疗程服药**,定期复查相关实验室检查,以保证有效治疗、补充贮存铁,避免药物过量而引起中毒或相关病变的发生。

喝茶与贫血

现代生活使某些人感到沉重的压力或工作太忙需要熬夜,使他们养成了喝浓茶的习惯,尤其是饭后饮茶,茶叶中的鞣酸会与食物中的铁离子形成难以吸收的化合物,长此以往,铁吸收出现障碍,可能会导致贫血。

2)注射铁剂:不良反应主要有注射局部肿痛、硬结形成,皮肤发黑和过敏反应,后者常表现为面部潮红、恶心、头痛、肌肉关节痛、淋巴结炎及荨麻疹,严重者可发生过敏性休克。**首次应用必须做过敏试验**,并用 0.5ml 的试验剂量进行深部肌内注射,同时备用肾上腺素,做好急救准备,若 1h 后无过敏反应,即可按医嘱给予常规剂量。**注射铁剂时应采用深部肌内注射法**,并经常**更换注射部位**,以促进吸收、减轻疼痛,必要时局部热敷以避免硬结形成;因铁剂药液溢出可致皮肤染色,故注射时应**避开皮肤暴露部位**;抽取药液后应更换针头,**采用 Z 形注射法或留空气注射法**。

Z 形注射法和留空气注射法

Z 形注射法是注射前以左手示指、中指和环指使待注射部位皮肤及皮下组织朝同一方向侧移(皮肤侧移 1~2cm)绷紧固定局部皮肤,维持到拔针后迅速松开,此时侧移的皮肤和皮下组织位置复原,原先垂直的针刺通道即变成 Z 形,故称之为 Z 形肌内注射法,此方法可减少药液外渗。

留空气注射法是用注射器抽吸适量的药液后,再吸入 0.2~0.3ml 的空气,注射时,气泡在上,注入药液后再注入空气。该方法可使针头部位的药液全部进入肌肉组织内而利于吸收,并可防止拔针时药液渗入皮下组织,从而减少组织受刺激的程度,减轻疼痛。

(二) 活动无耐力

护理措施参见本章第一节概述中血液病常见症状和体征护理。

(三) 健康教育

1. 疾病知识指导　向病人及家属介绍缺铁性贫血的病因、临床表现、对机体的危害性及相关实验室检查的目的、意义、治疗和护理的配合与要求等知识,以提高其依从性。若口服铁剂为硫酸亚铁糖衣片,要放在安全处,防止小儿当作糖果误食而导致急性中毒(2g 以上可致死亡),中毒症状为恶心、呕吐、休克、昏迷、惊厥等,急救时可用手指或匙压后舌根,促使其呕吐,同时送医院治疗。

2. 疾病预防指导

(1)指导病人合理饮食:提倡均衡饮食,荤素搭配,以保证足够热量、蛋白质、维生素及相关营养素(尤其铁)的摄入,可同时服用弱酸类食物或药物,以促进铁的吸收,并尽量避免与抑制铁吸收的食物、饮料或药物同服。家庭烹饪建议使用铁制器皿,从中可得到一定量的无机铁。

(2)高危人群预防性补充铁剂:婴幼儿应适时添加辅食,如蛋黄、肉末、肝泥和菜泥等;生长发育期的青少年注意补充含铁丰富的食物,避免挑食与偏食;月经期、妊娠期、哺乳期妇女应增加食物铁的补充,必要时可预防性补充铁剂。

(3)相关疾病的预防及治疗:是缺铁性贫血预防和治疗的关键,尤其是慢性胃炎、消化性溃疡、肠道寄生虫病、长期腹泻、痔出血和月经量过多的病人。

3. 自我病情监测 监测内容主要包括自觉症状是否加重(包括原发病的症状、贫血的一般症状、缺铁性贫血的特殊表现等)、能否平卧、有无水肿及尿量减少、静息时呼吸与心跳的频率有无加快等。一旦出现上述症状,提示病情加重、重症贫血或贫血性心脏病,应及时就医。

二、再生障碍性贫血病人的护理

📖 导入情景

黄先生,44 岁,在家具厂工作 24 年。以"头晕、心慌、胸闷、乏力 2 个月"就诊,病人自述 2 个月前无明显诱因出现头晕、胸闷、乏力,偶有鼻出血,未经任何治疗来院就诊。护理体检:体温 37.5℃,脉搏 85 次/min,呼吸 18 次/min,血压 120/80mmHg,面色苍白,睑结膜苍白,肝、脾、淋巴结无肿大。血常规:红细胞 $2.5 \times 10^{12}/L$,血红蛋白 60g/L,白细胞 $2.5 \times 10^9/L$,血小板 $54 \times 10^9/L$,网织红细胞低于正常。

工作任务:

1. 说出病情观察的内容。

2. 指导病人预防感染。

3. 对病人进行健康教育。

再生障碍性贫血(aplastic anemia,AA)简称再障,是由不同病因和机制引起的骨髓造血功能衰竭症。主要表现为**骨髓造血功能低下、全血细胞减少及其所致的贫血、出血、感染**。再生障碍性贫血发病率在我国是 7.4/100 万人口,欧美为 4.7~13.7/100 万人口,日本为 14.7~24.0/100 万人口。可发生在任何年龄段,青年人和老年人发病率较高,男、女发病率无明显差异。

再生障碍性贫血的发病机制尚未完全阐明,目前的研究多认为再生障碍性贫血的发生主要是在一定遗传易感倾向的前提下,相关的致病因子通过下列三种机制而产生作用的结果。①造血干细胞内在缺陷("种子"学说):各种致病因素破坏骨髓,造成造血干细胞数量减少和功能障碍。②造血微环境异常("土壤"学说):骨髓微环境中的基质细胞分泌造血因子的能力降低,使造血细胞的生长和发育失去支持和调节。③免疫异常("虫子"学说):研究表明,T 淋巴细胞数量与功能异常及其所导致的相关细胞因子分泌失调和再生障碍性贫血(特别是重型再生障碍性贫血)的发病关系密切。

根据病人的病情、血象、骨髓象及预后,通常将该病分为重型(SAA)和非重型(NSAA)。从病因上再生障碍性贫血又可分为遗传性(先天性)和获得性(后天性)。获得性再生障碍性贫血根据是否有明确诱因分为原发性和继发性,原发性即无明确诱因者。

【护理评估】

(一)健康史

多数再生障碍性贫血病人的病因不明确,通过大量临床观察与调查结果发现,继发性再生障碍性贫血的发生与下列因素有关。

1. 药物及化学物质 药物及化学物质是最常见的致病因素,已知具有高度危险性的药物有抗癌药、氯霉素、磺胺药、保泰松、苯巴比妥、阿司匹林、吲哚美辛、甲巯咪唑、卡比马唑、异烟肼等,**其中**

以氯霉素最多见。化学物质主要是苯及其衍生物最为常见,如油漆、塑料、染料、杀虫剂及皮革制品黏合剂等。氯霉素、磺胺类药物及接触杀虫剂是否引起再生障碍性贫血与个体的敏感性有关,而其他药物与化学物质对骨髓的抑制与剂量有关。

2. 物理因素　长期接触电离辐射如 X 线、γ 射线及其他放射性物质等,可阻碍 DNA 的复制而抑制细胞的有丝分裂,使造血干细胞的数量减少,对骨髓微循环和基质亦有损害。

3. 病毒感染　各型肝炎病毒、风疹病毒、流感病毒、微小病毒 B19 等。

评估时应详细询问病人用药史,如有无使用氯霉素、磺胺类药、解热镇痛药等药物,询问病人的工种及工作生活环境,有无长期接触油漆、染料、杀虫剂等化学物质及是否受到电离辐射等。

> ### 📖 知识拓展
>
> **染发与血液病**
>
> 医学专家在临床上发现,患白血病或骨髓增生异常综合征的贫血病人可以追溯出长期染发的历史,所以最好不染发,或减少染发次数、延长染发周期,并定期化验血常规,一旦有异常应立即停止染发,及时就医。

(二) 临床表现

再生障碍性贫血的临床表现与全血细胞减少有关,主要为进行性贫血、出血、感染,多无肝、脾淋巴结肿大。

1. 重型再生障碍性贫血(SAA)　**起病急,进展快,病情重**;少数可由非重型再生障碍性贫血进展而来。

(1)贫血:苍白、乏力、头晕、心悸和气短等症状进行性加重。

(2)出血:皮肤可有出血点或大片瘀斑,口腔黏膜有血疱,有眼结膜出血、鼻出血、牙龈出血等。深部脏器出血可见呕血、咯血、便血、血尿、阴道出血、眼底出血及颅内出血,**颅内出血可危及病人生命**。

(3)感染:多数病人有发热,体温 39℃以上,有些病人从发病到死亡均处于高热状态。**以呼吸道感染最常见**,其次有消化道、泌尿生殖道及皮肤、黏膜感染等。感染菌种以革兰氏阴性杆菌、金黄色葡萄球菌和真菌为主,常合并败血症。

2. 非重型再生障碍性贫血(NSAA)　**起病和进展较缓慢**,贫血、感染和出血的程度较重型轻,也较易控制。

重型和非重型再生障碍性贫血的鉴别见表 6-8。

表 6-8　重型再生障碍性贫血与非重型再生障碍性贫血的鉴别

判断指标	重型再生障碍性贫血（SAA）	非重型再生障碍性贫血（NSAA）
起病与进展	起病急,进展快	起病缓,进展慢
首发症状	**感染、出血**	**贫血为主**,偶有出血
感染部位	多为呼吸道、消化道、泌尿生殖道和皮肤黏膜	上呼吸道、口腔牙龈
感染严重程度	**重**	轻
持续高热	突出而明显,难以有效控制	少见且易于控制

判断指标	重型再生障碍性贫血（SAA）	非重型再生障碍性贫血（NSAA）
败血症	突出而明显,难以有效控制	少见且易于控制
主要致病菌	G⁻杆菌、金黄色葡萄球菌、真菌	G⁻杆菌及各类球菌
出血的部位	广泛,除皮肤黏膜外多有内脏出血,甚至颅内出血而致死	皮肤黏膜为主,少有内脏出血
出血严重程度	**重,不易控制**	较轻
贫血的表现	重,症状明显,易发生心衰	轻,少有心衰发生
血象变化及标准		
中性粒细胞绝对值	$<0.5 \times 10^9$/L	$>0.5 \times 10^9$/L
血小板计数	$<20 \times 10^9$/L	$>20 \times 10^9$/L
网织红细胞绝对值	$<15 \times 10^9$/L	$>15 \times 10^9$/L
骨髓象	多部位增生极度减低	增生减低或有局部增生灶
病程与预后	不良,多于6~12个月内死亡	较好,经治疗多数可长期存活,少数死亡

（三）辅助检查

1. 血象 主要的特点是全血细胞减少,少数病例可呈双系或单系细胞减少,淋巴细胞比例相对性增高,网织红细胞绝对值低于正常。贫血属正细胞正色素性。重型再生障碍性贫血呈重度全血细胞减少,网织红细胞百分数多在0.005以下,绝对值$<15 \times 10^9$/L,中性粒细胞$<0.5 \times 10^9$/L,血小板$<20 \times 10^9$/L。非重型再生障碍性贫血也呈全血细胞减少,但达不到重型再生障碍性贫血的程度。

2. 骨髓象 为确诊再生障碍性贫血的主要依据。骨髓涂片肉眼观察有较多的脂肪滴。重型再生障碍性贫血多部位增生极度减低,粒、红系明显减少,常无巨核细胞,淋巴细胞和非造血细胞比例明显增多。非重型再生障碍性贫血骨髓增生减低或呈灶性增生,三系细胞均有不同程度减少,淋巴细胞相对增多。骨髓活检显示造血组织均匀减少,脂肪组织和/或非造血细胞增多,无异常细胞（彩图6-8、彩图6-9）。

（四）治疗要点

本病的治疗原则是及时去除病因,预防和控制感染及出血,加强支持治疗。非重型再生障碍性贫血治疗以环孢素联合雄激素治疗为主;重型再生障碍性贫血以免疫抑制疗法（主要包括抗胸腺细胞球蛋白或抗淋巴细胞球蛋白和环孢素）或异基因造血干细胞移植为首选,可联合应用重组人粒细胞集落刺激因子。

📖 **知识拓展**

再生障碍性贫血治疗的基本原则

中国医学科学院血液病研究所关于再生障碍性贫血治疗的基本原则:①重视支持疗法,尤其是对感染的预防及控制,酌情成分输血以缓解重症贫血、预防颅内出血。②分型治疗,重型再生障碍性贫血以免疫抑制疗法或异基因造血干细胞移植为首选,可联合应用重组人粒细胞集落刺激因子,非重型再生障碍性贫血以环孢素联合雄激素治疗为主。③早期诊断,早期治疗。④联合、坚持用药,切不可缓解后立即停药。

(五) 心理 - 社会状况

重型再生障碍性贫血因病情凶险,进展迅速,严重的出血、感染常常威胁病人的生命,病人精神紧张、情绪低落、对治疗失去信心,悲观、绝望、易怒。非重型再生障碍性贫血因长期的疾病折磨和疾病的反复恶化,病人焦虑不安、悲观失望,甚至绝望。家人可因长期照顾病人或支持能力有限而忽视病人的心理感受,或长期高昂的医疗费用而导致家庭陷入经济危机。

【常见护理诊断 / 合作性问题】

1. 有出血的危险　与血小板减少有关。

2. 有感染的危险　与粒细胞减少有关。

3. 活动无耐力　与贫血所致机体组织缺氧有关。

4. 知识缺乏:缺乏再生障碍性贫血的预防保健知识。

【护理措施】

(一) 有出血的危险

参见本章第一节概述中出血的护理措施。

(二) 有感染的危险

参见本章第一节概述继发感染的护理措施。

(三) 活动无耐力

除参见本章第一节概述贫血的护理措施外,遵医嘱应用下列措施。

1. 促造血药物

(1) 雄激素:适用于全部再生障碍性贫血病人,并且是治疗**非重型再生障碍性贫血的首选用药**。作用机制是刺激肾脏产生促红细胞生成素,并直接作用于骨髓,促进红细胞生成。长期使用还可促进粒细胞系统和巨核细胞系统的增生。

1) 常用药物:①司坦唑醇(康力龙)2mg,3 次 /d。②达那唑 0.2g,3 次 /d。③十一酸睾酮(安雄)40~80mg,3 次 /d。④丙酸睾酮,100mg/d,肌注。

2) 注意事项:丙酸睾酮是油剂,不易吸收,局部注射常可形成硬块,甚至无菌性坏死,需采取深部、缓慢、分层肌注,并经常更换注射部位,检查局部有无硬结,若发现后需及时处理,如局部理疗等。长期使用雄激素应定期检查肝功能。

3) 疗效观察:通常治疗后 6 个月内可见治疗效果,1 个月左右网织红细胞开始上升,随之血红蛋白升高,经 3 个月后红细胞上升,血小板上升需要较长时间。

(2) 造血生长因子:适用于全部再生障碍性贫血,特别是重型再生障碍性贫血。单用无效,多作为一种辅助用药,在免疫抑制治疗时或之后应用,有促进骨髓修复的作用。常用药物有粒系集落刺激因子(G-CSF)、粒 - 单系集落刺激因子(GM-CSF)、促红细胞生成激素(EPO)、重组人血小板生成素(TPO)等。疗程以 3 个月以上为宜。

2. 免疫抑制剂

(1) 抗胸腺细胞球蛋白(ATG)和抗淋巴细胞球蛋白(ALG):主要用于重型再生障碍性贫血。马 ALG 10~15mg/(kg·d)连用 5d,兔 ATG 3~5mg/(kg·d)连用 5d。治疗过程中可出现超敏反应(寒战、发热、皮疹、高血压或低血压)、血清病(如猩红热样皮疹、发热、关节痛、肌肉痛)、出血加重及继发感染等。用药前应做皮肤过敏试验;使用过程中可遵医嘱联合应用小剂量糖皮质激素;每日剂量缓慢静脉滴注 12~16h;加强病情观察,做好保护性隔离,预防出血和感染。

(2) 环孢素(CsA):适用于全部再生障碍性贫血,与 ATG 或 ALG 合用是重型再生障碍性贫血非移植治疗的一线方案。口服 3~5mg/(kg·d),疗程一般长于 1 年。用药期间需监测血药浓度、骨髓象、血象、T 细胞免疫学改变及药物不良反应(包括肝肾功能、牙龈增生及消化道反应等),以调整用药剂量及疗程等。

(3)其他:可用 CD3 单克隆抗体、吗替麦考酚酯(MMF)、环磷酰胺等治疗重型再生障碍性贫血。

3. 造血干细胞移植　包括骨髓移植、脐血输注及胎肝细胞输注等,主要用于重型再生障碍性贫血。最佳移植对象是年龄 <40 岁,无感染及其他并发症。

4. 输血　对于重度贫血(Hb<60g/L)伴明显缺氧症状者,可考虑输注浓缩红细胞,但应防止输血过多,以免影响日后造血干细胞移植的效果。

知识拓展

再生障碍性贫血治疗的疗效标准

①基本治愈:贫血和出血症状消失,血红蛋白男性达 120g/L,女性达 110g/L,白细胞 4.0×10⁹/L,血小板 100×10⁹/L,随访 1 年以上未复发。②缓解:贫血和出血症状消失,血红蛋白男性达 120g/L,女性达 100g/L,白细胞 3.5×10⁹/L,血小板也有一定程度增加,随访 3 个月病情稳定或继续好转。③明显好转:贫血和出血症状明显好转,不输血,血红蛋白较治疗前 1 个月内增长 30g/L 以上,并能维持 3 个月。判定以上三项疗效标准者,均应 3 个月内不输血。④无效:经充分治疗后,症状、血常规未有明显进好转。

(四)健康教育

1. 疾病预防指导　避免或减少接触与再生障碍性贫血发病相关的药物和理化物质。再生障碍性贫血病人避免使用一切对造血系统有害的药物。应用化疗药物时必须监测血象,一旦发生明显变化应立即停药。针对相关危险品的职业性接触者,应定期体检,复查血象。室内装潢后应监测室内甲醛浓度,且不宜立即入住。接触农药的人群应注意个人防护。

扫一扫,
看总结

2. 疾病知识指导　向病人介绍疾病的可能原因、临床表现及目前治疗的主要方法,增强病人及家属对治疗的信心。饮食方面加强营养,增进食欲,减少进食刺激性食物,注意饮食卫生,避免病从口入。

3. 休息与活动指导　保证充足的睡眠与休息,进行适当的活动。**睡眠不足、情绪激动易诱发颅内出血**,因此应指导病人根据病情做好休息与活动的自我调节。

扫一扫,
测一测

4. 教会病人自我监测病情　主要是贫血、感染及出血的症状、体征及药物不良反应的识别。当症状、体征出现或加重时,提示病情恶化,应及时就医。

5. 心理疏导　再生障碍性贫血病人常出现焦虑、抑郁、绝望等负性情绪,应使病人及家属认识到负性情绪会影响疾病的康复和治疗的效果,指导病人学会自我调整,学会倾诉,家属要善于理解支持病人,学会倾听,必要时寻求有关专业人员的帮助,避免意外发生。

6. 用药与随访指导　向病人及家属介绍药物名称、剂量、用法、疗程及其不良反应,嘱病人必须在医生指导下用药,不可擅自更改或停用药物,注意预防不良反应,定期复查血象,及时了解病情变化和治疗效果。

(吴海红)

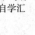

扫一扫,
自学汇

第三节　出血性疾病病人的护理

出血性疾病是指由于正常的止血机制发生障碍,引起机体自发性出血或轻微损伤后出血不止的一组疾病。引起这类疾病的因素有**毛细血管壁异常**、**血小板量或质异常**、**凝血功能异常**、抗凝及纤维蛋白溶解异常和复合性止血机制异常。根据出血性疾病的临床表现和相关实验室检查,可将出血性疾病分为血管性疾病、血小板性疾病和凝血障碍性疾病。

一、原发免疫性血小板减少症病人的护理

> **📖 导入情景**
>
> 张女士,35 岁。10 年前无诱因出现紫癜、牙龈出血、月经增多,入院查血小板 $14 \times 10^9/L$,考虑为原发免疫性血小板减少症,给予糖皮质激素治疗,效果好。停用后多次查血小板在 $(70 \sim 90) \times 10^9/L$ 之间,昨日受凉感冒,今发现口腔血疱,急来医院就诊。检查发现血小板 $50 \times 10^9/L$,骨髓穿刺报告示:骨髓增生活跃,巨核细胞 72 个,有成熟障碍。
>
> 工作任务:
>
> 1. 指导病人自我监测。
>
> 2. 指导病人自我保护,避免再次发生出血。
>
> 3. 指导病人正确用药并观察药物不良反应(如口服糖皮质激素)。

原发免疫性血小板减少症既往称为特发性血小板减少性紫癜,是最常见的一种血小板减少性疾病。主要由于**血小板受到免疫性破坏**,导致外周血中血小板数量减少。临床上以自发性皮肤、黏膜及内脏出血为主要表现,实验室检查以血小板计数减少、生存时间缩短和血液中出现抗血小板抗体、骨髓巨核细胞发育、成熟障碍等为特征。原发免疫性血小板减少症发病率为 $(5 \sim 10)/10$ 万,临床可分为急性型和慢性型,急性型多见于儿童,慢性型多见于 40 岁以下的女性,男女患病人数之比约为 $1 : 4$。

【护理评估】

(一) 健康史

原发免疫性血小板减少症的病因未明,可能与下列因素有关。

1. 免疫因素　临床研究及观察发现,**免疫因素是原发免疫性血小板减少症发病的重要原因**。病人体内形成的血小板抗体,导致自身抗体致敏的血小板被单核 - 巨噬细胞系统过度破坏,导致血小板减少。近年来有关研究结果还发现,自身抗体还可以损伤巨核细胞或抑制巨核细胞释放血小板,使血小板生成不足,也是疾病发生和发展的重要原因之一。除此之外,细胞免疫功能异常在原发免疫性血小板减少症发病中也起重要作用,主要体现在细胞毒 T 淋巴细胞对血小板的溶解和破坏。

2. 肝、脾与骨髓因素　肝、脾与骨髓不但是抗血小板抗体(抗 GP Ⅱb/ Ⅲa 或抗 GP Ⅰb/ Ⅸ)产生的主要部位,也是血小板被破坏的主要场所。其中以脾脏最为重要,因为人体约 1/3 的血小板储存于脾脏,且脾内相关抗体水平最高。

3. 感染因素　细菌或病毒感染与原发免疫性血小板减少症发病密切相关,约 80% 的急性型原

267

发免疫性血小板减少症病人,发病前 2 周有上呼吸道感染史;慢性型原发免疫性血小板减少症病人常因感染而使病情加重。近年来,幽门螺杆菌感染与原发免疫性血小板减少症发病的关系备受关注,现正在进一步研究中。

4. 其他 慢性型女病人在青春期与绝经期前易发病,可能是雌激素增强自身免疫反应,抑制血小板生成及促进单核 - 巨噬细胞对与抗体结合血小板的破坏有关;另外,有研究表明原发免疫性血小板减少症的发生可能受基因调控,与遗传因素有关。

尤应注意评估先前的感染病史;肝脾功能是否正常;近亲属中是否有类似病情发生;女性病人注意评估月经量的多少。

(二) 临床表现

1. 急性型 **多见于儿童**。**病程多为自限性**,常在数周内恢复,少数病程超过半年,可转为慢性。

(1)起病形式:80% 以上病人**起病前 1~2 周有呼吸道感染史**,特别是病毒感染史。起病急,常有畏寒、发热。

(2)出血的表现:全身**皮肤瘀点**、**紫癜**及大小不等的瘀斑,常先出现于四肢,尤以下肢为多;鼻腔、牙龈及口腔黏膜出血也较常见。严重者可伴口腔黏膜局部血疱及皮下血肿的形成。当血小板低于 $20 \times 10^9/L$ 时可发生**内脏出血**,如呕血、便血、咯血、血尿、阴道出血等。**颅内出血是本病致死的主要原因**,多表现为突发剧烈头痛、意识障碍、抽搐、双侧瞳孔不等大、对光反射迟钝或消失等。

(3)其他:若出血量较大或出血范围广,可出现不同程度的贫血、血压降低或失血性休克。

2. 慢性型 **常见于 40 岁以下的成年女性**。常可**反复发作**,持续数周、数月或数年不等,少有自行缓解。

(1)起病形式:起病隐匿或缓慢。

(2)出血的表现:**多数出血较轻而局限**,主要表现为反复出现四肢皮肤散在的瘀点、紫癜、瘀斑,还可出现鼻出血或牙龈出血,女性病人月经过多较常见,甚至是唯一症状。严重内脏出血较少见。病人病情可因感染而骤然加重,出现广泛、严重的皮肤黏膜及内脏出血。

(3)其他:部分病人有明显的乏力症状;长期月经过多可出现与出血严重程度相一致的贫血。反复发作者常伴有轻度脾肿大。

(三) 辅助检查

1. 血象 急性型发作期血小板常 $<20 \times 10^9/L$,慢性型多为 $(30~80) \times 10^9/L$。反复出血或短期内失血多者,出现红细胞和血红蛋白不同程度的下降。白细胞计数多正常。

2. 出凝血及血小板功能检查 凝血功能正常,出血时间延长,血块收缩不良,束臂试验阳性。血小板功能一般正常。

3. 骨髓象 巨核细胞数增多或正常,巨核细胞发育成熟障碍,产血小板型巨核细胞显著减少。红细胞系、粒细胞系、单核细胞系正常。

急性型和慢性型原发免疫性血小板减少症的鉴别见表 6-9。

表 6-9 急性型和慢性型原发免疫性血小板减少症的鉴别

特征	急性型	慢性型
发病高峰年龄	2~6 岁	20~40 岁
性别	无差异	女:男为 (3~4):1
前驱感染史	有	无

续表

特征	急性型	慢性型
起病	急	缓慢
口腔出血疱	有	无
血小板计数	$<20 \times 10^9/L$	$(30\sim80) \times 10^9/L$
病程	2~6 周	数月、数年
自发缓解	80% 以上	不常见

(四) 治疗要点

目前尚无根治原发免疫性血小板减少症的方法,治疗目的是使血小板计数提高到安全水平,防止和控制严重出血,降低病死率。糖皮质激素因其抑制免疫作用可作为首选药物,无效者可行脾切除;急重症者可静脉补充血小板、静脉输入丙种球蛋白或大剂量甲泼尼龙静注,必要时可行血浆置换。无出血倾向及出血风险者(手术、创伤等),且血小板计数高于 $30 \times 10^9/L$,无需治疗,可观察和随访。

(五) 心理 - 社会状况

急性出血者易出现紧张、恐惧心理;慢性出血易反复发作,病人出现烦躁易怒、抑郁、悲观等心理反应;妊娠合并原发免疫性血小板减少症者,主要担心分娩时血小板减少而引起大出血,因而情绪紧张,处于焦虑、恐惧等心理状态。

📖 **知识拓展**

血小板计数的安全值

在临床过程中,得到国内外专家广泛认同的血小板计数安全值分别是:

①口腔科:常规口腔检查 $\geq 10 \times 10^9/L$,拔牙或补牙 $\geq 30 \times 10^9/L$。②手术:小手术 $\geq 50 \times 10^9/L$,大手术 $\geq 80 \times 10^9/L$。③产科:正常阴道分娩 $\geq 50 \times 10^9/L$,剖宫产 $\geq 80 \times 10^9/L$。④其他:对必须服用阿司匹林等非甾体抗炎药、华法林等抗凝药物者,应维持在 $\geq 50 \times 10^9/L$。

【常见护理诊断 / 合作性问题】

1. 有出血的危险　与血小板减少有关。

2. 恐惧　与害怕出血不止、危及生命有关。

3. 知识缺乏:缺乏疾病防治及预防出血的知识。

【护理措施】

(一) 有出血的危险

护理措施除参见本章第一节出血外,还需应用以下措施。

1. 出血情况监测　应注意观察病人出血部位、范围和出血量。注意病人自觉症状、情绪反应、生命体征、神志及血小板计数变化,及时发现新的皮肤黏膜出血或内脏出血。

2. 遵医嘱用药

(1)糖皮质激素:**糖皮质激素是治疗原发免疫性血小板减少症的首选药物**,近期有效率约80%。该类药物可减少抗体生成,减轻抗原抗体反应,阻滞单核 - 巨噬细胞对血小板的破坏,刺激骨髓造血及血小板向外周释放。

1)常用药物

①泼尼松:1.0mg/(kg·d),分次或顿服,血小板正常或接近正常后,1个月内尽快减至最小维持量(≤15mg/d)。治疗4周仍无反应者,应迅速减量至停用。

②大剂量地塞米松:40mg/d×4,口服,无效者可在半个月后重复一次。

2)注意事项:长期使用糖皮质激素会引起身体外形变化、胃肠道反应或出血、诱发感染、骨质疏松、高血压等,嘱病人餐后服药、自我监测粪便颜色、预防各种感染、监测骨密度、监测血压等。

(2)免疫抑制剂:用于糖皮质激素及脾切除治疗无效或疗效差的原发免疫性血小板减少症病人。常用药物有抗CD20单克隆抗体(利妥昔单抗)、环孢素、长春新碱、环磷酰胺、硫唑嘌呤等。长春新碱可引起骨髓造血功能抑制、末梢神经炎,应定期检查血象及骨髓象;使用环磷酰胺时,嘱病人多饮水,观察尿量及颜色;使用免疫抑制剂和大剂量免疫球蛋白时,易出现恶心、头痛、寒战及发热,应减慢输液速度,保护局部血管,预防和及时处理静脉炎,护理措施参见本章第四节静脉炎及组织坏死的护理。

(3)免疫球蛋白:静脉输注丙种球蛋白可通过封闭单核-巨噬细胞系统的Fc受体、中和血小板相关抗体及免疫调节而发挥作用。常规剂量0.4g/(kg·d)×5或1.0g/(kg·d)×2。主要用于:①原发免疫性血小板减少症紧急救治。②不能耐受糖皮质激素治疗。③脾切除术前准备。④妊娠或分娩前。IgA缺乏、糖尿病和肾功能不全者慎用。

(4)促血小板生成药:用于糖皮质激素治疗无效或难治性原发免疫性血小板减少症病人。常用重组人血小板生成素(rhTPO)、非肽类TPO类似物(艾曲泊帕)及TPO拟肽(罗米司亭)。起效较快,副作用轻微,但停药后疗效一般不能维持,需个体化维持治疗。

3. 脾切除 确诊为原发免疫性血小板减少症,常规糖皮质激素治疗4~6周无效,病程6个月以上,或糖皮质激素虽有效但维持量>30mg/d,或有糖皮质激素使用禁忌证者,可行脾切除术。

📖 知识拓展

原发免疫性血小板减少症急症的处理

适用于伴内脏活动性出血或需要急诊手术的重症原发免疫性血小板减少症病人(PLT<10×10⁹/L)。①血小板输注:成人每次10~20U。②静脉输注丙种球蛋白。③大剂量甲泼尼龙:1.0g/d,静脉滴注,3~5d为一疗程。④促血小板生成药物应用。

(二)恐惧

加强与病人和家属的沟通,做好解释和疏导,如解释出血的原因、减轻或避免加重出血的方法、目前治疗与护理的措施及其配合要求,强调紧张与恐惧不利于控制病情。介绍治疗成功的病例,增强病人战胜疾病的信心。当病人出血突然加重时,应保持安静,迅速报告医师,并配合做好止血、救治工作。及时处理被血渍污染的衣物、床单及地板等,避免不良刺激,消除病人的紧张、恐惧情绪。

(三)健康教育

1. 疾病知识指导 指导病人避免诱发或加重出血的损害因素,如**避免服用引起血小板减少或抑制其功能的药物,特别是非甾体抗炎药如阿司匹林、吲哚美辛(消炎痛)、噻氯匹定等**;指导病人保持充足睡眠、情绪稳定和大便通畅,控制血压等避免颅内出血;定期复查,了解病情发展、判断疗效和调整治疗方案。

2. 病情监测指导　指导病人自我监测皮肤黏膜出血情况,如皮肤瘀点、瘀斑、牙龈出血、鼻出血等;监测有无内脏出血,如女性月经过多、呕血、便血、咯血、血尿、头痛、视力改变等。一旦发现皮肤黏膜出血加重或内脏出血等,及时就医。

3. 用药指导　服用**糖皮质激素**者,告知病人及家属按医嘱、按时、按剂量、按疗程服药,**强调不可自行减量或停药**,以免加重病情;说明用药后出现了向心性肥胖、皮肤变薄、痤疮等外形变化,停药后会慢慢恢复;为减轻不良反应,饭后服药,必要时加用胃黏膜保护剂或制酸剂;注意预防各种感染。定期复查血象,以了解血小板数量的变化,指导疗效的判断和治疗方案的调整。

二、过敏性紫癜病人的护理

📖 导入情景

小强,9岁。咳嗽、低热1周,给予抗感染、对症治疗,效果不明显,期间曾感腹痛,2d前家长帮助患儿洗脚时,发现其双下肢皮肤有对称性暗红色皮疹,压之不褪色。今日紫癜增多,并出现晨起眼睑水肿,起床行走后感腿疼,来医院就诊,查血小板 174×10^9/L,考虑为过敏性紫癜。

工作任务:

1. 指导病人及家属自我监测出血情况及伴随症状。

2. 指导病人合理饮食,避免接触与发病有关的药物或食物。

3. 指导病人正确休息与运动。

过敏性紫癜(allergic purpura)又称为 Henoch-Schönlein 综合征,是一种常见的**血管变态反应性**出血性疾病。因机体对某些致敏物质产生变态反应,导致毛细血管脆性及通透性增加,血液外渗,产生紫癜、黏膜及某些器官出血,可同时伴发血管神经性水肿或荨麻疹等过敏表现。多为自限性,约30%的病人有复发倾向。**本病多见于青少年**,男性发病略多于女性,**春、秋季发病较多**。

【护理评估】

(一) 健康史

致病因素甚多,与本病发生密切相关的主要因素如下。

1. 感染　为最常见的病因和引起疾病复发的原因。①细菌:主要为 β 溶血性链球菌,以呼吸道感染最为多见;②病毒:多为发疹性病毒感染,如麻疹、水痘、风疹等;③其他:如肠道寄生虫感染等。

2. 食物　是人体对异体蛋白过敏所致。如鱼、虾、蟹、蛋、鸡肉、牛奶等。

3. 药物　①抗生素类:如青霉素、头孢菌素类抗生素等;②解热镇痛药:如水杨酸类、保泰松、吲哚美辛及奎宁类等;③其他药物:如磺胺类、阿托品、异烟肼及噻嗪类利尿药等。

4. 其他　如花粉、尘埃、疫苗接种、虫咬及寒冷刺激等。

尤其要注意评估病人是否出现了感染情况;是否摄入了一些易过敏的食物及药物;是否接触了花粉等其他过敏原。

(二) 临床表现

多数病人发病前 1~3 周有全身不适、低热、乏力及上呼吸道感染等前驱症状,随之出现典型临床表现。

1. 单纯型（紫癜型） **单纯型是最常见的类型**。主要表现为**皮肤瘀点、紫癜**，多局限于四肢及臀部，躯干及其他部位极少累及，且以下肢伸侧面最多见，呈对称性，常成批、反复出现。其形状大小不等，可融合成片形成瘀斑。颜色为深红色，略高出皮肤表面，按之不褪色，数日内渐变成紫色，而后转淡，经 7~14d 消退。紫癜同时可伴发皮肤水肿、荨麻疹等过敏反应。

2. 腹型（Henoch 型） **腹型是最具潜在危险和最易误诊的类型**。除皮肤紫癜外，因消化道黏膜及腹膜脏层毛细血管受累，病人出现腹痛、呕吐、腹泻及便血等症状。**最常见的表现是腹痛，常为阵发性绞痛**，多位于脐周、下腹或全腹，可并发肠套叠、肠梗阻、肠穿孔及出血性小肠炎。腹部症状与紫癜多同时发生，偶可发生于紫癜以前。

3. 关节型（Schönlein 型） 除皮肤紫癜外，因关节部位血管受累常出现关节肿胀、疼痛、压痛和功能障碍等表现，多见于膝、踝、肘及腕关节，呈游走性、反复性发作。关节症状一般数日或数月内消失，不遗留关节畸形，多发生在紫癜以后。

4. 肾型 **肾型是最严重且预后相对较差的类型**，多见于成人，多在紫癜发生后 2~4 周，由于肾小球毛细血管炎性反应出现血尿，可伴蛋白尿、管型尿。**多数病人在 3~4 周内恢复**，也有反复发作迁延数月者。**少数发展为慢性肾炎或肾病综合征，甚至尿毒症，预后较差**。

5. 混合型 皮肤紫癜合并上述两种以上临床表现。

6. 其他 少数病人还可因病变累及眼部、脑及脑膜血管而出现视神经萎缩、虹膜炎、视网膜出血及水肿，以及中枢神经系统相关症状、体征。

（三）辅助检查

本病缺乏特异性实验室检查。**血小板计数正常**，出血时间（BT）可能延长，各项凝血试验均正常。**半数以上病人束臂试验阳性**。腹型者，粪便隐血试验可呈阳性。肾型可有血尿、蛋白尿、管型尿，血清 IgA、IgE 多增高；肾活组织检查有助于肾型的临床诊断、病情预后判断及指导治疗。

（四）治疗要点

寻找并去除各种致病因素。一般治疗可用抗组胺类药物、大剂量维生素 C 及钙剂；**糖皮质激素对腹型和关节型疗效较好**；以上治疗效果不佳者，可酌情使用免疫抑制剂。出现腹痛和上消化道出血者，给予对症治疗。以肾病综合征为主要表现的肾型病人，联合应用糖皮质激素、免疫抑制剂及抗凝剂。

（五）心理 - 社会状况

反复出血，尤其是大出血，病人出现焦虑、恐惧等心理反应；腹型、肾型病人，因病情复杂或长期慢性出血，不易根治，病人易发生抑郁、悲观等心理反应。

【常见护理诊断 / 合作性问题】

1. 有出血的危险 与血管壁的通透性和脆性增加有关。

2. 急性疼痛：腹痛、关节痛 与局部过敏性血管炎性病变有关。

3. 知识缺乏：缺乏疾病的预防保健知识。

【护理措施】

（一）有出血的危险

除参见本章第一节出血外，还需做好以下护理。

1. 避免诱因 与本病发病有关的食物或药物，见本病病因部分的内容。

2. 休息与活动 临床观察发现，无论何种类型的过敏性紫癜病人，卧床均有助于症状的缓解，加快症状消失，行走活动则可使症状加重或复发。因此对于发作期病人均应增加卧床休息，避免过早或过多的行走活动,避免跌倒或撞击身体引起外伤出血。

3. 饮食　**注意避免过敏性食物的摄取,如海鲜、蛋、奶等动物性食物及蚕豆、菠萝、植物花蕾等植物性食物**。发作期可根据病情选用清淡、少刺激、易消化的普食、软食或半流质饮食。若有消化道出血,按消化道出血的饮食要求给予护理。

4. 遵医嘱用药

(1)一般药物:抗组胺类药物,如盐酸异丙嗪(非那根)、阿司咪唑(息斯敏)、马来酸氯苯那敏(扑尔敏)、氯雷他定;辅助性应用大剂量维生素 C 静脉滴注,曲克芦丁及钙剂静脉滴注,降低毛细血管通透性。

(2)糖皮质激素:具有较强的抗过敏和降低毛细血管通透性的作用,主要适用于关节肿痛、严重腹痛合并消化道出血及有急进性肾炎或肾病综合征等严重肾脏病变者。常用泼尼松 1~2mg/(kg·d),顿服或分次口服,重症者可用甲泼尼龙 5~10mg/(kg·d) 或地塞米松 10~15mg/d,静脉滴注,症状改善后改为口服,疗程不超过 30d,肾型病人可酌情延长。使用时应向病人及家属说明可能出现的不良反应,应加强护理,预防感染。

(3)免疫抑制剂:应用一般药物治疗和糖皮质激素效果不佳者可酌情使用免疫抑制剂,常用药物有环磷酰胺、硫唑嘌呤、环孢素等。**使用环磷酰胺时,嘱病人多饮水,观察尿量及颜色变化。**

(4)抗凝药物:**适用于肾型病人**,初以肝素 100~200U/(kg·d)静脉滴注或低分子量肝素皮下注射,4 周后改为华法林 4~15mg/d,2 周后改为 2~5mg/d 维持,疗程 2~3 个月。

5. 病情观察　密切观察病人出血的进展与变化,了解病情有无缓解,有无新发出血、肾损害、关节活动障碍等表现,病人的自觉症状,皮肤瘀点或紫癜的形状、分布、数量及消退情况;有无水肿以及尿量尿色的变化等。

(二) 急性疼痛:腹痛、关节痛

1. 休息与体位　协助病人采取舒适体位,如腹痛者宜取屈膝平卧位等;**关节肿痛者要注意局部关节的制动与保暖。**

2. 遵医嘱用药　**腹型病人可皮下注射解痉剂,如阿托品或山莨菪碱(654-2) 以缓解腹痛**;发生上消化道出血者应禁食、制酸、止血,必要时输血。注意药物疗效及不良反应的观察与预防。关节痛者应用镇痛药。

3. 病情观察　①对于腹痛的病人,注意评估疼痛的部位、性质、严重程度及其持续时间,有无伴随症状,如恶心、呕吐、腹泻、便血等,注意腹部的体格检查,包括腹壁紧张度、有无压痛及反跳痛、局部包块和肠鸣音的变化等。**肠鸣音活跃或亢进,多提示肠道内渗出增加或有出血。出现局部包块者,特别是小儿,要注意肠套叠。**②对于主诉为关节痛的病人,应评估受累关节的部位、数量、局部有无红肿、压痛与功能障碍等。

(三) 健康教育

1. 疾病知识指导　介绍本病的性质、原因、临床表现及治疗的主要方法。说明本病为过敏性疾病,避免接触与发病有关的药物或食物,是预防的重要措施。养成良好的个人卫生习惯,饭前便后要洗手,避免食用不洁食物,以预防寄生虫感染。注意休息,加强营养与运动,增强体质,**预防上呼吸道感染。患病后不宜接种疫苗。**

2. 病情监测指导　教会病人对出血情况及伴随症状或体征的自我监测。发现新发大量瘀点或紫癜、明显腹痛或便血、关节肿痛、血尿、水肿、泡沫尿甚至少尿者,多提示病情复发或加重,应及时就医。定期检查尿常规。

三、血友病病人的护理

📖 **导入情景**

病人，男，14岁。6岁时曾因手指被割破出现出血不止。以后经常鼻出血，关节青紫肿痛，活动受限。近半个月，左眼球红肿突出、视力减退，膝关节肿大，行走困难。经某医院确诊为血友病。

工作任务：

1. 指导病人进行自我保护。

2. 对病人做疾病知识指导。

3. 指导病人自我监测病情。

血友病（hemophilia）是一组因**遗传性凝血活酶生成障碍引起的出血性疾病**，包括血友病 A 和血友病 B，其中**以血友病 A 较为常见**。血友病**以阳性家族史、幼年发病、自发或轻微外伤后出血不止、血肿形成及关节出血为特征**。血友病的社会人群发病率为 (5~10)/10 万。我国血友病登记信息管理系统数据显示，国内血友病 A 占 80%~85%，血友病 B 占 15%~20%。随着治疗进展，病人的生存期延长至与正常人相近。进行性关节畸形而致残、治疗中产生凝血因子活性的抑制物、合并肝炎和艾滋病、颅内出血等，均是影响中、重型病人生活质量与预后的重要因素。

【护理评估】

(一) 健康史

血友病 A 缺乏凝血因子 Ⅷ(F Ⅷ)，血友病 B 缺乏凝血因子 Ⅸ(F Ⅸ)，A、B 两型均属典型的 **X 连锁隐性遗传病，男性发病，女性传递**（图 6-10）。

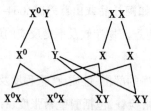
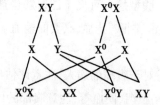

血友病A/B患者与正常女性结婚　　　　正常男子与血友病A/B携带者结婚

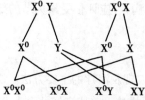

血友病A/B患者与女性携带者结婚　　血友病A/B男性患者与女性患者结婚

图 6-10　血友病遗传学规律

XY. 正常男性；XX. 正常女性；X^0Y. 血友病 A/B 男性病人；
X^0X. 血友病 A/B 女性携带者；X^0X^0. 血友病 A/B 女性病人。

(二) 临床表现

血友病的临床表现取决于其临床类型及相关凝血因子缺乏的严重程度，主要表现为出血和局部血肿形成所导致的压迫症状与体征。

1. **出血** **出血是血友病最主要的临床表现**。出血多为自发性或轻度外伤、小手术后(如拔牙)出血不止。具备以下特征:①与生俱来,伴随终生。②常表现为软组织或深部肌肉内血肿。③负重关节如膝关节等反复出血,最终可致关节肿胀、僵硬、畸形,同时伴有骨质疏松、关节骨化及肌肉萎缩等。④内脏出血较少见,一旦出血后果严重,**颅内出血是病人死亡的主要原因**。

2. 血肿压迫症状及体征 血肿压迫周围神经,可致局部疼痛、麻木及肌肉萎缩;压迫呼吸道,可致呼吸困难,甚至窒息;压迫输尿管,可致排尿障碍;压迫血管可造成相应部位组织的淤血、水肿或缺血、坏死。

(三) 辅助检查

1. 筛选试验 红细胞、白细胞及血小板计数、出血时间、凝血酶原时间基本正常,活化部分凝血活酶时间(APTT)延长,但 APTT 不能鉴别血友病的类型。

2. 临床确诊试验 F Ⅷ活性测定辅以 F Ⅷ:Ag 测定和 F Ⅸ活性测定辅以 F Ⅸ:Ag 可确诊血友病 A 和 B 并进行临床分型。按血浆 F Ⅷ:C 的活性,将血友病 A 分为 3 型:

(1)重型:F Ⅷ:C 活性低于 1%。

(2)中型:F Ⅷ:C 活性为 1%~5%。

(3)轻型:F Ⅷ:C 活性为 6%~30%。

3. 基因诊断试验 主要用于携带者和产前诊断。产前诊断的时间是妊娠第 10 周左右做绒毛膜活检检查,妊娠第 16 周左右做羊水穿刺检查。

(四) 治疗要点

治疗原则是以替代治疗为主的综合治疗。一般治疗包括加强自我防护,预防损伤出血,及早有效的处理出血,避免并发症的发生。替代治疗即补充缺失的凝血因子,原则是根据 F Ⅷ、F Ⅸ 的半衰期、出血的严重程度或所需手术的大小及范围,有针对性地选择合适的制剂,也可用去氨加压素、糖皮质激素、抗纤溶药物等药物止血;基因治疗在实验研究中已经取得成功,临床应用有待于进一步的研究和探索。

(五) 心理 - 社会状况

由于关节等部位出血、不适,影响学习、工作及社交活动,病人产生烦躁、易怒等心理反应。由于是终身性疾病,无根治方法,病人容易失去战胜疾病的信心,产生悲观绝望的心理。

【常见护理诊断 / 合作性问题】

1. 有出血的危险 与凝血因子缺乏有关。

2. 有废用综合征的危险 与反复多次关节腔出血有关。

3. 知识缺乏:缺乏有关疾病防治及预防出血的知识。

【护理措施】

(一) 有出血的危险

1. 饮食 根据病情选用清淡、少刺激、易消化的流食、半流食或普食。若有消化道出血,应避免过热饮食,必要时禁食。

2. 预防出血 血友病病人平日不要进行剧烈的接触性运动(拳击、足球、篮球);行走、慢跑、手持重物等时间不可过长,以避免负重关节(如髋、膝、踝、肘、腕关节)出血或深部组织血肿;尽量避免手术治疗;尽量避免或减少各种不必要的穿刺和注射,必要时,拔针后局部按压 5min 以上,直至出血停止;禁止使用静脉留置套管针,以免针刺点渗血难止。其余参见本章第一节出血的护理。

3. 局部出血处理　遵医嘱实施或配合止血处理。对于咽喉部出血或血肿形成者,避免血肿压迫呼吸道引起窒息,要协助病人取侧卧位或头偏向一侧,必要时用吸引器吸出,并做好气管插管或气管切开的准备。一旦出现颅内出血,遵医嘱输注凝血因子,并做好抢救工作的准备。其余参见本章第一节出血的护理。

4. 遵医嘱用药

(1) 血液制品:**补充缺失的凝血因子是防治血友病出血最重要的措施**。主要制剂有基因重组的纯化 F Ⅷ、F Ⅸ浓缩制剂、新鲜冷冻血浆、冷沉淀物以及凝血酶原复合物等。凝血因子取回后,应立即输注;输入前应将冷冻血浆或冷沉淀物置于 37℃温水的水箱中解冻、融化,并以病人可耐受的速度快速输入。输血过程中密切观察输血反应。

(2) 去氨加压素:有促进血管内皮细胞释放贮存的 F Ⅷ的作用,可用于轻症血友病 A 病人,血友病 B 病人无效。静脉输入速度过快可出现心率加快、血压升高、颜面潮红、尿量减少、头痛等不良反应,应密切观察,遵医嘱处理。

(3) 抗纤溶药物:通过保护已形成的纤维蛋白凝块不被溶解而发挥止血作用,常用氨基己酸和氨甲环酸等。

5. 病情观察　观察病人的自觉症状、不同部位出血的主要表现,以判断疗效,及时发现急、重症病人,为有效救治病人赢得时间。

(二) 有废用综合征的危险

1. 评估关节腔出血与病变　定期评估关节有无外形变化,局部有无压痛、关节活动有无异常等,如关节局部有红、肿、热、痛及功能障碍,提示关节病变处于急性出血期;如关节持续肿胀及功能障碍提示关节病变处于慢性炎症期。

2. 关节康复训练　针对病变关节进行科学合理的康复训练,是预防血友病病人发生关节失用的重要措施。应向病人及其家属解释康复训练的目的、主要方法、注意事项与配合要求等。急性期为避免出血加重,促进关节腔内出血的吸收,应予以局部制动并保持肢体于功能位;在肿胀未完全消退、肌肉力量未恢复之前,切勿使患肢负重,适当增加卧床时间,避免过早行走,预防反复的关节腔出血;指导病人进行股四头肌收缩功能训练,以利于局部肌力的恢复。在关节腔出血控制后,可帮助病人循序渐进地进行受累关节的被动或主动活动,可给予理疗以促进受累关节功能的恢复。

(三) 健康教育

1. 疾病预防指导　**重视遗传咨询、婚前检查和产前诊断,是减少血友病发病率的重要措施**。对于有家族史的病人,婚前应常规进行血友病的遗传咨询。重视婚前检查,不但可发现血友病病人,更重要的是发现血友病基因的女性携带者。血友病病人及女性携带者不宜婚配,否则应避免生育,以减少本病的遗传。为了减少血友病患儿的出生,女性携带者均应进行产前诊断,一般可于妊娠第13~16 周进行羊水穿刺,确定胎儿性别及基因表型,若明确胎儿为血友病患儿,应及时终止妊娠。

2. 疾病知识指导　向病人及家属介绍疾病的原因、遗传特点、主要表现、诊断与治疗的主要方法与预防等。说明本病为遗传病,需终身治疗,同时需要预防发生出血。为病人提供有关血友病社会团体的信息,鼓励病人及家属参与相关的社团及咨询活动,通过与医护人员或病人间的信息交流,相互支持,共同应对这一慢性病给病人带来的困难与烦恼。

3. 病情监测指导　包括出血症状与体征的自我监测,如碰撞后出现关节腔出血表现,外伤后伤口的渗血情况等。一旦发生出血,常规处理效果不好或出现严重出血时,如关节腔出血,应及时就医。

4. 出血的应急处理指导　有条件者,可教会病人及家属注射凝血因子的方法,以利于应急处

扫一扫,
看总结

扫一扫,
测一测

理严重出血。告诉病人若外出或远行,应携带写明血友病的病历卡,以备发生意外时可得到及时救助。

(于海艳　李劲峰)

第四节　白血病病人的护理

扫一扫,
自学汇

一、概述

白血病(leukemia)是一类**造血干细胞恶性克隆**性疾病,其克隆中的异常细胞(即白血病细胞)分化障碍、增殖失控、凋亡受阻,而停滞在细胞发育的不同阶段,在骨髓和其他造血组织中白血病细胞大量增生累积,抑制正常造血并浸润其他器官和组织。临床上以进行性贫血、持续发热或反复感染、出血和组织器官的浸润等为主要表现,以外周血中出现形态各异、数量不等的幼稚细胞为特征。

【分类】

(一) 按病程和白血病细胞的成熟度分类

1. 急性白血病(acute leukemia,AL)　起病急,进展快,病程短,仅为数月。细胞分化停滞在较早阶段,骨髓和外周血中以原始细胞及早期幼稚细胞为主。

2. 慢性白血病(chronic leukemia,CL)　起病缓,进展慢,病程长,可达数年。细胞分化停滞在较晚阶段,骨髓及外周血中多为较成熟的幼稚细胞和成熟细胞。临床常见类型有慢性粒细胞白血病及慢性淋巴细胞白血病。

(二) 按白细胞计数分类

多数病人白细胞计数升高,超过 $10 \times 10^9/L$,称为白细胞增多性白血病;若超过 $100 \times 10^9/L$,称为高白细胞性白血病。部分病人白细胞计数在正常水平或减少,称为白细胞不增多性白血病。

(三) 按白血病细胞类型分类

根据主要受累细胞系列,FAB 分型(法、美、英白血病协作组,简称 FAB)将急性白血病分为急性淋巴细胞白血病(ALL)和急性髓系白血病(AML)或急性非淋巴细胞白血病(ANLL);ALL 按原始淋巴细胞的大小及形态分为 L_1、L_2 和 L_3 3 个亚型,AML 分为 M_0 至 M_7 8 个亚型(表 6-10)。慢性白血病分为慢性髓系白血病(CML)、慢性淋巴细胞白血病(CLL)及少见类型的白血病(如毛细胞白血病等)。

表 6-10　急性白血病分型(FAB 分型)

急性淋巴细胞白血病		急性非淋巴细胞白血病	
L_1 型	原始和幼淋巴细胞以小细胞为主(直径 ≤ 12μm)	M_0	急性髓细胞白血病微分化型
		M_1	急性粒细胞白血病未分化型
		M_2	急性粒细胞白血病部分分化型
L_2 型	原始和幼稚淋巴细胞以大细胞为主(直径 >12μm)	M_3	急性早幼粒细胞白血病(APL)
		M_4	急性粒—单核细胞白血病
L_3 型	原始和幼稚淋巴细胞以大细胞为主,大小一致,胞质内有明显空泡胞质嗜碱性,染色深	M_5	急性单核细胞白血病
		M_6	红白血病
		M_7	急性巨核细胞白血病

【发病情况】

我国白血病发病率约为(3~4)/10 万。在恶性肿瘤所致的死亡率中,白血病居第 6 位(男性)和第 7 位(女性),在儿童和 35 岁以下成人中居第 1 位。我国急性白血病比慢性白血病多见,其中**急性髓系白血病最多**,其次是急性淋巴细胞白血病。慢性白血病中又以慢性髓系白血病较多见,慢性淋巴细胞白血病在 50 岁以后发病才明显增多。**成人急性白血病以急性髓系白血病多见,儿童以急性淋巴细胞白血病多见。**

【致病因素】

人类白血病的病因尚不完全清楚,其发病可能与下列因素有关。

1. 生物因素 主要是病毒感染和免疫功能异常。目前已经证实人类 T 淋巴细胞病毒 - Ⅰ 型能引起成人 T 细胞白血病 / 淋巴瘤。此外,EB 病毒、HIV 病毒与淋巴系统恶性肿瘤相关。部分免疫功能异常者,如某些自身免疫性疾病病人白血病危险度会增加。

2. 物理因素 X 射线、γ 射线等电离辐射。日本广岛和长崎原子弹爆炸后的幸存者、英国强直性脊柱炎病人接受放疗后,以及宫颈癌放疗者,其白血病发病率明显高于普通人群。致白血病与否主要取决于人体吸收辐射的剂量。

3. 化学因素 多种化学物质或药物可诱发白血病,如苯及其衍生物、氯霉素、保泰松、乙双吗啉、抗肿瘤药物等。化学物质所致的白血病以 AML 为多。

4. 遗传因素 家族性白血病约占白血病的 0.7%。单卵孪生子,如果一个人发生白血病,另一个人的发病率比双卵孪生者高 12 倍。有染色体异常的遗传病,如 Down 综合征(唐氏综合征,又称先天愚型)、先天性再生障碍性贫血(Fanconi 综合征)等较易发生白血病。

5. 其他 某些血液病最终可能发展为白血病,如骨髓增生异常综合征、淋巴瘤、多发性骨髓瘤等。

白血病发病机制复杂。上述各种因素均可促发遗传因素的突变或染色体的畸变,而使白血病细胞株形成,联合人体免疫功能的缺陷,使已形成的肿瘤细胞不断增殖,最终导致白血病的发生。

二、急性白血病病人的护理

📖 导入情景

大学生,男,18 岁。2d 前,在学校上完晚自习回宿舍的途中淋雨后,出现打喷嚏、流鼻涕,自觉着凉感冒,服用 1 包"感冒灵"和 1 片酚氨咖敏片后入睡。当天晚上出现高热,体温 39.5℃,连续 2d 持续高热,伴头晕、全身骨骼疼痛。老师和同学将其送到医院住院治疗,诊断为"急性非淋巴细胞白血病"。病人获悉病情后忧心忡忡,甚至绝望。

工作任务:

1. 指导病人预防出血。

2. 指导病人预防感染。

3. 给予病人心理上的支持。

060402

急性白血病的发生发展(微课)

急性白血病是造血干细胞的恶性克隆性疾病,发病时骨髓中大量白血病细胞增殖并抑制正常造血,可广泛浸润肝、脾、淋巴结等脏器。临床表现为贫血、发热、出血和浸润等征象。

【护理评估】

(一) 临床表现

起病缓急不一。急者多为突然高热或严重出血,缓者常为面色苍白、皮肤紫癜、月经过多或拔牙后出血不止而就医后被发现。

1. 正常骨髓造血功能受抑制的表现

(1) 贫血:**常为首发症状,呈进行性加重**,半数病人就诊时已有重度贫血。贫血的原因主要是骨髓中白血病细胞极度增生与干扰,造成正常红细胞生成减少。

(2) 发热:半数病人以发热起病。可低热,亦可高达 39~40℃ 以上,伴畏寒、出汗等。**白血病本身可以发热,但高热往往提示有继发感染**,常不易控制,**是导致白血病病人死亡的最常见原因之一**。感染主要与正常粒细胞缺乏或功能缺陷有关,化疗及激素治疗可使机体的免疫功能进一步下降。感染常见部位是口腔、咽喉、肺部及肛周等,严重时导致菌血症或败血症。**最常见的致病菌是革兰氏阴性杆菌**,长期应用抗生素者,可出现真菌感染。

(3) 出血:几乎所有的病人在整个病程中都有不同程度的出血。主要原因是血小板减少。出血可发生在全身各部位,以皮肤瘀点、紫癜、鼻出血、牙龈出血、月经过多为常见,严重者发生**颅内出血,是急性白血病主要的死亡原因。**

2. 白血病细胞增殖浸润的表现

(1) 肝脾、淋巴结肿大:淋巴结肿大以 ALL 多见。可有轻至中度肝、脾肿大。

(2) 骨和关节:**常有胸骨下段局部压痛**,也可出现关节、骨骼疼痛,尤以儿童多见。

(3) 眼部:粒细胞白血病形成的粒细胞肉瘤或绿色瘤累及眼眶骨膜,引起眼球突出、复视或失明。

(4) 口腔和皮肤:尤其是 M_4 和 M_5,可出现牙龈增生、肿胀;皮肤出现蓝灰色斑丘疹,局部隆起、变硬,呈紫蓝色结节。

(5) 中枢神经系统:是白血病最常见的髓外浸润部位,可发生在疾病的各个时期,但**常发生在化疗后缓解期**,这是由于**多种化疗药物难以通过血 - 脑屏障**,隐藏在中枢神经系统的白血病细胞不能被有效杀灭,因而引起中枢神经系统白血病(CNSL)。轻者表现为头痛、头晕,重者出现呕吐、颈项强直,甚至抽搐、昏迷。**以 ALL 最常见,儿童病人尤甚**,其次为 M_4、M_5 和 M_2。

(6) 睾丸:无痛性肿大,多为单侧,另一侧虽无肿大,但在活检时往往也发现有白血病细胞浸润;睾丸白血病多见于 ALL 化疗缓解后的幼儿和青年,是仅次于 CNSL 髓外复发的根源。

(二) 辅助检查

1. 血象 白细胞多在 $(10\sim50) \times 10^9/L$,少部分低于 $4 \times 10^9/L$ 或高于 $100 \times 10^9/L$,白细胞过高或过低者预后较差。**血涂片分类检查可见数量不等的原始细胞及幼稚细胞**;正常细胞性贫血;早期血小板轻度减少或正常,晚期明显减少。

2. 骨髓象 **骨髓象是诊断急性白血病必检项目和确诊的主要依据**,对临床分型、指导治疗、估计预后等有重大意义。多数病人骨髓增生明显活跃或极度活跃,以原始细胞为主。**FAB 分型将原始细胞占全部骨髓有核细胞的 30% 以上作为诊断标准**,WHO 分型降为 20% 以上。正常粒细胞系、红细胞系及巨核细胞系均显著减少。奥尔(Auer)小体仅见于 AML,有独立诊断的意义。

3. 其他 细胞化学、免疫学、染色体和基因检查等,对白血病的诊断、分型、治疗和预后有意义。急性白血病常伴有特异的染色体和基因异常改变,如 99% 的 M_3 有 t(15;17)(q22;q12),即 15 号染色体上的 *PML*(早幼粒白血病基因)与 17 号染色体上的 *RARA*(维 A 酸受体基因)形成 *PML-RARA* 融合基因,这正是 M_3 发病及使用全反式维 A 酸及砷剂治疗有效的分子学基础。此外,病人血清尿酸浓度及尿液中尿酸排泄均增加,化疗期间显著,是由于大量白血病细胞被破坏所致。

(三) 治疗要点

急性白血病的治疗主要包括支持治疗、联合化疗及造血干细胞移植。**化疗是目前白血病最主要的治疗方法,也是造血干细胞移植的基础。**对于患急性白血病及中枢神经系统白血病的病人需进行化疗药物如甲氨蝶呤等鞘内注射或脑 - 脊髓放疗。强有力的支持治疗(如防治感染、成分输血等)是化疗和造血干细胞移植取得成功的关键。造血干细胞移植是治愈白血病的有效手段。急性早幼粒细胞白血病多选用全反式维 A 酸(ATRA)和三氧化二砷诱导分化治疗。

(四) 心理 - 社会状况

白血病病人与其他恶性肿瘤病人的心理反应过程一样,常经历震惊否认期、震怒期、协议期、抑郁期和接受期。未确诊的病人主要表现为因怀疑而引起焦虑;一旦确诊为白血病,多数病人会产生强烈的恐惧、忧伤、悲观失望等负性情绪,甚至企图轻生。随着治疗病情好转,恐惧感会逐渐消失,此时可较坦然地正视自己的疾病。当白血病复发时,病人的恐惧感会再度出现,表现为紧张、抑郁、易激惹,常感孤独、绝望等。

【常见护理诊断 / 合作性问题 】

1. 有出血的危险　与血小板、白血病细胞浸润等有关。

2. 有感染的危险　与正常粒细胞减少、化疗有关。

3. 活动无耐力　与大量、长期化疗,白血病引起代谢增高及贫血有关。

4. 悲伤　与急性白血病治疗效果差、死亡率高有关。

5. 潜在并发症:化疗药物的不良反应。

6. 知识缺乏:缺乏白血病的预防保健知识。

> ⟳ 边学边练
> 实训 23　急性白血病病人的护理

【护理计划】

(一) 有出血的危险

护理目标及护理措施见本章第一节出血的护理。

(二) 有感染的危险

护理目标及护理措施见本章第一节继发感染的护理。

(三) 活动无耐力

护理目标及护理措施见本章第一节贫血的护理。

(四) 悲伤

1. 护理目标　病人悲伤绝望感减轻或消失。

2. 护理措施

(1)评估病人的心理反应:病人的心理反应程度随年龄、文化背景等不同而有较大差异。护士应了解病人不同时期的心理反应,并进行针对性的护理。

(2)心理支持:①护士应耐心倾听病人述说,鼓励病人表达内心感受。②向病人介绍已缓解的典型病例,或请一些长期生存的病人进行现身说法。③组织病友进行养病经验的交流。④向病人说明不良的精神状态会引起食欲下降、失眠、免疫功能低下,对身体的康复不利。

(3)建立良好的生活方式:化疗间歇期坚持每天适当散步、打太极拳,饮食起居规律,保证充足的休息、睡眠和营养,根据体力做些有益的事情,使病人感受到自身的价值,提高生存的信心。

(4)社会支持:家属首先要能接受现实,树立信心,关心、帮助病人;护士尽力帮助病人建立社会支持网,增强战胜病魔的信心。

(五) 潜在并发症:化疗药物的不良反应

1. 护理目标　病人无化疗不良反应发生或化疗不良反应得到有效处理。

2. 护理措施

(1)化疗药物:白血病常用化疗药物及其药理作用、主要不良反应见表6-11。

表 6-11　白血病常用化疗药物

药物分类	药物名称(英文缩写)	药理作用	主要不良反应
生物碱类	长春新碱(VCR)	抑制有丝分裂	**末梢神经炎**、脱发、消化道反应
	高三尖杉酯碱(H)	抑制有丝分裂	骨髓抑制、**心脏毒性**、消化道反应
	依托泊苷(VP-16)	干扰 DNA、RNA 合成	骨髓抑制、脱发、消化道反应
抗代谢类	巯嘌呤(6-MP)	抗嘌呤代谢,阻碍 DNA 合成	骨髓抑制、消化道反应、肝功能损害
	氟达拉滨(FLU)	抗嘌呤代谢,阻碍 DNA 合成	神经毒性、骨髓抑制
	阿糖胞苷(Ara-C)	抗嘧啶代谢,阻碍 DNA 合成	消化道反应、骨髓抑制、肝功能损害
	羟基脲(HU)	抗嘌呤嘧啶代谢,阻碍 DNA 合成	**消化道反应**、骨髓抑制
	甲氨蝶呤(MTX)	抗叶酸代谢,干扰 DNA 合成	**口腔及胃肠道黏膜溃疡**、**骨髓抑制**、肝功能损害
激素类	泼尼松(P)	破坏淋巴细胞	库欣综合征、易感染、高血压、药物性糖尿病、溃疡病
烷化剂	环磷酰胺(CTX)	破坏 DNA	**骨髓抑制、脱发、消化道反应、出血性膀胱炎**
	白消安(BUS)	破坏 DNA	皮肤色素沉着、骨髓抑制
抗生素类	柔红霉素(DNR)	抑制 DNA、RNA 合成	骨髓抑制、**心肌损伤**、消化道反应
	多柔比星(ADM)	抑制 DNA、RNA 合成	骨髓抑制、**心肌损伤**、消化道反应
酶类	左旋门冬酰胺酶(L-ASP)	影响癌细胞蛋白质合成	肝损害、高尿酸血症、**过敏反应**
肿瘤细胞诱导分化砷剂	维 A 酸/全反式维 A 酸(ATRA)	使白血病细胞分化为具有正常表型功能的血细胞	皮肤黏膜干燥、消化道反应、头晕、关节痛、肝功能损害、**呼吸衰竭**
	三氧化二砷(ATO)		疲劳,肝脏转氨酶异常,可逆性高血糖

(2)化疗方法

1)化疗阶段:急性白血病化疗过程分为两个阶段,即诱导缓解和缓解后治疗。①**诱导缓解**:主要是通过联合化疗,迅速、大量地杀灭白血病细胞,恢复机体正常造血,使病人尽可能在较短的时间内获得完全缓解。完全缓解标准:白血病的症状、体征消失;血象和骨髓象基本恢复正常,外周血分类中无白血病细胞;骨髓原始细胞 <5%,红系、巨核系正常。②**缓解后治疗**:白血病治疗达完全缓解时,体内白血病细胞数量由发病时的 10^{10}~10^{12} 减少到 10^8~10^9,这些残留的白血病细胞是疾病复发的根源。缓解后治疗通过进一步的巩固与强化治疗,彻底消灭残存的白血病细胞,防止病情复发。缓解后治疗可分强化巩固和维持治疗两个阶段,主要方法为化疗和造血干细胞移植。未行移植的急性淋巴细胞白血病病人一般需维持治疗 2~3 年。

2)化疗方案:根据白血病细胞动力学的原理,选择作用于细胞增殖不同阶段的药物,制定联合化疗方案。常用化疗方案见表6-12。

表 6-12 急性白血病常用联合化疗方案

ALL 诱导缓解治疗	DVLP 方案：DNR+VCR+L-ASP+P
ALL 缓解后治疗	HD Ara-C 或 HD MTX
AML 诱导缓解	DA（"标准"方案）：DNR+Ara-C
	HA 方案：H+Ara-C
	DAE 方案：DNR+Ara-C+VP-16
M_3 诱导缓解	双诱导方案：ATRA+ ATO
AML 缓解后治疗	HD Ara-C；可单用或与 DNR、IDR 等联合使用

3) 中枢神经系统白血病的防治：由于化疗药物难以通过血 - 脑屏障，隐藏在中枢神经系统内的白血病细胞常是白血病复发的根源，尤其是急性淋巴细胞白血病病人。目前，多采用早期强化全身治疗和鞘内注射化疗预防中枢神经系统白血病的发生，脑 - 脊髓放疗仅作为中枢神经系统白血病发生时的挽救治疗。**常选用的鞘内注射化疗药物为甲氨蝶呤、阿糖胞苷等**。患急性淋巴细胞白血病的病人，即使诊断时脑脊液正常，也需要预防性进行鞘内药物注射。

(3) 化疗不良反应的预防及处理

1) 静脉炎及组织坏死：化疗药物对组织刺激大，多次注射引起静脉炎及周围组织炎症，表现为局部血管出现红色条索状改变，甚至血管闭塞。若注射时药液渗漏，还会引起局部组织坏死。

①合理选择静脉：最好采用中心静脉置管，如外周穿刺中心静脉导管、植入式静脉输液港。如果选用外周浅表静脉，应选择有弹性且粗直的大血管。

②预防静脉炎及组织坏死：输入化疗药物前，先用生理盐水冲管，确定输液顺利无渗漏后，再给予化疗药物；输入过程中，速度要慢，确保针头在血管内；输液完毕后，再用生理盐水冲管，拔针后按压数分钟，减轻药物对局部血管的刺激。

③静脉炎及组织坏死护理：一旦药物外渗，立即停止药物输入，并边回抽边退针。局部可以滴入生理盐水以稀释药液或用**解毒剂**(8.4% 碳酸氢钠用于多柔比星、柔红霉素及长春新碱等)。利多卡因局部**封闭**，在疼痛或肿胀区域多点注射，封闭范围要大于渗漏区，48h 内可进行 2 次或 3 次。可用 50% 硫酸镁、多磺酸黏多糖乳膏等敷于患处，范围大于肿胀部位，每 2h 涂一次。局部 24h 冰袋间断**冷敷**。但长春新碱等植物碱类化疗药物不宜冰敷，宜局部间断热敷 24h。药液外渗 48h 内，应**抬高**受累部位，以促进局部外渗药液的吸收。其局部血管禁止静脉注射，避免患侧卧位，勿压患处。鼓励病人多活动肢体，以促进血液循环。

2) 骨髓抑制：化疗药物在杀伤白血病细胞的同时，也损害正常细胞。多数化疗药物骨髓抑制作用最强的时间为化疗后第 7~14d，5~10d 后恢复。**在化疗过程中，定期查血象**，初期每周 2 次，出现骨髓抑制者根据病情随时检查。每次化疗疗程结束后要进行骨髓象检查，观察疗效及骨髓受抑制情况。一旦发生骨髓抑制，应注意预防出现贫血、感染和出血，做好观察和护理，并遵医嘱用药。

3) 消化道反应：某些化疗药物引起恶心、呕吐等消化道症状。一般第一次用药反应较强烈，以后逐渐减轻；症状多出现在用药后 1~3h，持续数小时到 24h 不等，体弱者症状出现较早且较重。

①饮食：给予高热量、高蛋白、清淡易消化饮食，避免进食高糖、高脂、产气过多和辛辣刺激性食物；避免饭后立即平卧。

②进餐环境：为病人提供安静、舒适、通风良好的休息与进餐环境，避免不良刺激。

③进餐时间：建议病人在胃肠道症状最轻的时间进餐，**避免化疗前后 2h 内进食**。出现恶心及呕

吐时,暂缓或停止进食;及时清除呕吐物,保持口腔清洁;在停止呕吐后,指导病人深呼吸和有意识吞咽,以减轻恶心症状。必要时,遵医嘱在治疗前 1h 给予止吐药物,如 5- 羟色胺抑制剂格拉司琼、托烷司琼等。

4)脱发:化疗前向病人说明化疗的必要性及化疗可能导致的脱发现象,绝大多数病人在化疗结束后,头发会再生,使病人有充分的心理准备。指导病人戴假发或帽子,鼓励病人参与正常的社交活动。

5)口腔溃疡:减少口腔溃疡的感染,促进溃疡愈合。

①漱口液含漱:一般可选用生理盐水、复方硼酸含漱液交替漱口;疑厌氧菌感染时可选用 1%~3% 过氧化氢溶液;真菌感染时可选用 1%~4% 碳酸氢钠溶液、制霉菌素溶液或 1∶2 000 的氯己定溶液。每次含漱 15~20min,每天至少 3 次。溃疡疼痛严重者可在漱口液内加入 2% 利多卡因止痛。

②局部溃疡用药:三餐后及睡前用漱口液含漱后,将药涂于溃疡处,涂药后 2~3h 后方可进食饮水。常用药物有碘甘油加蒙脱石散剂与地塞米松,调配成糊状;还可选用溃疡贴膜、外用重组人表皮生长因子衍生物等。此外,**四氢叶酸钙(口服与含漱)对大剂量甲氨蝶呤化疗引起的口腔溃疡效果显著**。

6)尿酸性肾病:由于化疗药物使白血病细胞大量破坏,造成血及尿中的尿酸水平明显升高,析出的尿酸结晶积聚于肾小管,导致病人出现少尿甚至急性肾衰竭,称为尿酸性肾病。见本节“慢性粒细胞白血病”的护理。

7)其他:①长春新碱能引起末梢神经炎,手足麻木感,停药后可逐渐消失。②柔红霉素、多柔比星、高三尖杉酯碱类药物可引起心肌及心脏传导损害,要缓慢静脉滴注,<40 滴 /min,用药前后监测心率、心律及血压,复查心电图,一旦出现毒性反应,立即报告医生,并配合处理。③环磷酰胺引起脱发及出血性膀胱炎,有血尿者必须停药。④门冬酰胺酶可引起过敏反应,用药前做药物过敏试验。⑤维 A 酸治疗急性早幼粒细胞白血病,可引起维 A 酸综合征,治疗期间密切观察病情,协助医生处理,如暂停维 A 酸、应用大剂量糖皮质激素、吸氧、利尿、白细胞单采清除等。

(六) 健康教育

1. 疾病知识指导　向病人及家属讲解疾病知识,白血病治疗进展快、效果好,应该争取在早期达到完全缓解,缓解后体内仍然存在白血病细胞,应坚持缓解后治疗。**定期查血象及骨髓象**,密切观察病情变化,出现原因不明的发热、骨痛、贫血、出血加重,应立即就诊,及早治疗。指导病人避免接触对造血系统有损害的理化因素,如电离辐射,染发剂、油漆等含苯物质,保泰松、氯霉素等药物。

2. 用药指导　指导病人坚持巩固强化治疗,以延长疾病的缓解期和生存期。

3. 日常生活指导　出院后安排适宜的养病环境,养成良好的生活方式,保证休息。注意个人卫生,不去人多拥挤的地方;经常检查口腔、咽部有无感染,学会自测体温;教会病人漱口液的含漱方法及局部溃疡用药的方法。勿用牙签剔牙,刷牙用软毛牙刷,勿用手挖鼻孔,避免创伤,天气干燥可涂金霉素眼膏或用薄荷油滴鼻;避免创伤,沐浴时水温以 37~40℃ 为宜,避免损伤皮肤,加重出血。化疗间歇期,鼓励病人做力所能及的家务,以增强自信心。

【护理评价】

病人是否减少或避免出血;是否未发生感染或感染得到及时控制;日常生活活动耐力是否逐渐恢复;悲伤感是否减轻或消失;病人是否无化疗不良反应发生或化疗不良反应得到有效处理;病人是否能正确进行自我病情监测及预防保健。

扫一扫,看总结

三、慢性白血病病人的护理

📖 **导入情景**

　　病人,男,35 岁,民企职工。消瘦、乏力 2 年。2 个月前摸到左上腹包块,无特殊不适。昨日就诊于医院,查 B 超发现肝、脾肿大;血常规检查发现白细胞 327.3×10^9/L。为明确诊断,做骨髓穿刺检查,报告示:骨髓增生极度活跃,粒系异常增生,以中、晚幼粒细胞为主,原始细胞 9%,易见嗜酸、嗜碱性粒细胞。诊断为"慢性髓系白血病(慢性期)"。

　　工作任务:

　　1. 指导病人预防尿酸性肾病。

　　2. 给予病人病情监测指导。

　　慢性髓系白血病(chronic myelogenous leukemia,CML)又称慢性粒细胞白血病,简称慢粒。其特点为病程发展缓慢,外周血粒细胞显著增多且不成熟,脾脏明显肿大。95% 以上的病例发现 Ph 染色体和 / 或 *BCR-ABL* 融合基因。我国 CML 发病率为 0.39~0.99/10 万,且随年龄增长发病率逐渐升高,高发年龄为 45~50 岁,男性多于女性。

【护理评估】

(一) 临床表现

　　起病缓慢,症状多为非特异性,逐渐加重,按其自然病程分为慢性期、加速期及急变期。

　　1. 慢性期　早期无自觉症状,随病情发展可出现乏力、消瘦、低热、多汗或盗汗等代谢亢进的表现。**以脾大为最显著体征**,可达脐水平甚至脐下,质地坚实、平滑,无压痛。但如发生脾梗死则压痛明显。部分病人有胸骨中下段压痛。半数病人肝脏中度肿大,浅表淋巴结多无肿大。慢性期可持续 1~4 年。

　　2. 加速期及急变期　加速期主要表现为原因不明的高热、虚弱,进行性体重下降,**脾脏迅速肿大**,骨、关节痛及逐渐出现贫血、出血。原来治疗有效的药物失效。加速期持续几个月至数年。急变期表现与急性白血病相似,多数为急粒变,少数为急淋变。预后极差,病人多在数月内死亡。

(二) 辅助检查

　　1. 血象　慢性期白细胞常高于 20×10^9/L,部分病人在 100×10^9/L 以上;各阶段中性粒细胞均增多,以中、晚幼及杆状核居多;原始细胞 <10%;嗜酸,嗜碱性粒细胞增多;约 50% 的病人有血小板计数增多,晚期减少,并出现贫血。

　　2. 骨髓象　骨髓增生明显或极度活跃,以粒细胞为主,中幼粒、晚幼粒及杆状核细胞明显增多,**慢性期原始粒细胞小于 10%**,急变期超过 20% 以上;嗜酸、嗜碱性粒细胞增多;红细胞系相对减少;巨核细胞系正常或增多,晚期减少。

　　3. 染色体检查及其他　95% 以上的 CML 细胞中出现 Ph 染色体(小的 22 号染色体),显带分析为 t(9;22)(q34;q11)。9 号染色体长臂上 C-ABL 原癌基因易位至 22 号染色体长臂的断裂点簇集区(BCR)形成 BCR-ABL 融合基因。血清及尿中尿酸浓度增高,与化疗后大量白细胞破坏有关。中性粒细胞碱性磷酸酶活性减低或呈阴性反应。

(三) 治疗要点

　　CML 治疗应着重于慢性期早期,避免疾病转化,力争细胞遗传学和分子生物学水平的缓解。

分子靶向治疗药物酪氨酸激酶抑制剂是目前治疗慢粒的首选药,常用药物是伊马替尼(格列卫);造血干细胞移植是目前根治性的标准治疗。干扰素用于不适合伊马替尼和造血干细胞移植的病人。单独应用羟基脲目前限于高龄、有合并症且不耐受上述治疗的病人。高白细胞血症紧急处理合用羟基脲和别嘌醇。一旦进入加速期和急变期,按急性白血病治疗,但缓解率低,预后不良。

(四) 心理 - 社会状况

了解病人对疾病的认识及有无恐惧、预感性悲哀等心理反应;评估家庭主要成员对疾病的认知,对病人的态度,家庭经济状况,有无亲友,工作单位的支持等。

【常见护理诊断 / 合作性问题】

1. 急性疼痛:脾胀痛　与脾梗死有关。

2. 潜在并发症:尿酸性肾病。

3. 知识缺乏:缺乏慢性粒细胞白血病的预防保健知识。

慢性粒细胞白血病急变后的护理诊断同急性白血病。

【护理措施】

(一) 急性疼痛:脾胀痛

1. 休息与活动　置病人于安静舒适的环境中,减少运动,尽量卧床休息,并取**左侧卧位**,以减轻不适感。尽量避免弯腰和碰撞腹部,以避免脾破裂。

2. 饮食　指导病人进食宜少量多餐以减轻腹胀。

3. 病情观察　**每天测量病人脾脏的大小、质地并做好记录**。注意脾区有无压痛,观察有无脾栓塞或脾破裂的表现。脾栓塞或脾破裂时,病人突感脾区疼痛,脾区拒按,有明显触痛,脾可进行性肿大,脾区可闻及摩擦音;脾破裂时可致血性腹膜炎,腹壁紧张、压痛、反跳痛,严重者出现出血性休克。

(二) 潜在并发症:尿酸性肾病

1. 饮食　**鼓励病人多饮水**,化疗期间饮水量 3 000ml 以上,以利于尿酸和化疗药物降解产物的稀释和排泄,减少对泌尿系统的刺激。

2. 用药护理　①注射药液后,每半小时排尿一次,持续 5h,就寝前排尿一次。②遵医嘱**口服别嘌醇**,抑制尿酸形成;**口服或静脉输入 5% 碳酸氢钠,碱化尿液**。③遵医嘱 24h 持续静脉补液,保证尿量 >150ml/h,以利于尿酸和化疗药降解产物的稀释和排出。或在化疗给药前后遵医嘱给予利尿药,以促进尿酸的排泄。

3. 病情观察　**化疗期间定期检查白细胞计数、血尿酸和尿尿酸含量以及尿沉渣检查等**。记录 24h 出入量,注意观察有无血尿或腰痛发生。一旦发生血尿或出现少尿、无尿等急性肾衰竭表现,应通知医生停止用药,同时检查肾功能。

(三) 健康教育

1. 疾病知识指导　向病人及家属讲解疾病知识,由于病人体内白血病细胞多,应给病人提供高热量、高蛋白、高维生素、易消化吸收的饮食。

2. 用药指导　指导慢性期病人坚持治疗,以减少急性变的发生。向病人说明药物的不良反应。伊马替尼常见的不良反应有恶心、呕吐、皮疹等,但一般症状较轻微;血象下降较常见,应定期查血象,严重者遵医嘱减量或暂时停药。干扰素有发热、恶心、头痛,肝肾功能损害及骨髓抑制等不良反应,故应定期门诊复查及检查肝肾功能、血象。

3. 病情监测指导　出现贫血加重、发热、腹部剧烈疼痛,尤其是腹部受撞击可疑脾破裂时,应立即到医院检查。感染与出血的预防与监测见急性白血病。

（李劲峰）

附 1 :造血干细胞移植的护理

造血干细胞移植(hematopoietic stem cell transplantation,HSCT)指对病人进行全身照射、化疗和免疫抑制预处理后,将正常供体或自体的造血细胞经血管输注给病人,使其重建正常的造血和免疫功能。

【分类】

造血干细胞移植的分类见表 6-13。

表 6-13　造血干细胞移植的分类

分类方法	种类
按干细胞来源	自体造血干细胞移植(auto-HSCT)
	异体同基因造血干细胞移植
	异体异基因造血干细胞移植(allo-HSCT)
按干细胞采集的部位	骨髓移植
	外周血造血干细胞移植
	脐血移植
按有无血缘关系	有血缘移植和无血缘移植
按人白细胞抗原配型相合的程度	HLA 相合、部分相合和单倍型移植

外周血造血干细胞移植,以采集造血干细胞较简便,供体无需住院且痛苦少,受者植入率高、造血重建快、住院时间短等特点,为目前临床上最常用的方法之一,逐步取代了骨髓移植。

【适应证】

1. 恶性疾病　主要用于造血系统恶性疾病,对放、化疗敏感的实体肿瘤也可以做自体造血干细胞移植。

(1)急性白血病:造血干细胞移植治疗急性白血病的疗效高于普通化疗,已得到充分证实。造血干细胞移植疗效受多种因素影响。①移植时机:第 1 次缓解后行移植术的疗效最佳。②疾病本身的因素:低危型儿童急性淋巴细胞白血病单独使用化疗治愈率较高,移植后效果差于其他类型的白血病,尤其是自体造血干细胞移植后 ALL 的复发率较高。③病人年龄及一般情况:年龄越大,主要脏器功能相应减弱,使造血干细胞移植后易出现多种并发症,无病生存率下降。55 岁以上的病人,一般不建议实施异体造血干细胞移植。而自体造血干细胞移植年龄可放宽到 65 岁。

(2)慢性粒细胞白血病:异体造血干细胞移植是目前根治慢粒的唯一方法。移植时机以慢性期最佳,无病生存率可达 50%~90%。

(3)恶性淋巴瘤:化疗及放疗对恶性淋巴瘤有较好疗效。但对某些难治性、复发病例或具有高危复发倾向的淋巴瘤可行自体或异体造血干细胞移植。

(4)多发性骨髓瘤:多发性骨髓瘤应实施异体造血干细胞移植,但移植不能使骨髓所致的骨质损害恢复正常。

(5)慢性淋巴细胞白血病:移植能使 50% 以上慢淋病人进入完全缓解期。

2. 非恶性疾病 ①重型再生障碍性贫血:实施异体造血干细胞移植的时机选择与疗效有密切关系。年龄小,疗效好;移植前输血越少,移植后无病生存率越高。②先天性免疫缺陷病以及系统性自身免疫性疾病等,都可通过造血干细胞移植防止病情发展、减轻症状。

【移植前护理】

1. 供体的准备

(1)身体准备:根据造血干细胞采集方法及其需要量的不同,可安排供体短期留观或住院,无血缘关系供体采集过程需住院 7d。若需采集外周血造血干细胞者,为扩增外周血中造血干细胞的数量,常需给予造血生长因子,如粒细胞集落刺激因子(G-CSF)或其他动员剂,皮下注射 4d,在第 5d 开始用血细胞分离机采集外周血干细胞,一般连续采集 2d,每次采集前 2h 肌注 G-CSF 5μg/kg。

(2)心理准备

1)心理反应:多数供者担心大量采集骨髓或提取外周血造血干细胞时可能带来的痛苦和出现危险,以及其后对身体健康的影响。主要心理反应有紧张、恐惧和矛盾等。

2)心理疏导:首先要崇尚捐献造血干细胞以拯救他人生命的人道主义行为;结合既往异体供体的健康实例和成功救治的病例,向供者说明造血干细胞捐献过程安全,无严重不良事件报告,不会降低供者的抵抗力,不影响供者健康;不要只是单纯介绍造血干细胞的采集过程,还需针对每个步骤的操作方法、目的意义、注意事项与配合要求、可能出现的并发症及其预防和处理的方法等给予必要的解释和指导;可介绍医院现有的医疗设备和安全措施、医务人员的素质水平等,以提高异体供体的安全感和信任感,减轻顾虑。让供体完全自愿地签署知情同意书。

2. 造血干细胞采集

(1)骨髓:在无菌条件下,先予供体行硬膜外麻醉,再依所需髓量的不同,自其髂前和髂后上棘等1 个或多个部位抽取骨髓。采集量以受者的体重为依据,$(4\sim6)\times10^8/kg$ 有核细胞数为一般采集的目标值。采集的骨髓经无菌不锈钢网过滤以清除内含的血凝块等,装入血袋。

(2)外周血:外周血造血干细胞是通过血细胞分离机经多次采集而获得。采集量为单个核细胞数达到 $5\times10^8/kg$(病人体重)。采集过程中要注意低血压、枸橼酸盐反应、低钙综合征等并发症的预防、观察与处理。对于自体移植者,采集的外周血造血干细胞需低温或冷冻保存,如加入冷冻保护剂 10% 二甲基亚砜处理后置于 -196℃ 液氮罐或 -80℃ 冰箱中保存,待病人预处理结束后 8h 复温输注。

(3)脐带血:由特定的脐带血库负责采集和保存。采集的脐带血需经冷冻处理后保存在 -196℃液氮罐中。

3. 无菌层流室的准备 无菌层流病房的设置与应用,是有效预防造血干细胞移植术后病人继发感染的重要保障。在粒细胞缺乏期间,严重感染主要来自细菌和真菌,将病人置于 100 级空气层流洁净室内进行严密的保护性隔离,能有效地减少感染机会。使用前,室内一切物品及其空间均需经过严格清洁、消毒和灭菌处理,并在室内不同空间位置采样进行空气细菌学监测,完全达标后方可允许病人进入。

4. 病人准备

(1)心理准备:帮助病人提前熟悉环境,让病人提前熟悉医护小组成员,了解无菌层流室的基本环境、规章制度,有条件可在消毒灭菌前带病人进室观看,或对入室后的生活情景进行模拟训练,以解除其恐惧、陌生和神秘感。对自体造血干细胞移植的病人,应详细介绍骨髓或外周血干细胞采集的方法、过程、对身体的影响等方面的知识,消除病人的疑虑。

(2)身体准备

1)相关检查:心、肝、肾功能及人类巨细胞病毒检查;异体移植病人还需做组织配型,ABO血型配型等。

2)清除潜在感染灶:请口腔科、眼科、耳鼻喉科和外科(肛肠专科)会诊,彻底治疗或清除已有的感染灶,如龋齿、疖肿、痔疮等;胸片排除肺内感染、结核。

3)肠道及皮肤准备:入室前三天服用肠道不易吸收的抗生素;入室前1d剪指(趾)甲、剃毛发、清脐;入室当天沐浴后用0.05%氯己定药浴30~40min,再给予眼、外耳道、口腔和脐部的清洁,换穿无菌衣裤后进入层流室,即刻针对病人皮肤进行多个部位(尤其是皱褶处)的细菌培养,以作移植前对照。

(3)预处理:预处理方案主要有大剂量化疗和放疗或同时使用免疫抑制剂。目的是杀灭受者外周血液和骨髓中的免疫活性细胞,使之失去排斥外来细胞的能力,从而允许供体的造血干细胞植入,重建骨髓的造血功能。因同时可消灭体内的异常细胞(如白血病细胞等),也起到一定的治疗和预防复发的作用。病人预处理时置入锁骨下静脉插管,可使造血干细胞移植期间各项输注性治疗得以顺利进行。病人经预处理后,全血细胞明显减少,免疫功能也受到抑制,极易发生严重感染、出血。

【无菌层流病房内护理】

1. 无菌环境的保持及物品的消毒

(1)对工作人员入室的要求:医护人员入室前应淋浴,穿无菌衣裤,戴帽子、口罩,用快速皮肤消毒剂消毒双手,穿无菌袜套,换无菌拖鞋,穿无菌隔离衣,戴无菌手套后才可进入层流室,每进入1间室更换1次拖鞋。入室一般1次不超过2人,避免不必要的进出层流室。有呼吸道疾病者,不能入室,以免增加污染的机会。医务人员入室应依病人病情和感染情况,先进无感染病人房间,最后进感染较重的房间,每进1间室必须更换无菌手套、隔离衣、袜套、拖鞋,以免引起交叉感染。

(2)对病室及物品要求:病室内桌面、墙壁、所有物品表面及地面每天用消毒液擦拭2次;病人被套、大单、枕套、衣裤隔天高压消毒;生活用品每天高压消毒。凡需递入层流室的所有物品、器材、药品等要根据物品的性状及耐受性,采用不同方法进行消毒灭菌,无菌血液包均用双层包布,需要时打开外层,按无菌方法递入。

2. 病人护理

(1)生活护理:各种食物(如饭菜、点心、汤类等)需经微波炉消毒后食用。口腔护理,每天3次或4次;进食前后用0.05%氯己定、3%碳酸氢钠交替漱口。用0.05%氯己定或0.05%碘伏擦拭鼻前庭和外耳道,0.5%庆大霉素或卡那霉素、0.1%利福平、阿昔洛韦眼药水交替滴眼,每天2次或3次。便后用1%氯己定擦洗肛周或坐盆;每晚用0.05%氯己定全身擦浴1次,女性病人每天冲洗会阴1次,以保持皮肤清洁。

(2)观察与记录:严密观察病人的自觉症状和生命体征,注意口腔黏膜有无变化,皮肤黏膜及脏器有无出血倾向,有无并发症表现,准确记录24h出入量。

(3)成分输血的护理:为促进造血干细胞移植的造血重建,必要时可根据病情遵医嘱输注浓缩红细胞或血小板等成分血,输入前必须先经^{60}Co照射,以灭活具有免疫活性的T淋巴细胞。

(4)用药护理:入室后病人继续口服肠道不吸收抗生素,药物需用紫外线消毒后服用(每片每面各照射 15~30min)。在应用细胞刺激因子过程中要注意观察有无发热、皮疹、胸痛、全身肌肉、关节酸痛、头痛等表现,如有异常及时报告医生,给予对症处理。有关化疗药物的应用配合与护理,详见本章第四节"白血病病人的护理"。

(5)锁骨下静脉导管的应用与护理:每次应用前均应常规检查局部伤口情况,严格执行无菌操作和导管的使用原则,防止导管滑脱与堵塞。导管局部换药每周 2 次或 3 次。封管用肝素(10~100)U/ml;现临床上多采用正压接头,生理盐水封管。

(6)心理护理:虽然病人及家属在治疗前已有一定的思想准备,但对治疗过程可能出现的并发症仍有恐惧心理,常造成失眠、多虑等。另外,由于无菌层流室与外界基本隔绝,空间小,娱乐少,病人多有较强的孤独感。根据病人的兴趣和爱好提供经灭菌处理的书籍和音像设备,并利用对讲机让家属与病人适当对话,可以减轻病人的孤独感,提高对治疗的依从性。

【造血干细胞输注的护理】

1. 骨髓输注的护理 包括异体骨髓的输注和自体骨髓回输。

(1)异体骨髓的输注:异体骨髓在病人进行预处理后再采集供体的骨髓,采集后如果供者与受者 ABO 血型相合,即可输入;如果 ABO 血型不合,要待处理后(如清除骨髓中的红细胞)方可输注。输注前悬挂 15~30min;应用抗过敏药物,如异丙嗪 25mg 肌注、地塞米松 3~5mg 静注,呋塞米 20mg 静注,以利尿、预防肺水肿。输注时用无滤网的输液器由中心静脉导管输入,速度要慢,观察 15~20min 无反应再调整滴速,约 100 滴/min 左右,一般要求在 30min 内将 300ml 骨髓输完,最后的少量(约 5ml)骨髓弃去,以防发生脂肪栓塞。经另一静脉通道同步输入适量鱼精蛋白,以中和骨髓液内的肝素,或根据骨髓输完后所用肝素总量,准确计算中和肝素所需鱼精蛋白的用量,再予输注,但输注速度不宜过快,以免出现低血压、心动过速和呼吸困难等。在输注骨髓过程中,应密切观察病人的生命体征和各种反应,有无肺水肿征兆等,若出现皮疹、酱油色尿、腰部不适等溶血现象应立即停止输入,并配合医生做好相关的救治工作。

(2)自体骨髓回输:自体骨髓液在病人进行预处理前采集,采集后加入保护液放入 4℃冰箱内液态保存,一般于 72h 内,待预处理结束后,提前取出于室温下放置 0.5~1h 复温后再回输给病人。方法同异体骨髓输注。

2. 外周血造血干细胞输注的护理

(1)自体:为减少因冷冻剂或细胞破坏所引起的过敏反应,回输前 15~20min 应用抗过敏药;冷冻保存的造血干细胞需在床旁边以 38.5~40℃恒温水迅速复温融化。解冻融化后的干细胞应立即用无滤网输液器从静脉导管输入,同时另一路静脉输等量鱼精蛋白以中和肝素。回输过程中为防止外周血干细胞中混有红细胞而引起的血红蛋白尿,需同时静脉滴注 5% 碳酸氢钠和 0.9% 生理盐水、呋塞米和甘露醇,以维持足够的尿量,直至血红蛋白尿消失。此外,在病人能够耐受的情况下,应在 15min 内回输 1 袋外周血干细胞,回输 2 袋外周血干细胞之间需用生理盐水冲管,以清洗输血管。

(2)异体:异体外周血造血干细胞移植,同异体骨髓移植一样,病人预处理后,再采集供体的外周血造血干细胞,采集后可立即输注给受者。但输注前先将造血干细胞 50~100ml 加生理盐水稀释到 200ml。余与自体外周血造血干细胞回输相同。

3. 脐带血造血干细胞输注的护理 脐带血回输量较少,一般为 100ml 左右,因此要十分注意回输过程中勿出现漏液现象,一般采用微量泵推注。同时密切注意病人心率变化,随时调整推注速度。

【移植后并发症的观察与护理】

1. 感染 感染是造血干细胞移植最常见的并发症之一,也是移植成败的关键。感染率高达60%~80%。感染可发生于任何部位,病原体可包括各种细菌、真菌与病毒。一般情况下,移植早期(移植后第 1 个月),多以单纯疱疹病毒、细菌(包括革兰氏阴性菌与阳性菌)和真菌感染较常见;移植中期(移植后 1 个月到 100d),感染巨细胞病毒和卡氏肺孢菌较多;移植晚期(移植 100d 后),则要注意带状疱疹、水痘等病毒感染及移植后肝炎等。

感染的主要原因有:①移植前预处理中使用大剂量化疗,造成了皮肤、黏膜和器官等正常组织损害,使机体的天然保护屏障破坏。②大剂量化疗和放疗破坏了机体的免疫细胞,此时中性粒细胞可降至零,机体免疫力极度低下。③移植中使用免疫抑制剂降低了移植物抗宿主反应的强度,但也进一步抑制了免疫系统对入侵微生物的识别和杀伤功能。④留置中心静脉导管。护理措施详见本章第一节"继发感染"的护理。

2. 出血 预处理后血小板极度减少是导致病人出血的主要原因,且移植后血小板的恢复较慢。因此要每天监测血小板计数,观察有无出血倾向,必要时遵医嘱输注经 25Gy 照射后或白细胞过滤器过滤后的单采血小板。详见本章第一节"出血"的护理。

3. 移植物抗宿主病(GVHD) GVHD 是异基因造血干细胞移植后最严重的并发症,由供体 T 淋巴细胞攻击受者同种异型抗原所致。急性 GVHD 发生在移植后 100d 内,尤其是移植后的第 1~2 周,又称超急性 GVHD。主要表现突发广泛性斑丘疹(最早出现在手掌、足掌、耳后、面部与颈部)、持续性厌食、腹泻(每天数次甚至数十次的水样便,严重者可出现血水样便)、黄疸与肝功能异常等。100d 后出现的则为慢性 GVHD,临床表现类似自身免疫性表现,如局限性或全身性硬皮病、皮肌炎、面部皮疹、干燥综合征、关节炎、闭塞性支气管炎、胆管变性和胆汁淤积等。发生 GVHD 后治疗常较困难,死亡率甚高。单独或联合应用免疫抑制剂和清除 T 淋巴细胞是目前预防 GVHD 最常用的两种方法。依 GVHD 发生的严重程度不同可采取局部用药或大剂量甲泼尼龙冲击治疗。护理配合中要注意:①遵医嘱正确应用各种治疗药物,如环孢素、甲氨蝶呤、糖皮质激素等,并要注意各种药物不良反应的观察。②输注各种血液制品时,必须在常规照射等处理后执行。③密切观察病情变化,如自觉症状、生命体征、皮肤黏膜、大小便性质及其排泄情况,尽早发现 GVHD 并配合做好各种救治工作;④严格执行无菌操作。

4. 化疗药不良反应的预防与护理

(1)肝功能损害:造血干细胞移植术后约有 50% 的受者出现肝损害,其主要并发症有:①肝静脉闭塞病:由于移植前超大剂量化疗药物的应用可损伤肝细胞和血管内皮细胞,部分凝血物质性能也发生改变,使肝静脉受阻,称肝静脉闭塞病。一般发生在移植后 7~12d,肝静脉阻塞后血液不能回入血液循环,在血管内淤积并渗出血管壁,到达腹腔形成腹水,病人可出现腹胀、体重增加,肝静脉淤血可出现肝区胀痛、黄疸。因此,移植后 1 周内应注意观察病人有无上述改变,并协助医生进行有关检查,如肝功能和凝血功能的检查。②输血后的肝炎和一过性肝损害。

(2)其他不良反应:详见本章第四节"白血病"。

【生存质量】

造血干细胞移植的成功开展使很多病人长期存活,部分病人移植后复发,自体造血干细胞移植的复发率较高,多发生在移植后 3 年内,复发者治疗较困难,预后也较差。大多数存活者身心健康状况良好,能恢复正常的工作、学习和生活。有 10%~15% 的存活者存在不同程度的心理社会问题,慢性 GVHD 是影响生存质量的主要因素。

(李劲峰)

附2：静脉输液港的护理

植入式静脉输液港（implantable venous access port）又称植入式中心静脉导管系统（central venous port access system，CVPAS），是一种可以完全植入体内的闭合静脉输液系统，包括尖端位于上腔静脉的导管部分及埋植于皮下的注射座。输液港的注射座经手术安置于皮下，只需使用无损伤针穿刺输液港的注射座，即可建立起输液通道，减少反复静脉穿刺的痛苦和难度，同时，输液港可将各种药物通过导管直接输送到中心静脉，依靠局部大流量、高流速的血液迅速稀释和输送药物，防止刺激性药物对静脉的损伤。输液港可长期留置，术后不影响病人的日常生活。

【适应证】

1. 需长期输液治疗或反复输注刺激性药物，如抗肿瘤药物。

2. 需长期或反复输血，输血液制品或采血。

3. 需长期输注高渗性或高黏稠度液体，如长期胃肠外营养。

4. 应用输液泵或压力输液治疗。

5. 缺乏外周静脉通路。

【禁忌证】

1. 植入部位近期有感染。

2. 已知或怀疑有菌血症或败血症。

3. 对输液港材料过敏。

4. 病人体形不适宜任何规格的植入式输液港尺寸。

5. 预定的植入部位曾经放射治疗或行外科手术。

6. 患有严重肺部阻塞性疾病。

7. 有严重出血倾向。

【输液港的应用与维护】

1. 输液港植入术后的护理

(1) 了解术中病人情况，遵医嘱常规应用抗生素3d。

(2) 加强病情观察：病人自觉症状、生命体征、伤口局部情况等。

(3) 伤口护理：术后第3d更换伤口敷料，如有伤口渗血、渗液多或有感染，应及时更换敷料。7~10d拆线。一般在术后3d，待伤口基本愈合后，可开始使用。

2. 输液港的穿刺操作　①暴露穿刺部位，评估及清洁皮肤，操作者洗手。②打开护理包，戴无菌手套，两个注射器分别抽吸盐水（必要时注射器抽肝素盐水备用），连接、冲洗蝶翼针和肝素帽。③消毒皮肤：以输液港港体为中心先用酒精再用碘伏由内向外螺旋状消毒皮肤，消毒范围为10cm×12cm（范围大于敷料）3次；更换无菌手套，铺洞巾。④定位：左手（非主力手）触诊，找到输液港注射座，确认注射座边缘；拇指、示指、中指固定注射座，将注射座拱起。⑤穿刺：右手持蝶翼针，垂直刺入穿刺隔，经皮肤和硅胶隔膜，直达储液槽基座底部。⑥抽回血，用10~20ml生理盐水脉冲式冲管（推-停-推-停）。⑦固定：可在无损伤针下方垫适宜厚度的小方纱，用10cm×12cm的透明贴膜固定好穿刺针，用胶布固定好延长管。

3. 输液港冲洗及封管

(1) 冲管时机：抽血或输注高黏滞性液体（输血、成分血、TPN、脂肪乳剂等）后，应立即冲洗导管，再接其他输液；输注两种有配伍禁忌的液体之间应冲管；输液期间每6~8h用20ml生理盐水常规冲管 1 次。治疗间歇期每 4 周需冲管 1 次。

(2)冲管方法及正压冲管:脉冲式冲管,即推 - 停 - 推 - 停,有节律地推动注射器活塞,使盐水产生湍流以冲洗干净储液槽及导管壁;应用生理盐水或肝素盐水正压封管。

4. 输液港敷料的更换 ①去除敷料,75% 酒精、碘伏各消毒皮肤 3 次;75% 酒精擦拭凸出皮肤的针头、延长管;②洗手、戴无菌手套;③固定:无菌透明敷料固定,胶布妥善固定延长管及静脉输液管道;④更换肝素帽;⑤注明敷料更换日期、时间、操作者姓名。

5. 输液港无损伤针头的更换 输液期间每 7d 更换一次输液港无损伤针头。①去除敷料,消毒皮肤,移去静脉输液管道;②用酒精擦拭接口后,用 20ml 生理盐水冲管,正压封管;③用无菌纱布按压穿刺部位同时拔出针头,检查针头完整性;④止血后消毒皮肤,覆盖无菌敷料,用胶布固定 24h。

6. 病人及家属的指导

(1)日常活动:待伤口痊愈,病人可洗澡,日常生活可如常;避免撞击穿刺部位;避免术侧肢体过度外展、上举或负重,如引体向上、托举哑铃、打球、游泳等活动度较大的体育锻炼。

(2)定期冲管及复查:出院后每月到医院接受肝素稀释液冲洗导管 1 次,避免导管堵塞。每 3~6 个月复查胸片 1 次。

(3)自我监测:放置导管部位可能会出现瘀斑,1~2 周后会自行消失。若输液港处皮肤出现红、肿、热、痛,则表明皮下有感染或渗漏;肩部、颈部及同侧上肢出现水肿、疼痛时,可能为栓塞表现,应立即回医院就诊。

(李劲峰)

第七章　内分泌与代谢性疾病病人的护理

学习目标

1. 掌握内分泌系统常见疾病(甲状腺疾病、糖尿病、库欣综合征、痛风和骨质疏松)的临床表现、护理问题及护理措施。

2. 熟悉内分泌系统常见疾病的主要辅助检查和治疗要点。

3. 了解内分泌系统结构和功能、内分泌系统常见疾病(甲状腺疾病、糖尿病、库欣综合征、痛风和骨质疏松)的病因和发病机制。

4. 能应用护理程序对内分泌系统常见疾病病人实施整体护理;学会血糖测量方法和胰岛素注射技术。

5. 具有关心、爱护、尊重病人的职业素质及团队协作精神。培养学生理论联系实际的能力。

内分泌与代谢性疾病主要包括内分泌系统疾病、代谢性疾病和营养性疾病。内分泌系统疾病是指因遗传、免疫、感染、肿瘤、理化损伤等各种原因引起的内分泌系统病理或生理改变,出现功能亢进、减退或者功能异常,包括下丘脑、垂体、甲状腺、肾上腺等疾病。新陈代谢是人体生命活动的基础,通过物质的合成代谢和分解代谢不断为人体的生存、劳动、生长发育、生殖和维持内环境稳定提供物质和能量。在机体新陈代谢过程中某一环节出现障碍,会导致代谢性疾病的发生;而营养物质不足、过多或比例不当则可导致营养性疾病。营养性疾病和代谢性疾病常常并存,且相互影响。

随着我国人民生活水平的不断提高、生活方式的改变,内分泌与代谢性疾病的发病率逐年增高,且这一类疾病绝大多数病因不明,需终身治疗,不能治愈;又因个体差异大,治疗效果较差,已成为严重威胁人民健康的重大问题。很多内分泌与代谢性疾病是常见病和多发病,包括甲状腺功能亢进症、糖尿病、痛风及肥胖症等,而且大多为慢性过程,对病人的神经调节、生长发育和营养代谢有明显的影响,常出现营养失调、水电解质平衡紊乱、外貌体态改变,甚至精神异常等。

扫一扫,
自学汇

第一节 概　述

一、内分泌系统结构与功能

内分泌系统(endocrine system)由内分泌腺及具有内分泌功能的脏器及组织细胞组成。内分泌腺是散布在人体内部无导管的特殊腺体,有下丘脑、垂体、甲状腺、性腺等,它们分泌的激素可直接进入血液或淋巴,作用于特定的靶器官。机体内的一些细胞团和细胞也具有分泌激素的功能,如肾脏可分泌促红细胞生成素、肾素、前列腺素等;胃肠道分泌胃泌素、抑胃多肽、胰泌素等。心肌细胞和血管内皮细胞也具有内分泌功能,分泌心房钠尿肽、内皮素、内皮舒张因子等活性物质。内分泌系统的主要功能是在神经支配和物质代谢反馈调节的基础上合成与释放激素,调节人体代谢过程、脏器功能、生长发育、生殖衰老等许多生理活动和生命现象,以适应不断改变着的外界环境并保持内环境的相对稳定。

(一) 内分泌腺

1. 下丘脑　下丘脑是人体最重要的神经内分泌器官,是神经系统与内分泌系统联系的枢纽,位于间脑的最下部分,下方与垂体柄相连。下丘脑的神经内分泌细胞具有神经和内分泌两种特性,能将传入的神经信号转变成神经激素性信使,再作用于垂体,对整个内分泌系统起到调节作用。下丘脑可分泌释放多种激素,有效地调节控制垂体各种激素的合成和分泌,由此控制机体一些主要内分泌腺的活动,协调全身内环境的稳定和适应外环境的变化。

2. 垂体　垂体是主要的中枢性内分泌腺,位于颅底蝶鞍内的垂体窝内。垂体分为腺垂体和神经垂体。在下丘脑激素及其相应靶腺激素等作用下垂体分泌促甲状腺激素(TSH)、促肾上腺皮质激素(CTH)、生长激素(GH)、抗利尿激素(ADH)等多种具有重要功能的激素,可控制各外周内分泌腺体以及器官的活动,调节机体生长、发育、生殖、代谢等。

3. 甲状腺　甲状腺是人体最大的内分泌腺,位于喉下部和气管颈部的前外侧,甲状软骨两侧,左右各一叶。甲状腺腺体被结缔组织分割成许多小叶,每个小叶均由许多滤泡构成,**滤泡是甲状腺结构和分泌的功能单位,产生并分泌甲状腺素(T_4)及三碘甲状腺原氨酸(T_3)**。甲状腺激素可提高神经兴奋性,促进生长发育。**故缺乏甲状腺激素可导致呆小症(婴幼儿期)和黏液性水肿(成人),分泌过多则可引起甲状腺功能亢进**。甲状腺滤泡旁 C 细胞分泌降钙素(CT)抑制骨钙的再吸收,与甲状旁腺激素一起调节钙磷代谢,降低血钙水平。

4. 甲状旁腺　甲状旁腺为棕黄色、黄豆大小的扁椭圆形腺体,上下两对,一般附着于甲状腺侧叶后面的纤维囊上,也可埋于甲状腺组织内。甲状旁腺分泌甲状旁腺激素(PTH),主要作用是调节体内钙和磷的代谢。

5. 肾上腺　肾上腺位于肾脏上方,淡黄色,形如鸡冠状,与肾脏共同包裹于肾筋膜内。肾上腺分为皮质及髓质两部分,其生理作用各异。肾上腺皮质分泌以醛固酮为主的盐类皮质激素、以皮质醇为主的糖类皮质激素及脱氢表雄酮等性激素;肾上腺髓质分泌肾上腺素和去甲肾上腺素。

6. 性腺　男性性腺是睾丸,位于阴囊内,左右各一,其功能是产生精子和分泌雄激素。女性性腺为卵巢,是位于盆腔侧壁的卵巢窝内成对的实质性器官,除产生卵子外,主要分泌雌激素和孕激素。

7. 胰岛　胰岛是胰的内分泌部,为许多大小不等、形状不一的球形细胞团,分散在胰腺腺泡之间,以胰尾居多。成人胰腺约有 100 万个胰岛,约占胰腺体积的 1.5%。目前发现人胰岛至少有五种分泌不同激素的细胞,其中**分泌胰岛素的胰岛 β 细胞占 60% 以上**,**分泌胰高血糖素的胰岛 α 细胞约占 25%**。胰高血糖素和胰岛素的协同作用能调节血糖浓度,维持血糖稳态。

(二) 内分泌系统的调节

内分泌系统直接由下丘脑调控,下丘脑的神经细胞支配和控制垂体,垂体控制周围靶腺而影响全身。下丘脑是联系神经系统和内分泌系统的枢纽,与垂体之间构成一个下丘脑 - 垂体 - 靶腺轴;而下丘脑、垂体与靶腺之间又存在反馈调节,反馈控制是内分泌系统的主要调节机制,使相距较远的腺体之间相互联系、彼此配合,保持机体内环境的稳定,维持正常的生理状态。在生理状态下,下丘脑、垂体和靶腺激素的相互作用处于相对平衡状态。当下丘脑 - 垂体功能减退时,靶腺功能也减退,腺体萎缩,分泌减少;当下丘脑 - 垂体功能亢进时,靶腺功能也亢进,激素分泌增多。反之,当周围腺体功能减退时,下丘脑、垂体受反馈抑制的作用减弱而分泌相应促激素增多,如原发性甲状腺功能减退症时,血中 TSH 浓度升高;周围腺体功能亢进时,能通过对下丘脑、垂体的反馈抑制,使相应促激素分泌减少,如甲状腺功能亢进时,血中 TSH 浓度降低。

内分泌、免疫和神经三个系统之间可通过相同的肽类激素和共有的受体相互作用,形成完整的调节环路。一方面,淋巴细胞膜表面有多种神经递质及激素的受体,神经 - 内分泌系统通过其递质或激素与淋巴细胞膜表面受体结合介导免疫系统的调节,如糖皮质激素、性激素、前列腺素 E 等可抑制免疫应答,而生长激素、甲状腺激素和胰岛素能促进免疫应答;另一方面,神经 - 内分泌系统细胞膜上有免疫反应产物的受体,免疫系统可通过细胞因子对其功能产生影响。内分泌系统不但调控正常的免疫反应,在自身免疫反应中也起作用,如桥本甲状腺炎、Graves 病、1 型糖尿病等为内分泌系统常见的自身免疫性疾病。

二、内分泌与代谢性疾病常见症状和体征的护理

身体外形改变

身体外形改变包括面容、体形、身高、体态、毛发、皮肤、黏膜色素等的异常变化,多与垂体、甲状腺、甲状旁腺、肾上腺疾病或部分代谢性疾病有关。

【护理评估】

(一) 健康史

能引起身体外形改变的病因主要包括内分泌疾病如垂体、甲状腺、甲状旁腺、肾上腺等内分泌器官的功能障碍;及代谢性疾病如先天代谢缺陷或遗传因素、环境因素(包括食物、药物、创伤、感染、器官疾病)等。

评估时详细询问身体外形改变的原因、时间及进展速度、主要症状及特点、有无伴随症状、治疗及用药情况等。询问有无颅脑手术或外伤史、结核感染史、肿瘤或自身免疫性疾病史、产后大出血和激素类药物服用史;询问病人的生活方式和饮食习惯、家族史、女性病人的月经史等。

(二) 临床表现

1. **身材过高与矮小** 成年男性身高 >200cm,女性 >185cm 时为**身材过高**,在发育成熟之前发生腺垂体功能亢进,称**巨人症**(儿童期生长激素分泌亢进);成年男性身高 <145cm,**女性身高 <135cm 时为身材矮小**,见于**侏儒症**(儿童期生长激素及生长激素释放激素缺乏)及呆小症病人。

2. **毛发改变** 全身性多毛见于先天性肾上腺皮质增生、库欣综合征等。而睾丸功能减退、肾上腺皮质和卵巢功能减退、甲状腺功能减退等均可引起毛发脱落。

3. **面容变化** 甲状腺功能亢进症病人可表现为眼球突出、颈部增粗；库欣综合征病人常有满月脸、痤疮和多血质貌；呆小症病人常表现为面色苍白或蜡黄，鼻短上翘，鼻梁塌陷；肢端肥大症病人可表现为面部变长、下颌增大、颧骨突出、唇舌肥厚及耳鼻增大等粗陋面貌。

4. **皮肤变化**

(1) **皮肤黏膜色素沉着**：多见于肾上腺皮质疾病病人，尤以摩擦处、掌纹、乳晕、瘢痕处明显。伴全身性色素沉着的内分泌疾病有原发性肾上腺皮质功能减退症、先天性肾上腺皮质增生症、异位ACTH综合征和ACTH依赖性库欣综合征。

(2) **皮肤紫纹和痤疮**：紫纹是库欣综合征的特征之一。病理性痤疮见于库欣综合征、先天性肾上腺皮质增生症等。

(三) 心理 - 社会状况

由于病人身体外形的改变，影响人际交往和社交活动；疾病需要长期治疗，费用昂贵，甚至无法治愈，病人易产生焦虑、自卑、抑郁等心理反应。评估病人对疾病的认识程度，疾病对日常生活和工作的影响，以及家庭对病人的支持情况等。

【常见护理诊断 / 合作性问题】
体像紊乱 与疾病引起身体外形改变等有关。

【护理措施】

1. **提供心理支持** ①多与病人交流，鼓励表达其感受，交谈时语言要温和，耐心倾听。②讲解疾病有关知识，给病人提供有关疾病的资料。③向病人说明身体外形的改变是疾病的一种表现，通过积极治疗，部分改变可恢复正常，消除紧张情绪，树立自信心。④安排患相同疾病并治疗成功的病友与其进行交流。⑤必要时安排心理医生给予心理疏导。

2. **恰当修饰** 指导病人改变自身形象，通过恰当的修饰来增加心理舒适和美感。如甲亢突眼病人外出可戴深色眼镜；肥胖、侏儒症和巨人症病人可选择合身的衣服；毛发稀疏的病人外出可戴帽子等。

3. **建立良好的家庭互动关系** 鼓励家属主动与病人沟通并积极参与对病人的护理，建立起良好的互动关系，以减轻病人内心的抑郁感。

4. **促进病人社会交往** 鼓励病人参加社区中的各种社交活动，回归社会。

消 瘦

消瘦（emaciation）指摄入的营养低于机体需要量，热量和蛋白质缺乏使皮下脂肪减少，肌肉、骨骼逐渐萎缩，表现为体重减轻、皮肤弹性差、皮下静脉显露，**实际体重低于标准体重的20% 或体重指数（BMI)<18.5kg/m^2**。严重消瘦者呈恶病质状态。

【护理评估】

(一) 健康史

消瘦分单纯性消瘦和症状性消瘦。可能原因包括：

1. **单纯性消瘦** 家族性体型瘦小；摄入热量不足，如厌食、偏食，始于婴儿期；相对运动过度；过度节食。

2. **症状性消瘦** 常见于甲状腺功能亢进症、1型糖尿病与2型糖尿病（非肥胖型）、肾上腺皮质功能减退症、神经性厌食症等。

评估时详细询问消瘦发生的原因，有无家族性消瘦、厌食、偏食等情况；有无甲状腺功能亢进症、糖尿病等内分泌疾病家族史；有无影响内分泌的用药史；有无免疫性疾病、消化道疾病等病史。

（二）临床表现

通过测量体重以及臀部、背部、胸腹肌、乳房、大腿等部位皮下脂肪的分布情况来判断消瘦程度。轻度消瘦者可表现为体力和精力不足、精神萎靡、食欲缺乏、贫血、记忆力下降、血压下降等。重度消瘦可表现为劳动能力丧失、反应迟钝、淡漠、对周围事物不感兴趣甚至嗜睡，也可出现体位性晕厥、低血糖等。

（三）心理 - 社会状况

病人反应迟钝、淡漠、记忆力下降，对周围事物不感兴趣；神经性厌食病人多见于青年女性，性格内向，脱离社会，与家庭成员关系紧张，有社交障碍。应评估家属对疾病的认知、对病人的态度及支持状况等。

📖 知识拓展

消瘦对人体的危害

长期消瘦的女性首先会出现胃肠功能紊乱，其次子宫容易脱垂，三是当体脂百分比低于17%时，可能会出现贫血、骨质疏松、月经紊乱致不孕等。男性消瘦者易患胆石症、贫血等疾病。消瘦的儿童体内脂肪不足，机体营养匮乏，会使脑细胞受损，严重影响孩子的智力发育。同时，消瘦易发生记忆力减退、脱发等，还易导致自卑感，影响心理健康。

【常见护理诊断 / 合作性问题】

营养失调：低于机体需要量　与营养摄入不足或疾病有关。

【护理措施】

1. **饮食**　提供合理饮食，补充营养，给予**高热量、高蛋白、富含维生素、易消化饮食**。开始时**少食多餐**，以后**逐渐增加进食量并减少次数**，最终过渡到正常饮食。提高烹饪技巧，尽量适合病人口味。**增加新鲜水果和蔬菜的摄入**，以补充维生素。**不能经口进食者给予鼻饲饮食**，消化功能差者采用**要素饮食，极度消瘦者遵医嘱静脉补充营养液**，如脂肪乳、氨基酸等，但**不能长期依靠输液来维持营养**。

2. 心理疏导　向病人解释消瘦对机体的影响，阐明维持正常体重对健康的重要性。对神经性厌食、过度节食病人，帮助其解除精神、心理上的障碍，建立正确的进食行为。

3. 保护皮肤　对极度消瘦者注意皮肤护理，避免骨骼突出部位碰伤或发生压疮。

4. 原发病处理　症状性消瘦者，应针对原发病采取措施。

5. 病情观察　定期测量体重，观察病人的营养状况及其他伴随症状的变化。

6. 健康教育

(1) 对单纯性消瘦，告知病人维持体重对健康的重要性，阐明消瘦对机体的危害。指导病人建立正确的饮食习惯，避免厌食、偏食和过度节食，摄取足够的营养，增强机体的抗病能力。

(2) 对症状性消瘦，指导病人积极治疗原发病，制订合理膳食计划，有效补充营养。明显消瘦者，指导其保护皮肤，防止发生压疮。

肥　胖

肥胖（obesity）是指体内脂肪堆积过多和 / 或分布异常，体重增加，**实际体重超过标准体重的 20% 或体重指数（BMI）$\geq 28kg/m^2$**。

【护理评估】

（一）健康史

肥胖是遗传和环境因素共同作用的结果。根据病因不同，分为单纯性肥胖和继发性肥胖。单纯性肥胖的主要病因是摄食过多或运动过少，并有一定的遗传倾向；继发性肥胖主要由内分泌疾病引起，如下丘脑疾病、库欣综合征、2型糖尿病（肥胖型）、性腺功能减退症、甲状腺功能减退症等。

评估时详细询问肥胖发生的原因，有无遗传、摄食过多或运动过少等情况；有无下丘脑疾病、糖尿病、库欣综合征等内分泌疾病等；有无使用导致肥胖的药物史等。

（二）临床表现

1. 单纯性肥胖　脂肪分布均匀，幼年期发病者，脂肪细胞数量增多，常导致终身性肥胖，有时可有外生殖器发育迟缓；成年发病者，脂肪细胞数量不变，但胞体肥大，治疗效果较前者为佳。

2. 继发性肥胖　脂肪分布有显著特征，如肾上腺皮质功能亢进表现为向心性肥胖，以面部、肩背部、腰部最显著；肥胖性生殖无能综合征，表现为大量脂肪积聚在面部、腹部、臀部及大腿，性器官和第二性征发育不全。

3. 肥胖可引起多方面代谢紊乱和多脏器功能障碍　表现为疲劳、腰痛、关节痛和劳力性气短等症状，并且随体重增加，心脏、肺脏、肝脏等负担也相应增加。极度肥胖也可引起高血压、冠心病、胆石症、痛风、脑血管疾病等。

📖 知识拓展

肥胖程度的分类

国际上常用世界卫生组织（WHO）所制定的体重指数（BMI）界限值来对肥胖程度分类，其计算公式为 BMI= 体重（kg）/ 身高（m^2），正常值为 18.5~24.9kg/m^2，当 BMI 介于 25.0~29.9kg/m^2 之间时即为超重，≥ 30.0kg/m^2 为肥胖。但世界各国人群的身高和体重之间的比例有所差异，根据《中国成年人超重和肥胖症预防控制指南》的数据认为亚裔成年人的 BMI<18.5kg/m^2 属于体重过低，当 BMI 介于 18.5~23.9kg/m^2 之间时属于体重正常，当 BMI 介于 24.0~27.9kg/m^2 之间时属于超重，BMI ≥ 28.0kg/m^2 为肥胖。

（三）心理 - 社会状况

肥胖者因外表臃肿，动作迟缓，参与社交能力降低，担心受到别人歧视，常有压抑感。肥胖又可引起代谢紊乱和多脏器功能障碍，病人常出现自卑、焦虑、抑郁等心理反应。应评估家属对疾病的认知、对病人的态度及支持状况等。

【常见护理诊断 / 合作性问题】

肥胖　与遗传、体内激素调节紊乱、摄食过多、活动量少等有关。

【护理措施】

1. 饮食　合理饮食是控制体重的主要措施之一。

（1）膳食原则：根据病人工作生活情况，制订合适的饮食计划，以**低糖、低脂、低热量、低盐、高维生素、高纤维素、适量优质蛋白质饮食**为宜。饮食中蛋白质为每日每千克体重 1g，给予足够的新鲜蔬菜（400~500g/d）和水果（100~200g/d）。

（2）控制总热量：控制摄入总热量，每日热量摄入宜低于机体能量消耗，大约比原来减少 1/3，使

每周体重下降 0.5~1.0kg。

(3)选择恰当食物:宜选择体积大而能量相对低的食物,限制脂肪和含糖高的食物。避免油炸食品、方便食品、快餐食品等食物。有强烈饥饿感时可给低热量的蔬菜,如芹菜、冬瓜、南瓜、黄瓜等,以增加饱腹感。

(4)养成良好的饮食习惯:改变不良饮食习惯,如避免进食时看电视、听广播、阅读。可增加咀嚼次数,减慢进食速度,注意营造良好的饮食环境。克服疲惫、厌烦、抑郁期间的进食冲动。

2. 合理运动　在饮食控制的基础上进行适当体育锻炼,能增加身体热量的消耗,减轻体重。

(1)制订运动计划:帮助病人制订每日活动计划,避免运动过度或过猛;运动要循序渐进,逐渐增加活动量。

(2)选择运动方式:病人可选择自己感兴趣的有氧运动方式,如快走、慢跑、游泳、跳舞、太极拳、广播操、球类等。

(3)掌握运动量:根据病人的年龄、性别、病情、体力等情况适当运动,使病人运动后不感到疲劳为宜。如运动中出现头晕、恶心、呼吸困难、胸闷或胸痛等情况,立即停止运动。

📖 **知识拓展**

无氧运动、有氧运动与减肥运动

1. 无氧运动　进行短时间的剧烈运动时,人体处于短暂缺氧状态,体内的糖大量分解,产生能量供肌肉使用,因而无氧运动不会消耗脂肪。

2. 有氧运动　进行长时间的耐力运动时,体内糖提供的能量远不能满足机体的需要,通过增加氧气的供给,体内的脂肪氧化分解,产生热量供人体使用,有氧运动消耗脂肪。

3. 减肥运动　最有效的减肥运动是有氧运动,如跳舞、慢跑、快走、自行车、太极拳、健身操等,每次至少30min,每周至少3~5次。

---

3. 药物治疗　遵医嘱短期应用减肥药。

4. 心理疏导　多数病人因肥胖出现自卑、焦虑、抑郁等心理反应,应鼓励病人表达自己的感受,正确对待存在的问题,增加战胜疾病的信心,积极配合治疗。指导病人进行自我修饰,加强自身修养,提高内在自身素质。

5. 健康教育

(1)对单纯型肥胖病人,应加强健康教育,宣传肥胖的危害,指导其树立健康观念,建立健康的生活方式,坚持体力劳动和运动相结合。合理安排饮食,避免高热量、高脂肪膳食。

(2)对继发性肥胖者,主要是病因治疗,辅以饮食和运动疗法。告知病人有关疾病过程及治疗方法,指导其正确用药并观察药物的疗效和不良反应。

肥胖常用的松弛疗法(视频)

肥胖症的预防知识要点(视频)

📖 **知识拓展**

性功能异常

性功能异常包括生殖器官发育迟缓或过早,性欲减退或丧失。女性表现为月经紊乱、溢乳、闭经或不孕;男性表现为勃起功能障碍或乳房发育。确诊为下丘脑综合征的病人,会出现性欲减退或亢进,女性月经失调,男性不育;自儿童期即存在的生长激素缺乏或性激素分泌不足,导致青春期性器官仍不发育,第二性征缺如;青春期前开始的性激素或促性腺激素分泌过早、过多,则为性早熟。

三、内分泌与代谢性疾病常用诊疗技术

(一)实验室检查

1. 血液和尿生化测定 某些激素与血清某些电解质和其他物质之间有相互调节作用(如血清钠、钾与醛固酮和糖皮质激素;钙、磷、镁与甲状旁腺激素;血糖与胰岛素和胰高血糖素等),测定血清电解质可间接了解相关激素的分泌功能。

2. 激素及其代谢产物测定 血液激素浓度是内分泌腺功能的直接证据。测定尿中的激素代谢产物可推断激素在血液中的水平。

常用内分泌与代谢性疾病实验室检查见表 7-1。

表 7-1 常用内分泌与代谢性疾病实验室检查

名称	检查目的	方法及注意事项
促甲状腺激素释放激素(TRH)兴奋试验	原发性与中枢性甲减的鉴别	试验前先抽血 2ml 置于血清管中,测得 TSH 为基值。然后将 TRH 500μg 溶于生理盐水 2~4ml 中快速静注,于注射后 15min、30min、60min、90min 各抽血 2ml 置于血清管中送检。本试验不需空腹,试验前停用甲状腺激素、抗甲状腺激素、雌激素、糖皮质激素、左旋多巴等药物。注射 TRH 可引起暂时性心悸、头晕、恶心、面部潮红及尿意,一般不需处理,10~15min 后可缓解
甲状腺摄 ^{131}I 率试验	评价甲状腺功能的传统方法,目前用于甲状腺毒症病因的鉴别	试验前 10h 开始禁食。试验当天空腹口服 ^{131}I 溶液或胶囊 74~370 kBq,在服药后第 2h、4h 和 24h 分别作甲状腺部位放射性计数。做本试验前 3 个月内不做碘油 X 线造影,2 个月内不食含碘药物及食物,1 个月内停用抗结核药、激素类及抗甲状腺药物,心脏病病人、妊娠、哺乳期妇女不宜做本试验
血清 T_3、T_4、FT_3、FT_4、rT_3 测定	判断甲状腺功能	清晨空腹抽取静脉血 2~3ml 置于血清管静置,留取血清待测。试验前停用避孕药、雌激素、雄激素、泼尼松、苯妥英钠等药物
血浆促肾上腺皮质激素(ACTH)测定	垂体 - 肾上腺疾病鉴别诊断	抽取静脉血 2~3ml 置于 4℃冰槽或冰水中即刻送检,观察 ACTH 分泌节律,可在当天晨 8 时、下午 4 时及夜间 12 时准时抽血
ACTH 兴奋试验	判断肾上腺皮质功能	试验前 1d 留 24h 尿查 17- 羟、17- 酮和血皮质醇作为对照。试验当天晨 8 时排空膀胱,将 ACTH 25U 溶于 5% 葡萄糖溶液 500ml 中维持静脉滴注 8h,留 24h 尿(8 点排空膀胱后到次晨 8 时最后一次尿液)测 17- 羟、17- 酮,次晨 8 时抽血测皮质醇。过敏体质者在本试验前需作过敏试验。女性病人应避开月经期
尿 17- 羟皮质类固醇测定	测定肾上腺皮质功能	留 24h 尿液加浓盐酸 5ml 防腐,混匀后计尿总量,取 30ml 送检。试验前 3~7d 停用肾上腺皮质激素,嘱病人禁止食用咖啡、浓茶、青菜及中药等有色食物,禁用 B 族维生素、氯丙嗪、氯氮䓬、奎宁、磺胺类、解热镇痛等药物
尿 17- 酮皮质类固醇测定	肾上腺及性腺疾病诊断	方法同上;试验前 3~7d 停用一切药物,尤其是激素类

续表

名称	检查目的	方法及注意事项
口服地塞米松抑制试验	诊断库欣综合征和病因鉴别	小剂量法:试验日晨 8 时抽血测血浆皮质醇,午夜 12 时准时给予病人口服地塞米松 1mg,次晨 8 时再抽血测血浆皮质醇 大剂量法:小剂量不能抑制,再选择大剂量法。方法是每 6h 口服地塞米松 2mg,连服 2d,于服药第 2d 留 24h 查尿游离皮质醇,服药第 3d 晨 8 时抽血测定促肾上腺皮质激素和皮质醇
尿儿茶酚胺及其代谢产物 VMA 测定	诊断嗜铬细胞瘤	棕色瓶留 24h 尿加浓盐酸 5ml 防腐,混匀后取适量送检。嘱病人试验前 3d 禁食咖啡、浓茶、巧克力及茄子、西红柿、香蕉及柠檬汁,停用水杨酸、核黄素、胰岛素等药物,降压药应停 1 周以上
口服葡萄糖耐量试验	有糖尿病可疑者明确诊断	试验当天晨空腹取血测血糖后,将 75g 无水葡萄糖(儿童为 1.75g/kg,总量不超过 75g)溶于 300ml 水中,协助病人于 5min 内服下,从服糖第一口开始计时,其后 0.5h、1h、2h、3h 分别抽血测血糖。嘱病人试验前禁食 8~10h;试验过程中禁烟、酒、咖啡和茶,不做剧烈运动,无需绝对卧床。试验前 3~7d 停服利尿药、避孕药等可能影响 OGTT 的药物,且前 3d 每天饮食需含碳水化合物至少 150g,试验日晨禁止注射胰岛素

(二)影像学检查

1. X 线、CT、磁共振显像(MRI)、B 超检查　可鉴定下丘脑、垂体、甲状腺、性腺疾病和肾上腺及胰岛肿瘤等。

2. 同位素检查　甲状腺摄 ^{131}I 率可用于评价甲状腺功能。

3. 选择性动脉造影　用于病灶直径较小,不能用 CT 和 MRI 等方法做出定位诊断者。

(三)病因检查

自身抗体检测、HLA 鉴定、染色体和基因检查等。

(马景丽)

扫一扫,
看总结

扫一扫,
测一测

第二节　甲状腺疾病病人的护理

一、单纯性甲状腺肿病人的护理

扫一扫,
自学汇

📖 导入情景

　　李女士,32 岁,主诉脖子增粗半年余,无其他不适感觉。担心自己患了癌症,去医院检查诊断为单纯性甲状腺肿。

　　工作任务:

　　1. 指出该病人目前可能存在的护理诊断/合作性问题。

　　2. 指导病人正确饮食。

　　单纯性甲状腺肿(simple goiter)也称非毒性甲状腺肿,是指非炎症、非肿瘤原因引起的**不伴有临**

床甲状腺功能异常的甲状腺肿。本病可呈散发性和地方性分布。散发性甲状腺肿病人约占人群的5%,女性发病率是男性的3~5倍。当某一地区儿童中单纯性甲状腺肿的患病率超过10%时,称之为地方性甲状腺肿。

【护理评估】

(一)健康史

1. 地方性甲状腺肿 **碘缺乏是地方性甲状腺肿最常见的原因**,多见于山区和远离海洋的地方。**碘是甲状腺合成甲状腺激素(TH)的重要原料之一**,碘缺乏时合成 TH 不足,反馈引起垂体分泌过多的促甲状腺激素(TSH),刺激甲状腺增生肥大。

2. 生理性甲状腺肿 在某些情况(如**青春期、妊娠期、哺乳期**)下,机体对碘的需要量增加,可出现相对性缺碘而导致单纯性甲状腺肿的发生。

3. 散发性甲状腺肿 原因较复杂。①外源性因素:食物中的碘化物、致甲状腺肿物质(**如萝卜、甘蓝、卷心菜、核桃等**)和药物(**如硫脲类、保泰松、锂盐、过氯酸盐**)等。②内源性因素:甲状腺内的碘转运障碍、过氧化物酶活性缺乏等先天性甲状腺激素合成障碍致甲状腺激素合成减少,TSH 分泌反馈性增加,导致甲状腺肿,严重者可以出现甲状腺功能减退症。

评估时详细询问病人是否存在碘缺乏、机体需要碘量增加、致甲状腺肿物质、食物及药物等导致单纯性甲状腺肿发生的病因。

(二)临床表现

1. **症状** 临床上一般无明显症状。甲状腺重度肿大可引起压迫症状,如压迫气管引起咳嗽、气促、呼吸困难;压迫食管出现吞咽困难;压迫喉返神经引起声音嘶哑;胸骨后甲状腺肿可压迫上腔静脉引起静脉回流受阻,出现面部和颈部青紫、水肿、晕厥等。

2. **体征** 甲状腺常呈**轻度或中度弥漫性肿大**,表面光滑,质地较软,无压痛(图 7-1)。上腔静脉回流受阻可见颈部与胸部浅表静脉扩张。

单纯性甲状腺肿(视频)

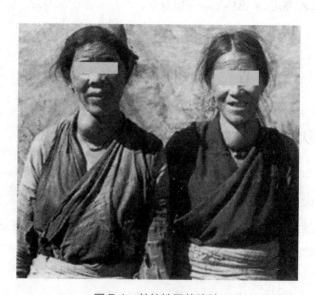

图 7-1 单纯性甲状腺肿

(三)辅助检查

1. 甲状腺功能检查 **血清 TSH、TT_4、TT_3 水平一般正常**,TT_4/TT_3 的比值常增高。

2. 血清甲状腺球蛋白（Tg）测定　Tg 水平升高,增高的程度与甲状腺肿的体积成正相关。

3. 甲状腺摄 ^{131}I 率及 T_3 抑制试验　摄 ^{131}I 率增高但无高峰前移,可被 T_3 抑制。当甲状腺结节有自主功能时,可不被 T_3 抑制。

4. 影像学检查　B 超是确定甲状腺肿的最主要检查方法。可见**弥漫性甲状腺肿,常呈均匀分布**。

📖 **知识拓展**

T_3 抑制试验

先测基础摄 ^{131}I 率,之后口服 T_3 片 20μg,每 8h 服用 1 次,连续 6d,第 7d 做第 2 次摄 ^{131}I 率,以服 T_3 前后两次摄 ^{131}I 率之差值,相当于服 T_3 前摄 ^{131}I 率的百分数来表示,称为抑制率。服药后甲状腺摄 ^{131}I 率明显下降,抑制率 >50% 为正常。妊娠及哺乳期、有高血压、冠心病、心房颤动和心力衰竭者禁用此法。

（四）治疗要点

除有压迫症状者可手术治疗外,甲状腺肿本身一般不需治疗,主要是改善碘营养状态,**食盐加碘是目前国际上公认的预防碘缺乏病的主要措施**。

（五）心理 - 社会状况

病人常因颈部增粗而产生自卑的心理及挫折感;由于缺乏疾病的相关知识,常怀疑肿瘤或癌变而焦虑、恐惧。应评估病人的心理状态及家庭支持情况。

【常见护理诊断 / 合作性问题】

1. 体像紊乱　与甲状腺肿大致颈部增粗有关。

2. 知识缺乏:缺乏使用药物及正确的饮食方法等知识。

【护理措施】

（一）体像紊乱

除参见本章第一节概述"体像紊乱"的护理外,还有以下护理措施:

1. 心理疏导　及时和病人讨论甲状腺肿大的原因,使病人认识到及时正确治疗后甲状腺可逐渐缩小或消失,消除病人的紧张情绪。

2. 遵医嘱用药　观察甲状腺药物治疗的效果和不良反应。**碘缺乏者,应补充碘剂,WHO 推荐成年人每日碘摄入量为 150μg**。但结节性甲状腺肿病人应**避免大剂量碘治疗,以免诱发碘甲亢**。无明显原因的病人则可使用甲状腺制剂,遵医嘱准确服用左甲状腺激素（L-T_4）或甲状腺片,不可随意增多或减少剂量。用药后观察甲状腺肿是否缩小,甲状腺内是否出现结节;是否出现心悸、手震颤、怕热多汗等甲状腺功能亢进症状,一旦出现上述症状,及时通知医生进行处理。

3. 病情观察　观察病人甲状腺肿大的程度、质地及颈部增粗的进展情况,有无结节及压痛,有无压迫症状及有无甲状腺功能亢进的表现等。

（二）健康教育

1. 疾病预防指导　在地方性甲状腺肿流行地区,积极宣教,指导病人**补充碘盐**,强调**这是预防缺碘性地方性甲状腺肿最有效的措施**。对青春发育期、妊娠期、哺乳期人群,适当增加碘的摄入量。

人体碘摄入量与碘营养状态的评价指标

甲状腺为合成人体生理所需的甲状腺激素,每天对碘的基础需要量是 60μg。要消除碘缺乏病的症状,每天需要补充碘 100μg。WHO 提出碘的推荐摄入量:6 岁以下儿童为 90μg/d,6~12 岁为 120μg/d,12 岁以上及成人为 150μg/d,妊娠及哺乳期妇女增加到 200μg/d。中国营养学会也制定了碘的推荐摄入量:0~3 岁为 50μg/d,4~10 岁为 90μg/d,11~13 岁为 120μg/d,14 岁以上为 150μg/d,妊娠及哺乳期妇女为 200μg/d。

判断碘营养状态有 4 个指标,即尿碘中位数(MUI)、甲状腺肿患病率、血清甲状腺球蛋白(Tg)水平和新生儿全血 TSH>5mU/L 的比例。鉴于尿碘的排泄与碘摄入量密切相关,故 MUI 是反映碘摄入量和评价碘营养状况的最佳指标。

2. 饮食指导 指导病人**多进食含碘丰富的食物**,如**海带、紫菜**等海产品;食用碘盐。**避免大量摄入阻碍甲状腺激素合成的食物如卷心菜、花生、菠菜、萝卜、核桃等。**

3. 用药指导与病情监测 指导病人按医嘱正确用药,不可擅自停药,以免复发。学会观察药物疗效及不良反应。**避免服用硫氰酸盐、硫脲类、保泰松、碳酸锂、高氯酸盐等阻碍甲状腺激素合成或释放的药物。**

二、甲状腺功能亢进症病人的护理

导入情景

张先生,25 岁,近 1 个月出现乏力、心悸、手抖,多食易饥,大便稀溏,次数增加,体重 2 个月下降 8kg,脖子增粗。去医院检查甲状腺功能显示:TT_4↑、TT_3↑、FT_4↑、FT_3↑,TSH↓;甲状腺彩色超声显示甲状腺弥漫性肿大。诊断为甲状腺功能亢进症。

工作任务:
1. 指导该病人正确饮食。
2. 对张先生进行用药指导及健康教育。

甲状腺功能亢进症(hyperthyroidism)简称甲亢,是指甲状腺腺体本身产生甲状腺激素过多而引起的以神经、循环、消化等系统兴奋性升高和代谢亢进为主要表现的一组临床综合征。其病因包括**毒性弥漫性甲状腺肿**、结节性毒性甲状腺肿和甲状腺自主高功能腺瘤等。各种病因所致的甲亢中,以 Graves 病最多见。本节主要讨论 Graves 病。

Graves 病(Graves disease,GD)又称毒性弥漫性甲状腺肿或 Parry 病、Basedow 病,**是一种伴甲状腺激素分泌增多的器官特异性自身免疫病**。典型表现有甲状腺毒症、甲状腺肿和眼征等。Graves 病约占全部甲亢的 80%~85%,**女性高发**,男:女为 1:4~1:6,20~50 **岁为高发年龄**。

【护理评估】

(一)健康史

目前本病的病因和机制尚未完全阐明,但公认其发生**与自身免疫有关**,是自身免疫性甲状腺疾病的一种特殊类型。

1. **免疫因素** GD 的发病与体液免疫有关。最明显的体液免疫特征是在病人的血清中存在甲状腺细胞 TSH 受体的**特异性自身抗体**,即 **TSH 受体抗体(TRAb)**。TRAb 又分为 TSH 刺激性抗体(TSAb)和 TSH 刺激阻断性抗体(TSBAb),当 TRAb 与 TSH 受体结合,产生 TSH 的生物效应,甲状腺细胞增生、甲状腺激素合成及分泌增加。

2. **遗传因素** 本病有**显著的遗传倾向**,且与某些组织相容性复合体(MHC)基因相关。

3. **环境因素** 如细菌感染、性激素、应激等都对本病的发生有影响。

评估时详细询问病人有无家族遗传史;有无明显的感染、精神刺激或精神创伤史等因素。

📖 **知识拓展**

诱发甲亢的环境因素

①精神因素:部分毒性弥漫性甲状腺肿病人在临床症状出现前有明显精神刺激或精神创伤史。精神因素使中枢神经系统去甲肾上腺素水平降低,促肾上腺皮质激素释放激素和促肾上腺皮质激素及皮质醇分泌增多,从而使免疫监视功能降低,进而引起毒性弥漫性甲状腺肿;②感染:如感冒、扁桃腺炎、肺炎等;③外伤:如车祸、创伤等;④过度劳累;⑤妊娠:怀孕早期可能诱发或加重甲亢;⑥碘摄入过多:如大量吃海带等海产品;⑦某些药物:如胺碘酮、性激素、锂剂等。

(二)临床表现

多数起病缓慢,少数在感染或精神创伤等应激后急性起病。典型表现有甲状腺激素分泌过多所致的甲状腺毒症表现、甲状腺肿及眼征。老年和小儿病人表现多不典型。

甲亢患者的临床表现(微课)

1. **甲状腺毒症**

(1)**高代谢综合征**:由于**甲状腺激素分泌增多**导致交感神经兴奋性升高和新陈代谢加速,表现出**疲乏无力、怕热、多汗、皮肤潮湿、低热(危象时有高热)、多食易饥、体重下降**等。

(2)**精神神经系统**:神经过敏、多言好动、紧张焦虑、烦躁易怒、失眠不安、注意力不集中、记忆力减退,手、眼睑震颤,腱反射亢进等。

(3)**心血管系统**:心悸、胸闷、**心动过速(睡眠和休息时仍高于正常)**,第一心音亢进。心搏出量增加可致**收缩压增高**;外周血管扩张,血管阻力下降,可致**舒张压下降**,出现脉压增大。合并甲状腺毒性心脏病时,出现心律失常(**以心房颤动等房性心律失常多见**,偶见房室传导阻滞)、心脏增大和心力衰竭。

(4)**消化系统**:胃肠蠕动加快,**食欲亢进**、**排便次数增多或腹泻**。可出现肝大、肝功能异常,偶有黄疸。

(5)肌肉骨骼系统:主要为**甲状腺毒症性周期性瘫痪**,多见于青壮年男性,常在剧烈运动、高糖饮食、注射胰岛素等情况下诱发,主要累及下肢,伴有低钾血症。少数病人发生甲亢性肌病,肌无力多累及近心端的肩胛和骨盆带肌群,也可伴发重症肌无力。

(6)血液系统:外周血**淋巴细胞比例增加,单核细胞增多,但白细胞总数减低**。血小板寿命缩短,可伴发血小板减少性紫癜。

(7)生殖系统:女性月经减少或闭经。男性可出现阳痿,偶有乳腺发育。

2. 甲状腺肿　多数病人有不同程度的甲状腺肿大,常为**弥漫性、对称性肿大**,质地中等,无压痛。肿大程度与甲亢病情轻重无明显关系。**甲状腺上、下极可触及震颤,闻及血管杂音,是本病的重要体征。**

3. 眼征　GD 的眼部表现分为以下两类。

(1)单纯性突眼:由于交感神经兴奋性增加引起眼外肌群及上睑肌张力增高所致。多为对称性双侧眼球突出,无症状。表现为:①眼球轻度突出,突眼度 19~20mm。②Stellwag 征:瞬目减少,眼神炯炯发亮。③上眼睑挛缩,睑裂增宽。④von Graefe 征:双眼向下看时,由于上眼睑不能随眼球下落,显现白色巩膜。⑤Joffroy 征:眼球向上看时,前额皮肤不能皱起。⑥Mobius 征:两眼看近物时,眼球辐辏不良。见图 7-2。

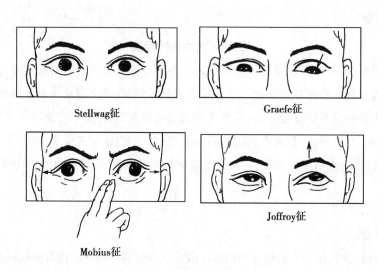

图 7-2　甲亢突眼征象

(2)**浸润性突眼**:又称为 Graves 眼病(图 7-3),与眶后组织的自身免疫性炎症反应有关。Graves 眼病病情评估见表 7-2。男性多见,两侧突眼多不对称,少数病人仅有单侧突眼。病人自诉眼内异物感、胀痛、畏光、流泪、复视、斜视、视力下降等。查体见眼球明显突出,超过眼球突度参考值上限的 3mm 以上,眼睑肿胀,结膜充血水肿,眼球活动受限,严重者眼球固定,眼睑闭合不全、角膜外露而形成角膜溃疡、全眼炎,甚至失明。

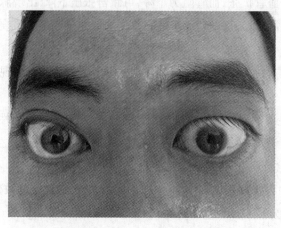

图 7-3　Graves 眼病

表 7-2 Graves 眼病病情评估

分级	眼睑挛缩	软组织受累	突眼*	复视	角膜暴露	视神经
轻度	<2mm	轻度	<3mm	无或一过性	无	正常
中度	≥2mm	中度	≥3mm	非持续性	轻度	正常
重度	≥2mm	重度	≥3mm	持续性	轻度	正常
威胁视力	≥2mm	重度	≥3mm	持续性	严重	压迫

*指超过参考值的突度。中国人群眼球突出度参考上限值:女性为 16mm;男性为 18.6mm。

4. 特殊的临床表现和类型

(1)**甲状腺危象**:也称**甲亢危象**,是甲状腺毒症急性加重的一个综合征。①发生原因:可能与循环内甲状腺激素水平升高有关。多发生于较重甲亢未予治疗或治疗不充分的病人。②常见**诱因:感染、手术、创伤、精神刺激、放射性碘治疗、口服过量甲状腺激素制剂、手术中过度挤压甲状腺**等。③临床表现:原有甲亢症状加重,继而**高热(体温 >39℃)、大汗、心动过速(140 次/min 以上)、烦躁、焦虑不安、谵妄、呼吸急促、恶心、呕吐、腹泻**,严重者可有心衰、休克及昏迷等,病死率在 20% 以上。

(2)胫前黏液性水肿:也称为 Graves 皮肤病变。约见于 5%GD 病人,白种人中多见。多发生在胫骨前下 1/3 部位,也可见于足背、踝关节、肩部等处,皮损大多为对称性。早期皮肤增厚、变粗,有广泛大小不等的棕红色或红褐色或暗紫色突起不平的斑块或结节,后呈片状或结节状叠起,最后皮肤粗厚如树皮状,下肢粗大似象皮腿(图 7-4)。

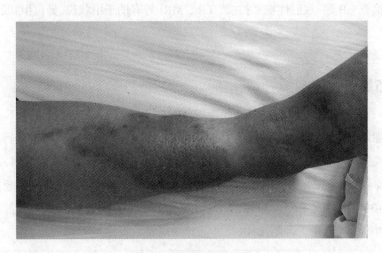

图 7-4 胫前黏液性水肿
下肢胫前局部皮肤增厚、变粗,呈斑块状隆起。

(3)甲状腺毒性心脏病:主要表现为心房颤动和心力衰竭。甲亢病人有 10%~15% 发生心房颤动。甲亢病人发生心力衰竭时,30%~50% 与心房颤动并存。

(4)淡漠型甲亢:多见于老年人。起病隐匿,高代谢综合征、甲状腺肿和眼征均不明显。主要表现为明显消瘦、心悸、乏力、头晕、昏厥、神经质或神志淡漠、腹泻、厌食,可伴有心房颤动、震颤和肌病等体征,70% 的病人无甲状腺肿大。临床常易误诊。

(三) 辅助检查

1. 血清甲状腺激素测定

(1) **血清游离甲状腺激素(FT_4)和游离三碘甲状腺原氨酸(FT_3)**：FT_3、FT_4不受血甲状腺结合球蛋白(TBG)的影响,直接反映了甲状腺功能状态,**是临床诊断甲亢的首选指标**。

(2) 血清总甲状腺激素(TT_4)：是甲状腺功能的基本筛选指标,受 TBG 等结合蛋白量和结合力变化的影响。

(3) 血清总三碘甲状腺原氨酸(TT_3)：受 TBG 的影响,为早期 GD、治疗中疗效观察及停药后复发的敏感指标,也是诊断 T_3 型甲亢的特异性指标。老年淡漠型甲亢或久病者可正常。此检查已少用,仅用于鉴别诊断困难时。

2. **TSH 测定** 血清 TSH 浓度的变化是反映甲状腺功能最敏感的指标。广泛用于甲亢筛查、诊断、药效评价和预后判定,尤其对亚临床甲亢和亚临床甲减的诊断具有重要意义。96% 以上的甲亢病人血清 TSH 降低。

3. 促甲状腺激素释放激素(TRH)兴奋试验 GD 时血 T_3、T_4 升高,反馈性抑制 TSH,所以 TSH 不被 TRH 兴奋。当静脉注射 TRH 后,TSH 不增高则支持甲亢的诊断。

4. 甲状腺自身抗体检测 主要检测 TRAb 和 TSAb,在未治疗的 GD 病人血中阳性率极高(TRAb 可达 75%~96%、TSAb 可达 85%~100%),有早期诊断意义,可判断病情活动、复发,还可作为治疗停药的重要指标。

5. 甲状腺摄 ^{131}I 率 为诊断甲亢的传统方法,目前被激素测定技术所替代。正常值 3h 及 24h 分别为 5%~25% 和 20%~45%,高峰在 24h 出现。甲亢时 ^{131}I 摄取率表现为**总摄取量增加,摄取高峰前移**。

6. 影像学检查 B 超、放射性核素扫描、CT、MRI 等有助于甲状腺、异位甲状腺肿和球后病变性质的诊断。

📖 **知识拓展**

基础代谢率(BMR)测定

基础代谢率(BMR)测定应在禁食 12h、睡眠 8h 以上、静卧空腹状态下进行。常用 BMR 简易计算公式：BMR(%) = 脉压 + 脉率 − 111,这种方法不适用于心律失常的病人。正常成人 BMR 为 −10%~+15%。甲亢病人 BMR 增高,常在 30% 以上,其增高程度与病情轻重相符,临床上以 +20%~+30% 为轻度甲亢,+30%~+60% 为中度甲亢,+60% 以上为重度甲亢,随着症状的控制基础代谢率逐渐下降。因此,BMR 可作为疗效观察的指标。

(四) 治疗要点

目前尚不能对 GD 进行病因治疗。治疗原则是消除病因,纠正激素异常所导致的功能紊乱,防止复发,避免并发症发生。**治疗的重点是减少甲状腺激素的合成和分泌**。治疗方法主要包括**抗甲状腺药物(ATD)、^{131}I 和手术治疗**3 种。

(五) 心理 - 社会状况

病人易激动、神经过敏、失眠、多猜疑,易与家人或同事发生争执,加上疗程长,甲亢病人产生紧张、焦虑等情绪,对治疗依从性差。评估甲亢对病人日常生活的影响,如睡眠、活动量及活动耐力的改变等,以及家属对病人的支持、情感关怀状况等。

【常见护理诊断 / 合作性问题】

1. 营养失调:低于机体需要量　与代谢率增高导致代谢需求大于摄入有关。

2. 活动无耐力　与蛋白质分解增加、甲状腺毒性心脏病、肌无力等有关。

3. 有组织完整性受损的危险　与浸润性突眼有关。

4. 潜在并发症:甲状腺危象。

5. 知识缺乏:缺乏甲状腺功能亢进症的相关知识。

> 📱 **边学边练**
> 实训 24　甲状腺功能亢进症病人的护理

【护理计划】

(一) 营养失调:低于机体需要量

1. 护理目标　病人能恢复并保持正常体重。

2. 护理措施

(1)休息与环境:适当增加休息时间,活动以不感觉到疲劳为主;病情重、心衰或严重感染时,应卧床休息。环境安静、整洁,温度与湿度适宜,通风良好,减少噪声和强光刺激。

(2)监测体重:经常测量体重,根据体重变化调整饮食计划。

(3)饮食:给予病人**高热量**、**高蛋白质**、**高维生素及矿物质**丰富的饮食。主食应足量,多食奶类、蛋类、瘦肉类等优质蛋白以纠正体内的负氮平衡,多摄取新鲜蔬菜和水果。**多饮水**,每天饮水2 000~3 000ml 以补充机体丢失的水分,但对并发心脏疾病者避免大量饮水,以免加重水肿和心力衰竭。**禁止摄入刺激性的食物及饮料**,如浓茶、咖啡等,以免引起精神兴奋。**减少食物中粗纤维的摄入**,以减少排便次数。**避免进食含碘丰富的食物**,如**海带**、**紫菜**等海产品,慎食卷心菜、甘蓝等易致甲状腺肿的食物。

(4)心理疏导:鼓励病人表达内心感受,理解病人,让病人了解情绪和性格的改变是暂时的,经治疗后会改善。与病人共同探讨控制情绪和减轻压力的方法;指导和帮助病人正确处理生活中的突发事件。

(5)遵医嘱用药:**抗甲状腺药物(ATD)治疗是甲亢的基础治疗**,但单纯使用 ATD 治疗的治愈率仅为 40%,复发率高达 50%~60%。其他药物包括复方碘口服溶液(仅用于术前准备和甲状腺危象)、β 受体拮抗药(抗甲状腺药物初治期的辅助治疗)和甲状腺激素片等。

1)抗甲状腺药物的适应证:①年龄在 20 岁以下者;②甲状腺轻、中度肿大;③轻、中度病情;④孕妇、高龄或由于其他严重疾病不宜手术者;⑤手术前和 ^{131}I 治疗前的准备;⑥手术后复发且不宜 ^{131}I 治疗者。

2)常用药物:常用的抗甲状腺药物分为硫脲类和咪唑类两类。硫脲类包括甲硫氧嘧啶(MTU)和丙硫氧嘧啶(PTU)等;咪唑类包括甲巯咪唑(MMI)和卡比马唑(CMZ)等。临床上常用 PTU 和MMI,其作用机制为抑制甲状腺激素的合成。PTU 还可阻滞 T_4 转化为 T_3 及改善免疫监护等功能,故严重病例及**甲状腺危象时首选**。

3)抗甲状腺药物的剂量与疗程:以 PTU 为例,如用 MMI 则剂量为 PTU 的 1/10,每天 1 次口服。长期治疗分初治期、减量期及维持期。①初治期:PTU150~450mg/d,分 3 次口服,持续 6~8 周,至症状缓解或血甲状腺激素恢复正常即可减量。②减量期:每 2~4 周减量 1 次,每次减量 50~100mg,3~4 个月至症状完全消失、体征明显好转再减至维持量。③维持期:50~100mg/ 次,每天 2 次或 3 次,维持 1~1.5 年。**甲亢治疗总疗程一般为 1.5~2 年。**

4)抗甲状腺药物的主要不良反应及护理:①**常见不良反应为粒细胞减少**,重者引起粒细胞缺乏症,多发生在用药后 2~3 个月内,故需每周检查血白细胞计数和分类,以后每 2~4 周检查一次。如外周血**白细胞 <3.0×10⁹/L 或中性粒细胞 <1.5×10⁹/L 时应停药**。②过敏反应最常见,表现为斑丘疹、药疹等,轻者给抗组胺药,不必停药。若发生严重皮疹需立即停药,以免发生剥脱性皮炎。③中毒性肝炎、肝坏死等,需立即停药治疗。

(6)遵医嘱应用放射性 ¹³¹I:其治疗机制是 ¹³¹I 被甲状腺摄取后释放 β 射线,**破坏甲状腺组织细胞**,减少甲状腺激素的产生。β 射线在组织内射程只有 2mm,不累及相邻组织。

1)适应证:①甲状腺肿大 Ⅱ 度以上;②甲亢合并心脏病;③抗甲状腺药物长期治疗无效或过敏者;④不宜手术或不愿手术者;⑤浸润性突眼。⑥甲亢伴白细胞减少或全血细胞减少;⑦甲亢合并肝、肾等脏器功能损害。妊娠、哺乳期妇女禁止放射碘治疗。

2)治疗效果:单次给药治愈率达 85% 以上。一般用药后 2~4 周症状减轻,甲状腺缩小,6~12 周甲状腺功能恢复至正常。未治愈者 6 个月后进行第 2 次治疗。

3)并发症:①**甲状腺功能减退是放射性 ¹³¹I 难以避免的结果**,治疗后要定期监测甲状腺功能,每 4 周 1 次,尽早发现甲减,及时给予甲状腺素替代治疗,而且终身用药。②放射性甲状腺炎;③诱发甲状腺危象;④加重浸润性突眼。

4)注意事项:①**告知病人在治疗前及治疗后 1 个月内避免服用含碘的食物和药物**。按医嘱空腹服用 ¹³¹I 后 2h 内不吃固体食物,以免引起呕吐而造成 ¹³¹I 的丢失;服药后 24h 内避免咳嗽、咳痰,减少 ¹³¹I 的丢失;服药后 2~3d 内饮水量应达到 2 000~3 000ml/d,以增加排尿;服药后第 1 周内避免用手按压甲状腺,以免引起甲状腺危象。②病人的排泄物、衣服、被褥、用具等必须单独存放,待放射作用消失后再做清洁处理,以免污染环境。护士在处理病人的物品及排泄物时戴手套,以免造成自身伤害。③观察病情,如有发热、心动过速、大量出汗、神经过度兴奋等,需考虑有发生甲状腺危象的可能,应及时报告医生,并做好抢救准备。

(二)活动无耐力

1. 护理目标 病人活动耐力逐渐增加。

2. 护理措施

(1)休息与活动:根据病人目前的活动量及日常生活习惯,与病人及家属共同制订个体化活动计划。轻者可以适当活动,参加正常的工作和学习,但要避免紧张劳累,适当增加休息时间,保证充足睡眠。病情重、伴心力衰竭或合并严重感染者需卧床休息。

(2)环境:病室环境安静,通风良好,光线略暗,夏天使用空调,保持室温恒定、凉爽;避免嘈杂,限制探视时间,相对集中时间进行治疗、护理。

(3)生活指导:协助病人完成日常的生活自理,如洗漱、进餐、如厕等。对大量出汗的病人加强皮肤护理,随时更换浸湿的衣服及床单。

(三)有组织完整性受损的危险

1. 护理目标 能切实执行保护眼睛的措施,无感染,角膜无溃疡。

2. 护理措施

(1)保护眼部:外出**戴深色眼镜**,减少光线、灰尘和异物的侵害;复视者戴单侧眼罩。经常用**眼药水湿润眼睛**,避免过度干燥;睡前涂**抗生素眼膏**,眼睑不能闭合者用**无菌纱布或眼罩**覆盖双眼。告知病人当眼睛有刺痛、异物感或流泪时,**勿用手直接揉眼睛**。

(2)浸润性突眼的防治:①睡眠或休息时抬高头部,使眶内液体回流减少,减轻球后水肿,减轻突眼。②遵医嘱应用利尿药,减轻组织水肿;限制钠盐的摄入。③使用 1% 甲基纤维素或 0.5% 氢化可的松溶液滴眼。④早期使用免疫抑制剂,如泼尼松 40~80mg/d,分 2 次口服,症状好转后缓慢减量至维持量(10~20mg/d),而后逐渐停药,疗程 3~12 个月。⑤对严重突眼、暴露性角膜溃疡或压迫视神经病变者,行球后放射或手术治疗,以减轻眶内或球后浸润。⑥控制甲亢首选抗甲状腺药物治疗,因手术和 ^{131}I 治疗可能加重浸润性突眼。⑦左甲状腺激素片 50~100mg/d 或甲状腺干粉片 60~120mg/d 与抗甲状腺药物合用,以调整下丘脑 - 垂体 - 甲状腺轴的功能,预防甲状腺功能低下加重突眼。

(3)病情观察:定期眼科检查,防角膜溃疡造成失明。

(四) 潜在并发症:甲状腺危象

1. 护理目标　能主动避免诱发甲状腺危象的因素,发生甲状腺危象时能得到及时救治。

2. 护理措施

(1)避免诱因:避免感染、严重精神刺激、创伤等诱发因素。

(2)病情监测:观察生命体征和神志变化。如原有甲亢症状加重,并出现高热(体温 >39℃)、严重乏力、烦躁、大汗、心动过速(心率 >140 次 /min)、食欲减退、恶心、呕吐、腹泻、脱水等应警惕甲状腺危象发生,立即报告医生并配合处理。

(3)抢救配合:一旦出现甲状腺危象应立即配合医生进行抢救。

1)休息、环境与体位:绝对卧床休息,安置病人于**安静、室温偏低(15~17℃)**的环境中,呼吸困难时取半卧位,持续低流量吸氧 1~2L/min,避免一切不良刺激。烦躁不安者,遵医嘱给镇静药。躁动不安者用床栏保护,以防坠床。

2)营养支持:给高蛋白、高热量、高维生素饮食和足够的液体入量,必要时遵医嘱静脉补液,以维持体液平衡。

3)遵医嘱用药

①抑制 TH 合成:**首选 PTU**,首次剂量 500~1 000mg,口服或经胃管注入,以后每 4h 给予 250mg 口服,待症状缓解后改用一般治疗剂量。

②抑制 TH 释放:服用 PTU 1h 后加用**复方碘口服溶液**,每次 5 滴(0.25ml 或者 250mg),每 6h 一次,一般使用 3~7d。碘溶液对黏膜有腐蚀作用,不可直接服用,应将碘溶液滴于饼干或面包上再服用。

③β 受体拮抗药:普萘洛尔 60~80mg/d,每 4h 一次。

④糖皮质激素:氢化可的松 300mg 首次静脉滴注,以后每次 100mg,每 8h 一次。作用机制是防止肾上腺皮质功能减退。

4)上述药物治疗效果不满意时,可选用腹膜透析、血液透析或血浆置换等措施迅速降低血浆甲状腺激素浓度。

5)高热者给予物理降温,必要时药物降温,但**避免用阿司匹林**。腹泻严重者注意肛周护理,预防肛周感染。

6)密切观察病情变化:定时监测生命体征,评估意识状态的变化和心、肾功能的受损情况,寻找和去除诱发甲状腺危象的各种因素,防止病情加重。

(五) 知识缺乏

1. 疾病知识指导　向病人及家属讲解甲亢知识和保护眼睛的方法和技巧,教会病人自我护理。上衣领宜宽松,避免压迫甲状腺,不要用手挤压甲状腺以免 TH 分泌过多,加重病情。

2. 生活指导　指导病人合理的工作和休息,保持身心愉快,避免过度劳累或精神刺激,建立和谐的人际关系和良好的社会支持系统。

3. 饮食指导 避免进食含碘丰富的食物,食用无碘盐;减少食物中粗纤维的摄入;避免浓茶、咖啡等兴奋性饮料和食物;增加奶类、蛋类、瘦肉类等优质蛋白及新鲜蔬菜水果的摄入。

4. 用药指导与病情监测 指导病人遵医嘱按初治期、减量期、维持期用药,不要任意减量或停药。**服用抗甲状腺药物的开始3个月,每周查血象1次,每2周左右查肝功能,每隔1~2个月查甲状腺功能**,每日清晨起床前自测脉搏,定期测体重,脉搏减慢和体重增加说明治疗有效。若出现高热、恶心、呕吐、不明原因腹泻、突眼加重等,警惕甲状腺危象可能,需及时就诊。

5. 心理疏导 向病人家属、同事解释病人紧张易怒的行为是暂时的,经治疗后会改善。帮助病人建立愉快的生活氛围,设计简单的团体活动,鼓励其参与,以免因社交障碍而焦虑。

6. 生育指导 对有生育需要的女性病人,告知妊娠可加重甲亢,宜治愈后再妊娠。对妊娠期甲亢病人,应避免各种对孕妇及胎儿有影响的因素,选用抗甲状腺药物治疗,**禁用 ^{131}I 治疗,慎用普萘洛尔**,加强胎儿监测。产后继续用药者不宜哺乳。

📖 知识拓景

甲亢病人能否怀孕?

甲亢妇女怀孕有众多不利因素和危害。因为女性病人妊娠时,雌激素分泌明显增加,TH 的合成增高,母体和胎儿都处于消耗状态,特别是妊娠期间使用治疗甲亢的药物,可影响胎儿正常发育,有可能造成先天性智力低下,故甲亢症状未控制之前,不宜妊娠。

【护理评价】

病人是否恢复并保持正常体重;活动耐力是否逐渐增加;是否能切实执行保护眼睛的措施,无感染,角膜无溃疡;是否能主动避免诱发甲状腺危象的因素,发生甲状腺危象是否能得到及时救治;病人是否了解甲亢的相关知识及自我护理要点。

三、甲状腺功能减退症病人的护理

📖 导入情景

张女士,48岁,近1年来自觉疲劳、怕冷、记忆力减退、反应迟钝、嗜睡,食欲差,体重增加,皮肤干燥发凉,经常便秘。至当地医院检查诊断为"甲状腺功能减退症"。张女士觉得该病没有那么可怕,未遵医嘱用药。

工作任务:

1. 该病人目前可能存在的护理诊断/合作性问题。

2. 对冯女士进行用药指导及健康教育。

甲状腺功能减退症(hypothyroidism)简称甲减,是由各种原因导致的**低甲状腺激素血症或甲状腺激素抵抗而引起的全身性低代谢综合征**,其病理特征是黏多糖在组织和皮肤堆积,表现为黏液性水肿。起病于胎儿或新生儿的甲减称为呆小症,又称克汀病,常伴有智力障碍和发育迟缓。起病于成人者称成年型甲减。本节主要介绍成年型甲减。

【分类】

1. 根据病变发生的部位分类

(1)**原发性甲减**:由甲状腺腺体本身病变引起的甲减,占全部甲减的95%以上。

(2)中枢性甲减:由下丘脑和垂体病变引起的TRH或者TSH产生和分泌减少所致的甲减。其中由于下丘脑病变引起的甲减称为三发性甲减。

(3)甲状腺激素抵抗综合征:由甲状腺激素在外周组织实现生物效应障碍引起的综合征。

2. 根据病变原因分类 药物性甲减、手术后甲减、^{131}I治疗后甲减、特发性甲减、垂体或下丘脑肿瘤手术后甲减等。

3. 根据甲状腺功能减退的程度分类 临床甲减和亚临床甲减。

【护理评估】

(一) 健康史

成人甲减的主要病因包括:

1. **自身免疫损伤** **最常见的原因是自身免疫性甲状腺炎**,包括桥本甲状腺炎、萎缩性甲状腺炎、产后甲状腺炎等。

2. 甲状腺破坏 包括^{131}I、甲状腺手术治疗等。

3. 碘过量 可使具有潜在甲状腺疾病者发生甲减,也能诱发和加重自身免疫性甲状腺炎。

4. 抗甲状腺药物 如锂盐、硫脲类、咪唑类等。

评估时详细询问病人是否曾患桥本甲状腺炎、萎缩性甲状腺炎、产后甲状腺炎等;是否有^{131}I治疗、甲状腺手术史;是否有胺碘酮、抗甲状腺药物等用药史。

(二) 临床表现

多见于中年女性,轻者无特异症状,重者出现黏液性水肿昏迷。

1. 低代谢症候群 主要表现为易**疲劳**、**怕冷**、**体重增加**、**行动迟缓**、**低体温**。

2. 皮肤改变 皮肤呈**黏液性水肿改变**,常见于眼周、手足背部和锁骨上窝。典型者出现**黏液性水肿面容**:表情淡漠、面色苍黄、颜面和眼睑水肿。鼻、唇增厚,舌厚大,说话不清且缓慢,声音嘶哑。皮肤干燥发凉、粗糙脱屑。毛发稀疏、眉毛外1/3脱落,手足皮肤呈姜黄色。

3. 精神神经症状 **记忆力减退**、**智力低下**、**反应迟钝**、**嗜睡**、**精神抑郁**等。

4. 肌肉与关节 肌肉乏力、暂时性肌强直、痉挛、疼痛等,部分肌肉可有进行性肌萎缩。部分病人可伴关节病变,偶有关节腔积液。

5. 心血管系统 **心肌收缩力减弱**、**心动过缓**、**心排血量下降**。由于心肌间质水肿、非特异性心肌纤维肿胀、左心室扩张和心包积液导致心脏增大,称为甲减性心脏病。久病者由于血胆固醇增高,易并发冠心病等。

6. 消化系统 常有**畏食**、**腹胀**、**便秘**等,重者可出现麻痹性肠梗阻或黏液水肿性巨结肠。

7. 血液系统 主要表现为**贫血**。原因有:①需氧量减少以及促红细胞生成素不足,红细胞数量减少;②肠道吸收铁障碍引起铁缺乏;③肠道吸收叶酸障碍引起叶酸缺乏;④月经量过多;⑤凝血因子浓度下降、毛细血管脆性增加以及血小板黏附功能下降等,可引起出血倾向。

8. 内分泌生殖系统 表现为性欲减退,女性病人有月经过多或闭经。部分病人发生溢乳。男性病人可出现勃起功能障碍。

9. 黏液性水肿昏迷 冬季易发,老年多见,死亡率高。**诱因**有**寒冷**、**感染**、**手术**、**严重躯体疾病**、**中断甲状腺激素替代治疗和使用麻醉药**、**镇静药等**。表现为嗜睡、低体温(体温<35℃)、呼吸减慢、

心动过缓、血压下降、四肢肌肉松弛、反射减弱或消失,甚至昏迷、休克,心肾功能不全而致命。

(三) 辅助检查

1. **甲状腺功能检查** 血清 TSH **增高**、TT_4、FT_4 **降低是诊断本病的必备指标。**血清 TT_3、FT_3 可正常或减低。亚临床甲减仅有血清 TSH 升高,FT_4 和 TT_4 正常。

2. 甲状腺过氧化物酶抗体(TPOAb)、甲状腺球蛋白抗体(TgAb) 是确定原发性甲减病因的重要指标和诊断自身免疫性甲状腺炎(包括桥本甲状腺炎、萎缩性甲状腺炎)的主要指标。

3. X 线检查 可见心脏扩大,可伴胸腔积液和心包积液,部分病人可有蝶鞍增大。

4. TRH 兴奋试验 主要鉴别病变部位。静脉注射 TRH 后,血清 TSH 在增高的基础上进一步增高,提示原发性甲减;血清 TSH 不增高者提示垂体性甲减;延迟升高者为下丘脑性甲减。

5. 其他检查 轻、中度贫血,血清总胆固醇、心肌酶谱可以升高,少数病人血清催乳素升高,甲状腺摄 ^{131}I 率降低。

(四) 治疗要点

本病治疗目标是将血清 TSH 和 TH 水平恢复到正常范围内。治疗方法主要是 TH **替代治疗**和对症治疗。常用药物有**左甲状腺激素**、甲状腺激素片,永久性甲减需**终身服用**。对黏液性水肿昏迷的病人应立即补充 TH,并保温、吸氧、应用糖皮质激素、补液、控制感染等。

(五) 心理 - 社会状况

甲状腺功能减退症需终身药物治疗,身体外形和功能改变给病人及家庭带来痛苦和精神压力,病人常有精神紧张、焦虑、抑郁等不良情绪。评估病人患病后的精神和心理变化,对日常生活、学习、工作和家庭的影响,对疾病的认识程度,以及家属对病人的支持情况等。

📖 **知识拓展**

临床甲状腺功能减退症

是指血清 TSH 水平轻度升高,血清 TH(TT_4、TT_3、FT_4、FT_3)水平正常,病人无特异症状或仅有轻微甲减症状的一种疾病,是甲减的早期阶段,常在体检中发现。病人通常无症状,部分可出现皮肤干燥、记忆力差、反应迟钝、肌无力、疲乏、畏寒、眼睑水肿、便秘、声音嘶哑等。手术、放疗所致甲减一般无甲状腺肿大,其他原因者常伴甲状腺肿大。临床上有 34% 的病人可发展为甲减。

【常见护理诊断 / 合作性问题】
1. 体温过低 与机体基础代谢率降低有关。
2. 便秘 与代谢率降低及体力活动减少引起的肠蠕动减慢有关。
3. 潜在并发症:黏液性水肿昏迷。
4. 知识缺乏:缺乏甲状腺功能减退症的相关知识。

【护理措施】

(一) 体温过低

1. 保暖 调节室温在 22~23℃,注意保暖,如添加衣服、包裹毛毯、睡眠时加盖棉被或用热水袋保暖等。病床不要靠近窗户。冬天外出时,戴手套、穿棉鞋,避免受凉。

2. 遵医嘱用药

(1)首选左甲状腺激素(L-T_4)口服,**从小剂量开始,逐渐加量**,达到治疗目标后长期维持。**患缺**

血性心脏病者起始剂量宜小,调整剂量宜慢,防止诱发和加重心脏病。

(2)用药注意事项:①用药期间观察有无药物服用过量的症状。②左甲状腺激素的半衰期约7d,吸收缓慢,较安全,**每日晨间服药一次**,可维持理想的血药浓度。③**替代治疗效果最佳的指标为血 TSH 恒定在正常范围内,长期替代治疗者需每**6~12 个月检查一次。④对于有心脏病、肾炎、高血压的病人,应特别注意遵医嘱的剂量准确用药,不可任意减量或增量。⑤服用利尿药时,需记录24h 液体出入量。⑥在替代用药过程中,遇有应激、腹泻、青春发育、吸收不良等应遵医嘱适当增加剂量。

3. 病情观察　监测生命体征变化,观察病人有无寒战、皮肤苍白等体温过低表现及心律不齐、心动过缓等现象,并及时处理。

(二) 便秘

1. 饮食　给予**高蛋白、高维生素、低钠、低脂肪饮食**,少食多餐,细嚼慢咽。**进食粗纤维食物**,如蔬菜、水果或全麦制品,促进胃肠蠕动。桥本甲状腺炎所致甲减者应避免摄入含碘的食物和药物,以免诱发和加重黏液性水肿。

2. 建立正常的排便型态　①指导病人每日定时排便,养成规律排便的习惯。②为卧床病人创造良好的排便环境。③指导病人促进便意的方法,如适当按摩腹部或用手指进行肛周按摩。④鼓励病人每天进行适度的运动,如散步、慢跑等。

3. 遵医嘱用药　必要时按医嘱给缓泻剂、清洁灌肠等。

4. 病情观察　观察大便的次数、性质和量;有无腹胀、腹痛等麻痹性肠梗阻的表现。

(三) 潜在并发症:黏液性水肿昏迷

1. 避免诱因　避免引起黏液性水肿昏迷的诱发因素。

2. 病情监测　观察神志、生命体征、体重的变化及全身黏液性水肿情况。如果病人出现低体温(体温 <35℃)、呼吸浅慢、心动过缓、血压降低、嗜睡等表现,或出现口唇发绀、呼吸深长、喉头水肿等症状,立即通知医生并配合抢救。

3. 遵医嘱用药　当出现黏液性水肿昏迷时,应立即:①迅速建立静脉通道,按医嘱**补充甲状腺激素**,首选 T_3 静脉注射,10μg/4h,直至症状改善、清醒后改为口服;或 L-T_4 首次静脉注射 300μg,以后 50μg/d,至病人清醒后改为口服;**氢化可的松** 200~300mg/d 持续静脉滴注,清醒后逐渐减量;同时每日静脉滴注 5%~10% **葡萄糖盐水** 500~1 000ml。②注意保暖,保持呼吸道通畅、吸氧,必要时配合医生行气管插管或气管切开。③监测生命体征和动脉血气分析的变化,记录24h 出入量。④按医嘱控制感染,配合休克、昏迷的抢救。

(四) 知识缺乏

1. 疾病知识指导　向病人及家属讲解本病的原因及注意事项。注意个人卫生,冬季需保暖,避免去公共场所,以防感染和创伤。慎用催眠、镇静、止痛、麻醉等药物。

2. 用药指导　向需终身替代治疗者解释终身坚持服药的必要性。不可随意停药或更改剂量,否则易致心血管疾病。指导病人自我监测 TH 服用过量的症状,如出现多食消瘦、心悸、体重减轻、情绪激动等情况,立即通知医生。

3. 病情监测指导　给病人讲解黏液性水肿昏迷发生的原因及表现,学会自我观察。若出现低血压、心动过缓、体温 <35℃等,应及时就医。指导病人定期复查肝肾功能、甲状腺功能、血常规等。

(马景丽)

扫一扫,
看总结

扫一扫,
测一测

第三节 库欣综合征病人的护理

📖 导入情景

李女士,28岁,近半年出现乏力、体重增加、月经紊乱、面部痤疮、毳毛增加、下腹部及大腿皮肤紫纹。去医院检查:血皮质醇升高,昼夜节律消失;24h尿游离皮质醇升高;垂体MRI示垂体瘤。诊断为库欣综合征。

工作任务:

1. 该病人目前可能存在的护理诊断/合作性问题。

2. 指导病人正确合理用药。

3. 对李女士进行正确的健康指导。

库欣综合征(Cushing syndrome)是由各种病因造成**肾上腺分泌过多糖皮质激素(主要是皮质醇)** 所致病症的总称。其中以垂体促肾上腺皮质激素(ACTH)分泌亢进所引起的临床类型最多见,称为**库欣病**(Cushing disease)。本病多见于20~45岁,成人多于儿童,女性多于男性,男女之比为1:3~1:8。

【护理评估】

(一) 健康史

库欣综合征的病因分为以下两类。

1. 依赖 ACTH 的库欣综合征　包括:

(1)**库欣病**:**最常见**,占65%~75%。指垂体ACTH分泌过多,伴肾上腺皮质增生。**多为垂体微腺瘤**所致。

(2)异位ACTH综合征:指垂体以外的肿瘤分泌大量ACTH,伴肾上腺皮质增生。最常见的是小细胞肺癌(约占50%),其次是胸腺癌、胰腺癌等。

2. 不依赖 ACTH 的库欣综合征　①肾上腺皮质腺瘤。②肾上腺皮质癌。③不依赖ACTH的**双侧肾上腺小结节性增生**。④不依赖ACTH的双侧肾上腺大结节性增生。

评估时详细询问病人是否曾患垂体疾病;有无其他部位的肿瘤,如肺癌、胰腺癌及胸腺癌等;了解病人有无激素类药物服用史等。

📖 知识拓展

糖皮质激素的生理效应

1. 对物质代谢的影响　①糖代谢:能促进糖异生,升高血糖;还有抗胰岛素作用,降低肌肉与脂肪等组织细胞对胰岛素的反应性,以致外周组织对葡萄糖的利用减少,促进血糖升高。②蛋白质代谢:促进蛋白质分解,抑制蛋白质的合成。③脂肪代谢:促进脂肪分解,抑制其合成。过多能增高血胆固醇含量,并激活四肢皮下的脂酶,使四肢脂肪减少,还使脂肪重新分布于面部、胸、背及臀部,形成满月脸和向心性肥胖。

2. 水和电解质代谢　糖皮质激素有较弱的盐皮质激素的作用,能潴钠排钾。

3. 对血细胞的影响　使血中红细胞、血小板和中性粒细胞的数量增加,淋巴细胞和嗜酸性粒细胞减少。

4. 对循环系统的影响　能增强血管平滑肌对儿茶酚胺的敏感性,有利于提高血管的张力和维持血压;还有利于维持血容量。

5. 在应激反应中的作用　当机体受到各种有害刺激时,血中 ACTH 浓度立即增加,糖皮质激素也相应增多。

(二) 临床表现

库欣综合征临床表现形式多样,典型表现如下。

1. **向心性肥胖**、**满月脸**、**多血质**　皮质醇促进脂肪的动员和合成,使脂肪转移重新分布,形成典型的"向心性肥胖"。脸圆呈暗红色,胸、腹、颈、背部脂肪甚厚。呈典型的**满月脸**、鲤鱼嘴、**水牛背**、锁骨上窝脂肪垫和悬垂腹特征,四肢相对瘦小。多血质与皮肤菲薄、微血管易透见有关,有时与红细胞数、血红蛋白增多有关。

2. 全身肌肉及神经系统　肌无力,下蹲后起立困难。常有不同程度的精神、情绪变化,如情绪不稳定、烦躁、失眠,严重者精神变态,个别可发生类偏狂。

3. 皮肤表现　**皮肤薄**,微血管脆性增加,轻微损伤可引起瘀斑。常于下腹部、大腿内外侧等处出现**紫纹**,手、脚、指(趾)甲、肛周易出现真菌感染。异位 ACTH 综合征及较重的 Cushing 病病人有明显的皮肤色素沉着,具有一定的临床提示意义。

4. 心血管表现　约 80% 的库欣综合征病人有**高血压**症状,常同时伴有动脉硬化和肾小球动脉硬化。长期高血压可并发左心室肥大、心力衰竭和脑血管意外。

5. **对感染抵抗力减弱**　长期皮质醇分泌增多使免疫功能减弱,病人易发生各种感染,其中肺部感染多见。化脓性细菌感染不容易局限化,可发展成蜂窝织炎、菌血症、感染中毒症。病人感染后,炎症反应往往不显著,发热不明显,易漏诊造成严重后果。

6. 性功能障碍　女性病人由于肾上腺雄激素分泌过多及皮质醇对垂体促性腺激素的抑制作用,出现月经减少、不规则或停经,痤疮等,明显男性化者少见。男性病人出现性欲减退、阴茎缩小、睾丸变软等。

7. 代谢障碍　大量皮质醇促进肝糖原异生,减少外周组织对葡萄糖的利用,拮抗胰岛素,引起糖耐量减低,部分病人出现类固醇性糖尿病。肾上腺皮质癌和异位 ACTH 综合征有明显的低血钾性碱中毒。部分病人因潴钠而有水肿。病程较久者出现骨质疏松,脊椎可发生压缩畸形,身材变矮。儿童病人生长发育受抑制。

(三) 辅助检查

1. 皮质醇测定　**血浆皮质醇水平升高且昼夜节律消失**,即早晨高于正常,晚上不明显低于早晨。24h 尿 17- 羟皮质类固醇大多明显高于正常。尿游离皮质醇增多,因其能反映血中游离皮质醇水平,且少受其他色素干扰,诊断价值高。

2. 小剂量地塞米松抑制试验　本试验是库欣综合征的定性诊断试验,库欣综合征不能被小剂量地塞米松抑制。

📖 **知识拓展**

小剂量地塞米松抑制试验

　　每6h口服地塞米松0.5mg,或每8h服0.75mg,连服2d,第2d尿17-羟皮质类固醇不能被抑制到对照值的50%以下,或尿游离皮质醇不能抑制在55nmol/24h以下;也可采用一次口服地塞米松法:测第1d血浆皮质醇作为对照值,当天午夜口服地塞米松1mg,次日晨血浆皮质醇不能被抑制到对照值的50%以下。

　　3. ACTH兴奋试验　垂体性库欣病和异位ACTH综合征者常有反应,原发性肾上腺皮质肿瘤者多无反应。

　　4. 影像学检查　肾上腺超声检查可发现肾上腺增生或肿瘤。肾上腺部位病变CT检查较为敏感,垂体部位病变MRI检查为佳。

(四) 治疗要点

　　库欣综合征治疗取决于其病因,在病因治疗前,对病情严重的病人,宜先对症治疗。本病治疗原则是尽可能恢复正常的血浆皮质醇水平,根据不同病因作相应治疗。治疗方法可分为手术、放射、药物3种方法。**对垂体微腺瘤者经蝶窦切除垂体微腺为治疗本病的首选疗法**,各类库欣综合征病人,当其他治疗疗效不明显时,可用阻滞肾上腺皮质激素合成的药物,如米托坦、美替拉酮、氨鲁米特、酮康唑等。

(五) 心理 - 社会状况

　　病人常因身体外形和身体功能改变,不敢面对社会,对健康、生活、工作和社交失去信心,或担心丧失工作、生活质量降低,出现焦虑、抑郁,甚至绝望和自杀倾向等。评估病人及家属对该病的认识及掌握保健知识的程度,以及家属对病人的支持情况等。

【常见护理诊断 / 合作性问题】

　　1. 体像紊乱　与库欣综合征引起身体外观改变有关。

　　2. 有感染的危险　与皮质醇增多导致机体免疫力下降有关。

　　3. 知识缺乏:缺乏库欣综合征的相关知识。

【护理措施】

(一) 体像紊乱

　　除参见本章第一节概述"体像紊乱"的护理外,还有以下护理措施。

　　1. 饮食　进**低钠、高钾、高蛋白、低碳水化合物、低热量、含钙和维生素D丰富**的食物,预防和控制水肿。鼓励病人**多食柑橘类、枇杷、香蕉、南瓜**等含钾高的食物。

　　2. 遵医嘱用药　对于不能手术或术后疗效差者,遵医嘱应用肾上腺皮质激素合成阻滞药,注意观察疗效和不良反应。常用药物及不良反应见表7-3。

表7-3　常用皮质醇合成阻滞药物作用机制、用法及不良反应

常用药物	作用机制	用法	不良反应
米托坦	破坏肾上腺皮质,主要用于肾上腺癌	2~6g/d,分3次或4次口服	眩晕、头痛、乏力、嗜睡、恶心、食欲不振等
美替拉酮	抑制肾上腺皮质11β-羟化酶,抑制皮质醇合成	2~6g/d,分3次或4次口服	食欲减退、恶心、呕吐

续表

常用药物	作用机制	用法	不良反应
氨鲁米特	抑制胆固醇转变为孕烯醇酮,皮质激素合成减少	0.75~1.0g/d,分次口服	失眠、眩晕、高血压、痤疮、抑郁、视物模糊和甲减
酮康唑	使皮质类固醇产生量减少	开始时 1~1.2g/d,维持量 0.6~0.8g/d,分次口服	肝功损害、胃肠道反应、男性女性化

3. 病情观察　观察病人水肿情况,每天测量体重的变化,记录24h出入量,监测电解质浓度和心电图变化;用药期间应定期做肝功能检查。

(二) 有感染的危险

1. 病情监测　密切观察体温变化,定期查血常规,注意有无感染征象。

2. 预防感染　①保持环境及床单位清洁,防止感染。保持室内适宜的温度、湿度。②严格执行无菌操作,尽量减少侵入性治疗措施。③教导病人及家属预防感染的知识,如保暖,减少或避免到公共场所,以防上呼吸道感染。

3. 预防皮肤与口腔感染　做好个人卫生,避免皮肤擦伤和感染。长期卧床者宜定期翻身,预防压疮发生。病重者做好口腔护理。

(三) 健康教育

1. 疾病知识指导　告知病人疾病基本知识,指导病人及家属日常生活中预防感染的方法。避免不良的生活及活动方式,防止外伤、骨折等各种因素加重病情或诱发并发症。定期复诊。

2. 用药指导　指导病人正确用药,观察药物疗效及不良反应。了解激素替代治疗的注意事项,尤其是识别激素过量或不足的症状和体征,告诫病人不能随意减量或停药,如发生虚弱、头晕、发热、恶心、呕吐等应立即就诊。

3. 心理指导　鼓励病人说出自己内心的感受,对其进行心理指导以减轻疾病带来的焦虑等不良情绪。有效的心理、情感支持。教会病人自我护理措施,适当从事力所能及的活动,以增强病人自信心和自尊感。

(贾丽荣)

扫一扫,看总结

扫一扫,测一测

第四节　糖尿病病人的护理

扫一扫,自学汇

📖 **导入情景**

王先生,55 岁,十年前无明显诱因出现多尿、多饮、多食,伴体重下降 10kg,至当地医院检查诊断为"2 型糖尿病"。王先生觉得糖尿病治疗很简单,并不像别人说的那么可怕,没有按规定服药,也未自己监测血糖,近一周出现视物模糊才引起他的重视。

工作任务:

1. 对王先生进行用药指导及糖尿病教育。

2. 指导王先生用血糖仪监测血糖。

3. 指导王先生预防糖尿病并发症。

糖尿病(diabetes mellitus,DM)是一组多病因引起的**以慢性高血糖为特征的代谢性疾病**,是**由于胰岛素分泌和 / 或作用缺陷所引起**。机体发生碳水化合物、脂肪、蛋白质及水、电解质等代谢紊乱。久病可引起多系统损害,导致心血管、肾脏、眼底、足部及神经病变,使病人致残或死亡。病情严重或应激时可发生急性代谢紊乱,如糖尿病酮症酸中毒等,亦可致病人死亡。

糖尿病是常见病、多发病,其患病率正随着人民生活水平的提高、人口老龄化、生活方式和水平的变化而迅速增加。2015 年我国成人糖尿病病人达 1.096 亿,居世界第一位,糖尿病相关医疗支出达 510 亿美元。2015 年全球因糖尿病死亡人数达 500 万。根据国际糖尿病联盟(IDF)2015 年的最新统计,全球糖尿病病人人数已达 4.15 亿,较 2014 年的 3.87 亿增加近 7.2%;预计到 2040 年全球糖尿病患病人数将达到 6.42 亿。糖尿病是当前威胁全球人类健康的最重要的慢性非传染性疾病之一,糖尿病已经不仅仅是一个单纯的健康问题,解决糖尿病的问题需要社会多个方面具体的政策和行动。2006 年底联合国通过决议,从 2007 年起,将"世界糖尿病日"正式更名为"联合国糖尿病日",即每年的 11 月 14 日。

【糖尿病分型】

目前,国际上通用 WHO 糖尿病专家委员会提出的病因学分型标准(1999),将糖尿病分为 4 型。

1. 1 型糖尿病(T1DM) 包括免疫介导的 1 型糖尿病和特发性(没有免疫证据)1 型糖尿病两种亚型。临床以前者多见,后者是某些人种(如美国黑种人及南亚印第安人)的特殊类型,常有明显家族史。

2. 2 型糖尿病(T2DM) 病因不明,**约占糖尿病总数的 90% 以上**。

3. 其他特殊类型糖尿病 病因学相对明确的一类高血糖状态,如胰腺炎、库欣综合征、糖皮质激素、巨细胞病毒感染等。

4. 妊娠糖尿病(GDM) 特指妊娠过程中首次发生或发现的糖尿病或糖耐量减低,不包括孕前已诊断为糖尿病的病人。

本节主要介绍免疫介导的 1 型糖尿病和 2 型糖尿病。

【护理评估】

(一)健康史

糖尿病的病因至今未明。不同类型糖尿病的病因不尽相同,即使在同一类型中也存在异质性。**目前认为遗传因素和环境因素共同参与其发病**。

1. 1 型糖尿病 有糖尿病遗传倾向的个体,在某些环境因素诱导下,出现**自身免疫反应**,免疫学异常产生胰岛素抗体、胰岛细胞抗体等,导致进行性胰岛 β 细胞被破坏或功能缺失,从而**导致胰岛素绝对缺乏**,血糖升高。其环境因素认为与以下因素有关:

(1)病毒感染:直接损伤胰岛 β 细胞而暴露其抗原成分,诱发自身免疫反应。与 T1DM 有关的病毒包括风疹病毒、腮腺炎病毒、柯萨奇病毒、脑炎病毒和巨细胞病毒等。

(2)化学毒性物质和饮食因素:已知注射链脲佐菌素和四氧嘧啶可制作动物糖尿病模型,灭鼠药吡甲硝苯脲可导致人类糖尿病。母乳喂养期短或缺乏母乳喂养的儿童患 1 型糖尿病发病率升高。但目前尚未识别出明确的致病因素。

2. 2 型糖尿病 2 型糖尿病病人的胰岛 β 细胞未被破坏,但**存在胰岛素抵抗和胰岛素分泌缺陷**,致血糖升高,发生糖尿病。早期是胰岛素抵抗为主伴胰岛素分泌不足,后期是胰岛素分泌不足为主伴胰岛素抵抗。

(1)**遗传因素与环境因素**:2 型糖尿病是由多基因及环境因素综合引起的复杂疾病。环境因素包括年龄增长、现代生活方式、营养过剩、体力活动过少等。在遗传和上述环境因素的共同作用下所引起的肥胖,特别是**向心性肥胖(又称腹内型或内脏型肥胖)与胰岛素抵抗和2型糖尿病的发生密切相关**。

(2)胰岛素抵抗(insulin resistance,IR):是指胰岛素作用的靶器官(主要是肝脏、肌肉和脂肪组织)对胰岛素作用的敏感性降低。

(3)胰岛素分泌缺陷:某些因素导致胰岛分泌胰岛素的功能下降即胰岛素分泌缺陷,如低体重儿,胎儿期或出生早期营养不良,或在糖尿病发生发展过程中所出现的高血糖和脂代谢紊乱可进一步降低胰岛素敏感性并损伤胰岛 β 细胞功能(分别称为"葡萄糖毒性"和"脂毒性")。

📖 **知识拓展**

胰岛素的降糖机制及分泌模式

胰岛素降低血糖的主要机制包括抑制肝脏葡萄糖产生、促使内脏组织(肝和胃肠道)摄取葡萄糖以及促进外周组织(骨骼肌、脂肪)利用葡萄糖。

生理性胰岛素有2种分泌模式:持续性基础分泌,保持空腹状态下葡萄糖的产生和利用相平衡;进餐后胰岛素分泌迅速增加,使进餐后血糖水平维持在一定范围内,预防发生餐后高血糖。

评估病人是否肥胖;询问病人有无家族史;有无反复病毒感染,尤其是腮腺炎病毒、柯萨奇病毒等感染史;个人生活方式、饮食习惯如长期高热量饮食等;了解妊娠次数,有无分娩巨大儿史等。

(二) 临床表现

1型糖尿病多在30岁以前的青少年期起病,起病急,症状明显,若不给予胰岛素治疗,有自发酮症倾向,**易发生糖尿病酮症酸中毒**,10~15年以上病史者,常出现各种慢性并发症。

2型糖尿病多见于40岁以上成年人,病人多肥胖,起病缓慢,症状轻,半数以上病人长期无症状,仅在健康体检或因各种疾病去医院就诊化验时发现血糖升高。在无应激情况下无酮症倾向,急性应激可诱发糖尿病酮症酸中毒。很长一段时间不需胰岛素治疗,但随病情进展,相当一部分病人需用胰岛素控制血糖、防治并发症或维持生命。

1. 代谢紊乱综合征

(1)**多尿、多饮、多食和体重减轻:血糖升高产生的渗透性利尿作用引起多尿**;体内水分丢失,病人口渴而多饮;大部分葡萄糖随尿排出,体内能源缺乏,病人常有饥饿感、多食,以补偿丢失的糖分;由于葡萄糖不能被利用,蛋白质和脂肪消耗增多,引起乏力和体重减轻。故糖尿病的表现常被描述为"三多一少"症状。**1型糖尿病"三多一少"症状较明显,2型糖尿病"三多一少"症状较轻或只有其中一、二项**。

(2)皮肤瘙痒:多见于女性病人,因尿糖刺激局部皮肤引起外阴瘙痒;高血糖导致失水后皮肤干燥,亦发生全身皮肤瘙痒,但较少见。

(3)其他症状:血糖升高较快时可使眼房水、晶状体渗透压改变而引起屈光改变致视物模糊;还可有腰痛、四肢麻木、性欲减退、便秘等。

2. 并发症

(1)急性严重代谢紊乱

1) 糖尿病酮症酸中毒（diabetic ketoacidosis，DKA）：**为最常见的糖尿病急症**。部分病人以 DKA 作为糖尿病的首发表现。糖尿病病情加重时，三大代谢紊乱，不但血糖明显升高，而且脂肪分解加速，大量脂肪酸在肝脏经 β 氧化产生大量**乙酰乙酸、β 羟丁酸和丙酮，三者统称为酮体**，早期血酮升高导致酮血症，尿酮排出增多导致酮尿症，临床上酮血症和酮尿症统称为酮症；乙酰乙酸和 β 羟丁酸均为较强的有机酸，大量消耗体内储备碱，若代谢紊乱进一步加剧，血酮体继续升高，超过体内酸碱平衡调节能力时，便**发生代谢性酸中毒**；病情进一步发展，出现意识障碍，称糖尿病酮症酸中毒昏迷；严重高血糖、高血酮和各种酸性代谢产物引起渗透性利尿，导致大量脱水，同时钠、钾、氯等大量丢失导致电解质平衡紊乱。

诱因：1 型糖尿病病人有自发性酮症酸中毒倾向，2 型糖尿病病人在一定诱因作用下也可发生 **DKA。DKA 最常见的诱因是感染**。其他诱因包括胰岛素剂量不足或治疗中断、进食量过多、妊娠和分娩、创伤、手术、麻醉、急性心肌梗死、心力衰竭、精神紧张或严重刺激、酗酒等。另有 2%~10% 原因不明。

临床表现：**以高血糖、酮症和酸中毒为主要表现**。早期表现为"三多一少"症状加重，酸中毒时病情迅速恶化，疲乏、四肢无力、食欲减退、恶心、呕吐，常伴头痛、烦躁或嗜睡、**呼吸深快，呼气有烂苹果味（丙酮）**。后期严重失水，尿量减少、皮肤干燥、弹性差、眼球下陷、脉搏细速、血压下降。晚期各种反射迟钝甚至消失，昏迷。

📖 **知识拓展**

糖尿病酮症酸中毒实验室检查

血糖 16.7~33.3mmol/L（300~600mg/dl）（换算公式：1mmol/L=18mg/dl）；**血酮** >4.8mmol/L；尿糖强阳性、**尿酮体阳性**；CO_2 降低，轻度者为 13.5~18.0mmol/L，重者 <9.0mmol/L；HCO_3^-<15mmol/L；血 pH<7.35；血钾、钠、氯降低；血尿素氮及肌酐升高；血脂升高；白细胞计数和中性粒细胞比例升高。

---

2) 高渗高血糖综合征：是糖尿病急性代谢紊乱的另一临床类型，以**严重高血糖（一般为 33.3~66.8mmol/L）、高血浆渗透压（一般为 320~430mOsm/L）**、脱水为特点，无明显酮症酸中毒，病人常有不同程度的意识障碍或昏迷。"高渗高血糖综合征"与以前所称"高渗性非酮症糖尿病昏迷"略有不同，因为部分病人并无昏迷，部分病人可伴有酮症。多见于老年 T2DM 病人，超过 2/3 病人原来无糖尿病病史。

诱因：常见诱因为引起血糖升高和脱水的因素。如：急性感染、外伤、手术、脑血管意外等应激状态，严重肾脏疾患、血液或腹膜透析治疗，不合理限制水分，以及某些药物的使用如糖皮质激素、免疫抑制剂、噻嗪类利尿药等所致。少数因病程早期漏诊而输入葡萄糖液，或因口渴而大量饮用含糖饮料等诱发。

临床表现：本病起病缓慢，最初表现为多尿、多饮，食欲减退。逐渐出现严重脱水和神经精神症状，病人反应迟钝、烦躁或淡漠、嗜睡，逐渐陷入昏迷抽搐，晚期尿少甚至尿闭。就诊时呈严重脱水、休克，可有神经系统损害的定位征，易误诊为脑卒中。与酮症酸中毒相比，失水更严重、神经精神症状更为突出。

3) 低血糖：糖尿病病人因饮食或用药不当可发生低血糖。**表现为出汗、颤抖、心悸、心率加快、紧**

张、焦虑、软弱无力、面色苍白、饥饿、流涎、头晕、视物不清甚至昏迷。一般将血糖 ≤ 2.8mmol/L 作为低血糖的诊断标准,而糖尿病病人血糖值 ≤ 3.9mmol/L 就属于低血糖范畴,但因个体差异,有的病人血糖不低于此值也可出现低血糖症状。

边学边练
实训25　糖尿病病人的护理

(2)感染性并发症:糖尿病病人代谢紊乱,导致机体各种防御功能缺陷,对入侵微生物的反应能力减弱,因而极易感染,且感染比较严重。肾盂肾炎及膀胱炎多见于女性病人,容易反复发作,严重者可发生肾及肾周脓肿、肾乳头坏死等。疖、痈等皮肤化脓性感染反复发作,有时可引起脓毒血症。足癣、甲癣、体癣等皮肤真菌感染。真菌性阴道炎和前庭大腺炎是女性病人常见的并发症,多为白假丝酵母菌感染所引起。糖尿病合并肺结核的发生率较非糖尿病高,病灶多呈渗出干酪性,易扩散,影像学表现不典型,易致漏诊或误诊。

(3)慢性并发症:糖尿病的慢性并发症可遍及全身重要器官,可单独出现或以不同组合同时或先后出现。有时并发症在诊断糖尿病前已经存在,有些病人因并发症而发现糖尿病。在我国糖尿病是导致成人失明、非创伤性截肢、终末期肾脏病的主要原因。心血管疾病是糖尿病病人致残致死的主要原因。

1)大血管病变:是糖尿病最严重和突出的并发症。糖尿病病人因同时存在肥胖、脂质代谢异常等常并发大、中动脉粥样硬化,主要侵犯主动脉、冠状动脉、脑动脉、肾动脉和肢体动脉等,临床上引起冠心病、缺血性或出血性脑血管病、肾动脉硬化、肢体动脉硬化等。肢体外周动脉粥样硬化常以下肢动脉病变为主,表现为下肢疼痛、感觉异常和间歇性跛行,严重者可致肢体坏疽而截肢。

2)微血管病变:微血管是指微小动脉和微小静脉之间,直径在 100μm 以下的毛细血管及微血管网,微血管病变是糖尿病的特异性并发症,长期高血糖引起微循环障碍、微血管瘤形成和微血管基底膜增厚。

糖尿病视网膜病变:糖尿病病程超过 10 年,大部分病人出现程度不同的视网膜病变,是成年人失明的主要原因。2002 年国际临床分级标准将糖尿病视网膜病变分为两大类、六期。Ⅰ期:微血管瘤、小出血点;Ⅱ期:出现硬性渗出;Ⅲ期:出现棉絮状软性渗出;Ⅳ期:新生血管形成、玻璃体积血;Ⅴ期:纤维血管增殖、玻璃体机化;Ⅵ期:牵拉性视网膜脱离、失明。以上Ⅰ～Ⅲ期为非增殖期视网膜病变,Ⅳ～Ⅵ期为增殖期视网膜病变。当出现增殖期视网膜病变时,常伴有糖尿病肾病及神经病变。

糖尿病肾病:糖尿病病人中有 40%~60% 发生糖尿病肾病,常见于病程 10 年以上的糖尿病病人,是 1 型糖尿病病人的主要死亡原因。在 2 型糖尿病中的严重性仅次于心、脑血管疾病。其病理改变有 3 种类型:结节性肾小球硬化型,弥漫性肾小球硬化型(最常见,对肾功能影响最大),渗出性病变。

糖尿病心肌病:糖尿病心脏微血管病变和心肌代谢紊乱可引起心肌广泛坏死等,可诱发心力衰竭、心律失常、心源性休克和猝死。

3)糖尿病神经病变:可累及神经系统任何一部分。病因复杂,可能涉及动脉硬化血管疾病和微血管病变、代谢因素、自身免疫机制以及生长因子不足等。主要包括:①中枢神经系统病变:伴随严重 DKA、高渗高血糖综合征或对低血糖出现的神志改变;缺血性脑卒中;脑老化加速及老年痴呆危险性增高等。②周围神经病变:多发性周围神经病变最常见。通常为对称性,下肢较上肢重,病情进展缓慢。病人常先出现肢端感觉异常,呈手套或袜套状分布,伴麻刺感、烧灼感和瘙痒。早期腱反射亢进,后期减弱或消失,触觉和温度觉有不同程度减弱。感觉迟钝易受创伤或灼伤致皮肤溃疡或坏疽,加之神经营养不良和血液供应不足,溃疡较难愈合,若继发感染,可引起急性或慢性骨髓炎甚至败血症。③自主神经病变:一般认为有症状者预后不良,表现为瞳孔缩小,对光反射消失,排汗异常,胃排空延迟,腹泻,便秘等,持续性心动过速和直立性低血压,排尿无力,尿失禁或尿潴留,男性可表现为阳痿、逆向射精等。

4)糖尿病足:指与下肢远端神经异常和不同程度周围血管病变相关的足部溃疡、感染和/或深层组织破坏,是糖尿病最严重和治疗费用最多的慢性并发症之一。轻者表现为皮肤干燥、发凉、足部畸形、胼胝(高危足);重者表现为足部溃疡、坏疽(彩图 7-5),部分糖尿病足还可能出现 Charcot 关节病(彩图 7-6),**是糖尿病病人致残、截肢的主要原因**,糖尿病病人下肢截肢的相对风险是非糖尿病病人的 40 倍。

5)其他:糖尿病病人眼部除了视网膜病变外,还可出现青光眼、白内障、黄斑病、屈光改变、虹膜睫状体病变等。皮肤病变也很常见。

(三)辅助检查

1. 糖代谢异常严重程度或控制程度的检查

(1)尿糖测定:**尿糖阳性是诊断糖尿病的重要线索**。尿糖阳性仅提示血糖值超过肾糖阈(约 10mmol/L),并发肾脏病变时,肾糖阈升高,虽然血糖升高,但尿糖阴性。妊娠期肾糖阈降低,虽然血糖正常但尿糖可为阳性。因而尿糖阴性不能排除糖尿病的可能,尿糖阳性也不一定是糖尿病。

(2)血糖测定:**血糖升高是诊断糖尿病的主要依据**,也是判断糖尿病病情变化和治疗效果的主要指标。常用葡萄糖氧化酶法测定,有静脉血和毛细血管血葡萄糖测定两种方法。**糖尿病诊断需依据静脉血浆葡萄糖测定**,治疗过程中对血糖的监测可用毛细血管全血葡萄糖测定(便携式血糖仪法)。糖尿病血糖诊断标准见表 7-4,糖代谢状态分类见表 7-5。

表 7-4 糖尿病诊断标准(WHO 糖尿病专家委员会报告,1999 年)

诊断标准	静脉血浆葡萄糖水平 / (mmol · L^{-1})
(1)糖尿病症状加随机血糖	≥ 11.1
或	
(2)空腹血糖(FPG)	≥ 7.0
或	
(3)OGTT 2h 血糖	≥ 11.1

注:以上诊断需再测一次予以证实,诊断才能成立。随机血糖指不考虑上次用餐时间,为一天中任意时间的血糖。空腹指至少 8h 内无任何热量摄入。对无糖尿病症状,仅一次血糖值达到糖尿病的诊断标准,复查结果未达到糖尿病诊断标准者,应定期复查。

表 7-5 糖代谢状态分类(WHO 糖尿病专家委员会报告,1999 年)

糖代谢分类	静脉血浆葡萄糖 / (mmol · L^{-1})	
	空腹血糖	糖负荷后 2h 血糖
正常血糖(NGR)	<6.1	<7.8
空腹血糖受损(IFG)	6.1~<7.0	<7.8
糖耐量减低(IGT)	<7.0	7.8~<11.1
糖尿病(DM)	≥ 7.0	≥ 11.1

注:2003 年 11 月国家糖尿病专家委员会建议将 IFG 的界限值修订为 5.6~6.9,IFG 和 IGT 的人比正常人患糖尿病的概率高,更容易发展成糖尿病。

（3）口服葡萄糖耐量试验（OGTT）：**本试验用于空腹血糖高出正常范围，但又未达到诊断糖尿病标准者**。方法：在无摄入任何热量 8h 后，清晨空腹进行，成人口服 75g 无水葡萄糖（儿童服糖量按 1.75g/kg 计算，总量不超过 75g），溶于 250~300ml 水中，5~10min 内饮完，测定空腹及开始饮葡萄糖水后 2h 静脉血浆葡萄糖。2h **血糖** <7.8 mmol/L（140mg/dl）为正常，7.8~11.1 mmol/L（140~200mg/dl）为糖耐量减低，≥ 11.1mmol/L（200mg/dl）**诊断为糖尿病**。

（4）糖化血红蛋白（GHbA1）测定：GHbA1 是葡萄糖或其他糖与血红蛋白的氨基发生非酶催化反应（一种不可逆的蛋白糖化反应）的产物，其量与血糖浓度成正相关。GHbA1 有 a、b、c 三种，以 GHbA1c（A1c）最为主要。**正常人 A1c 占血红蛋白总量的 3%~6%**，不同实验室之间其参考值有一定差异。由于红细胞在血循环中的寿命约为 120d，因此 GHbA1c **反映病人近 8~12 周血糖的总水平**，以补充一般血糖只反映瞬间血糖值的不足，成为**监测糖尿病控制情况的主要指标之一**。

2. 胰岛 β 细胞功能检查

（1）胰岛素释放试验：正常人空腹基础血浆胰岛素为 35~145pmol/L（5~20mU/L），口服 75g 无水葡萄糖（或 100g 标准面粉制作的馒头）后，血浆胰岛素在 30~60min 时上升至高峰，峰值为基础值的 5~10 倍，3~4h 恢复到基础水平。本试验反映基础和葡萄糖介导的胰岛素释放功能。胰岛素测定受血清中胰岛素抗体和外源性胰岛素干扰。

（2）C 肽释放试验：方法同上。基础值不小于 400pmol/L，高峰时间同上，峰值为基础值的 5~6 倍，也反映基础和葡萄糖介导的胰岛素释放功能。C 肽测定不受血清中胰岛素抗体和外源性胰岛素影响。

（3）其他检测 β 细胞功能的方法：如静脉注射葡萄糖 - 胰岛素释放试验可了解胰岛素释放第一时相，胰升糖素 -C 肽刺激试验反映 β 细胞储备功能等，可根据病人的具体情况和检查目的而选用。

3. 并发症检查　根据病情需要选用血脂、肝肾功能等常规检查。急性严重代谢紊乱时的酮体、电解质、酸碱平衡检查，心、肝、肾、脑、眼科以及神经系统的各项辅助检查等。

（四）治疗要点

治疗原则是强调早期、长期、综合治疗和治疗方法个体化。治疗目标是纠正代谢紊乱、消除症状、防止或缓解并发症的发生，保障儿童生长发育，延长寿命，降低病死率，提高病人生活质量，保持良好的心理状态。治疗方法是采用目前国际糖尿病联盟（IDF）提出的**糖尿病治疗的五个要点（五驾马车）**即医学营养治疗、运动治疗、血糖监测、药物治疗和糖尿病教育，其中医学营养治疗是最基本的治疗措施。

（五）心理 - 社会状况

糖尿病为终身疾病，病程长，对病人危害严重，需要终身治疗并严格控制饮食，病人很容易产生悲观情绪，对健康和生活信心不足，尤其是由于某种原因致治疗不佳，或随着并发症的出现，造成躯体痛苦甚至残疾，更会感到糖尿病的威胁，加重心理负担，显得孤独无助、沮丧、恐惧等。因此，要详细评估病人对本病的认识程度，有无焦虑、抑郁等心理反应，对治疗合作情况等；评估家属对病人疾病的反应、支持程度和对疾病知识了解程度等；评估所在社区的医疗服务保健情况，提供家庭和社会支持。

【常见护理诊断 / 合作性问题】

1. 营养失调：低于机体需要量或高于机体需要量　与胰岛素分泌或作用缺陷引起糖、蛋白质、脂肪代谢紊乱有关。

2. 焦虑　与血糖控制不佳及长期治疗加重经济负担有关。

3. 有感染的危险　与营养不良及微循环障碍有关。

4. 潜在并发症:酮症酸中毒、高渗高血糖综合征、低血糖、糖尿病足。

5. 知识缺乏:缺乏糖尿病的预防保健知识。

【护理措施】

(一)营养失调:低于机体需要量或高于机体需要量

1. 饮食控制　糖尿病饮食控制是控制病情重要的基础措施之一,应严格和长期执行合理地调节和控制饮食,可以减轻胰岛的负担,有利于控制病情。

(1)计算总热量:根据病人的理想体重及劳动强度计算每天所需总热量。理想体重简易计算公式为:理想体重(kg)=身高(cm)-105。成年人正常体重者完全卧床时每日每千克理想体重给予热量15~20kcal,休息状态下为25~30kcal,轻体力劳动为30~35kcal,中体力劳动为35~40kcal,重体力劳动为40kcal以上。儿童、孕妇、乳母、营养不良及消耗性疾病者热量应酌情增加10%~20%,肥胖者酌减,使病人体重逐渐恢复至理想体重±5%左右。

(2)营养物质分配:①糖类约占饮食总热量50%~60%;蛋白质含量占总热量的15%~20%,成人每日每千克理想体重0.8~1.2g,儿童、孕妇、乳母、营养不良或伴有消耗性疾病者增至1.5~2.0g,伴有糖尿病肾病而肾功能正常者应限制至0.8g,肾小球滤过率降低者,需降至0.6~0.7g;脂肪不超过总热量的25%~30%。据此计算出三种营养物质所供的热量。②然后按每克碳水化合物及蛋白质产热4kcal、每克脂肪产热9kcal将热量换算成食物重量。③最后换算成食品后制订食谱,并分餐。各餐分配比例依饮食习惯、病情和配合药物治疗的需要可为1/5、2/5、2/5或1/3、1/3、1/3。

(3)饮食注意事项

1)三餐饮食:内容要搭配均匀,每餐均有糖类、脂肪和蛋白质,且要定时定量,要与注射胰岛素、口服降糖药的时间配合好。

2)碳水化合物:提倡用粗制米、面和一定量的杂粮,严格限制各种甜食,包括各种食用糖、糖果、甜点心、饼干及各种含糖饮料等。可使用非营养性甜味剂,如蛋白糖、木糖醇、甜菊片等。对于血糖控制接近正常范围者,可在两餐间或睡前加食水果,如苹果、橙子、梨等。

3)蛋白质:应至少有1/3来自动物蛋白质,以保证必需氨基酸的供给。

4)脂肪:以植物油为主,少食用动物内脏、蟹黄、虾子、鱼子等含胆固醇高的食物。每日胆固醇摄入量宜在300mg以下。

5)多食含纤维素多的食物,如绿叶蔬菜、豆类、块根类;盐6g/d;戒烟限酒。严格遵医嘱进食,控制总热量,若有饥饿感,可用蔬菜、豆制品、纤维素食物充饥,但不能用含糖高的瓜类。

6)监测体重变化,每周定期测量体重一次,如果体重改变大于2kg,应报告给医生并协助查找原因。

📖 **知识拓展**

糖尿病病人一日食谱

早餐:牛奶1杯(200ml),鸡蛋1个,凉拌豆芽1小碟。

午餐:米饭一碗(100g),雪菜豆腐,肉丝炒芹菜。

晚餐:馒头1个(100g),盐水大虾,鸡片炒油菜。

---

2. 合理运动　合适运动亦是控制糖尿病病情的基础措施之一,依病人的年龄、体力、个人爱好、病情、环境条件制订出个人运动计划,循序渐进和长期坚持。

(1)运动方式:选择步行、慢跑、骑自行车、健身操、太极拳、游泳及家务劳动等需氧运动,对糖尿病病人均适合。**步行可作为首选的锻炼方式。**

(2)运动时间:**活动时间为 30~40min**,建议每周 150min 中等强度运动。久坐时应每隔 30min 进行一次短暂的身体活动。可根据病人情况逐渐延长,每天 1 次,**1 型糖尿病者运动宜在餐后 1h 进行,不在空腹时运动**,运动量不宜过大,持续时间不宜过长,以避免运动后出现低血糖反应。2 型糖尿病尤其是肥胖者根据个人健康状况可适当增加活动次数和时间。

(3)运动量:合适的活动强度为病人的心率应达到个体 60% 的最大耗氧量,个体 60% 最大耗氧量时心率简易计算法为:**心率 =170- 年龄**。

(4)运动注意事项:①运动前评估糖尿病的控制情况,根据病人具体情况决定运动方式、时间及运动量。②运动中需注意补充水分。③在运动中若出现胸闷、胸痛、视物模糊等应立即停止活动,并及时处理。④运动前后要加强血糖监测,当空腹血糖 >16.7mmol/L,应减少活动,增加休息。⑤随身携带糖果,以防止发生低血糖。出现低血糖症状时应立即停止运动,并及时服用糖果等处理。随身携带糖尿病卡或手环,写有病人的姓名、年龄、家庭电话、疾病和用药以备急需。

3. 遵医嘱应用口服降糖药物

(1)临床常用口服降糖药作用机制

1)**磺脲类(SUs):**为促胰岛素分泌药。**主要作用于胰岛 β 细胞表面的受体促进胰岛素释放**,其降血糖作用的前提是机体尚保存相当数量(30% 以上)有功能的胰岛 β 细胞。常用药物分为第一代和第二代。第一代如甲苯磺丁脲和氯磺丙脲等已很少应用;第二代 SUs 代表药为格列本脲、格列吡嗪、格列齐特、格列喹酮、格列美脲等。

2)**格列奈类:**是一类快速作用的胰岛素促分泌剂,可改善早期胰岛素分泌。降血糖作用快而短,**主要用于控制餐后高血糖**。常用药物有瑞格列奈、那格列奈。

3)**双胍类:主要作用机制为抑制肝葡萄糖输出,也可改善外周组织对胰岛素的敏感性、增强对葡萄糖的摄取和利用**。单独用药极少引起低血糖,与磺脲类或胰岛素合用则有可能出现低血糖。二甲双胍治疗 2 型糖尿病尚伴有体重减轻、血脂谱改善、纤溶系统活性增加、血小板聚集性降低、动脉壁平滑肌细胞和成纤维细胞生长受抑制等,被认为可能有助于延缓或改善糖尿病血管并发症。目前广泛应用的是二甲双胍。二甲双胍是 T2DM 病人控制高血糖的一线用药和联合用药中的基础用药。

4)**噻唑烷二酮类(格列酮类):**主要通过激活过氧化物酶体增殖物激活受体 γ(PPARγ)起作用,**明显减轻胰岛素抵抗,**被称为胰岛素增敏剂。主要刺激外周组织的葡萄糖代谢,降低血糖;改善血脂谱、提高纤溶系统活性、改善血管内皮细胞功能、使 C 反应蛋白下降等,对心血管系统和肾脏显示出潜在的器官保护作用。常用药物有罗格列酮、吡格列酮。

5)**α 葡萄糖苷酶抑制剂(AGI):**通过抑制小肠黏膜上皮细胞表面的 α 葡萄糖苷酶而**延缓碳水化合物的吸收,降低餐后高血糖**。常用药物有阿卡波糖、伏格列波糖。

(2)临床常用口服降糖药的适应证、禁忌证、不良反应及临床应用见表 7-6。

4. 遵医嘱应用胰岛素

(1)适应证:①1 型糖尿病;②2 型糖尿病病人经饮食、运动、口服降糖药物治疗血糖不能满意控制者;③任何类型的糖尿病病人发生急性或严重慢性并发症时;④急性感染、创伤、手术前后的糖尿病者,妊娠合并糖尿病,尤其在分娩前的阶段,消耗性疾病者。

表 7-6 口服降糖药的适应证、禁忌证、不良反应及临床应用

常用药物	适应证	禁忌证	不良反应	临床应用
第二代磺脲类 格列本脲 格列吡嗪 格列齐特 格列喹酮 格列美脲	①**新诊断的 T2DM 非肥胖者、用饮食和运动治疗血糖控制不理想时**;②年龄 >40 岁、病程 <5 年、空腹血糖 <10mmol/L 时效果较好	①T1DM;②T2DM 有严重并发症或晚期 β 细胞功能很差的;③儿童糖尿病,孕妇、哺乳期妇女,大手术围手术期,全胰腺切除术后;④对磺脲类过敏或有严重不良反应者等	①**低血糖(最常见而重要)**;②消化系统损害;③体重增加;④皮肤瘙痒、皮疹、光敏性皮炎;⑤某些磺脲类可能对心血管系统带来不利影响	治疗从小剂量开始,**早餐前半小时一次服用**,根据血糖测定结果,按治疗需要逐渐增加剂量。当剂量较大时改为早、晚餐前 2 次服。随着疾病的进展,可与其他作用机制不同的降糖药或胰岛素合用
格列奈类 瑞格列奈 那格列奈	主要控制餐后高血糖,较适合于 T2DM **早餐后高血糖阶段或以餐后高血糖为主的老年病人**	同磺脲类	低血糖和体重增加,但低血糖的风险和程度较 SUs 轻	**于餐前或进餐时口服,不进餐不服药**,用药较灵活。可单独或与二甲双胍、胰岛素增敏剂等联合使用
双胍类 二甲双胍	①二甲双胍是 T2DM **治疗一线用药**,可单用或联合其他药物;②二甲双胍与胰岛素联合应用治疗 T1DM 时可能会减少胰岛素用量和血糖波动	①肾、肝、心、肺功能减退以及高热病人禁忌,慢性胃肠炎、慢性营养不良、消瘦者不宜使用;②T1DM 不宜单独使用本药;③T2DM 合并急性严重代谢紊乱、严重感染、外伤、大手术、孕妇和哺乳期妇女等;④对药物过敏或有严重不良反应者。⑤酗酒,肌酐清除率 <60ml/min 时不宜使用	①消化不良;②皮肤过敏;③**乳酸中毒:为严重的副作用,但罕见,需注意严格按照推荐用药**;④单独用药很少发生低血糖,但与胰岛素和胰岛素促分泌药联合应用时可增加低血糖的风险	**餐中或饭后**,从小剂量开始可减轻不良反应。儿童不宜服用;年老病人慎用,其药量酌减,并监测肾功能。二甲双胍用量为 500~1 500mg/d,分 2 次或 3 次口服,最大剂量不超过 2g/d
噻唑烷二酮类 罗格列酮 吡格列酮	T2DM,尤其是肥胖、**胰岛素抵抗明显者**	T1DM、孕妇、哺乳期妇女和儿童不宜使用	水肿、体重增加,有心脏病、心力衰竭倾向或肝病者不用或慎用	可单独或与其他降糖药合用治疗 T2DM
α 葡萄糖苷酶抑制剂 阿卡波糖 伏格列波糖	用于以碳水化合物为主要食物成分,或**空腹血糖正常(或偏高)而餐后血糖明显升高者**	肝肾功能不全者慎用;不宜用于胃肠功能紊乱者、孕妇、哺乳期妇女和儿童;T1DM 不宜单独使用	胃肠道反应,如腹胀、排气增多或腹泻	**与第一口饭同时嚼服**。可单独使用或与磺脲类、双胍类合用

(2)常用药物:按作用起效快慢和持续时间,**胰岛素又可分为短效、中效、长效和预混胰岛素**。已在国内上市的胰岛素和胰岛素类似物的特点见表 7-7。

表 7-7　已在国内上市的胰岛素和胰岛素类似物的特点

胰岛素制剂	起效时间	峰值时间	作用持续时间
胰岛素			
短效（RI）	15~60min	2~4h	5~8h
中效胰岛素（NPH）	2.5~3h	5~7h	13~16h
长效胰岛素（PZI）	3~4h	8~10h	长达 20h
预混胰岛素（HI30R,HI70/30）	0.5h	2~12h	14~24h
预混胰岛素（50R）	0.5h	2~3h	10~24h
胰岛素类似物			
速效胰岛素类似物（门冬胰岛素）	10~15min	1~2h	4~6h
速效胰岛素类似物（赖脯胰岛素）	10~15min	1~1.5h	4~5h
长效胰岛素类似物（甘精胰岛素）	2~3h	无峰	长达 30h
长效胰岛素类似物（地特胰岛素）	3~4h	3~14h	长达 24h
预混胰岛素类似物（预混门冬胰岛素 30）	10~20min	1~4h	14~24h
预混胰岛素类似物（预混赖脯胰岛素 25）	15min	30~70min	16~24h
预混胰岛素类似物（预混赖脯胰岛素 50）	10~15min	30~70min	16~24h

注：因受胰岛素剂量、吸收、降解等多种因素影响，且个体差异大，作用时间仅供参考。

　　速效胰岛素主要控制一餐后高血糖；中效胰岛素主要控制两餐饭后高血糖，以第二餐饭为主；长效胰岛素无明显作用高峰，主要提供基础水平胰岛素。

　　（3）使用方法：包括静脉注射和皮下注射两种。注射工具有胰岛素专用注射器（1ml）（图 7-7）、胰岛素笔（图 7-8）和胰岛素泵（图 7-9）3 种。

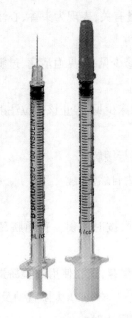

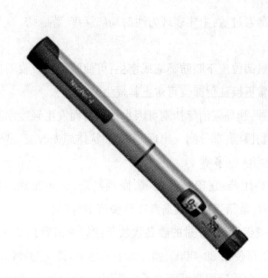

图 7-7　一次性胰岛素注射器　　　　　　图 7-8　胰岛素笔

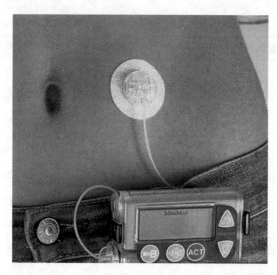

图 7-9　胰岛素泵

(4)使用原则和剂量调节:胰岛素应在综合治疗的基础上使用,一般从小剂量开始,根据血糖水平逐渐调整,力求模拟生理性胰岛素分泌模式。

1)1 型糖尿病:主张严格控制血糖,常用胰岛素强化治疗。①对病情相对稳定、无明显消瘦的病人,初始剂量 0.5~1.0U/(kg·d),其中 40%~50% 选择中效或长效制剂于睡前注射以维持昼夜基础胰岛素水平,余下部分按需要分别用于每餐前。②持续皮下胰岛素输注,亦称胰岛素泵。即将注射针头置于腹部皮下组织,用可调程序的微型电子计算机控制胰岛素,模拟生理分泌模式输注。注意定期更换导管和注射部位以避免针头堵塞,并严格无菌操作。

2)2 型糖尿病:①胰岛素作为补充治疗:通常白天应用口服降糖药,睡前加 1 次中效胰岛素或每天 1 次或 2 次注射长效胰岛素。②胰岛素作为替代治疗:早餐和晚餐前各注射 1 次混合胰岛素或早餐前用混合胰岛素、睡前用中效胰岛素。亦可按 1 型糖尿病强化胰岛素治疗。

(5)不良反应

1)**低血糖反应:与胰岛素使用剂量过大、饮食失调或运动过量有关**,表现为头昏、心悸、多汗、饥饿甚至昏迷。

2)胰岛素过敏:主要表现为注射局部瘙痒、荨麻疹,全身性皮疹少见,罕见血清病、过敏性休克等过敏反应。

3)**注射部位皮下脂肪萎缩或增生**:可使胰岛素吸收不良,但临床少见,停止该部位注射后可缓慢恢复。**经常更换注射部位可防止其发生。**

4)水肿:胰岛素治疗初期可因水钠潴留而发生轻度水肿,可自行缓解。

5)视物模糊:部分病人出现,多为晶状体屈光改变,常于数周内自然恢复。

(6)使用注意事项

1)准确用药:正确执行医嘱,做到制剂、种类正确,剂量准确,按时注射。**普通胰岛素于饭前30min 注射,鱼精蛋白锌胰岛素在早餐前 1h 注射。**

2)**正确保存:未开封的胰岛素放于冰箱冷藏室内 2~8℃冷藏保存,正在使用的胰岛素在常温下(25~30℃),可使用 28~30d。**胰岛素不能冰冻,避免过冷(<2℃)、过热(>30℃)、太阳直晒及剧烈摇晃,否则可因蛋白质凝固变性而失效。使用前 1h 自冰箱内取出,升温后注射。

3）严格消毒：注射胰岛素时应严格无菌操作防止感染。消毒皮肤的酒精干了以后才注射，以免酒精带入改变胰岛素的药效。

4）混合吸药顺序：**用混合胰岛素时，先抽速效胰岛素，再抽吸中、长效胰岛素**，切不可逆行操作，以免将长效胰岛素混入速效内影响其速效性。使用中效和预混胰岛素之前，将胰岛素水平滚动和上下翻动各10次以上，使瓶内药液充分混匀，直至胰岛素成为均匀白色混悬液。

5）注射技术：胰岛素皮下注射时应注射在脂肪深层或脂肪和肌肉之间，若皮下组织少时，则采取45°角注入并打入针头3/8或1/2，而若有大片皮下组织，则采取90°角打入。多选择皮下脂肪较多、皮肤松软的部位注射，如上臂外侧、臀部、大腿前及外侧、腹部（避开脐及膀胱）和腰部均可。**腹壁注射吸收最快**，其次为上臂、大腿和臀部。以上部位可按顺序轮换注射（图7-10），如在同一区域进行注射，必须**与上1次注射部位相距1cm以上**，且2周内避免重复注射，防止发生皮下脂肪萎缩或增生、皮下硬结和局部红肿等反应，影响胰岛素的吸收。

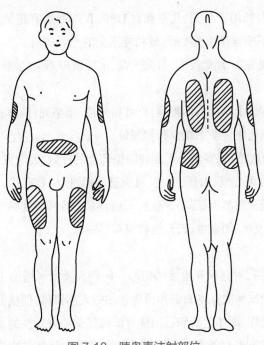

图7-10　胰岛素注射部位

📖 **知识拓展**

"Somogyi effect（索莫吉反应）"或"黎明现象"

采用胰岛素强化治疗方案后，可能出现空腹高血糖，且胰岛素剂量增加血糖反而更高，这时需要明确是"索莫吉反应"还是"黎明现象"。

"索莫吉反应"的实质是一种低血糖后的反应性高血糖，是由于夜间发生的低血糖诱使升血糖激素，如糖皮质激素、儿茶酚胺、胰高血糖素分泌，导致清晨高血糖，提示睡前胰岛素剂量过大。

"黎明现象"是由于胰岛素分泌不足，不足以抵抗晨起升高的糖皮质激素、儿茶酚胺水平，从而导致黎明时血糖逐渐升高，**提示睡前胰岛素剂量过小**。

5. 现已开发出两类基于肠促胰素的降糖药物应用于临床 二肽基肽酶-Ⅳ抑制剂（DPP-Ⅳ抑制剂）和胰高血糖素样肽-1受体激动剂（GLP-1受体激动剂）。

（1）GLP-1受体激动剂：通过激动 GLP-1 受体而发挥降糖作用。均需皮下注射。目前国内上市的制剂有艾塞那肽和利拉鲁肽。

1）适应证：可单独或与其他降糖药物合用治疗 T2DM，尤其是肥胖、胰岛素抵抗明显者。

2）禁忌证或不适应证：有胰腺炎病史者禁用。不用于 T1DM 或 DKA 的治疗。

3）不良反应：常见胃肠道不良反应（如恶心、呕吐等），多为轻到中度，主要见于初始治疗时，多随治疗时间的延长逐渐减轻。此类药物的长期安全性有待进一步观察。

4）临床应用：①艾塞那肽，在早餐和晚餐前 60min 给药。②利拉鲁肽，可在任何时间注射，推荐每天同一时间使用，无需根据进餐时间给药。

（2）DPP-Ⅳ抑制剂：抑制 DPP-Ⅳ 活性而减少 GLP-1 的失活，提高内源性 GLP-1 水平。

1）适应证：可单独应用，或与二甲双胍联合应用治疗 T2DM。

2）禁忌证或不适应证：禁用于孕妇、儿童和对 DPP-Ⅳ 抑制剂有超敏反应的病人。不推荐用于 T1DM 或 DKA 的治疗。不推荐存在重度肝、肾功能不全的患者使用。

3）不良反应：可能出现头痛、超敏反应、肝酶升高、上呼吸道感染、胰腺炎等不良反应，多可耐受。长期安全性未知。

4）临床应用：目前在国内上市的有西格列汀、沙格列汀、维格列汀。均为口服。在肾功能不全的病人中使用时，应注意按照药物说明书减少药物剂量。

6. 病情观察 ①监测血糖：观察生活干预和降糖药物的疗效，及时发现低血糖和高血糖。②监测低血糖反应：观察病人有无心慌、出汗、手抖、饥饿感、视物模糊等症状。③监测急性并发症：有无糖尿病原有症状加重，出现食欲减退、恶心、呕吐、头痛、烦躁、嗜睡等症状。④病程长者，观察有无胸闷、心前区不适、肢体麻木发凉、间歇性跛行、视物模糊等症状。

（二）焦虑

评估病人对疾病的反应，对健康和生活的信心。向病人及家属指出正确对待糖尿病的重要性。关心和理解病人，及时将糖尿病的基本知识和预后告知病人和家属，使他们了解糖尿病虽不能根治，但可通过饮食控制、终生治疗、规律生活和适当体育锻炼能避免并发症的发生，可以和正常人一样生活和长寿；与病人及家属共同商讨饮食、运动计划，鼓励亲属和朋友多给予亲情和温暖，使其获得感情上的支持；鼓励病人参加各种糖尿病病友团体活动，增加战胜疾病的决心。

（三）有感染的危险

1. 病情监测 注意观察病人体温、脉搏等变化。

2. 预防上呼吸道感染 注意保暖，避免与肺炎、上呼吸道感染、肺结核等呼吸道感染者接触。

3. 预防尿路感染 勤用清水清洗外阴部并擦干，防止或减少发生瘙痒与湿疹。因自主神经紊乱造成的尿潴留，可采用膀胱区热敷、按摩和人工诱导排尿等方法排尿。若需导尿时，应严格执行无菌技术。

4. 预防皮肤感染 保护皮肤的清洁，勤洗澡、勤换衣，洗澡时水温不可过热，香皂选用中性为宜，内衣以棉质、宽松、透气为好。皮肤瘙痒的病人嘱其不要搔抓皮肤。

（四）潜在并发症：酮症酸中毒、高渗高血糖综合征、低血糖、糖尿病足

1. 酮症酸中毒

（1）避免诱因：预防各种感染；养成规律的饮食及生活起居习惯，遵医嘱用药，不随意减少胰岛素

用量或停用胰岛素;妊娠和分娩、创伤、手术、麻醉、急性心肌梗死、心力衰竭时,及时给予胰岛素治疗;避免精神紧张及酗酒。

(2)病情观察:密切观察病人的生命体征、意识状态、皮肤色泽、弹性等,特别注意有无呼吸深快及呼气烂苹果味。准确记录出入液量、体重、中心静脉压,尽早发现体液失衡。在静脉应用胰岛素过程中每1~2h检测并记录血糖、血酮、血钾、血钠及尿糖、尿酮水平及动脉血气分析等。

(3)急救配合

1)迅速建立两条静脉通路,按医嘱**补液(关键)**及应用胰岛素。一条静脉通路补液,通常先应用生理盐水,总量可按原体重10%估计,如无心力衰竭,在开始的2h内输入1 000~2 000ml,第一个24h输液总量为4 000~5 000ml,严重失水者可达6 000~8 000ml。当血糖降至13.9mmol/L(250mg/dl)左右时改输5%葡萄糖液(或葡萄糖生理盐水),并在葡萄糖液内加入速效胰岛素,按每2~4g葡萄糖加1U胰岛素计算。另一条静脉通路输入胰岛素,一般**将小剂量速效胰岛素加入生理盐水中按每小时每千克体重0.1U持续静脉滴注**。在静脉滴注胰岛素前先静脉注射胰岛素10~20U作为首次负荷量。尿酮体消失后,胰岛素改为皮下注射。

2)遵医嘱纠正电解质及酸碱失衡。

3)保持病人呼吸道通畅,头偏向一侧,以免呕吐时出现误吸。

4)对躁动不安的病人应给予床栏杆保护,以免病人坠伤。

5)对昏迷病人每2h翻身一次,以保持皮肤完整性。

2. 高渗高血糖综合征

(1)密切观察病情变化:观察生命体征、皮肤、尿量、意识状态的改变,有无消化系统症状及中枢神经系统症状,昏迷病人按昏迷护理常规进行护理。

(2)监测病情:迅速采集血、尿标本检测血液生化及尿液分析(血糖、尿糖、血酮体、尿酮体、血电解质、血气分析等)。

(3)急救配合:遵医嘱快速输注生理盐水和胶体溶液尽快纠正休克,输液的同时给予小剂量胰岛素治疗,血糖降至16.7mmol/L(300mg/dl)左右时改输5%葡萄糖液,并在葡萄糖液内加入速效胰岛素,按每2~4g葡萄糖加1U胰岛素计算。根据尿量补钾,注意血糖变化。抢救过程中注意观察病人有无溶血反应和脑水肿的发生。

3. 低血糖

(1)避免诱因:避免磺脲类药物和胰岛素使用不当或过量;合理饮食。

(2)病情监测:观察低血糖的临床表现,如心悸、肌肉颤抖、出汗、饥饿感、软弱无力,严重时昏迷。老年人注意夜间低血糖的发生。

(3)急救措施:一旦发生应尽快给予糖分补充,轻症给予约15g糖的糖水,含糖饮料、饼干、面包等,重者应立即给予静注50%葡萄糖40~60ml,或静脉滴注10%葡萄糖液。

(4)预防措施:①告知病人及家属各种降糖药物应用时的注意事项。②老年人血糖不易控制过严,一般空腹血糖不超过7.8mmol/L,餐后血糖不超过11.1mmol/L。③普通胰岛素注射后应在30min内进餐。④初用各种降糖药时从小剂量开始,根据血糖水平逐步调整。⑤指导病人及家属了解低血糖反应发生的诱因,表现及处理的措施,告知病人外出时随身携带糖果、饼干等食品。

4. 糖尿病足

(1)足部检查:每日检查双足一次,注意足部皮肤颜色、湿度改变,注意检查趾甲、趾间,观察足底部皮肤有无胼胝、鸡眼、甲沟炎、甲癣、溃疡、坏死等,评估足部有无感觉减退、麻木、刺痛、足背动脉搏动减弱等。必要时请家人帮忙或用小镜子检查。

（2）促进足部血液循环：①以温水浸泡双脚，但时间不必过长，水温不宜过高，以避免烫伤皮肤。②冬天应注意保暖，避免长期暴露于冷空气中。③避免同姿势站立过久；坐位时，不要盘腿或两脚交叉。④每天进行适度运动，促进血液循环。⑤做足部按摩，方向由足端向上。

（3）防止足部损伤：选择轻巧柔软、前头宽大的鞋子，新鞋子不可一次穿太久，第一次以半小时为宜，以后逐渐增加穿着时间。袜子以弹性好、透气及散热性好的羊毛、棉毛质地为宜。修剪趾甲不可太短，应与脚趾平齐。不可赤脚走路，以免刺伤，外出不可穿着拖鞋，以免踢伤。对鸡眼、胼胝、脚癣及时就医，不可自行修剪。

（4）保持足部清洁干燥：勤换鞋袜，每天用中性肥皂和温水清洁足部，水温与体温相近即可，趾间要洗干净，洗净后用清洁、柔软的毛巾轻轻擦干。脚趾避免潮湿，应随时保持干燥。

（五）健康教育

心脑血管并发症是目前糖尿病的主要死因，肾、视网膜、神经系统等慢性病变严重影响糖尿病病人的生活质量。对糖尿病病人及高危人群进行健康教育是降低糖尿病发病率，减少糖尿病急、慢性并发症和致死率的重要措施。

1. 指导病人自己监测血糖 指导病人掌握家庭监测、测量血糖的方法，了解糖尿病的综合控制目标，见表7-8。

表 7-8 糖尿病综合控制目标（2010 年中国 2 型糖尿病防治指南）

检测指标	目标值
血糖	
空腹	3.9~7.2mmol/L
非空腹	≤ 10mmol/L
HbA1c	<7.0%
血压	<130/80mmHg
HDL-C	
男性	>1.0mmol/L
女性	>1.3mmol/L
TG	<1.7mmol/L
LDL-C 未合并冠心病	<2.6mmol/L
合并冠心病	<2.07mmol/L
体重指数	<24kg/m²
尿白蛋白 / 肌酐比值	
男性	<2.5mg/mmol
女性	<3.5mg/mmol
或:尿白蛋白排泄率	<20µg/min（30mg/24h）
主动有氧活动	≥ 150min/ 周

血糖监测技术
（微课）

2. 自我护理及用药指导　①了解饮食控制在控制病情、防治并发症中的重要作用,掌握饮食治疗的具体要求和措施,学会自己制订食谱并长期坚持。②掌握体育锻炼的基本方法及注意事项。③掌握口服降糖药的应用方法和不良反应,不随意减量或停用药物。注射胰岛素的方法及低血糖的反应判断和应对。④生活规律,戒烟酒,注意个人卫生,做好足部护理。⑤了解情绪、精神压力对疾病的影响,指导病人正确处理疾病所致的生活压力。

3. 疾病知识教育　采取多种方法,如讲解、放录像、发放宣传资料等,让病人和家属了解糖尿病的病因、表现及治疗,了解糖尿病急、慢性并发症表现及处理措施。指导家属关心和帮助病人,对病人给予精神支持和生活照顾。

扫一扫,
看总结

4. 指导病人定期复诊　一般每2~3个月复检糖化血红蛋白,或每3周复检空腹血糖,以了解病情控制情况,及时调整用药剂量。每年定期全身检查,以便尽早防治慢性并发症。

5. 预防意外　教导病人外出时随身携带识别卡,以便发生紧急情况时及时处理。

（贾丽荣）

扫一扫,
测一测

第五节　痛风病人的护理

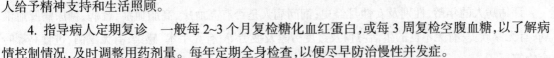

导入情景

李先生,50岁,体检发现血尿酸升高,但没有任何症状。昨晚参加同学聚会时喝了大量啤酒,吃了大量海鲜,午夜突发足部蹈趾的跖趾关节剧痛而惊醒,醒后疼痛难忍。

工作任务:

1. 指导李先生预防痛风发作。

2. 对李先生进行饮食指导。

3. 指导李先生缓解痛风的剧痛。

扫一扫,
自学汇

痛风(gout)与嘌呤代谢紊乱所致的高尿酸血症直接相关。其临床特点为高尿酸血症,痛风性急性关节炎反复发作、痛风石沉积,严重者关节畸形和功能障碍。常累及肾脏引起慢性间质性肾炎和肾尿酸性结石形成。多见于**中老年男性和绝经后妇女**。痛风见于世界各地区,我国痛风的患病率为1%~3%,较以前明显升高,可能与生活方式和饮食结构的改变有关。

【护理评估】

（一）健康史

1. 原发性痛风　占绝大多数,是先天性的,由遗传和环境因素共同致病,绝大多数为尿酸排泄障碍,具有一定的家族易感性。

2. 继发性痛风　由肾脏疾病、药物、肿瘤放疗或化疗、血液病及高嘌呤食物等所致。

3. 特发性痛风　特发性痛风指原因未知的痛风。

知识拓展

尿酸是引起痛风的祸根

人体尿酸80%来源于内源性嘌呤代谢,20%来源于富含嘌呤或核酸蛋白食物。在正常情况下,体内产生的尿酸,2/3 由肾脏排出,另 1/3 从肠道排出。人体内尿酸是不断生成和排泄的,从而在血液中维持一定的浓度。正常人每 100ml 血中所含的尿酸,男性为 6mg 以下,女性则不超过 5mg。嘌呤代谢过程中有多种酶的参与,假如由于酶的先天性异常或某些尚未明确的因素,导致嘌呤代谢紊乱,使尿酸的合成增加或排泄减少,结果都会引起血尿酸浓度升高,即高尿酸血症。此时,尿酸以晶体盐的形式最易沉积在关节、软组织和肾中,引起组织的异物炎症反应,导致关节疼痛(痛风性关节炎)、软组织肿块(痛风石)和肾结石(痛风性肾结石)。

评估病人的年龄、性别及女性月经史;询问病人是否有高血压、高脂血症、肾病、糖尿病及血液病;有无家族史;有无不良的生活习惯及过度劳累及疲劳等;有无手术、感染;有无酗酒、进食高嘌呤食物等。

(二) 临床表现

仅有 5%~15% 高尿酸血症者发生痛风。近年来青年人发病率有上升趋势。5%~25% 的病人有痛风家族史。

1. 无症状期 仅有波动性或持续性高尿酸血症,从血尿酸升高至症状出现的时间可长达数年至数十年,有些可终身不出现症状,但随着年龄增长痛风的患病率增加,并与高尿酸血症的水平和持续时间有关。

2. 急性关节炎期 **关节痛为痛风的首发症状**,是尿酸盐结晶、沉积引起的炎症反应。常有以下特点:①**多在午夜或清晨突然起病,关节剧痛,呈撕裂样、刀割样或咬嚙样,难以忍受,常因剧痛而惊醒**。数小时内出现受累关节的红、肿、热、痛及功能障碍,可有关节腔积液,伴发热、白细胞增多等全身反应。②**单侧第 1 跖趾关节最常见**,其次依次为踝、膝、腕、指、肘等关节。③初次发作常呈自限性,一般经 1~2d 或数周自然缓解,反复发作则受累关节逐渐增多,症状持续时间延长,关节炎发作间歇期缩短。④可伴有高尿酸血症,但部分病人急性发作时血尿酸水平正常。

3. 痛风石及慢性关节炎期 **痛风石是痛风的特征性临床表现**,由尿酸盐沉积所致,典型部位在耳郭,也常见于关节周围以及**鹰嘴、跟腱、髌骨滑囊等处**,常多关节受累,严重时患处皮肤发亮、菲薄,破溃则有豆渣样白色物质排出(彩图 7-11)。慢性关节炎多见于未规范治疗的病人,受累关节非对称性不规则肿胀、疼痛,关节内大量沉积的痛风石可造成关节骨质破坏。

4. 肾病变 主要表现在三个方面。

(1)**痛风性肾病:是痛风特征性的病理变化之一**。起病隐匿,临床表现为尿浓缩功能下降,出现夜尿增多、低比重尿、低分子蛋白尿、白细胞尿、轻度血尿及管型等。晚期可出现肾功能不全及高血压、水肿、贫血等。

(2)**尿酸性肾石病**:10%~25% 的痛风病人有尿酸性尿路结石,呈泥沙样,常无症状,结石较大者可发生肾绞痛、血尿。纯尿酸结石能被 X 线透过而不显影。

(3)**急性肾衰竭**:大量尿酸盐结晶堵塞肾小管、肾盂甚至输尿管,病人突然出现少尿甚至无尿,可发展为急性肾衰竭。

(三) 辅助检查

1. 血、尿尿酸测定 成年男性血尿酸值 >420μmol/L(7.0mg/dl),绝经前女性 >350μmol/L(5.8mg/dl)则可确定为高尿酸血症。血尿酸存在较大波动,应反复监测。限制嘌呤饮食 5d 后,每天尿酸排出量 >3.57mmol(600mg),提示尿酸生成增多。

2. 滑囊液或痛风石内容物检查 急性关节炎期进行关节腔穿刺,抽取滑囊液,在旋光显微镜下,可见白细胞内有双折光现象的针形尿酸盐结晶。痛风石活检也可见此现象。

3. X线检查 急性关节炎期可见软组织肿胀。反复发作后,可见软骨缘破坏、关节面不规则,软骨面、骨内、腔内可见痛风石沉积,骨质边缘增生。**典型表现为圆形或不整齐的透亮缺损**(图 7-12)。

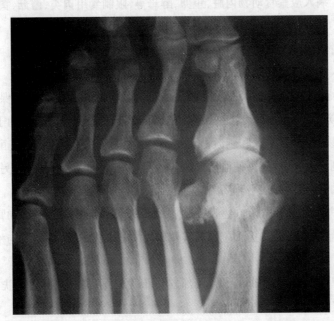

图 7-12 痛风足 X 线片
第一跖趾关节相邻骨端多发性骨质破坏区略呈蜂窝状,
关节周围不对称性较高密度软组织结节影。

4. 其他检查 关节镜检查、CT 检查有助于发现骨、关节的相关病变或尿酸性尿路结石影。

(四) 治疗要点

目前尚无有效办法根治原发性痛风。防治的目的是:①迅速终止急性关节炎发作,防止复发。②控制高尿酸血症,预防尿酸盐沉积。③防止尿酸结石形成和肾功能损害。

(五) 心理 - 社会状况

病人因疼痛而使生活质量下降,疾病反复发作导致关节畸形、肾功能损害等使生活能力、工作能力下降,病人有较重的思想包袱,常出现焦虑、抑郁等情绪反应。

【 **常见护理诊断 / 合作性问题** 】

1. 急性或慢性疼痛:关节痛 与尿酸结晶沉积在关节引起炎症有关。

2. 知识缺乏:缺乏与痛风有关的保健知识。

【 **护理措施** 】

(一) 急性或慢性疼痛:关节痛

1. 休息与活动 当痛风性关节炎急性发作时,要**绝对卧床休息,抬高患肢,避免受累关节负重**,可在病床上安放支架支托盖被,减少患部受压,疼痛缓解 72h 后方可恢复活动。病情控制后,鼓励病人保持适当的活动。

2. 饮食 饮食原则为**控制总热量的摄入、限制嘌呤食物、降低血尿酸水平及促进尿酸排泄、调**

节饮食方式。

（1）控制总热量摄入：痛风病人大多肥胖，因此总热量应限制在 1 200~1 500kcal，其中碳水化合物占总热量的 50%~60%，应尽量避免进食蔗糖或甜菜糖，因为它们分解代谢后一半成为果糖，而果糖能增加尿酸生成。**蛋白质控制在 1g/（kg·d）**。

（2）**限制高嘌呤性食物摄入**：减少外源性的核蛋白，降低血清尿酸水平，对防止或减轻痛风急性发作具有重要意义。**病人应禁食动物内脏、鱼卵、酵母等，限制食用肉类、蘑菇、黄豆、扁豆、豌豆等高嘌呤性食物**。

（3）增加碱性食物摄入：碱性食物可使病人尿液呈碱性，增加尿酸在尿中的可溶性，促进尿酸的排泄。指导病人摄入牛奶、鸡蛋、马铃薯、各类蔬菜、柑橘类水果等碱性食物。

（4）**鼓励多饮水**：**最好饮用矿泉水**，多饮水可稀释尿液，增加尿酸的排泄，要保证病人**每天摄入总量在 2 000ml 以上**，防止结石的形成。**特别是在用排尿酸药时更应多喝水**，有助于尿酸随尿排出。

（5）饮食宜清淡易消化，忌辛辣和刺激性食物，**严禁饮酒**。饮酒易使体内乳酸堆积，乳酸对尿酸的排泄有竞争性抑制作用，故饮酒可使血清尿酸含量明显增高，诱发痛风发作。另外，慢性少量饮酒，可刺激嘌呤合成增加，使血尿酸水平升高，故应戒酒。

3. 心理疏导　病人由于疼痛影响生活质量，久病反复发作导致关节畸形和肾功能损害，思想负担较重，常表现为情绪低落、忧虑，护士应向其宣教痛风的有关知识，讲解饮食与疾病的关系，给予精神上的安慰和鼓励。

4. 保护皮肤　因痛风石严重时可导致局部皮肤菲薄，要注意保护患处皮肤，保持患处清洁，避免摩擦、损伤，防止溃疡的发生。

5. 减轻疼痛　**手、腕或肘关节受累时，为减轻疼痛，可用夹板固定制动，也可在受累关节处给予冰敷或 25% 硫酸镁湿敷**，消除关节的肿胀和疼痛。痛风石严重时，可能导致局部皮肤溃疡发生，故要保持局部清洁，避免发生感染。

6. 遵医嘱用药

（1）急性痛风关节炎期：以下三类药物均应及早、足量使用，见效后逐渐减停。**急性发作期不进行降尿酸治疗**，但已服用降尿酸药物者不需停用，以免引起血尿酸波动，导致发作时间延长或再次发作。

1）**非甾体抗炎药（NSAIDs）：各种 NSAIDs 均可缓解急性痛风症状，为急性痛风关节炎的一线用药**。常用药物：①吲哚美辛，每次 50mg，每天 3 次或 4 次。②双氯芬酸，每次 50mg，每天 3 次或 4 次。③依托考昔，120mg，每天 1 次。常见不良反应是胃肠道溃疡及出血，应警惕心血管系统不良反应。活动性消化性溃疡禁用，伴肾功能不全者慎用。

2）**秋水仙碱：为治疗痛风急性发作的特效药**，为传统药物，因其药物毒性较大现已少用。一般首次剂量 1mg，以后每 1~2h 0.5mg，24h 总量不超过 6mg。秋水仙碱不良反应较多，主要是严重的胃肠道反应，如恶心、呕吐、腹泻、腹痛等，也可引起骨髓抑制、肝细胞损害、过敏、神经毒性等，肾功能不全者应减量使用。**使用时应注意速度要慢，切勿漏出血管外，以免造成组织坏死**。

3）糖皮质激素：治疗急性痛风有明显的疗效，通常用于不耐受 NSAIDs 或秋水仙碱或肾功能不全者。可应用中小剂量的糖皮质激素，口服、肌注、静脉均可，如口服泼尼松 20~30mg/d。**停药后症状易"反跳"**。

（2）间歇期和慢性期：采取措施使血尿酸维持正常水平。目前临床应用的降尿酸药主要有**抑制尿酸生成药和促进尿酸排泄药两类**，均应在急性发作缓解 2 周后小剂量开始，逐渐加量，根据血尿酸的目标水平调整至最小有效剂量并长期甚至终身维持。

1）促进尿酸排泄药

①**苯溴马隆**:初始剂量 25mg/d,最大剂量 100mg/d。不良反应包括胃肠道症状、皮疹、肾绞痛、粒细胞减少等,罕见严重的肝毒性。②**丙磺舒**:初始剂量 0.25g/d,最大剂量 2g/d。对磺胺过敏者禁用。

2）抑制尿酸生成的药

①**别嘌醇**:每次 100mg,每日 2~4 次,最大剂量 600mg/d。不良反应为胃肠道刺激,皮疹、药物热、肝酶升高、骨髓抑制等。

②非布司他:不完全依赖肾脏排泄,可用于轻至中度肾功能不全者。从 20~40mg/d 开始,最大剂量 80mg/d。不良反应主要是肝功能异常、腹泻等。

3）碱性药物:**碳酸氢钠可碱化尿液,使尿酸不易在尿中积聚形成结晶**,成人口服 3~6g/d,长期大量服用可致代谢性碱中毒,并且因钠负荷过高引起水肿。

4）新型降尿酸药物:拉布立酶和普瑞凯希。

7. 密切观察病情变化 ①观察疼痛部位、性质、发作间隔时间,有无午夜因剧痛而惊醒;受累关节有无红、肿、热、痛和功能障碍的表现。②发病前有无过度疲劳、寒冷、潮湿、紧张、饮酒、饱餐、脚扭伤等诱因。③痛风石体征,了解结石的部位及相应症状,局部皮肤的变化。④定期监测血和尿的尿酸水平。

（二）健康教育

1. 疾病知识指导 告知病人及家属有关本病的知识,使其保持良好的心态,生活有规律,肥胖者应减轻体重。避免受凉、劳累、感染、外伤等诱因。

2. 饮食指导 **教导病人严格控制饮食,避免进食高蛋白和高嘌呤的食物,勿饮酒,每天至少饮 2 000ml 水,有助于尿酸随尿液排出。**

3. 运动指导 鼓励病人定期且适度的运动,并教导病人保护关节的技巧。①运动后疼痛超过 1~2h,应暂时停止此项运动。②使用大块肌肉,如能用肩部负重不用手提,能用手臂者不用手指。③交替完成轻、重不同的工作,不要长时间持续进行重的工作。④经常改变姿势,保持受累关节舒适,若有局部温热和肿胀,尽可能避免其活动。

4. 病情监测指导 教导病人自我检查方法,如平时用手触摸耳轮及手足关节处是否产生痛风石。定期复查血尿酸等。

📖 **知识拓展**

痛风的食疗

1. 高嘌呤食物易引发和加重痛风症状,所以必须把住入口关。嘌呤含量高的食物主要有:动物内脏(包括心、肝、肠、肚)、松鸡、鹧鸪、沙丁鱼、鲭鱼、鱼子、海参、干贝、蠔、酵母等。

2. 饮酒是诱发急性痛风的重要因素,故必须杜绝饮酒。含有酒精类饮料主要有白酒、啤酒、葡萄酒、干红、稠酒等。

3. 中等含嘌呤类食物虽然不能快速诱发,但也不宜多食用,应尽量减少。这些食物主要有:淡水鱼、猪肉、花生、扁豆、菠菜、龙须菜、蘑菇、芹菜等。

4. 适当食用低含量的嘌呤类食物如小麦、大麦、燕麦、大米、小米、玉米面、奶油、植物油、咖啡、蜜蜂、核桃等。

扫一扫,
看总结

扫一扫,
测一测

（贾丽荣）

扫一扫,
自学汇

第六节 骨质疏松症病人的护理

导入情景

　　刘女士,65 岁,近几年出现不明原因的腰背疼痛、乏力,有时全身骨痛。无固定部位,劳累或活动后加重,不能负重。一天前外出因路滑摔倒,腿痛加重不能活动,立即去医院就诊,诊断为"骨质疏松症、股骨颈骨折"。

　　工作任务:

　　1. 告知引起刘女士骨折的原因有哪些,并指导其预防。

　　2. 对刘女士进行健康教育。

　　3. 目前刘女士不能活动,对她进行心理辅导。

　　骨质疏松症(osteoporosis,OP)是一种以骨量降低和骨组织微结构破坏为特征,导致骨骼脆性增加。本病各年龄期均可发病,但**常见于老年人,尤其是绝经后的女性**。按病因可分为原发性和继发性两类。①原发性:分两种亚型,即Ⅰ型和Ⅱ型。Ⅰ型即绝经后骨质疏松症,由于雌激素缺乏,女性绝经后多见,发病率是男性的 6 倍以上。Ⅱ型即老年性骨质疏松症,多见于 60 岁以上老年人,女性发病率是男性的 2 倍以上,主要累及部位是脊柱和髋骨。②继发性:继发于其他疾病,常由内分泌疾病(如性腺功能减退症、甲亢、甲旁亢、1 型糖尿病、库欣综合征等)或全身性疾病(如尿毒症、血液病等)引起。长期应用大剂量激素也是重要原因之一。

典型案例

骨质疏松症—完全觉察不到的可怕疾病

　　在中国,骨质疏松症或骨密度低的病人是一个庞大且迅速增长的群体,然而问题在于,大多数人对此缺乏认识。这种疾病的发生年龄比人们想象的更早,甚至从二三十岁就开始了。骨质流失完全是在人们觉察不到的情况下,像沙漏中的沙子一样,静悄悄地发生。

　　2009 年 6 月 17 日美国国务卿希拉里·克林顿在行走中不慎摔倒,致使右肘骨折。当时就有美国医生认为,希拉里的骨折可能意味着她患有骨质疏松症。对于这位地位显赫的 63 岁的女政治家来说,这种意外是在提醒她和其同一年龄段的人,应该经常去医院检查骨密度。

【护理评估】

(一) 健康史

　　正常成熟骨的代谢主要以骨重建形式进行。骨重建包括骨吸收和骨形成两大方面。凡使骨吸收过多或骨形成不足的因素都会导致骨丢失和骨质量下降,脆性增加,直至发生骨折。

　　1. 骨吸收及其影响因素

　　(1)性激素缺乏:雌激素缺乏使破骨细胞功能增强,骨丢失加速,是绝经后骨质疏松症的主要原因;而雄性激素缺乏在老年性骨质疏松症中起了重要作用。

　　(2)活性维生素 D 缺乏和甲状旁腺素(PTH)增高:活性维生素 D 促进钙结合蛋白生成,增加肠钙动员,骨吸收增强。PTH 是促进骨吸收的重要介质,PTH 分泌增加时,加强了破骨细胞介导的骨吸收过程。当高龄或肾功能减退等原因致肠钙吸收和活性维生素 D 生成减少,PTH 呈代偿性分泌增多,导致骨转换率加速和骨丢失。

(3)细胞因子表达紊乱:骨组织的白细胞介素(IL)-1、IL-6 和肿瘤坏死因子(TNF)均有明显促进骨吸收的功能。

2. 骨形成因素

(1)峰值骨量降低:青春发育期是人体骨量增加最快的时期,约在 30 岁达到峰值骨量(PBM)。PBM 主要由遗传因素决定,并与种族、骨折家族史、瘦高身材等临床表象,以及发育、营养和生活方式等相关联。性成熟障碍致 PBM 降低,成年后发生骨质疏松的可能性增加,发病年龄提前。PBM 后,骨质疏松的发生主要取决于骨丢失的量和速度。

(2)骨重建功能衰退:可能是老年性骨质疏松的重要发病原因。成骨细胞的功能与活性缺陷导致骨形成不足和骨丢失。

3. 骨质量下降　骨质量主要与遗传因素有关,包括骨的几何形态、矿化程度、微损伤累积、骨矿物质与骨基质的理化和生物学特性等。骨质量下降导致骨脆性和骨折风险增高。

4. 不良的生活方式和生活环境　骨质疏松和骨质疏松性骨折的危险因素很多,如高龄、吸烟、制动、体力活动过少、酗酒、跌倒、长期卧床、长期服用糖皮质激素、光照减少、钙和维生素 D 摄入不足等。蛋白质摄入不足、营养不良和肌肉功能减退是老年性骨质疏松的重要原因。危险因素越多,发生骨质疏松和骨质疏松性骨折的概率越大。

了解病人的年龄、性别及月经史;询问病人是否有性腺功能减退症、甲亢、1 型糖尿病、库欣综合征、尿毒症、血液病等;有无家族史;有无长时间应用大剂量激素;妊娠及哺乳期钙剂补充情况及户外运动时间。

(二)临床表现

1. 骨痛和肌无力　轻者无症状,仅在 X 线摄片或骨密度测量时被发现。较重病人中**骨骼疼痛是最常见、最主要的症状,以腰背疼多见**,可有乏力或全身骨痛。骨痛通常为弥漫性,无固定部位,检查不能发现压痛区(点)。乏力常于劳累或活动后加重,负重能力下降或不能负重。

2. **身长缩短、驼背**　是继腰背疼后出现的重要体征之一。第 11、12 胸椎及第 3 腰椎负荷量更大,容易压缩变形使脊柱前倾背屈加剧,形成驼背。随着年龄增长,骨质疏松加重,驼背曲度加大,致使膝关节挛缩显著。

3. 骨折常因轻微活动、创伤、弯腰、负重、挤压或摔倒后发生骨折。多发部位为脊柱、髋部和前臂,其他部位亦可发生,如肋骨、盆骨、肱骨甚至锁骨和胸骨等。脊柱压缩性骨折多见于绝经后骨质疏松症病人,可单发或多发,有或无诱因,其突出表现为身材缩短;有时出现突发性腰痛,卧床而取被动体位。**髋部骨折多发生在股骨颈部(股骨颈骨折)**,以老年性骨质疏松病人多见,通常于摔倒或挤压后发生。第一次骨折后,病人发生再次或反复骨折的概率明显增加。

4. 并发症　驼背和胸廓畸形者常伴胸闷、气短、呼吸困难甚至发绀等表现。肺活量、肺最大换气量和心排血量下降,极易并发上呼吸道和肺部感染。髋部骨折者常因感染、心血管病或慢性衰竭死亡;幸存者生活自理能力下降或丧失,长期卧床加重骨丢失,使骨折极难愈合。

(三)辅助检查

1. 骨量测定　骨矿含量和骨矿密度测量是判断低骨量、确定骨质疏松的重要手段,是评价骨丢失率和判断疗效的重要客观指标。常用检查方法:单光子吸收测定法、双能 X 线吸收测定法、定量

CT 及超声检查。

2. 骨转换的生化测定 多数情况下,绝经后骨质疏松早期(5年)为高转换型,而老年性骨质疏松为低转换型。

(1)与骨吸收有关的生化指标:空腹尿钙或 24h 尿钙排量是反映骨吸收状态最简易的方法,但受钙摄入量、肾功能等多种因素的影响。尿羟脯氨酸和羟赖氨酸、血浆抗酒石酸酸性磷酸酶在一定程度上也可反映骨的转换吸收状况。

(2)与骨形成有关的生化指标:包括血清碱性磷酸酶(ALP)、血清Ⅰ型前胶原羧基前肽和血骨钙素。

3. 骨形态计量和微损伤分析 结合骨组织学及生理学,用定性定量方法计算出骨组织参数,以评价、分析骨结构及骨转换。目前主要用于探讨骨质疏松的早期形态与功能变化。

4. 影像学检查 X线检查是一种简单而较易普及的检查骨质疏松的方法,正、侧位 X 线片(必要时可加特殊位置片)可确定骨折的部位、类型、移位方向和程度。CT 和 MRI 对椎体骨折和微细骨折有较大诊断价值,CT 三维成像能清晰显示关节内或关节周围骨折;MRI 对鉴别新鲜和陈旧性椎体骨折有较大意义。

📖 **知识拓展**

国际骨质疏松症基金会(IOF)骨质疏松症风险 1min 测试

1. 您是否经历过因为轻微的碰撞或跌倒就会伤到自己的骨骼?

2. 您的父母有没有过轻微碰撞或跌倒就发生髋部骨折的情况?

3. 您经常连续 3 个月以上服用"可的松、泼尼松"等激素类药品吗?

4. 您的身高是否比年轻时降低了(超过 3cm)?

5. 您经常大量饮酒吗?

6. 您每天吸烟超过 20 支吗?

7. 您经常患腹泻吗? (由于消化道疾病或肠炎引起)

8. 45 岁之前就绝经了? (由女士回答)

9. 除了怀孕期间,您是否曾经有过连续 12 个月以上没有月经? (由女士回答)

10. 你是否患有阳痿或者缺乏性欲这些症状? (由男士回答)

只要其中有一题回答结果为"是",即为阳性。

(四)治疗要点

强调综合治疗、早期治疗和个体化治疗。主要治疗方法包括一般治疗如合理膳食、加强运动及增加钙剂及维生素 D 的摄入;对症处理如镇痛、骨畸形者采用矫形措施、骨折者给予复位或手术治疗等;药物治疗包括选用促进骨合成的药物如甲状旁腺素或抑制骨吸收的药物如性激素、双膦酸盐等;特殊治疗中的椎体成形术,是一种脊柱微创手术,适用于有疼痛症状的新鲜或陈旧性骨质疏松性椎体压缩性骨折。

(五)心理-社会状况

由于病人全身疼痛,不能大运动量活动,影响了病人的工作和生活;疾病使病人过早出现驼背,身材矮小,病人会出现自卑感,不愿参加社交活动;晚期病人出现骨折、感染、心衰等并发症,生活自理能力下降或丧失,影响病人家庭生活,使病人出现悲观、绝望。

【常见护理诊断/合作性问题】

1. 有受伤的危险　与骨质疏松导致骨骼脆性增加有关。

2. 慢性疼痛:骨痛　与骨质疏松有关。

3. 知识缺乏:缺乏骨质疏松症的预防保健知识。

【护理措施】

(一) 有受伤的危险

1. 休息与活动　①卧床时,采取仰卧位或侧卧位,避免久坐及久立。②加强运动,提倡多进行户外运动,加强负重锻炼,增强应变能力,减少骨折的发生。运动类型、方式和量根据病人的具体情况而定。③运动时保证病人的安全,预防跌倒:如病房地面宜干燥;灯光明暗适宜;楼梯有扶手;阶梯有防滑设施;日常用品放在病人容易拿到的地方;呼叫设施齐全方便;必要时使用手杖。④睡觉时将床栏拉起,加强巡视;在洗漱及用餐时段,应加强对其意外的预防;当病人使用利尿药或镇静药时,严密防范其因频繁如厕以及精神恍惚所产生的意外;嘱病人起床时宜缓慢,以免摔倒而发生骨折。

2. 合理膳食　应进食高热量、高蛋白、高维生素、高非饱和脂肪酸、高钾、高钙饮食,动物蛋白不宜过多。富含异黄酮类食物,如大豆等对保持骨量也有一定作用。另外,增加富含维生素 D、维生素 A、维生素 C 及含铁的食物,以利于钙的吸收。少吃糖及食盐,少饮碳酸饮料,**避免摄入咖啡、浓茶**等含咖啡因饮料,戒烟酒。

3. 遵医嘱用药　常用药物见表 7-9。

表 7-9　骨质疏松症病人常用药物、作用机制、用法、不良反应或注意事项

药物名称	作用机制	用法	不良反应或注意事项
钙剂(磷酸钙)	补充钙剂	钙元素 800~1 200mg/d,**空腹服用最好,服后要增加饮水量,同时加用维生素 D**	注意监测血钙磷变化、防止高钙血症、高磷血症
维生素 D(阿法骨化醇)	促进肠钙吸收,抑制 PTH 分泌	0.25μg/d,不可与绿叶蔬菜一起服用,以免形成钙螯合物而减少钙的吸收	注意监测血钙磷变化、防止高钙血症、高磷血症
雌激素(尼尔雌醇)	补充雌激素	每次 1~2mg,每月 1 次或 2 次,一般补充不超过 5 年。**必须在医生指导下使用**	诱发子宫内膜癌、乳腺癌等
雄性激素(司坦唑醇)	补充雄性激素	2mg,每天 3 次	肝损害、钠水潴留、前列腺增生、男性化
双膦酸盐(**阿仑膦酸钠**)	抑制破骨细胞生成和骨吸收	70mg,每周 1 次或 10mg,每天 1 次。**空腹服用,用 200~300ml 清水送服**。至少半小时内不能进食或喝饮料,也不能平卧,应采取立位或坐位,以减轻对食管的刺激	胃肠道反应、食管溃疡,偶有头痛、骨痛。有诱发食管癌和慢性肾功能不全的风险
降钙素(鲑降钙素)	抑制骨吸收	50~100U/d,皮下或肌肉注,有效后减为每周 2 次或 3 次	颜面潮红、恶心、局部炎症。孕妇及过敏反应者禁用

(二) 慢性疼痛:骨痛

1. 休息　**可使用硬板床**,卧床数天至 1 周可减轻疼痛。

2. 减轻疼痛　使用湿热敷、局部按摩、超短波、低频或中频电疗法等可缓解疼痛;亦可使用骨科

辅助物如紧身衣、背架等限制脊椎活动度并给予脊柱支持,从而缓解疼痛。

3. 遵医嘱使用解热镇痛药 正确评估疼痛的程度,按医嘱使用镇痛药。**吲哚美辛、阿司匹林等应餐后服用,以减轻胃肠道反应。**

4. 心理疏导 骨质疏松症病人因疼痛或害怕骨折而不敢活动,从而影响日常生活。当骨折发生时需要限制活动,给病人和家属带来较大压力,病人和家属都需要角色适应,面对现实。护士、家庭及社会应理解病人,不能歧视病人,并给予适当说明,耐心解释,减轻病人思想负担。在生活上和经济上争取家属的配合,给予病人最大可能的帮助,使其尽快康复。

(三) 健康教育

1. 疾病预防指导 随着年龄的增长,均有不同程度的骨量丢失,在达到峰值骨量前就应开始预防骨质疏松症。青少年时期应建立良好生活方式和饮食习惯,如加强户外运动及保证充足的钙摄入;成年后尽量延缓骨量丢失的速度和程度。妇女围绝经期和绝经后 5 年内适量补充雌激素是降低骨质疏松症的关键。

2. 疾病知识指导 养成良好的生活习惯,避免吸烟、酗酒、饮浓茶和咖啡等危险因素。**应多吃含钙、蛋白质丰富的食物,如牛奶、虾皮、芝麻、豆制品等。增加户外运动**,如步行、游泳、慢跑、骑自行车等,避免剧烈、有危险的运动。**多晒太阳,可生成更多可利用的维生素** D,有利于预防骨质疏松症。

3. 预防跌倒指导 加强预防跌倒的宣传教育和保护措施,如家庭、公共场所防滑、防绊、防碰撞措施。指导病人维持良好姿势,改变姿势时动作应缓慢。必要时建议病人使用手杖或助行器,以增强其活动时的稳定性。衣服和鞋穿着要合适,大小适中,且有利于活动。选择合适的衣裤。

4. 用药指导 嘱病人按时服用各种药物,学会自我监测药物的不良反应。应用激素治疗的病人应定期检查,以早期发现可能出现的不良反应。

扫一扫,
看总结

📖 **知识拓展**

骨质疏松症的三级预防

一级预防:从儿童、青少年做起。合理膳食,多食用含钙、磷丰富的食物,如鱼、虾、奶类、蛋类、骨头汤;多吃绿叶蔬菜;少喝咖啡、浓茶及碳酸饮料;不吸烟,不饮酒;少盐、少糖。提倡晚婚、晚育,哺乳期时间不宜过长。

二级预防:妇女绝经后 5 年内开始在医生指导下长期使用雌激素进行替代治疗;长期补钙;积极治疗与骨质疏松有关的疾病,如糖尿病、甲亢/甲旁亢、慢性肾炎、慢性肝炎等;经常运动,多晒太阳。

三级预防:老年性骨质疏松症病人应积极进行抑制骨吸收、促进骨形成的药物治疗,还应防摔、防绊、防颠、防碰。

(李 赞)

扫一扫,
测一测

第八章 风湿性疾病病人的护理

学习目标

1. 掌握关节肿痛、关节僵硬与活动受限、皮肤损害的特点及护理措施;系统性红斑狼疮的概念、健康史、临床表现、护理诊断、护理措施;类风湿关节炎的临床表现、护理诊断及护理措施。

2. 熟悉风湿性疾病的临床特点;关节肿痛、关节僵硬与活动受限、皮肤损害的护理评估;系统性红斑狼疮的辅助检查、治疗要点;类风湿关节炎的辅助检查、治疗要点。

3. 了解风湿性疾病的分类;系统性红斑狼疮的发病机制及病理特征;类风湿关节炎的健康史、发病机制及病理特征。

4. 学会运用护理程序对患系统性红斑狼疮和类风湿关节炎的病人实施整体护理。

5. 具有关心、爱护、尊重病人的职业素质和团队协作精神。

风湿性疾病(rheumatic diseases)简称风湿病,是一组累及骨、关节及其周围软组织(如肌肉、肌腱、滑膜、滑囊、韧带和软骨等)与相关组织和器官的慢性疾病。其主要临床表现是关节疼痛、肿胀、活动功能障碍,部分病人可发生脏器功能损害或衰竭。其病因复杂,主要与感染、免疫、代谢、内分泌、退行性变、环境、遗传及肿瘤等因素有关,但具体发病机制不明。近年来由于人口老龄化和环境变化等原因,风湿病患病率呈逐年上升趋势,致残率也随之升高,危害人类健康的同时给社会和家庭带来沉重的经济负担。随着细胞生物学及免疫学研究的进展,尤其是相关易感基因及高特异性自身抗体的发现,使某些风湿病的早期诊断和鉴别诊断有了新的突破。只有早期诊断,合理治疗和护理才能改善病人的预后。本章重点讨论类风湿关节炎和系统性红斑狼疮病人的护理。

第一节 概 述

一、风湿性疾病的分类及临床特点

(一)风湿性疾病的分类

风湿病根据其发病机制、病理及临床特点,可以分为弥漫性结缔组织病(CTD)、脊柱关节病、退

080101

扫一扫,
自学汇

行性变等十大类(表 8-1)。其中,弥漫性结缔组织病简称结缔组织病,是风湿病的重要组成部分,属于非器官特异性自身免疫病。以血管和结缔组织的慢性炎症为病理基础,可引起多器官、多系统损害。

表 8-1 风湿病的分类和疾病命名

分类	疾病命名
1. 弥漫性结缔组织病	类风湿关节炎、系统性红斑狼疮、硬皮病、多肌炎、重叠综合征、血管炎病等
2. 脊柱关节病	强直性脊柱炎、反应性关节炎、炎性肠病性关节炎、银屑病关节炎、未分化脊柱关节病等
3. 退行性变	骨关节炎(原发性、继发性)
4. 与代谢和内分泌相关的风湿病	痛风、假性痛风、马方综合征、免疫缺陷病等
5. 和感染相关的风湿病	反应性关节炎、风湿热等
6. 肿瘤相关的风湿病	A. 原发性(滑膜瘤、滑膜肉瘤); B. 继发性(多发性骨髓瘤、转移瘤)
7. 神经血管疾病	神经性关节病、压迫性神经病变(周围神经受压、神经根受压等)、雷诺病等
8. 骨及软骨病变	骨质疏松、骨软化、肥大性骨关节病、弥漫性原发性骨肥厚、骨炎等
9. 非关节性风湿病	关节周围病变、椎间盘病变、特发性腰痛、其他疼痛综合征(如纤维肌痛综合征)等
10. 其他有关节症状的疾病	周期性风湿病、间歇性关节积液、药物相关风湿综合征、慢性活动性肝炎等

(二)风湿性疾病的临床特点

1. 呈发作与缓解相交替的慢性病程 如系统性红斑狼疮、类风湿关节炎等,都是病程漫长、病情反复,多次发作可造成相应脏器和局部组织的严重损害。

2. 异质性 异质性即同一疾病,在不同病人的临床表现、抗风湿药物应用耐受量及其疗效和不良反应、预后等方面差异很大。

3. 免疫学异常或生化改变 如类风湿关节炎病人类风湿因子(RF)多呈阳性,系统性红斑狼疮病人抗双链 DNA(dsDNA)抗体多呈阳性等,这些免疫学或生化检查的异常,为临床诊断、病情判断和预后评估提供了重要依据。

二、风湿性疾病病人常见症状和体征的护理

关节疼痛与肿胀

关节疼痛是关节受累最常见的首发症状,也是风湿病病人就诊的主要原因。疼痛特点因病而异,疼痛的关节可有肿胀和压痛,多为关节腔积液或滑膜增生所致,是滑膜炎或周围组织炎的重要体征。

【护理评估】

(一)健康史

1. 关节疼痛与肿胀的病因 关节疼痛与肿胀的病因复杂。常见病因有类风湿关节炎、强直性脊柱炎、骨性关节炎、风湿热、痛风等。

2. 评估要点 ①疼痛的起始时间、起病特点、发病年龄,是缓慢发生还是急骤发作,是游走性还是部位固定。②疼痛呈发作性还是持续性,有无明确诱发因素或缓解因素或方法。③疼痛的严重程度、与活动的关系。④具体受累的关节,是多关节还是单关节。⑤疼痛是否影响关节的附属结构(肌腱、韧带、滑囊等)。⑥有无关节畸形和功能障碍;⑦有无晨僵,晨僵持续时间、缓解方法等。⑧是否伴随其他症状,如长期低热、乏力、食欲减退、皮肤日光过敏、皮疹、蛋白尿、少尿、血尿、心血管或呼吸系统症状、口眼干燥等。

(二) 临床表现

不同风湿性疾病所致关节损害的临床表现不同,见表 8-2。

表 8-2 常见风湿病关节肿痛的特点

	类风湿关节炎	系统性红斑狼疮	强直性脊柱炎	骨性关节炎	痛风
起病方式	缓慢	不定	缓慢	缓慢	急骤
常见首发部位	近端指间、掌指关节、腕	手关节或其他部位	膝、髋、踝	膝、腰、远端指间关节	第一跖趾关节
疼痛特点	持续、休息后加重	不定	休息后加重	活动后加重	剧烈疼痛、夜间加重
肿胀特点	软组织为主	少见	软组织为主	骨性肥大	红、肿、热
关节畸形	常见	多无	外周关节少见;中轴关节常见	可见	少见

(三) 心理 - 社会状况

由于关节疼痛和肿胀伴反复发作,病情迁延不愈,影响日常生活和工作,病人可产生焦虑心理。

【常见护理诊断 / 合作性问题】

1. 慢性疼痛:关节痛 与局部炎性反应有关。

2. 躯体活动障碍 与关节持续疼痛有关。

3. 焦虑 与疼痛反复发作、病情迁延不愈有关。

【护理措施】

(一) 慢性疼痛:关节痛

1. 休息与体位 根据病人的全身情况和受累关节的病变性质、部位、数量及范围,选择不同的休息方式与体位。急性期伴发热、倦怠等症状时,应卧床休息;帮助病人采取舒适体位,尽可能保持关节的功能位置,必要时给予石膏托、小夹板固定。休息时间过久易发生肌力减弱、关节挛缩、压疮、骨质疏松、心肺耐力降低等,故应根据病人的病情变化调整休息的时间,必要时应用适当的运动疗法以减少或避免上述并发症的发生。

2. 协助病人减轻疼痛 ①为病人创造适宜的环境,避免嘈杂、吵闹,或过于寂静,以免病人因感觉超负荷或感觉剥夺而加重疼痛感。②合理应用非药物性止痛措施,如松弛术、皮肤刺激疗法(冷敷、热敷、加压、震动等),分散注意力。③根据病情使用蜡疗、水疗、磁疗、超短波红外线等物理治疗方法缓解疼痛,也可按摩肌肉、活动关节,防治肌肉挛缩和关节活动障碍。

3. 遵医嘱用药 非甾体抗炎药(NSAIDs)为常用的抗风湿药物,具有抗炎、解热、镇痛作用,能迅速减轻炎症引起的症状;糖皮质激素有较强的抗炎和免疫抑制作用,能迅速缓解症状,是治疗多种弥漫性结缔组织病(CTD)的一线药物;改善病情的抗风湿药(DMARDs)通过不同途径改善病情和延缓进展,可以防止和延缓关节骨结构破坏,起效慢,常在用药 2~4 个月后才显效;生物制剂目前应用于系统性红斑狼疮、类风湿关节炎、脊柱关节病等的治疗。

具体用药护理参见本章第二节"系统性红斑狼疮病人的护理"和第三节"类风湿关节炎病人的护理"。

(二) 躯体活动障碍

1. 功能锻炼　向病人及家属讲解活动对恢复和维持关节功能的作用,鼓励缓解期病人参与各种力所能及的活动;根据受累关节的部位及病变特点,指导病人有规律地进行针对性功能锻炼,注意配合日常居家生活活动需要进行锻炼。运动须循序渐进,先使用适当方法减轻关节疼痛,逐渐增进关节活动度,然后做肌力训练,最后加强耐力训练。活动中病人感到短时间疼痛属正常反应;若活动后疼痛持续数小时,说明活动过量,应调整活动量,以病人能够忍受为度。

2. 日常生活活动能力锻炼　鼓励病人生活自理。根据日常生活活动需要选择适宜的锻炼方式;由易到难,循序渐进,突出重点;锻炼时间以不影响正常作息为宜。

(三) 焦虑

1. 心理疏导　鼓励病人说出自身感受,分析原因,并评估其焦虑程度。在协助病人认识自身焦虑表现的同时,向病人委婉说明焦虑对身体状况可能产生的不良影响,帮助病人提高解决问题的能力,重点强调出现焦虑时应采取积极的应对措施。劝导病人家属多给予关心、理解及心理支持。介绍成功病例及治疗进展,鼓励病人树立战胜疾病的信心。

2. 采用缓解焦虑的技术　教会病人及家属使用减轻焦虑的措施,如音乐疗法、香味疗法、放松训练、指导式想象、按摩等。

3. 病情观察及安全保护　观察病人的精神状态是否正常;情绪不稳定、精神障碍或意识模糊者,应做好安全防护和急救准备,防止发生自伤和意外受伤等。

关节僵硬与活动受限

病人晨起时或在静止休息一段时间后,自觉病变关节僵硬,如胶黏着样的感觉,难以达到平时关节活动的范围,称为晨僵。早期关节活动受限主要由肿胀、疼痛引起,晚期则主要由关节骨质破坏、纤维骨质粘连和关节半脱位引起,此时关节活动严重障碍,最终导致功能丧失。

【护理评估】

(一) 健康史

1. 关节僵硬与活动受限的病因　关节僵硬与活动受限的病因复杂,常见病因有类风湿关节炎、强直性脊柱炎、骨炎、大骨节病等。

2. 评估要点　①关节僵硬与活动受限发生的时间、部位、持续时间、缓解方式。②关节僵硬与活动的关系;③活动受限是突发的还是渐进的;④僵硬对病人生活的影响,病人曾用以减轻僵硬的措施及其效果。⑤病人生活自理能力、活动能力及活动的安全性。

(二) 临床表现

1. 关节僵硬持续时间　关节僵硬持续时间长短不一,轻度的关节僵硬在活动后可减轻或消失,重度者需 1h 至数小时才能缓解,**持续时间 1h 以上者意义较大。晨僵是判断滑膜关节炎症活动性的客观指标,其持续时间与炎症的严重程度相一致。**

2. 活动受限　当骨和软骨遭到破坏时,加之关节周围的肌腱、韧带受损使关节不能维持在正常位置,出现关节外形改变,活动范围受到限制,躯体移动受到约束。

(三) 心理 - 社会状况

关节僵硬和活动受限,使得病人行动不便,生活受到影响。严重者可丧失劳动能力,病人及家属对此常缺乏心理准备,易产生焦虑、悲观情绪。

【常见护理诊断 / 合作性问题】

躯体活动障碍 与关节疼痛、僵硬以及关节、肌肉功能障碍有关。

【护理目标】

病人关节僵硬与活动受限得以减轻,能进行基本的日常生活和工作。

【护理措施】

1. 协助生活 根据病人活动受限的程度,协助病人洗漱、进食、如厕及整理个人卫生等,将经常使用的物品放在病人健侧伸手可及之处,鼓励病人从事自我照顾的活动,尽可能帮助其恢复生活自理能力。

2. 休息与锻炼 夜间睡眠时注意对病变关节保暖,预防晨僵。**关节急性期出现肿痛时,应限制活动。急性期后,鼓励病人坚持每天定时进行被动和主动的全关节活动及功能锻炼,以逐步恢复受累关节功能**;同时注意加强相邻肌肉力量与耐力锻炼。活动量以病人能够忍受为度,若活动后出现疼痛或不适持续 2h 以上,应减少活动量。必要时给予帮助或提供适当的辅助工具,如拐杖、助行器、轮椅等,并教给病人个人安全的注意事项,指导病人及家属正确使用辅助性器具,使病人能在活动时掌握安全措施,避免损伤。

3. 心理疏导 帮助病人接受活动受限的事实,重视发挥自身残存的活动能力。允许病人以自己的速度完成工作,并在活动中予以鼓励,以增进病人自我照顾的能力和信心。鼓励病人表达自己的感受,注意疏导、理解、支持和关心病人。

4. 病情观察及预防并发症 ①评估病人的营养状况,注意有无热量摄入不足或负氮平衡;②观察关节肿胀、关节畸形、活动受限程度及变化情况,进行肢体按摩,防止肌肉萎缩;③长期卧床病人应鼓励有效咳嗽和深呼吸,防止肺部感染;④协助病人定时翻身、适当使用气垫等抗压力器材,以预防压疮;⑤采取预防便秘的措施,如多饮水、多食富含纤维素的食物、适当运动,必要时给予缓泻剂;⑥加强保护措施,尤其病人活动初期应有人陪伴,防止受伤。

【护理评价】

病人能否掌握缓解关节僵硬的方法,关节僵硬程度是否减轻;能否独自进行日常生活活动或参加工作。

皮 肤 损 害

风湿性疾病多数伴有皮肤损害,其病理基础是血管炎症性反应。皮肤损害因受累血管大小、炎性反应强弱、持续时间长短、累及范围大小和病理变化而异。

【护理评估】

(一) 健康史

1. 皮肤损害的病因 皮肤损害的病因复杂,常见病因有皮肌炎、血管炎、系统性红斑狼疮、类风湿关节炎、原发性干燥综合征、系统性硬化症等。

2. 评估要点 ①了解皮肤损害的起始时间、演变特点;②有无日光过敏、口眼干燥、胸痛等伴随症状;③若疑为雷诺现象,还应注意评估其诱因、发作频率、持续时间和范围等。

(二) 临床表现

1. 皮肤损害　常见的皮损有皮疹、红斑、水肿、溃疡、类风湿结节等。如系统性红斑狼疮病人皮肤损害表现多样,有面颊部蝶形红斑、盘状红斑、丘疹,指掌部和甲周红斑、指端缺血,面部及躯干皮疹、紫癜或紫斑、水疱或大疱等;皮肌炎皮损为对称性眼睑、眼眶周围紫红色斑疹及实质性水肿;类风湿关节炎可有皮下结节,多位于肘关节鹰嘴附近、枕、跟腱等关节隆突部及受压部位的皮下,结节呈对称分布,质硬无压痛,大小不一,直径数毫米至数厘米不等。

2. 雷诺现象　部分病人可出现因寒冷、情绪激动等原因的刺激,导致突然发作的肢端和暴露部位的皮肤苍白继而青紫、发红,并伴有局部发冷、疼痛的表现,临床上称之为雷诺现象。

(三) 心理 - 社会状况

病人因皮肤损害影响容貌,自尊心受挫,不愿与人交流接触,常表现出悲观、抑郁和孤独心理。

【常见护理诊断 / 合作性问题】

1. 皮肤完整性受损　与血管炎症性反应及应用免疫抑制剂等因素有关。

2. 外周组织灌注无效　与肢端血管痉挛、血管舒缩功能调节障碍有关。

【护理措施】

(一) 皮肤完整性受损

1. 饮食　鼓励病人摄入足够的蛋白质、维生素和水分,以维持正氮平衡,满足组织修复的需要。

2. **保护皮肤**　①皮疹、红斑或光敏感者,**忌日光浴**,外出时采取遮阳措施,**避免阳光直接照射裸露皮肤**。②保持皮肤清洁卫生,可用清水冲洗皮损处,每天 3 次。可用 30℃左右**温水湿敷红斑处,每次 30min**。③**忌用碱性肥皂,避免涂用各种护肤品、化妆品,避免接触化学药品如烫发或染发剂**、定型发胶、农药等,防止刺激皮肤。④可遵医嘱局部涂用药物性软(眼)膏,若局部溃疡合并感染者,遵医嘱使用抗生素治疗的同时,做好局部患处的清创换药处理。⑤脱发的病人每周洗头 2 次为宜,边洗边按摩,也可用梅花针轻叩头皮,每天 2 次,每次 15min,避免脱发加重。⑥避免服用容易诱发风湿病症状的药物,如普鲁卡因胺、肼屈嗪等。

(二) 外周组织灌注无效

1. 避免诱因　①寒冷天气注意保暖,尽量减少户外活动或工作,避免皮肤在寒冷空气中暴露时间过长;外出时需穿保暖衣服,注意保持肢体末梢的温度,指导病人戴帽子、口罩、手套和穿保暖袜子等。②需要洗涤时宜用温水,勿用冷水洗手、洗脚。③避免吸烟、饮咖啡,以免引起交感神经兴奋,病变小血管痉挛,加重组织缺血、缺氧。④保持良好的心态,避免情绪激动和劳累诱发血管痉挛。

2. 用药护理　针对微循环异常可遵医嘱给予血管扩张药和抑制血小板聚集的药物,如硝苯地平、地巴唑、山莨菪碱或低分子右旋糖酐等。肢端血管痉挛引起皮肤苍白、疼痛时,可局部涂硝酸甘油膏,以扩张血管,改善血液循环,缓解症状。

三、风湿性疾病常用诊疗技术

(一) 一般性检查

血、尿、便常规以及肝肾功能检查是必不可少的。血沉、C 反应蛋白、球蛋白定量、补体的检查对于诊断病情及判断病情活动性很有帮助。

（二）自身抗体检测

自身抗体的检测对风湿性疾病的诊断和鉴别诊断有极大帮助。但任何抗体检测的灵敏度和特异度有一定范围,且存在一定的假阳性率和假阴性率,因此不能单纯根据抗体检查结果作出诊断,而应该以临床表现为基础。现在应用于风湿病学临床诊断的自身抗体主要有以下 5 大类:

1. 抗核抗体谱　包括抗核抗体(ANA)、抗双链 DNA(dsDNA)抗体、抗组蛋白抗体、抗非组蛋白抗体等。其中抗非组蛋白抗体中的抗可提取核抗原(ENA)抗体谱,对于风湿性疾病的鉴别诊断尤为重要,但与疾病的严重程度及活动度无关。ANA 阳性应警惕弥漫性结缔组织病的可能,但正常老年人或其他疾病如肿瘤病人,血清中也可能存在低滴度的 ANA。不同成分的 ANA 有其不同的临床意义及不同的诊断特异性。

2. 类风湿因子(RF)　特异性较差,对类风湿关节炎诊断有局限性,但在明确诊断的类风湿关节炎中,RF 滴度可判断其活动性。

3. 抗中性粒细胞胞质抗体(ANCA)　对血管炎的诊断及其活动性的判定有意义。

4. 抗磷脂抗体(APL)　目前临床常检测抗心磷脂抗体、狼疮抗凝物、抗 β_2GPI 抗体。这些抗体常见于抗磷脂综合征、系统性红斑狼疮等弥漫性结缔组织病(CTD)及非 CTD,主要引起凝血系统改变,临床上表现为血栓形成、血小板减少和习惯性流产等。

5. 抗角蛋白抗体谱　该组抗体对类风湿关节炎特异性较高,且有助于类风湿关节炎的早期诊断。包括抗核周因子抗体(APF)、抗角蛋白抗体(AKA)、抗聚丝蛋白抗体(AFA)和抗环瓜氨酸肽(CCP)抗体等。

（三）关节镜和关节液检查

用于对关节病的诊治。关节镜直视下可鉴别关节病的性质,获取组织标本做病理检查有助于对疾病的诊断;其治疗方面有关节液引流、滑膜的剔除、关节腔灌洗以清除破坏的软骨碎片及残物等。

（四）影像学检查

1. X 线　是骨和关节检查最常用的影像学技术,有助于诊断、鉴别诊断和随访。可发现软组织肿胀及钙化、骨质疏松、关节间隙狭窄、关节侵蚀脱位、软骨下囊性变等改变。

扫一扫,
看总结

2. 关节 CT　用于检测有多层组织重叠的病变部位,如骶髂关节、股骨头、胸锁关节、椎间盘等,比 X 线敏感性更高;近年来新出现的双能 CT 有助于检查痛风性关节炎患处的尿酸盐结晶。

3. MRI　对骨、软骨及其周围组织包括肌肉、韧带、肌腱、滑膜有其特殊的成像,因此对软组织和关节软骨损伤、骨髓水肿、缺血性骨坏死、早期微小骨破坏和肌肉炎症等是敏感、可靠的检测手段。

4. 超声　近 10 余年来在关节检查中日益发挥重要作用,不仅可以早期发现关节滑膜、软骨的损伤,还能监测病情变化。

影像学对于其他受累脏器的评估也非常重要,如胸部高分辨 CT 用于肺间质病变的诊断;头颅 CT、MRI 用于系统性红斑狼疮中枢神经系统受累的评估;血管超声、CT 血管造影(CTA)、磁共振血管造影(MRA)、数字减影血管造影(DSA)、正电子发射成像(PET)检查等均有助于血管炎的评估。

扫一扫,
测一测

（五）其他

肌电图、活组织病理检查,对不同病因所致的风湿病各具不同的诊断价值。

(李　赟)

第二节 系统性红斑狼疮病人的护理

📖 **导入情景**

王女士,32 岁,已婚,3 个月前出现全身关节疼痛和面部红斑,日晒后明显。近 2d 来出现发热,来院就诊。护理体检:T 38.3℃,面颊部蝶形红斑,全身关节有触痛。辅助检查:血沉 55mm/h;抗核抗体(+)。初步诊断为"系统性红斑狼疮",入院治疗。

工作任务:

1. 指导病人正确护理受损皮肤。

2. 经治疗后病情平稳,对病人进行健康教育。

系统性红斑狼疮(systemic lupus erythematosus,SLE)是一种有多系统损害的慢性自身免疫性疾病。病人血清内可产生以抗核抗体(ANA)为代表的多种自身抗体,通过免疫复合物等途径损害多个系统脏器和组织。本病病情反复发作,病程迁延,若有内脏(尤其是肾脏、中枢神经系统)损害,预后较差。SLE 的患病率随地区、种族、性别、年龄而异。我国患病率为(30.13~70.41)/10 万,**以女性多见,尤其是 20~40 岁的育龄女性**。

SLE 发病机制尚不明确,一般认为在各种致病因子的作用下,激发机体**免疫功能紊乱**或导致免疫调节障碍,产生大量不同类型的自身抗体、免疫复合物,导致多组织损伤。

SLE 的病理形态因累及部位不同而异。本病的基本病理变化为炎症反应和血管异常。中小血管因免疫复合物沉积或抗体直接侵袭而出现管壁的炎症和坏死,继发的血栓使管腔变窄,导致局部器官组织缺血和功能障碍。受损器官的特征性病理改变有狼疮小体(苏木紫小体)、"洋葱皮样"病变、狼疮性肾炎。

【护理评估】

(一)健康史

SLE 病因不明,可能与遗传、性激素、环境等因素有关。

1. **遗传因素** 家系调查资料显示 SLE 病人第 1 代亲属中患 SLE 者 8 倍于无 SLE 病人家庭。单卵双胞胎患 SLE 者 5~10 倍于异卵双胞胎。多年研究已证明 SLE 是多基因相关疾病,如 HLA-Ⅲ类的 C2 或 C4 缺损,HLA-Ⅱ类的 DR2、DR3 频率异常等。

2. **雌激素** 女性病人显著高于男性,更年期前阶段育龄女性与同龄男性之比为 9:1,与儿童及老年之比为 3:1;睾丸发育不全的男性常发生 SLE;SLE 病人均有雌酮羟基化产物增高;妊娠可诱发本病或加重病情,特别在妊娠早期和产后 6 周。

3. **环境因素** 日光、食物、药物及病原微生物等环境因素与 SLE 有关。

(1)**日光**:紫外线使皮肤上皮细胞出现凋亡,新抗原暴露而成为自身抗原。

(2)**食物**:某些含补骨脂素的食物(如芹菜、香菜、无花果等)**可能增强 SLE 病人对紫外线的敏感性**;含联胺基团的食物(如**烟熏食物、蘑菇**等)可诱发 SLE 发病;含 *L*-刀豆素类的食物(如苜蓿类种子、其他豆荚类等)也与本病有关。

(3)**药物**:某些病人在使用**普鲁卡因胺、肼屈嗪**、异烟肼、氯丙嗪、甲基多巴等药物后或用药过程中,可出现狼疮样症状,停药后多消失。

(4)病原微生物:也可诱发本病。

评估时详细询问病人与SLE有关的病因、家族史、生活史、服药史。了解有无**诱发因素**,如日光照射、感染、过度劳累、精神刺激、妊娠分娩。

(二)临床表现

SLE起病可急性或隐匿性,病程多呈发作与缓解交替过程。临床表现复杂多样,差异较大。

1. 全身症状　活动期大多数病人会出现各种热型的发热,尤以低、中度热为常见。还可有疲倦、乏力、食欲减退、肌痛、体重下降等。

2. 皮肤黏膜　80%的病人在病程中会出现皮疹,**多见于暴露部位**,包括颧部呈蝶形分布的红斑、盘状红斑,指掌部和甲周红斑、指端缺血,面部及躯干皮疹,其中以**鼻梁和双颧颊部呈蝶形分布的红斑最具特征性**。SLE皮疹多无明显瘙痒。**口腔及鼻黏膜无痛性溃疡和脱发较常见,常提示疾病活动**。

3. 关节与肌肉　**关节痛是常见的症状之一,大多数是首发症状**。出现在指、腕、膝关节,伴红肿者少见。常出现对称性多关节疼痛、肿胀,**较少引起畸形**。10%的病人因关节周围肌腱受损而出现Jaccoud关节病,其特点为可恢复的非侵蚀性关节半脱位,可以维持正常关节功能,关节X线检查多无关节骨破坏。另外,病人可以出现肌痛和肌无力,5%~10%出现肌炎,但**很少引起肌肉萎缩**。

4. 肾　几乎所有SLE病人均有肾脏损害,约50%以上病人有狼疮性肾炎(LN)。LN可表现为急性肾炎、急进性肾炎、隐匿性肾炎、慢性肾炎和肾病综合征,以慢性肾炎和肾病综合征较常见。早期多无症状,随着病程进展,病人可出现大量蛋白尿、血尿(肉眼或显微镜下)、各种管型尿、氮质血症、水肿和高血压等,病情未有效控制时,则可进入慢性肾衰竭。**慢性肾衰竭是SLE病人死亡的常见原因**。个别病人首诊即为慢性肾衰竭。

5. 心血管　**心包炎最为常见**,可为纤维蛋白性心包炎或渗出性心包炎,但发生心脏压塞者少见。疣状心内膜炎是SLE的特殊表现之一,多无相应的临床症状或体征,但疣状赘生物可脱落而引起栓塞,或并发感染性心内膜炎。约10%病人有心肌损害,可有气促、心前区不适、心律失常,严重者可发生心力衰竭而致死亡。部分SLE病人可有冠状动脉受累,表现为心绞痛和心电图ST-T改变,甚至出现急性心肌梗死。

6. 肺和胸膜　约35%病人出现双侧、中小量胸腔积液。肺间质性病变特点为急性、亚急性期的磨玻璃样改变和慢性期的纤维化,主要表现为活动后气促、干咳、低氧血症,肺功能检查常显示弥散功能下降。约2%病人可并发弥漫性肺泡出血,病情凶险,病死率高达50%以上,临床主要表现为咳嗽、咯血、低氧血症、呼吸困难,肺泡灌洗液或肺活检标本的肺泡腔中发现大量充满含铁血黄素的巨噬细胞,或肺泡灌洗液呈血性均有助于诊断。还可出现肺动脉高压、肺梗死等。

7. 消化系统　可表现为食欲减退、腹痛、呕吐、腹泻等,其中部分病人以上述症状为首发。早期出现肝损伤,与后期预后不良相关。少数病人可并发急腹症,如胰腺炎、肠坏死、肠梗阻,这些往往与SLE活动性相关。

8. 神经系统　神经精神狼疮(NP-SLE)又称"狼疮脑病",中枢神经系统和外周神经系统均可累及。中枢神经系统病变包括癫痫、狼疮性头痛、脑血管病变、无菌性脑膜炎、脱髓鞘综合征、运动障碍、脊髓病、急性意识错乱、焦虑状态、认知功能减退、情绪障碍及精神病等。外周神经系统受累可表现为吉兰-巴雷综合征、自主神经病、单神经病、重症肌无力、脑神经病变、神经丛病及多发性神经病等。腰穿脑脊液检查以及磁共振等影像学检查对NP-SLE诊断有帮助。

9. **血液系统** 活动性 SLE 中血红蛋白下降,白细胞和/或血小板减少常见。其中 10% 属于抗人球蛋白试验(Coombs 试验)阳性的溶血性贫血。部分病人可有无痛性轻或中度淋巴结肿大。少数病人可有脾大。

10. **眼** 约 15% 病人有眼底变化,如视网膜出血、视网膜渗出、视神经盘水肿等。重者可在数日内致盲。早期治疗,多数可逆转。

11. **其他** SLE 活动期病人可伴有继发性抗磷脂综合征(APS),主要表现为动脉和/或静脉血栓形成、习惯性自发性流产、血小板减少、血清抗磷脂抗体阳性等。约 30% 病人伴有继发性干燥综合征,表现为口干、眼干等。

(三) 辅助检查

1. **一般检查** 全血细胞减少、单纯性白细胞减少或血小板减少;血沉增快;C 反应蛋白升高;肝肾功能异常;蛋白尿、血尿及各种管型尿等。

2. **免疫学检查**

(1)抗核抗体谱:出现在 SLE 的有抗核抗体(ANA),抗双链 DNA(dsDNA)抗体、抗可提取核抗原(ENA)抗体谱等。① ANA 几乎见于所有的 SLE 病人,是目前 SLE 首选的筛查项目。但特异性低,结果阳性并不能作为 SLE 与其他结缔组织病的鉴别依据。② **抗 dsDNA 抗体是诊断 SLE 的标记抗体之一,多出现在 SLE 活动期**,抗体的滴度与疾病活动性密切相关,也与疾病的预后有关。③ **抗 ENA 抗体谱**是一组临床意义不同的抗体,包括抗 Sm 抗体、抗 RNP 抗体、抗 SSA(Ro)抗体、抗 SSB(La)抗体、抗 rRNP 抗体。其中,**抗 Sm 抗体是诊断 SLE 的标记性抗体之一**,**特异性 99%**,但敏感性低,且与病情活动性无关,主要用于早期或不典型病人的诊断与回顾性诊断。

(2)其他自身抗体:抗磷脂抗体(APL)、抗神经元抗体、抗组织细胞抗体(如抗中性粒细胞胞质抗体 ANCA)、类风湿因子(RF)等。

3. **补体** 目前常用的有总补体(CH50)、C3 和 C4 的检测。补体低下,尤其是 C3 低下常提示 SLE 活动。C4 低下除表示 SLE 活动外,尚可能是 SLE 易感性(C4 缺乏)的表现。

4. **肾活检病理** 对狼疮性肾炎的诊断、治疗和预后评估均有价值,尤其对指导狼疮性肾炎的治疗意义重大。

5. **影像学检查** X 线、超声心动图、CT 及 MRI 检查,有利于早期发现肺部浸润病变、心血管病变及出血性脑病等。

(四) 治疗要点

SLE 目前尚不能根治,治疗要个体化,但经合理治疗后可以达到长期缓解。治疗原则是急性期积极用药诱导缓解,尽快控制病情活动;病情缓解后,给予维持性缓解治疗,保护重要脏器功能并减少药物副作用。治疗时应根据病情严重程度来选择合适的方法,常用药物有:糖皮质激素、免疫抑制剂、抗疟药、中药等。其中,糖皮质激素加免疫抑制剂仍然是主要的治疗方案。

(五) 心理 - 社会状况

病人多为育龄女性,由于疾病造成容颜改变,易产生自卑感,身体痛苦也影响到病人的社交活动,从而产生焦虑、绝望、恐惧等不良心理反应,甚至有自杀倾向。评估病人及家属对疾病的认识及对保健知识的掌握程度,评估家属、社会对病人的支持程度。

边学边练

实训 26　系统性红斑狼疮病人的护理

【常见护理诊断 / 合作性问题】

1. 皮肤完整性受损 与疾病所致的血管炎症性反应等因素有关。

2. 慢性疼痛:关节痛 与自身免疫反应有关。

3. 口腔黏膜受损 与自身免疫反应、长期使用激素等因素有关。

4. 焦虑 与病情反复发作、面貌毁损及多脏器功能损害有关。

5. 潜在并发症:慢性肾衰竭。

6. 知识缺乏:缺乏疾病知识和自我保健知识。

【护理计划】

(一) 皮肤完整性受损

1. 护理目标 病人能自觉避免各种加重皮肤损害的因素,疼痛程度减轻或消失,皮损面积逐渐缩小或愈合。

2. 护理措施 除参见本章第一节"概述"中"皮肤损害"的护理外,遵医嘱应用以下药物。

(1)**糖皮质激素:是目前治疗 SLE 首选药物,可显著抑制炎症反应,抑制抗原抗体的作用。**

1)常用药物及其用法:在诱导缓解期,根据病情泼尼松剂量为每日 0.5~1mg/kg 口服,4~6 周病情好转后缓慢逐渐减量。如果病情允许,以 <10mg/d 的小剂量长期维持。对病情突然恶化的狼疮性肾炎、严重中枢神经系统病变者,则采用大剂量短期冲击疗法,可用甲泼尼龙 500~1 000mg,每天 1 次静脉滴注,连用 3~5d 为 1 疗程,如病情需要,1~2 周后可重复使用,能很快控制病情,达到诱导缓解的目的。

2)不良反应及用药注意事项:糖皮质激素能够迅速缓解症状,但可能引起继发感染、无菌性骨坏死等;长期服用可引起医源性库欣综合征,加重或引起消化性溃疡、骨质疏松,可诱发精神失常。服药期间应密切观察病情;定期测量血压、血糖及尿糖等;给予低盐、高蛋白、钾钙丰富食物,必要时补充钙剂和维生素 D;做好皮肤和口腔黏膜的护理;注意病人情绪变化;**强调遵医嘱服药的必要性,不能自行停药或减量过快,以免引起"反跳"现象。**

(2)免疫抑制剂:此类药物通过不同途径产生免疫抑制作用,和激素联合应用可更好地控制 SLE 活动,保护重要脏器功能,减少复发及减少激素的剂量。在有重要脏器受累的 SLE 病人中,诱导缓解期建议首选环磷酰胺(CTX)或霉酚酸酯(MMF)治疗,如无明显副作用,建议至少应用 6 个月以上。在维持治疗中,可根据病情选择 1、2 种免疫抑制剂长期维持。**目前认为抗疟药如羟氯喹应作为 SLE 的背景治疗,可在诱导缓解和维持治疗中长期应用。**此类药物口服后主要积聚在皮肤,能抑制 DNA 与抗 dsDNA 抗体相结合,具有控制 SLE 皮疹和抗光敏作用。**磷酸氯喹是治疗盘状红斑狼疮的主要药物。**常用免疫抑制剂见表 8-3。

表 8-3 常用免疫抑制剂用法及副作用

免疫抑制剂	用法	副作用及注意事项
环磷酰胺(CTX)	0.4g,每周 1 次;或 0.5~1.0g/m²,每 3~4 周 1 次;口服剂量为 1~2mg/(kg·d)	胃肠道反应、脱发、骨髓抑制(**尤其是血白细胞减少,用药后应定期检查血常规**)、肝功能损害、性腺抑制、致畸、**出血性膀胱炎(用药期间嘱病人多饮水,观察尿液颜色)**、远期致癌性等
霉酚酸酯(MMF)	1.5~2g/d	胃肠道反应、骨髓抑制、感染、致畸
环孢素 A(CsA)	3~5mg/(kg·d)	胃肠道反应、多毛、肝肾功能损害、高血压、高尿酸血症、高血钾

续表

免疫抑制剂	用法	副作用及注意事项
甲氨蝶呤（MTX）	10~15mg,每周1次	**胃肠道反应、口腔黏膜糜烂、肝功能损害、骨髓抑制、偶见肺纤维化**
他克莫司（FK506）	2~6mg/d	高血压、胃肠道反应、高尿酸血症、肝肾功能损害、高血钾
硫唑嘌呤（AZA）	50~100mg/d	骨髓抑制、胃肠道反应、肝功能损害
来氟米特（LEF）	10~20mg/d	腹泻、肝功能损害、皮疹、白细胞减少、脱发、致畸
羟氯喹（HCQ）	0.1~0.2g,每天2次	**眼底病变(如视网膜退行性变,用药后应定期检查眼底)、心肌损害(用药后需监测心脏功能)、胃肠道反应、神经损害,偶有肝功能损害**
雷公藤多苷（TII）	20mg,每日2次或3次	**性腺抑制(如女性停经、男性精子减少等)、胃肠道反应、骨髓抑制、肝肾功能损伤、皮损**

（3）其他药物:在病情危重或治疗困难病例,可根据临床情况选择静脉注射大剂量免疫球蛋白、血浆置换、干细胞移植等。另外,近年来生物制剂也逐渐应用于 SLE 的治疗,目前用于临床和临床试验的主要有贝利木单抗和利妥昔单抗。合并抗磷脂综合征者,需根据抗磷脂抗体滴度和临床情况,应用阿司匹林或华法林抗血小板、抗凝治疗。对于反复血栓病人,可能需长期或终身抗凝。

（二）慢性疼痛:关节痛

1. 护理目标　病人疼痛程度减轻或消失。

2. 护理措施　参见本章第一节"概述"中"关节疼痛与肿胀"的护理。

（三）口腔黏膜受损

1. 护理目标　能自觉配合口腔护理,保持口腔清洁,口腔溃疡逐渐愈合。

2. 护理措施

（1）饮食:给予高热量、高蛋白、高维生素、易消化的食物。少食多餐,宜软食。**忌食芹菜、香菜、无花果、蘑菇、烟熏食物及辛辣食物**,以减少刺激,促进组织愈合。

（2）保护口腔:①注意保持口腔清洁及黏膜完整。有口腔黏膜受损时,**每天晨起、睡前和进餐前后用漱口液漱口**;②有口腔溃疡者,在漱口后用中药冰硼散或锡类散涂敷溃疡部,可促进愈合;③有细菌感染者,用1:5 000呋喃西林液漱口,局部涂以碘甘油;④**有真菌感染者,用1%~4%碳酸氢钠液漱口**,或用2.5%制霉菌素甘油涂敷患处。

（四）焦虑

1. 护理目标　能接受患病的事实,情绪稳定,积极配合治疗和护理。

2. 护理措施

（1）心理疏导:鼓励病人说出自身感受,与病人沟通、分析焦虑原因,告知不同程度焦虑对治疗效果的影响,介绍成功案例,帮助病人树立治疗信心;鼓励脱发者戴假发,增强自尊心;教会病人及家属采取缓解焦虑的方法,如音乐疗法、放松训练、指导式想象、按摩等;鼓励家属理解、支持和关心病人,给予情感支持。

（2）病情观察及安全保护:观察病人的精神状态是否正常,发现情绪不稳定、精神障碍或意识模糊者,应做好安全防护和急救准备,防止发生自伤和意外受伤等。

(五) 潜在并发症:慢性肾衰竭

1. 护理目标　能遵守饮食限制的要求,避免各种加重肾损害的因素。

2. 护理措施

(1)休息:急性活动期应卧床休息,以减少消耗,保护脏器功能,预防并发症发生。避免劳累、感染等诱发因素。

(2)营养支持:肾功能不全者给予低盐、低优质蛋白饮食,限制水钠的摄入,记录24h出入液量;意识障碍者,鼻饲流质饮食,必要时遵医嘱静脉补充营养。

(3)病情监测:监测生命体征、体重及腹围,严密观察水肿的程度、尿量、尿色及尿液检查结果的变化,监测血清电解质、血肌酐、血尿素氮等指标变化。

(六) 健康教育

1. 疾病知识指导　对病人及家属进行疾病相关知识教育尤其重要。解释本病若能及时正确有效治疗,病情可以长期缓解,过正常生活。**嘱家属给予病人精神支持和生活照顾,以维持其良好的心理状态。**在疾病的缓解期,病人可逐步增加活动,参加社会活动和日常工作,注意劳逸结合,避免过度劳累。

2. 生活方式指导　**指导病人避免一切可能诱发或加重病情的因素,如日晒、妊娠、分娩、口服避孕药及手术等。**为避免日晒和寒冷的刺激,外出时可戴宽边帽子,穿长袖上衣及长裤。需要洗涤时宜用温水,勿用冷水洗手、洗脚。避免各种预防接种。育龄期妇女应避孕,特别是活动期且伴有心、肺、肾功能不全者。注重个人卫生及皮损处局部清洁,不滥用外用药或化妆品,宜用温水洗脸,选用偏酸或中性肥皂,切忌挤压、抓搔皮疹或皮损部位,预防皮损加重或发生感染。

3. 用药指导　坚持严格按医嘱治疗,不可擅自改变药物剂量或突然停药,保证治疗计划得到落实。应向病人详细介绍所用药物的名称、剂量、给药时间和方法等,并教会其观察药物疗效和不良反应,细心观察疾病变化,定期复诊。

扫一扫,
看总结

> ### 📖 知识拓展
>
> #### SLE 与妊娠
>
> 　　病情处于缓解期达半年以上者,没有中枢神经系统、肾脏或其他脏器严重损害,口服泼尼松剂量 <15mg/d,一般能安全地妊娠,并分娩出正常婴儿。非缓解期的 SLE 病人容易出现流产、早产和死胎,发生率约 30%,故应避孕。大多数免疫抑制剂在妊娠前 3 个月至妊娠期应用均可能影响胎儿的生长发育,故必须停用半年以上方能妊娠。但目前认为羟氯喹和硫唑嘌呤对妊娠影响相对较小,尤其是羟氯喹可全程使用。妊娠可诱发 SLE 活动,特别在妊娠早期和产后 6 周内。激素通过胎盘时被灭活(但是地塞米松和倍他米松例外),孕晚期应用对胎儿影响小,妊娠时及产后可按病情需要给予激素治疗。应用免疫抑制剂及大剂量激素者产后避免哺乳。

系统性红斑
狼疮重点及
难点串讲
(微课)

【护理评价】

　　病人能否自觉避免各种加重皮肤损害的因素;疼痛程度是否减轻或消失,皮损面积是否逐渐缩小或愈合;能否自觉配合口腔护理,能保持口腔清洁,口腔溃疡能否逐渐愈合;能否接受患病的事实,情绪稳定,主动配合治疗;能否遵守饮食限制的要求,能否避免各种加重肾损害的因素;能否说出对本病的防护及保健知识。

扫一扫,
测一测

(李　赟)

第三节 类风湿关节炎病人的护理

导入情景

刘女士,42岁,2年前无明显诱因、反复出现双手指指间关节肿痛,寒冷季节加重。近2d来,关节疼痛加重,来院就诊。护理体检:双手近端指间关节明显梭形肿胀,活动受限,有压痛;肘关节鹰嘴附近触及花生大小结节,质地坚硬,无压痛。辅助检查:血沉65mm/h,ANA(-),RF(+)。初步诊断为"类风湿关节炎",入院治疗。

工作任务:

1. 指导病人正确护理受损关节。

2. 病情缓解期,指导病人进行关节功能训练。

类风湿关节炎(rheumatoid arthritis,RA)是一种以侵蚀性、对称性多关节炎为主要特征的慢性、**全身性自身免疫性疾病**。本病呈全球性分布,是造成人类丧失劳动力和致残的主要原因之一。我国的患病率为0.32%~0.36%,较世界平均水平(0.5%~1%)略低。类风湿关节炎可发生于任何年龄,其中80%发病于35~50岁,**女性病人约为男性病人的2~3倍**。

免疫紊乱是类风湿关节炎主要的发病机制。活化的CD4+T细胞和MHC-Ⅱ型阳性的抗原提呈细胞(APC)浸润关节滑膜。关节滑膜组织的某些特殊成分或体内产生的内源性物质也可能作为自身抗原被APC提呈给活化的CD4+T细胞,启动特异性免疫应答,导致相应的关节炎症状。此外,活化的B细胞、巨噬细胞及滑膜成纤维细胞等作为抗原提呈及自身抗体来源细胞,在本病滑膜炎症性病变的发生及演化中发挥了重要作用。

知识拓展

类风湿关节炎的病理改变

类风湿关节炎的基本病理改变是滑膜炎。急性期表现为渗出和细胞浸润。滑膜下层小血管扩张,内皮细胞肿胀,细胞间隙增大,间质有水肿和中性粒细胞浸润。病变进入慢性期,滑膜变得肥厚,形成许多绒毛样突起,突向关节腔内或侵入到软骨和软骨下的骨质。绒毛又名血管翳,有很强的破坏性,是造成关节破坏、畸形、功能障碍的病理基础。血管炎可发生在类风湿关节炎病人关节外的任何组织。它累及中、小动脉和/或静脉,管壁有淋巴细胞浸润、纤维素沉着,内膜有增生,导致血管腔的狭窄或堵塞。类风湿结节是血管炎的一种表现,常见于关节伸侧受压部位的皮下组织,也可发生于任何内脏器官。结节中心为纤维素样坏死组织,周围有上皮样细胞浸润,排列成环状,外被以肉芽组织。

【护理评估】

(一) 健康史

RA病因尚不清楚,可能与遗传、感染、环境等多种因素有关。

1. **感染** 目前尚未证实有导致本病的直接感染因子,但临床及实验研究资料均表明,某些细菌、支原体、病毒、原虫等感染与 RA 关系密切。一般认为微生物感染是类风湿关节炎的诱发或启动因素,可致易感者或有遗传背景者发病。

2. **遗传因素** 流行病学调查显示,类风湿关节炎的发病与遗传因素密切相关。家系调查显示,类风湿关节炎现症者的一级亲属患类风湿关节炎的概率为11%。对孪生子的调查结果显示,单卵双生子同患类风湿关节炎的概率为12%~30%,而双卵双生子同患类风湿关节炎的概率仅为4%。大量研究发现 *HLA-DRB1* 等位基因突变与类风湿关节炎发病有关。

评估时详细询问病人与类风湿关节炎有关的病因,以及家族中有无类似病人。了解有无**诱发因素**,如工作或居住环境情况(**阴暗、寒冷、潮湿等**)、**营养不良和过度劳累、不良心理状况等**。

(二) 临床表现

60%~70% 类风湿关节炎病人起病隐匿,在明显的关节症状出现前,可有数周的低热、乏力、肌肉酸痛、体重下降等症状。少数病人急性起病,数日内便出现典型的关节症状。

1. **关节表现** 主要侵犯四肢周围小关节,以腕关节、近端指间关节、掌指关节最常见,其次是趾、膝、踝、肘、肩等关节。**典型表现为多关节、对称性损害**,且随病情进展,受累关节逐渐增多。病情发展和转归因个体差异性而有较大不同。其主要表现有:

(1) **晨僵**:95% 以上的病人可出现晨僵,活动后可减轻。持续时间大于 1h 者意义较大。**晨僵常作为观察本病活动的指标之一**,但主观性强。可见于多种关节炎,但类风湿关节炎最突出。

(2) **关节痛与压痛**:关节痛是最早出现的症状,初期可以是单一关节或呈游走性多关节肿痛,呈**对称性、持续性**,时轻时重,伴有压痛。部分受累关节皮肤出现褐色色素沉着。

(3) **肿胀**:凡受累的关节均可发生肿胀,因关节腔内积液和关节周围软组织炎症引起,多呈对称性。其中,**指间关节呈梭形肿胀是类风湿关节炎的特征**(图 8-1)。

(4) **畸形**:病变晚期出现,由于软骨、软骨下骨质结构破坏,造成关节纤维性或骨性强直,又因关节周围肌肉的萎缩、痉挛而使畸形更加严重,如**手指的尺侧偏斜畸形**(图 8-2)、典型的"天鹅颈样"畸形(图 8-3)及"纽扣花样"畸形(图 8-4)。

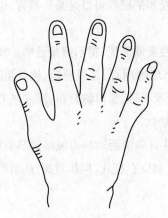

图 8-1 类风湿关节炎梭状指

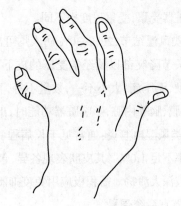

图 8-2 类风湿关节炎手指呈尺
侧偏向畸形

(5) **特殊关节症状**:①颈椎的可动小关节及周围腱鞘受累,出现颈痛、活动受限,有时甚至因颈椎半脱位而出现脊髓压迫。②肩、髋关节周围有较多肌腱等软组织包围,很难发现肿胀,常出现局部疼痛和活动受限,髋关节受累往往表现为臀部和下腰部疼痛。③ 1/4 的类风湿关节炎病人出现颞颌关节受累症状,早期表现为讲话或咀嚼时疼痛加重,严重者张口受限。

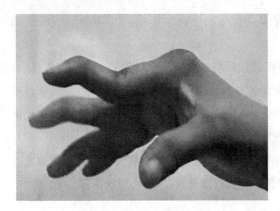
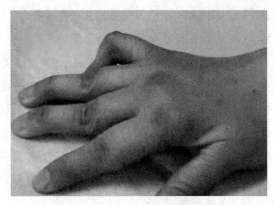

图 8-3 "天鹅颈样"畸形　　　　　　　　　　图 8-4 "纽扣花样"畸形

(6)功能障碍:关节肿痛、结构破坏和畸形都会引起关节的功能障碍。严重者,病人生活不能自理。

📖 **知识拓展**

类风湿关节炎关节功能障碍分级

美国风湿病学会(ACR)根据类风湿关节炎影响生活的程度,将关节功能障碍分为 4 级。

Ⅰ级:能照常进行日常生活和各项工作;Ⅱ级:可进行一般的日常生活和某种职业工作,但参与其他项目活动受限;Ⅲ级:可进行一般的日常生活,但参与某种职业工作或其他项目活动受限;Ⅳ级:日常生活的自理和参与工作的能力均受限。

据统计,目前类风湿关节炎病人中,关节功能在Ⅰ级者占 15%,Ⅱ级者占 40%,Ⅲ级者占 30%,Ⅳ级者占 15%。

---

2. 关节外表现　类风湿关节炎病人的表现有个体差异,受累的脏器可以是某一器官,也可同时有多个脏器受累,受累程度也不同。

(1)**类风湿结节**:20%~30% 病人均可出现,**是本病的特异性皮肤表现**,**提示病情活动**。浅部结节多位于关节隆突部以及经常受压的皮下,如前臂伸面、肘关节鹰嘴附近、足跟腱鞘、枕后粗隆等处。结节质硬、无压痛,大小不一,数量不等,直径约数毫米至数厘米不等,呈对称分布;深部结节出现在心包、胸膜、脑等内脏,影响脏器功能时,出现该脏器功能受损症状。

(2)类风湿血管炎:通常见于长病程、血清类风湿因子阳性且病情活动的类风湿关节炎病人,整体发病率不足 1.0%。其皮肤表现各异,包括瘀点、紫癜、指(趾)坏疽、梗死、网状青斑,病情严重者可出现下肢深大溃疡。需积极应用免疫抑制剂治疗。

(3)器官系统受累

1)呼吸系统:侵犯肺部可出现胸膜炎、肺间质性病变及肺动脉高压等;尘肺病人合并类风湿关节炎时易出现大量肺结节,称之为 Caplan 综合征,也称类风湿性尘肺病。

2)循环系统:心包炎最常见,但少有症状,可通过超声心动图检查发现。

3)神经系统:神经受压是类风湿关节炎病人出现神经系统病变的常见原因,如正中神经在腕关节处受压而出现腕管综合征;脊髓受压表现为渐起的双手感觉异常和力量的减弱,腱反射多亢进,病理反射阳性。

4)血液系统:类风湿关节炎病人的贫血多为正细胞正色素性贫血;当类风湿关节炎病人伴有脾大、中性粒细胞减少,甚至出现贫血和血小板减少时,称为 Felty 综合征。

(4)其他:30%~40% 病人在病程的各个时期均可出现干燥综合征,表现为口干、眼干。类风湿关节炎很少累及肾脏,长期类风湿关节炎偶见轻微膜性肾病、肾小球肾炎、肾内小血管炎以及肾淀粉样变等。

(三) 辅助检查

1. 血液检查　有轻至中度贫血。白细胞计数及分类多正常。活动期病人血小板计数增多。**活动期可有血沉(ESR)增快、C 反应蛋白(CRP)升高。**

2. 免疫学检查

(1)类风湿因子(RF):是一种自身抗体。临床上主要检测 IgM 型 RF,可见于 70% 的类风湿关节炎病人血清中,**其滴度与本病的活动性和严重性成正比。**但类风湿关节炎也出现在除本病以外的多种疾病中。因此,RF 检查不是类风湿关节炎的特异性诊断指标。

(2)抗角蛋白抗体谱:包括抗核周因子抗体(APF)、抗角蛋白抗体(AKA)、抗聚丝蛋白抗体(AFA)和抗环状瓜氨酸肽(CCP)抗体等。其中,抗 CCP 抗体在此抗体谱中对类风湿关节炎有较其他抗体更高的灵敏度和特异度,在临床普遍应用,并被纳入 2010 年美国风湿病学会(ACR)新的类风湿关节炎分类评分标准中。这些抗体均有助于早期诊断类风湿关节炎,尤其是血清 RF 阴性、临床症状不典型的病人。

(3)免疫复合物和补体:70% 的类风湿关节炎病人血清中可检出不同类型的免疫复合物,尤其是活动期和急性期病人。活动期和急性期病人的血清补体均升高,少数有血管炎的病人可出现低补体血症。

3. 关节滑液检查　正常人的关节腔内滑液不超过 3.5ml。关节炎症时滑液量增多,呈淡黄色透明、黏稠状,滑液中白细胞明显增多,且中性粒细胞占优势。

4. 关节影像学检查　**双手、腕关节以及其他受累关节的 X 线片对类风湿关节炎诊断、关节病变分期、病变演变的监测均很重要。**关节 MRI 对早期诊断极有意义,可以显示关节软组织病变、滑膜水肿、增生和血管翳形成,以及骨髓水肿等,较 X 线更敏感。关节超声能够清晰显示关节腔、关节滑膜、滑囊、关节腔积液、关节软骨厚度及形态等,能够反映滑膜增生情况,亦可指导关节穿刺及治疗。

📖 **知识拓展**

类风湿关节炎手指和腕关节 X 线病变分期

Ⅰ期:可见关节周围软组织的肿胀阴影,关节端骨质疏松。

Ⅱ期:关节间隙变狭窄。

Ⅲ期:关节面呈虫蚀样改变。

Ⅳ期:关节半脱位、关节破坏后的纤维性和骨性强直。

---

5. 其他检查　关节镜在诊疗方面均有价值;类风湿结节活检中其典型的病理改变有助于诊断本病。

(四) 治疗要点

目前临床上缺乏根治及预防本病的有效措施。治疗目的是减轻关节肿痛及缓解关节外症状,延缓病情发展,防止和减少关节破坏,保持受累关节功能,促进已破坏关节骨的最大限度修复,提高病人生活质量。治疗措施有一般治疗、药物治疗、外科手术治疗等,其中以药物治疗最为重要。

(五)心理 - 社会状况

本病是一种慢性疾病,反复发作,活动功能受限,给日常生活、工作和社交带来诸多不便。且无特效药物,病情反复,甚至致残,病人容易失去对治疗和生活的信心,产生悲观、颓废的不良心理状态。评估家属对疾病认识、对病人治疗的经济支持,以及给予情感支持的程度等。

【常见护理诊断 / 合作性问题】

1. 有废用综合征的危险　与关节疼痛、畸形引起功能障碍有关。

2. 悲伤　与疾病久治不愈、关节可能致残而影响生活质量有关。

3. 慢性疼痛:关节痛　与关节炎性反应有关。

4. 知识缺乏:缺乏疾病知识和自我保健知识。

【护理措施】

(一)有废用综合征的危险

1. 休息与体位　协助病人采取舒适体位,必要时给予石膏托、小夹板固定。限制受累关节活动,保持关节功能位,防止关节畸形和肌肉萎缩,如双手掌可握小卷轴,维持指关节伸展;髋关节两侧放置靠垫,预防髋关节外旋;膝下放平枕,使膝关节保持伸直位;足下放置足踏板,避免垂足等。

2. 缓解晨僵　鼓励病人晨起后行温水裕,或用热水浸泡僵硬的关节,然后活动关节。**夜间睡眠戴弹力手套保暖,可减轻晨僵程度**。其他护理措施参见本章第一节"概述"中"关节僵硬与活动受限"的护理。

3. 预防关节失用　在症状基本控制后,护士应指导病人进行患侧肢体关节运动锻炼,从被动运动向主动运动过渡,循序渐进,做肢体屈伸、手部抓握、提举、搓揉等活动,强度逐步提高,以病人能耐受为度。可配合理疗、按摩,以增加局部血液循环、松弛肌肉、活络关节,防止关节失用。

4. 病情观察及预防并发症　参见本章第一节"概述"中"关节僵硬与活动受限"的护理。

(二)悲伤

1. 心理疏导　病人因病情反复发作、顽固的关节疼痛、疗效不佳等原因,常表现出情绪低落、忧虑、孤独,对生活失去信心。护士要以和蔼的态度与病人进行沟通,恰当地给予疏导、解释和鼓励,提供合适的环境让病人表达悲哀和顾虑,尽量减少外界刺激,帮助病人认识到负面情绪不利于疾病的康复,长期的情绪低落会造成体内环境失衡,引起食欲不振、失眠等症状,反过来会加重病情。

2. 鼓励病人自我护理　与病人一起制订康复的重点目标,激发病人对家庭、社会的责任感,正确认识、对待疾病,积极与医护人员配合,争取得到好的治疗效果。鼓励病人积极参加娱乐活动和力所能及的社会工作,体现生存价值。对致残者,用成功案例鼓励其树立生活信念,鼓励其利用健康肢体,尽量做到生活自理。

3. 建立社会支持体系　嘱家属亲友给予病人支持和鼓励。亲人的关心会使病人情绪稳定,从而增强战胜疾病的信心。

(三)慢性疼痛:关节痛

护理措施除参见本章第一节"概述"中"关节疼痛与肿胀"的护理外,遵医嘱应用以下药物。

1. **非甾体抗炎药**(NSAIDs)　**非甾体抗炎药是类风湿关节炎非特异性治疗的首选药物**,具有抗炎、解热、镇痛作用,能缓解发热、关节肿痛和晨僵的症状。

(1) **常用药物**:有阿司匹林、吲哚美辛、布洛芬、萘普生等。

(2) **不良反应及用药注意事项**:**最主要的不良反应是胃肠道反应**,表现为消化不良、上腹痛、恶心、呕吐等,严重者可致糜烂出血性胃炎。因此,**应指导病人饭后服药**或遵医嘱同时服用胃黏膜保护剂、H_2 受体拮抗药等,可减轻损害;此外,此类药物可引起神经系统不良反应,如头痛、头晕、精神错乱等;长期使用还可出现肝肾毒性、抗凝作用以及皮疹等,故用药期间应严密观察有无不良反应,监测肝肾功能。**伴肾炎者禁用**。

2. 改善病情的抗风湿药(DMARDs) 改善病情的抗风湿药起效时间长,可作用于病程中的不同免疫成分,并有改善和延缓病情进展的作用,同时又有抗炎作用,多与 NSAIDs 联合应用。类风湿关节炎一经确诊,都应早期使用 DMARDs 药物,药物的选择和应用方案要根据病人病情活动性、严重性和进展而定,视病情可单用也可采用两种及以上 DMARDs 药物联合使用。

(1) 常用药物:甲氨蝶呤(MTX)、来氟米特、柳氮磺吡啶、羟氯喹和氯喹、金制剂、青霉胺、硫唑嘌呤、环孢素等。一般首选 MTX。金制剂和青霉胺现已很少使用。

(2) 不良反应及用药注意事项:抗风湿药可出现胃肠道反应、口腔溃疡、脱发、骨髓抑制、肝损害、肾毒性、出血性膀胱炎、性腺毒性等,故用药后应密切注意血象变化,监测肝、肾功能;加强口腔护理;鼓励多饮水,宜饭后服药;脱发者鼓励戴假发以增强自尊心。具体用药护理参见本章第二节"系统性红斑狼疮病人的护理"中"免疫抑制剂"的护理。

3. 糖皮质激素 糖皮质激素能迅速缓解症状,但不能控制疾病发展,停药后容易复发。长期用药可致药物依赖性而出现不良反应。故仅限于活动期、全身症状严重、关节炎明显而 NSAIDs 不能缓解者,或 DMARDs 未起效者。具体用药护理参见本章第二节"系统性红斑狼疮病人的护理"中"糖皮质激素"的护理。

4. 生物制剂靶向治疗 生物制剂靶向治疗是目前治疗类风湿关节炎快速发展的治疗方法,疗效显著。

(1) 常用生物制剂有:TNF-α 拮抗剂、IL-1 拮抗剂、IL-6 拮抗剂、CD20 单克隆抗体、细胞毒 T 细胞活化抗原 -4(CTLA-4)抗体等,还有多种新的生物制剂在研究中。目前使用最普遍的是 TNF-α 拮抗剂、IL-6 拮抗剂。

(2) 不良反应及用药注意事项:注射部位局部发生皮疹、感染,尤其是结核感染。有些生物制剂长期使用致淋巴系统肿瘤患病率增加。有关它们的长期疗效、疗程、停药复发和副作用还有待深入研究。

5. 中医疗法 现已有多种治疗类风湿关节炎的中药制剂,如雷公藤多苷、青藤碱、白芍总苷等。部分药物对缓解关节症状有较好作用,但需进一步研究证实。

(四) 健康教育

1. 疾病知识指导 帮助病人及家属了解疾病的性质、病程和治疗方案。嘱病人生活中应防风、防潮、防寒,注意保暖。不要淋雨,不穿湿衣、湿鞋、湿袜。夏天不要贪凉,空调不能直吹,不要暴饮冷饮。避免感染、过劳。强调休息和治疗性锻炼的重要性,养成良好的生活方式和习惯,在疾病缓解期每天有计划地进行锻炼,增强机体的抗病能力,保护关节功能,延缓功能损害的进程。

2. 用药指导与病情监测 指导病人用药方法和注意事项,遵医嘱用药,切勿自行停药、换药、增减药量,坚持规则治疗,减少复发。严密观察疗效及不良反应,定期检测血、尿常规及肝、肾功能等,一旦发现严重的不良反应,应立即停药并及时就医,病情复发时及早就医,以免重要脏器受损。

3. 自理能力训练 根据病人关节活动的受限程度,协助病人完成日常生活活动,将经常使用的物品放在病人容易触及的地方,鼓励病人从事自我照顾的活动。训练病人日常生活自理能力,如穿脱衣裤、鞋、袜、进餐、洗漱,行走、如厕及干家务等,以及作业治疗,如缝纫、绘画、雕刻等。必要时指导病人正确安全地使用各种辅助工具,如夹板、拐杖、助行器、支架及轮椅等,教会病人使用方法和注意事项,避免不必要的损伤。

(李 赟)

第九章　神经系统疾病病人的护理

 学习目标

1. 掌握神经系统疾病常见症状、体征和常见疾病的临床表现及护理措施。

2. 熟悉神经系统疾病常见症状、体征的护理诊断和常见疾病的概念、护理诊断及辅助检查。

3. 了解神经系统疾病常见症状、体征的护理目标和护理评价；了解常见疾病的治疗要点、护理目标和护理评价；了解神经系统疾病常用诊疗技术的选择。

4. 学会应用护理程序对神经系统常见疾病实施整体护理。

5. 具有关心、爱护、尊重病人的职业素质及团队协作精神。培养学生理论联系实际的能力。

　　神经系统疾病是指神经系统和骨骼肌由于感染、血管病变、变性、肿瘤、外伤、中毒、免疫障碍、遗传、先天发育异常、营养缺陷、代谢障碍等引起的疾病。神经系统疾病起病急、病情重、症状复杂广泛，是导致人类死亡和残障的主要原因之一，严重威胁人的生存和生命质量。据统计，在我国城市居民主要疾病死因前十位中，脑血管病位居第二。随着人们生活方式和环境的改变，神经系统疾病的发病也出现了相应的变化，不仅有年轻化的趋势，而且还面临着更多的医疗、社会等问题亟待解决，这给医疗护理工作也带来了新的挑战。因此，护士应重视健康教育，使病人和家属了解疾病知识，改变不良的生活方式，避免各种诱因，如预防各种中毒、提倡戒烟、合理饮食、控制高血压、适量食盐等，做好遗传咨询工作，杜绝遗传病，从而避免或预防神经系统疾病的发生或复发。

第一节　概　述

090101

扫一扫，
自学汇

一、神经系统的结构与功能

　　神经系统(nervous system)由脑、脊髓及附于脑和脊髓的神经组成(图 9-1)，分为中枢神经系统和周围神经系统。中枢神经系统分析、综合体内外环境传来的信息，并使机体做出适当的反应；周围神经系统接受信息并传递神经冲动，它们相互配合，完成机体的统一整体活动，以保持机体与外环境的适应和内环境的稳定。

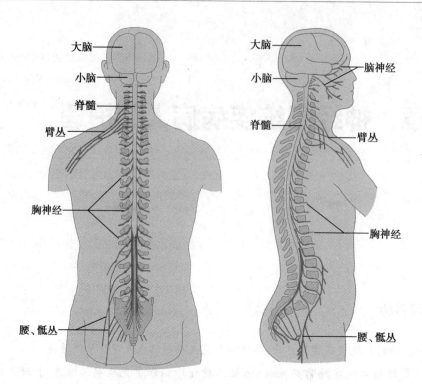

图 9-1　神经系统的区分

（一）神经系统的组织结构和常用术语

神经系统的基本组织是神经组织,神经组织由神经元和神经胶质组成。

1. 神经元　又称神经细胞,是神经系统结构和功能的基本单位。每个神经元由胞体、树突、轴突 3 部分组成(图 9-2)。树突为胞体本身向外伸出的树枝状突起,数量不等,一般较短,可反复分支,逐渐变细而终止。轴突是神经元的主要传导装置,它能将神经冲动的信号从其起始部传到末端。神经元可依据突起的数目分为假单极神经元、双极神经元和多极神经元,又可根据神经元的功能和传导方向将其分为**感觉神经元**(传入神经元)、**运动神经元**(传出神经元)和**联络神经元**。联络神经元是在中枢神经内位于感觉神经元和运动神经元之间的多极神经元,数量很多,占神经元总数的 99%,构成复杂的网络系统,以不同的方式对传入的信息进行贮存、整合和分析,并将其传到神经系统的其他部位。神经元较长的突起常被髓鞘和神经膜包裹构成**神经纤维**。依据有无髓鞘神经纤维分为有髓神经纤维和无髓神经纤维,其传导速度与髓鞘厚薄和神经纤维直径的大小成正比。

2. 神经胶质细胞　简称神经胶质,是中枢神经系统的间质或支持细胞,一般没有传递神经冲动的功能,其数量是神经元的 10~50 倍。神经胶质除了对神经元起保护、支持、营养和修复作用外,由于它有许多神经递质的受体和离子通道,因而对调节神经系统活动起着十分重要的作用。

3. 常用术语　在中枢神经系统,神经元胞体及其树突聚集部位称**灰质**;形态和功能相似的神经元胞体在脑组织深部聚集成团或柱称**神经核**。神经纤维在中枢神经系统聚集的部位称**白质**或**传导束**。位于大、小脑表面成层分布的灰质称**皮质**,而大、小脑的白质因被皮质包绕而位于深部称**髓质**。在周围神经系统,神经元胞体集聚成**神经节**,神经纤维称为**神经**。

4. 神经系统的活动方式　神经系统的主要功能在人体内起主导作用。一方面它控制与调节各器官、系统的活动,使人体成为一个统一的整体;另一方面通过神经系统的分析与综合,使机体对环境变化的刺激作出相应的反应,达到机体与环境的统一。神经系统在调节机体的活动中,对内、外环境的各种刺激作出适宜的反应,称为**反射**,它是神经系统活动的基本方式。反射的形态学基础是**反射弧**,由感受器、传入神经、中枢、传出神经和效应器组成。人类大脑的高度发展,使大脑皮质成为控制整个机体功能的最高级部位,并具有思维、意识等生理功能。

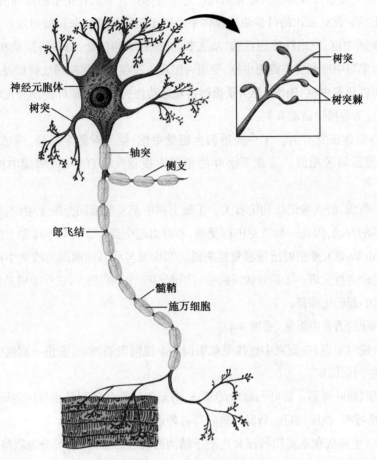

图 9-2 神经元模式图

(二) 中枢神经系统

中枢神经系统(central nervous system,CNS)由脑和脊髓组成,是反射活动的中心部位。

1. 脑 位于颅腔内,被颅骨、脑膜和脑脊液所保护。脑膜的最外层是硬脑膜,中间层称为蛛网膜,最里面的称软膜。蛛网膜和软膜之间的腔隙称蛛网膜下腔,内有各种动脉和大小不同的静脉,并含有脑脊液。**脑分为端脑、间脑、脑干(包括中脑、脑桥和延髓)和小脑**(图 9-3)。

(1)端脑:是脑的最高级部位,由左、右大脑半球借胼胝体连接而成。大脑半球表面的灰质称大脑皮质,深部的白质称髓质,埋在髓质内的灰质核团称基底核,大脑半球内的腔隙称侧脑室。**每侧大脑半球控制对侧身体相应的功能。**

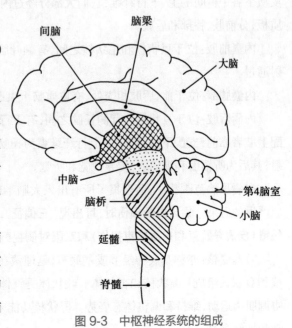

图 9-3 中枢神经系统的组成

1)大脑皮质:大脑皮质是脑最重要的部分,是高级神经活动的物质基础。分为额叶、顶叶、颞叶、枕叶和岛叶。

额叶:占大脑半球表面的前1/3,主要与随意运动、精神活动及语言功能有关。①**中央前回为躯体运动中枢**,支配对侧半身骨骼肌的随意运动。身体各部位代表区在中枢的排列由上向下呈"倒人状",但头部是正的。此处发出的纤维组成锥体束至脑干躯体运动核和脊髓前角。②中央前回前方是锥体外系的皮质中枢,发出纤维到丘脑、基底节、红核和小脑等处,与共济运动和姿势调节有关。③额中回后部为书写中枢和皮质侧视中枢,受损时出现失写症或两眼向病灶侧凝视。④优势半球额下回后部为**运动性语言中枢(Broca区),受损时出现运动性失语**。⑤额叶前部与记忆、判断、抽象思维、情感和冲动行为等精神活动有关。

顶叶主要与躯体感觉有关。①**中央后回为感觉中枢**,接受对侧半身浅、深感觉的传入冲动,身体各部定位与运动区相似。②顶下小叶的角回为视觉性语言中枢(阅读中枢),受损出现失读症。

颞叶主要与听觉、语言和记忆功能有关。①颞上回中部及颞横回为听觉中枢,每侧的听觉中枢都接受来自两耳的冲动,因此一侧听觉中枢受损,不致引起全聋。②优势半球颞上回后部为**感觉性语言中枢(Wernicke区),受损时出现感觉性失语**。③钩回与海马回前部为嗅觉中枢,颞叶中、下回后部损害时引起命名性失语。④颞叶钩回病变可引起幻嗅、幻味、舐舌,或作咀嚼动作,称颞叶癫痫,双侧颞叶损害时引起记忆障碍。

左侧大脑半球的语言中枢见(彩图9-4)。

枕叶主要为视觉中枢,一侧视中枢接受双眼同侧半视网膜的冲动,损伤一侧视中枢可引起双眼对侧视野偏盲,称同向偏盲。

岛叶被额、顶、颞叶掩盖。岛叶与颞叶的海马、海马旁回和齿状回及扣带回共同构成边缘叶,主管内脏活动,包括呼吸、血压、瞳孔、胃肠和膀胱等各种内脏活动。

2)大脑髓质:主要由联系皮质各部和皮质下结构的神经纤维构成,可分为联络纤维(联系同侧半球内各部分皮质)、连合纤维(联系左右半球皮质)和投射纤维三类。投射纤维为连接大脑皮质与皮质下各中枢间的上、下行纤维,它们大部分经过内囊。内囊是位于丘脑、尾状核和豆状核之间的白质板,分前肢、膝部和后肢。

内囊前肢:位于豆状核和尾状核之间,有额叶脑桥束和丘脑背内侧核投射到前额叶的丘脑前辐射通过。

内囊膝部:位于前、后肢相交处,有皮质脑干束通过。

内囊后肢:位于豆状核与背侧丘脑之间,有下行纤维束为皮质脊髓束(中央前回至脊髓前角),支配上肢者靠前,支配下肢者靠后;上行纤维束为丘脑中央辐射(丘脑腹后核至中央后回)和丘脑后辐射;其后为听辐射和视辐射,传导视觉和听觉。

内囊虽然范围狭小,但聚集了所有出入大脑半球的纤维,故内囊受损时,即使病灶不大,也可造成严重的后果。临床**内囊损伤时,可出现"三偏征",即对侧偏身感觉丧失(丘脑中央辐射受损)、对侧偏瘫(皮质脊髓束和皮质核束损伤)和双眼对侧视野偏盲(视辐射受损)**。

3)基底核:亦称基底神经节或基底节,是埋藏在大脑白质深部的灰质核团,包括纹状体(由尾状核和豆状核组成)、屏状核和杏仁体。纹状体是锥体外系的重要组成部分,主要功能是调节肌张力,协调肌肉运动,维持和调整体态姿势。屏状核功能未明,杏仁体为边缘系统的皮质下中枢,与内脏活动和情绪有关。

4)侧脑室:左右各一,位于大脑半球内,延伸至半球的脑叶内,形状不规则,大小不一,腔内有脉络丛和脑脊液。

(2)间脑:位于端脑与中脑之间,大部分被大脑半球所覆盖。间脑中间有一窄腔为第三脑室,分隔间脑的左右部分。间脑可分为丘脑和下丘脑。丘脑为皮质下感觉中枢,是除嗅觉以外感觉的三级神经元所在地。

下丘脑的功能包括:

1)神经内分泌中心:下丘脑是脑控制内分泌的重要结构,通过与垂体的密切联系,将神经调节与激素调节融为一体。

2)自主神经的调节:下丘脑是调节交感与副交感活动的主要皮质下中枢。

3)体温调节:下丘脑通过启动产热及散热机制调节体温。

4)食物摄入调节:通过饱食中枢和摄食中枢调节摄食行为,受损可导致过度饮食或禁食,从而引起肥胖或消瘦。

5)接受来自视网膜的传入而调节昼夜节律。

6)情绪活动的调节。

(3)脑干:脑干是位于脊髓和间脑之间的较小部分,自上而下由中脑、脑桥和延髓3部分组成。延髓和脑桥的腹侧邻接枕骨的斜坡,背面与小脑相连。延髓、脑桥和小脑之间围成的室腔为第四脑室,向上通第三脑室,向下接脊髓的中央管。脑干表面附有第Ⅲ至第Ⅻ对脑神经根。

脑干的功能:

1)生命中枢:呼吸中枢和心血管中枢位于延髓。

2)传导功能:上行传导束将脊髓及周围的感觉传导至中枢,下行传导束将大脑皮质的兴奋经脑干传导至脊髓及神经支配的效应器官。

3)睡眠与觉醒的维持:脑干网状结构的激活与抑制的交替控制着觉醒与睡眠。

📖 **知识拓展**

脑干不同部位损伤的临床表现

1. 脑干病变大都出现交叉性感觉障碍及交叉性瘫痪,即病灶侧脑神经周围性瘫痪和对侧肢体中枢性瘫痪及感觉障碍。

2. 意识障碍,损伤脑干网状结构所致。

3. 去大脑强直:横断脑干后,网状结构易化区占优势,抑制区占弱势,致肌紧张亢进。

4. 呼吸循环功能严重障碍提示延髓受损。

---

(4)小脑:位于颅后窝,由双侧小脑半球和中部的小脑蚓构成。小脑半球下面的前内侧各有一突出部,称小脑扁桃体,紧邻延髓和枕骨大孔,当颅内压升高时,其易被挤压入枕骨大孔,形成枕骨大孔疝或称小脑扁桃体疝,压迫延髓,危及生命。

小脑的功能主要通过与脑干相接的小脑脚连接脊髓和大脑半球,调节下行运动通路的活动,共同完成调节肌张力、维持身体平衡、协调眼球运动等功能。小脑损伤可表现为共济失调、眼球震颤和意向性震颤,但不引起瘫痪。

2. 脊髓　脊髓位于椎管内,上端于枕骨大孔水平与脑干相连,下端以圆锥终止于L_1椎体下缘,并以终丝固定在骶管盲端。脊髓是中枢神经的低级部分,为四肢和躯干的初级反射中枢,正常脊髓的活动是在大脑的控制下完成的。

(1)脊髓的内部结构:脊髓由灰质和白质构成,灰质主要由神经细胞核团和部分胶质细胞组成,横切面上呈"H"形,居于脊髓中央,其中心有中央管;白质主要由上下行传导束及大量的胶质细胞组成,包绕在灰质的外周。

1)脊髓的灰质:主要可分为前部的前角和后部的后角。此外还包括中央管前后的灰质前联合和灰质后联合,合称中央灰质。前角主要参与躯干和四肢的运动支配;后角参与感觉信息的中转。此外,$C_8 \sim L_2$的侧角是脊髓交感神经中枢,支配血管、内脏及腺体的活动,$S_2 \sim S_4$侧角为脊髓副交感神经中枢,支配膀胱、直肠和性腺。

2)脊髓的白质:分为前索、侧索和后索。此外,灰质前联合前方有白质前联合,灰质后角基底部的灰白质相间的部分为网状结构。白质主要由上行(感觉)和下行(运动)传导束及大量的胶质细胞组成。

📖 知识拓展

脊髓的传导束

1. 上行传导束

(1)薄束和楔束:传导身体同侧的深感觉和皮肤的精细触觉。

(2)脊髓小脑束:与运动和姿势的调节有关。

(3)脊髓丘脑束:分为脊髓丘脑侧束(传导痛温觉)和脊髓丘脑前束(传导触压觉)。

2. 下行传导束

(1)皮质脊髓束:分皮质脊髓侧束和皮质脊髓前束,支配躯干和肢体的运动。

(2)红核脊髓束:支配屈肌的运动神经元,协调肢体运动。

(3)前庭脊髓束:调节身体的平衡。

(4)网状脊髓束:主要参与躯干和肢体近端肌肉运动的控制。

(5)顶盖脊髓束和内侧纵束:主要支配和协调头颈部的运动、视听反射,协调眼球的运动等。

---

(2)脊髓的主要功能

1)传导功能:一方面把外周的感觉如肌肉、关节和皮肤的痛觉、温度觉、触觉等传入大脑,另一方面将大脑皮质的兴奋性冲动经脊髓和脊神经传到效应器。

2)脊髓反射:当脊髓失去大脑的控制后,仍能自主完成一定低级反射功能,如牵张反射、屈曲反射、竖毛反射、膀胱排尿反射和直肠排便反射等。

(三) 周围神经系统

周围神经系统(peripheral nervous system,PNS)是指除中枢神经系统以外、分布于全身各处的神经结构和神经组织。根据其与中枢神经连接的部位分为**脊神经和脑神经**;据周围神经终末分布部位特点分为**躯体神经**(分布于皮肤和骨骼肌)和**内脏神经**(分布于体腔内脏器、全身心血管和腺体组织);据周围神经的功能分为**感觉神经**和**运动神经**。内脏运动神经对效应器活动的支配不受大脑意识的控制,故又称为**自主神经系统**或**植物神经系统**,其又分为**交感神经**和**副交感神经**。

1. 脑神经 是指与脑干、间脑和端脑相连的部分,由12对成对分布的神经组成。按出入脑的部位排列顺序前后,依次为嗅神经、视神经、动眼神经、滑车神经、三叉神经、展神经、面神经、位听神经、舌咽神经、迷走神经、副神经和舌下神经,其中第Ⅰ、Ⅱ对脑神经属于大脑和间脑的组成部分,其他 10 对脑神经均与脑干相互联系。其中第Ⅲ、Ⅳ对脑神经核在中脑,Ⅴ至Ⅷ对脑神经核在脑桥,第Ⅸ至Ⅻ对脑神经核在延髓,第Ⅺ对脑神经的一部分从颈髓发出。12 对脑神经除面神经核下部及舌下神经核只受对侧皮质脑干束支配外,其余脑神经核均受双侧支配。

2. 脊神经　是连接在脊髓上的神经,分布在躯干、腹侧面和四肢的肌肉中,主管颈部以下的感觉和运动。脊神经共 31 对,颈神经 8 对,胸神经 12 对,腰神经 5 对,骶神经 5 对,尾神经 1 对。

脊神经在皮肤的分布有明显的节段性,如 T_2 分布于胸骨角水平;T_4 分布于乳头平面;T_8 分布于肋弓下缘;T_{10} 分布于脐水平。这种分布规律为临床损伤节段的定位判断提供了重要依据。

3. 自主神经系统　自主神经系统又称内脏神经系统,是神经系统的一部分。按照分布部位的不同,自主神经可分为中枢部分和周围部分。中枢包括大脑皮质、下丘脑、脑干的副交感神经核及脊髓各节段侧角区,周围部分主要分布到内脏、心血管、平滑肌和腺体。内脏神经可分为运动神经和感觉神经。

(1)内脏运动神经:可分为交感神经及副交感神经两部分。交感神经兴奋能引起腹腔内脏及皮肤末梢血管收缩、心搏加强和加速、新陈代谢亢进、瞳孔散大、疲乏的肌肉工作能力增加等。交感神经的活动主要保证人体紧张状态时的生理需要。副交感神经的主要功能是使瞳孔缩小,心跳减慢,皮肤和内脏血管舒张,小支气管收缩,胃肠蠕动加强,括约肌松弛,唾液分泌增多等。副交感神经系统可保持身体在安静状态下的生理平衡。

(2)内脏感觉神经:人体内脏感觉神经与躯体感觉神经的不同之处如下所述。

1)痛阈较高:一般强度的刺激不引起主观感觉,但脏器活动较剧烈或极强烈的刺激可产生痛觉。

2)定位不确定:内脏痛往往呈弥散性,难以准确定位。

(四) 神经系统的传导通路

1. 感觉传导通路

(1)躯干和四肢的深感觉和精细触觉传导通路:该传导通路由 3 级神经元组成,第 1 级神经元为脊神经节内假单级神经元,传入神经经脊神经的后根进入脊髓后索的薄束和楔束,终止于延髓的薄束核和楔束核(第 2 级神经元)。由此二核发出的纤维向前绕过中央灰质的腹侧,在中线上与对侧的交叉,称丘系交叉,交叉后的纤维转折向上,称内侧丘系,最后止于背侧丘脑的腹后外侧核,第 3 级神经元的胞体在此,发出的纤维称丘脑中央辐射,经内囊后支主要投射至中央后回的中上部和中央旁小叶后方,部分投射至中央前回(彩图 9-5)。

(2)躯干和四肢痛温觉、粗略触觉和压觉传导通路:该传导通路的第 1 级神经元为脊神经节内的假单级神经元,传入神经经后根进入脊髓。传导痛温觉的纤维进入脊髓背外侧束,传导粗略触觉和压觉的纤维进入脊髓后索,它们在脊髓内终止于第 2 级神经元,由此级神经元发出的纤维上升 1、2个节段后,经白质前联合到对侧的外侧索和前索上行,组成脊髓丘脑侧束(传导痛温觉)和脊髓丘脑前束(传导粗略触觉和压觉)。脊髓丘脑束上行,终止于背侧丘脑的腹后外侧核,第 3 级神经元在此,发出的纤维称丘脑中央辐射,经内囊后支投射到中央后回中、上部和中央旁小叶后部(彩图 9-6)。

(3)头面部的痛温觉和触压觉传导通路:第 1 级神经元为三叉神经节(除外耳道和耳甲的皮肤感觉外)内的假单级神经元,中枢突触经三叉神经入脑桥,传导痛温觉的纤维入脑后下降为三叉神经脊束,止于三叉神经脊束核,传导触压觉的纤维止于三叉神经脑桥核。第 2 级神经元的胞体在三叉神经脊束核和脑桥核内,它们发出的纤维交叉到对侧,组成三叉丘系,止于背侧丘脑的腹后核内,第 3 级神经元的胞体在此,发出的纤维经内囊后支到中央后回下部。三叉丘系以上受损,则导致对侧头面部痛温觉和触压觉障碍;三叉丘系以下受损,则同侧头面部痛温觉和触压觉障碍。

2. 运动传导通路　运动传导通路由上运动神经元和下运动神经元两级神经元组成。上运动神经元为大脑皮质投射至脑神经、躯体神经或特殊内脏神经的传出神经元;下运动神经元是脊髓前角细胞、脑神经运动核及其发出的神经轴突。躯体传导通路主要为锥体系和锥体外系。

(1)锥体系:锥体系的上运动神经元位于端脑运动中枢的锥体细胞,它们的轴突共同组成锥体束,其中下行至脊髓的纤维束称**皮质脊髓束**;止于脑干内一般躯体和特殊内脏运动核的纤维束称**皮质核束**。锥体系中的皮质脊髓束与皮质核束见彩图 9-7。

1)皮质脊髓束:由中央前回上、中部和中央旁小叶前半部等处皮质的锥体细胞轴突集中而成,下行经内囊后支的前部至延髓锥体。在锥体下端,大部分的纤维交叉至对侧,形成**锥体交叉**。交叉后的纤维继续在对侧脊髓侧索内下行,称皮质脊髓侧束,沿途发出侧支,逐节终止于前角细胞,主要支配四肢肌。在延髓锥体,皮质脊髓束中小部分未交叉的纤维在通常脊髓前索内下行,称皮质脊髓前束,经白质前联合逐节交叉至对侧,终止于运动神经元,支配躯干和四肢骨骼肌的运动。皮质脊髓前束中有一部分纤维始终不交叉,止于同侧脊髓前角运动神经元,主要支配躯干肌。**躯干肌受两侧大脑皮质的支配,而上下肢肌只受对侧大脑皮质支配**。故一侧皮质脊髓束在锥体交叉前受损,主要引起对侧肢体瘫痪,躯干肌运动不受影响;在锥体交叉后受损,主要引起同侧肢体瘫痪。

2)皮质核束:皮质核束主要由中央前回下部锥体细胞的轴突集合而成,下行经内囊膝至大脑脚底中 3/5 的内侧部,由此向下陆续分出纤维,终止于脑神经运动核。**除面神经核下部分和舌下神经核只接受单侧(对侧)皮质核束支配为,其他脑神经运动核均接受双侧皮质核束的支配**。一侧上运动神经元受损,可产生对侧睑裂以下的面肌和对侧舌肌瘫痪,表现为病灶对侧鼻唇沟消失,口角低垂并向病灶侧偏斜,流涎,不能作鼓腮、露齿等动作,伸舌时舌尖偏向病灶对侧,称为**核上瘫**。一侧面神经核的神经元受损,可致病灶侧所有的面肌瘫痪,表现为额纹消失,眼不能闭,口角下垂,鼻唇沟消失等;一侧舌下神经核的神经元受损,可致病灶侧全部舌肌瘫痪,表现为伸舌时舌尖偏向病灶侧,两者均为下运动神经元损伤,统称为**核下瘫**。

(2)锥体外系:是指锥体系以外影响和控制躯体运动的所有传导通路,结构十分复杂,包括大脑皮质、纹状体、背侧丘脑、低丘脑、中脑顶盖、红核、黑质、脑桥核、前庭核、小脑和脑干网状结构等及它们的纤维联系。锥体外系经红核脊髓束或网状脊髓束等下行终止于脑神经运动核或脊髓前角细胞。人类锥体外系主要功能是调节肌张力、协调肌肉活动、维持体态姿势和习惯性动作。

锥体系和锥体外系在运动功能上是不可分割的一个整体,只有在锥体外系保持肌张力稳定协调的前提下,锥体系才能完成精确的随意运动。

二、神经系统疾病常见症状和体征的护理

神经系统疾病常见症状和体征包括运动障碍、感觉障碍、头痛、意识障碍、言语障碍等。

运 动 障 碍

运动系统由上运动神经元(锥体系统)、下运动神经元、锥体外系统和小脑组成。**运动是指骨骼肌的活动**,包括随意运动和不随意运动。随意运动指有意识、能随着自己的意志而执行的动作,由锥体系统及其所支配的下运动神经元来完成;不随意运动是不受意志控制而自发的动作,由锥体外系及小脑所控制。当运动系统中任何部位受损,都可引起运动障碍,如瘫痪、肌张力改变、不自主运动、共济失调等。

【护理评估】

（一）健康史

运动障碍主要见于神经系统的各种感染、脑血管病变、脑肿瘤、脑外伤、中毒性神经变性、脑先天畸形、神经脱髓鞘等病变，其他见于血糖、血脂代谢异常、营养缺陷、高血压、糖尿病等。

了解病人起病的缓急，运动障碍的性质、分布、程度及伴随症状；注意有无发热、抽搐或疼痛；询问过去有无类似发作病史。

（二）临床表现

1. 瘫痪（paralysis） 瘫痪指随意运动功能的减低或丧失，可分为神经源性、神经肌肉接头性及肌源性等类型。本节主要叙述神经源性瘫痪。

（1）瘫痪的性质：分为**上运动神经元性瘫痪及下运动神经元性瘫痪**（表 9-1）。随意运动系统包含两级运动神经元，上运动神经元位于大脑皮质中央前回，下运动神经元位于脑干神经核和脊髓前角，二者的联系纤维为锥体束。由上运动神经元及其发出的下行纤维病变所致的瘫痪称为上运动神经元性瘫痪，又称中枢性瘫痪、硬瘫或痉挛性瘫痪；由下运动神经元及其发出的神经纤维病变所致的瘫痪称为下运动神经元性瘫痪，又称周围性瘫痪、软瘫或弛缓性瘫痪。

表 9-1　上、下运动神经元性瘫痪的鉴别

鉴别点	上运动神经元性瘫痪	下运动神经元性瘫痪
瘫痪分布	以整个肢体为主	以肌群为主
肌张力	增高，呈痉挛性瘫痪	减低，呈弛缓性瘫痪
腱反射	增强	减低或消失
病理反射	阳性	阴性
肌萎缩	无或轻度失用性萎缩	明显
肌束颤动	无	常有
皮肤营养障碍	多无	常有
肌电图	神经传导正常，无失神经电位	神经传导异常，有失神经电位

（2）瘫痪的程度：**肌力为肌肉收缩的力量，常用来判断瘫痪的程度**。肌力的分级见表 9-2。按瘫痪的程度分为完全性瘫痪（肌力完全丧失）和不完全性瘫痪（肌力减弱）。

表 9-2　肌力的分级

分级	临床表现
0级	肌肉无任何收缩（完全瘫痪）
1级	肌肉可轻微收缩，但不能产生动作（不能活动关节）
2级	肌肉收缩可引起关节活动，但不能抵抗地心引力，即不能抬起
3级	肢体能抵抗重力离开床面，但不能抵抗阻力
4级	肢体能做抗阻力动作，但未达到正常
5级	正常肌力

（3）瘫痪的类型：根据损害的部位不同，瘫痪可分为如下类型（图 9-8）。

1) **单瘫**:单个肢体的运动不能或运动无力,多为一个上肢或一个下肢,病变部位在大脑半球、脊髓前角细胞、周围神经或肌肉等。

2) **偏瘫**:一侧面部和肢体瘫痪称为偏瘫。常伴有瘫痪侧肌张力增高、腱反射亢进和病理征阳性等体征,多见于一侧大脑半球病变,如内囊出血、大脑半球肿瘤、脑梗死等。

3) **交叉性瘫痪**:病变同侧面部周围性瘫痪和对侧上、下肢的中枢性瘫痪,称交叉瘫,常见于一侧脑干病变。

4) **截瘫**:双下肢瘫痪称截瘫,多见于脊髓胸腰段的炎症、外伤、肿瘤引起的脊髓横贯性损害。

5) **四肢瘫**:四肢不能运动或肌力减退称为四肢瘫,见于颈段脊髓病变和周围神经病变。

6) **局限性瘫痪**:某一神经根支配区或某些肌群无力称为局限性瘫痪,如单神经病变、局限性肌病、肌炎等所致的肌肉无力。

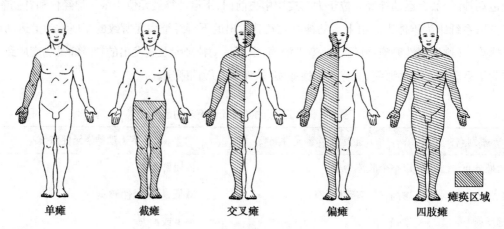

单瘫   截瘫   交叉瘫   偏瘫   四肢瘫   瘫痪区域

图 9-8 瘫痪的类型

2. **肌张力改变** 肌张力是指静息状态下肌肉的紧张度和被动运动时遇到的阻力。肌张力改变包括肌张力增高和肌张力降低。

(1)肌张力增高:表现为肌肉较硬,被动运动阻力增高,关节活动范围缩小。当锥体系病变时表现为痉挛性肌张力增高,称为折刀样肌张力增高。当锥体外系病变时表现为强直性肌张力增高,称为铅管样或齿轮样肌张力增高。

(2)肌张力减低:表现为肌肉松弛,被动运动阻力减低,关节活动范围扩大,临床多见于下运动神经元病变。

3. **不自主运动** 指在病人意识清醒的状态下,由**锥体外系统病变引起**的不受主观控制的异常运动。

(1)震颤:指主动肌与拮抗肌交替收缩引起的人体某一部分有节律的振荡运动。

1)静止性震颤:是指在安静和肌肉松弛情况下出现的震颤,表现为静止时出现,活动时减轻,睡眠时消失,手指有节律的抖动,每秒 4~6 次,呈"搓药丸样",严重时可发生于头、下颌、唇舌、前臂、下肢及足等部位。常见于帕金森病等。

2)动作性震颤

①姿势性震颤:在随意运动时不出现,当运动完成保持在某种姿势时才出现,肢体放松时消失,当肌肉紧张时又变得明显,以上肢为主。常见于慢性乙醇中毒、肝性脑病等。

②运动性震颤:又称意向性震颤,指在运动过程中出现,越接近目标则震颤越明显,多见于小脑病变。

(2) 舞蹈样运动:指面、舌、肢体、躯干等骨骼肌的不自主活动。表现为挤眉弄眼、努嘴、伸舌、转颈耸肩、肢体舞动与扭曲、步行时跌撞等无节律、不规则的运动,多伴有肌张力减低。随意运动或情绪激动时加重,安静时症状减轻,入睡后消失。见于风湿性舞蹈病和遗传性舞蹈病等。

(3) 手足徐动症:指肢体、手指缓慢交替进行的屈曲动作,肌张力忽高忽低,如腕过屈时手指过伸,前臂倾向旋前,之后缓慢交替为手指屈曲。拇指多屈至其他手指之下,然后其他手指逐个相继屈曲,故亦称为指划动作。见于新生儿窒息、核黄疸、肝豆状核变性等。

(4) 扭转痉挛:又称变形性肌张力障碍,其特点同手足徐动症,但系围绕躯干或肢体长轴的缓慢旋转性不自主运动,或表现为单纯头颈部的扭转。见于遗传病和肝豆状核变性等。

(5) 偏身投掷运动:指一侧肢体猛烈的投掷样不自主运动,运动幅度大,以肢体近端为重,系丘脑底核损害所致。

4. 共济失调 共济运动指在前庭、脊髓、小脑和锥体外系共同参与下完成的运动的协调和平衡。共济失调指由小脑、本体感觉及前庭功能障碍所导致的运动笨拙和不协调。根据病变部位不同,共济失调分为小脑性共济失调、大脑性共济失调、感觉性共济失调和前庭性共济失调。

(三) 心理 - 社会状况

因瘫痪、肌张力改变、不自主运动、共济失调等导致病人生活不能自理,继而出现烦躁、自卑、消极悲观的心理反应,进一步影响病人的日常生活活动,降低生活质量。病人家属因长期照顾病人易产生厌烦情绪,同时对疾病所带来的经济负担感到担忧。

【常见护理诊断 / 合作性问题】

1. 躯体活动障碍 与运动神经元及肌肉受损引起肢体瘫痪、肌张力改变、不自主运动、共济失调有关。

2. 有废用综合征的危险 与肢体瘫痪、僵硬、长期卧床 / 体位不当或异常运动模式有关。

【护理目标】

病人日常生活活动能力逐渐增强,不发生受伤、压疮、深静脉血栓形成、肢体挛缩畸形等并发症;能够适应进食、穿衣、沐浴或卫生自理缺陷的状态,能够接受护理人员的照顾,生活需要得到满足;能够配合运动训练。

【护理措施】

(一) 躯体活动障碍

1. 休息与体位 根据病人病情可选择仰卧、侧卧、半卧或高枕卧等卧姿,**准备数个大小及形状不同的软枕以支持不同的体位**。协助、指导病人经常更换体位,**偏瘫、截瘫病人一般每 2~3h 翻身1 次**。翻身时应避免拖、拉、推等粗鲁动作,保护好瘫肢关节,防止关节脱臼,**为急性期脑出血病人翻身时要避免牵动头部**;翻身后要按摩受压部位,防止压疮形成;当受压皮肤发红时可用 70% 乙醇或温水轻揉,涂 3.5% 安息香酊;已发生压疮者应局部换药,加强全身营养,以促进愈合。

(1) 患侧卧位:**是躯体活动障碍病人最重要的体位**。肩关节向前伸展并外旋,肘关节伸展,前臂旋前,手掌向上放在最高处,患腿伸展,膝关节轻度屈曲。

(2) 健侧卧位:患侧上肢向前伸放于枕头上,患侧下肢屈曲垫小枕,健侧下肢伸直,背部垫小枕。

(3) 仰卧位:为过渡性体位,尽量少用。上肢伸展、略高或与躯体水平,肩部及髋关节下垫小枕,手伸展或呈敬礼位。

2. 安全护理 重点防止病人坠床和跌倒,确保安全。床铺高度适中,应用保护性床栏;将日常用品和呼叫器置于病人健侧手可及之处,方便随时取用;协助病人洗漱、进食、如厕、穿脱衣服等;指导病人学会使用便器,保持大小便通畅和会阴部清洁;走廊、厕所等处安装扶手,方便病人起坐、扶行;保持地面平整、干燥、防滑;肌力下降者避免自行打开水或用热水瓶倒水,防止发生烫伤;行走不稳者,选用合适的辅助工具或有家属陪伴,防止受伤。

3. 心理疏导 为病人提供疾病、治疗及预后的相关信息;关心、尊重病人,多与病人交流,鼓励病人表达自己的感受;鼓励病人正确对待疾病,消除忧郁、恐惧心理或悲观情绪,摆脱对他人的依赖心理;避免任何刺激和伤害病人自尊的言行,正确对待康复训练过程中病人的表现,如注意力不集中、缺乏主动性、情感活动难以自制等现象,鼓励病人克服困难,增强自我照顾的能力与信心。

4. 病情观察 监测病人运动是否改变;观察病人的皮肤有无破损;警惕发生并发症。

5. 功能训练 急性期病情稳定后,与病人和家属共同制订功能训练计划,尽早做肢体按摩及被动运动,促进神经功能的恢复,改善局部血液循环和营养状况,同时还对大脑形成反馈刺激,有效防止肌肉萎缩和关节挛缩。

(1)功能训练的原则:被动运动与主动运动相结合;床上运动与床下运动相结合;肢体功能与其他功能锻炼相结合;实效性与安全性相结合;合理适度、循序渐进、活动量由小到大、时间由短到长。必要时选择理疗、针灸、按摩、温泉浴等辅助治疗。

(2)功能训练的内容

1)床上训练:主要采取仰卧位进行各关节和肌肉的活动(如伸手、抬腿、大小关节伸屈、转动、拉绳)及床上翻身。

2)起坐训练:鼓励病人尽早从床上坐起,由侧卧位开始,健足推动患足,将小腿移至床缘外。坐位时保持躯干直立,防止后仰,可将大枕垫于身后。双上肢置于移动桌上,保证手不悬垂在一侧。

3)手的精细动作训练:当病人能坐稳后,即可练习屈伸、抓握、捻动、使用勺筷、翻书报、扣纽扣、系鞋带等训练。

4)站立训练:待病人坐稳后,在床边扶床进行站立训练,直到站稳。

5)使用轮椅训练:对自己不能行走或借助助行器行走的病人,通过训练,教会病人使用轮椅。

6)步行训练:在病人能较平稳地进行双下肢交替运动的情况下,可先进行室内步行训练,必要时借助于助行器或加用手杖,以增加行走时的稳定性。

7)楼梯训练:原则是上楼梯时健腿先上,下楼梯时患腿先下。可在病人患侧给予适当帮助。

(3)功能训练的注意事项:①开始做被动运动时,应合理、适度、循序渐进,强度不宜过大,以免增加病人痛苦而拒绝训练。②如一侧肢体有自主运动,可用健肢带动患肢在床上练习坐起、翻身及患肢运动;鼓励病人使用健侧肢体完成日常活动及帮助患肢运动。③保护病人,床边应有保护设施,防止病人碰伤、坠床,防止发生意外事故;皮肤感觉障碍者,防止烫伤和冻伤。④除肢体运动功能康复训练外,还包括精神、其他生理功能(感觉、言语、吞咽)、社会功能和职业能力恢复的全面训练。

(二) 有废用综合征的危险

1. 早期康复训练 告知病人和家属早期康复的重要性和开始训练的时间。早期康复训练有助于减轻或抑制肢体痉挛,预防并发症,促进康复,减轻致残程度,提高生活质量。**缺血性脑卒中病人只要意识清醒,生命体征平稳,病情稳定,48h 即可进行康复训练;脑出血病人的康复可安排在病后10~14d 进行。**其他疾病所致运动障碍的康复训练宜尽早进行,康复训练开展的越早,功能康复的可能性越大,预后越好。早期康复训练的内容如下:

(1)保持良好的肢体位置:正确的卧位姿势可以减轻病人患肢的痉挛、水肿,尽量避免半卧位和不舒适的体位。

(2)加强对患侧肢体的刺激:所有护理工作如测血压、量脉搏、帮助病人洗漱、进食等都应在病人患侧进行。

(3)定时翻身:能刺激病人的全身反应和活动,对抑制痉挛和减少病人患侧受压最具治疗意义。

(4)加强床上运动训练:正确的床上运动训练有助于缓解病人肢体的痉挛和改善已形成的异常运动。

2. 恢复期运动训练　主要包括转移动作训练、坐位训练、站立训练、步行和实用步行训练、平衡共济训练、日常生活活动训练等。上肢功能训练一般采用运动疗法和作业疗法相结合,下肢功能训练主要以改善步态为主。运动训练应在医师指导下进行,由易到难、循序渐进、持之以恒。

3. 综合康复治疗　根据病情,指导病人合理选用针灸、理疗、按摩等辅助治疗,以促进病人运动功能的恢复。

【护理评价】

病人日常生活活动能力是否逐渐增强,是否发生受伤、压疮、深静脉血栓形成、肢体挛缩畸形等并发症;是否能够适应进食、穿衣、沐浴或卫生自理缺陷的状态,是否能够接受护理人员的照顾,生活需要是否得到满足;是否能够配合运动训练。

感 觉 障 碍

躯体感觉是各种形式的刺激作用于人体各种感觉器后在人脑中的直接反应。解剖学上将感觉分为内脏感觉(由自主神经支配)、特殊感觉(视、听、嗅和味觉,由脑神经支配)和一般感觉。一般感觉可分为3种:浅感觉(痛觉、温度觉及触觉)、深感觉(运动觉、位置觉和振动觉)、复合感觉(实体觉、图形觉、两点辨别觉和定位觉)。感觉障碍是指机体对各种形式刺激的感觉减退、缺失或异常。

【护理评估】

(一) 健康史

神经系统的感染、血管病变、药物及毒物中毒、脑肿瘤、脑外伤以及全身代谢障碍性疾病等均可导致感觉传导通路损害而出现感觉障碍。情绪激动、睡眠不足、过度疲劳、不合作、意识模糊、暗示等情况可诱发感觉障碍或加重某些疾病感觉障碍的程度。

了解感觉障碍的出现时间、发展过程、传播方式、加重或缓解因素;询问有无引起感觉障碍的起因,在无任何刺激的情况下是否有麻木感、冷热感、潮湿感、针刺感、震动感、自发性疼痛等;注意病人是否因感觉异常而烦闷、忧虑或失眠。

(二) 临床表现

1. 感觉障碍的性质　临床上将感觉障碍分为抑制性症状和刺激性症状两类。

(1)抑制性症状:是感觉传导通路受到破坏或功能受到抑制时,出现感觉减退或缺失。在同一部位各种感觉都缺失为完全性感觉缺失;若在同一部位仅有某种感觉障碍而其他感觉保存者,称为分离性感觉障碍。

(2)刺激性症状:是感觉传导通路受到刺激或兴奋性升高时出现刺激性症状。

1)感觉过敏:是指轻微刺激即可引起强烈的感觉,如用针轻刺皮肤引起强烈的疼痛感觉,为检查时的刺激与传导通路上的兴奋性病灶产生的刺激总和所引起。

2)感觉过度:是指一个轻微的刺激而引起强烈难以耐受的感觉,感觉的刺激阈值增高,反应强烈、时间延长。当刺激达到阈值,经过一段时间潜伏期,可产生一种强烈的、定位不明确的不适感,病人不能正确指出刺激的部位、性质与强度,有刺激点向四周扩散的感觉,持续一段时间后才消失。

3)感觉异常:是指没有任何外界刺激而出现的感觉,如麻木感、痒感、重压感、针刺感、蚁行感、电击感、紧束感、冷热感、肿胀感等。

4)感觉倒错:指热觉刺激引起冷感觉,非疼痛刺激而出现疼痛感觉。

5)疼痛:为临床上最常见的症状,包括局部疼痛、放射性疼痛(扩散到受累神经的支配区)、灼性神经痛、扩散性疼痛(由一个神经分支扩散到另一个神经分支)、牵涉性疼痛(内脏病变时出现在相应体表区的疼痛)等。

2. 感觉障碍的类型　不同部位的损害产生不同类型的感觉障碍,典型感觉障碍的类型具有特殊的定位诊断价值(图 9-9)。

(1)**末梢型感觉障碍:表现为袜套或手套型**痛觉、温度觉、触觉减退,见于多发性周围神经病。

(2)节段型感觉障碍:脊髓某些节段的神经根病变产生受累节段的感觉缺失。

(3)传导束型感觉障碍:感觉传导束损害时引起受损以下部位的感觉障碍,内囊病变表现为病灶对侧偏身感觉减退或缺失;脊髓半侧损害,病变平面以下感觉分离,即同侧深感觉丧失,对侧痛温觉丧失。

(4)交叉型感觉障碍:**脑干病变为交叉型感觉障碍**,如延髓外侧或脑桥病变时,常出现病变同侧的面部和对侧肢体的感觉缺失或减退。

(5)皮质型感觉障碍:病变损害大脑皮质的感觉中枢某一部分,常产生对侧的一个上肢或一个下肢分布的感觉障碍,称为单肢感觉缺失。皮质型感觉障碍的特点为精细感觉(形体觉、两点辨别觉、定位觉、图形觉)障碍。

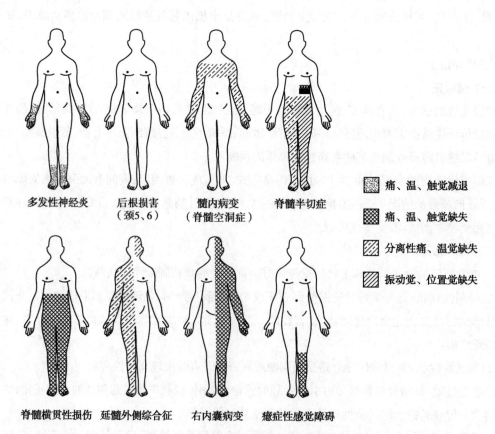

图 9-9　各种类型感觉障碍分布示意图

(三) 心理 - 社会状况

感觉减退或缺失的病人常小心翼翼、担惊受怕;感觉过敏或过度的病人常心情烦躁;感觉障碍反复发作或伴有其他症状的病人常有惊恐、焦虑甚至悲观失望。

【常见护理诊断 / 合作性问题】

感知觉紊乱　与脑、脊髓病变及周围神经受损有关。

【护理目标】

病人感觉障碍减轻或逐渐消失;生活需要得到满足,不发生损伤等并发症;能适应感觉障碍的状态。

【护理措施】

1. 日常生活护理

(1)对有浅感觉障碍的病人:避免因感觉障碍导致的伤害,衣服、床褥宜轻软、平整,床上不可有锐器,避免身体被刺伤;避免高温或过冷刺激,慎用热水袋和冰袋,防止烫伤和冻伤。肢体保暖需用热水袋时,外包毛巾,水温不宜超过 50℃,且每 30min 查看和更换 1 次部位;对卧床病人应排除可导致压疮的危险因素,预防压疮形成。

(2)对感觉过敏的病人:尽量避免不必要的刺激。

(3)对有深感觉障碍的病人:要提供安全的活动环境,强调不要在黑暗处行走,活动过程中要注意保护,预防跌伤。

2. 心理疏导　加强与病人沟通,耐心听取病人对感觉异常的叙述,取得病人信任,进行必要的解释,缓解紧张和焦虑情绪,使病人正确面对疾病,积极配合治疗和训练。指导病人家属关心、陪伴病人,避免不良刺激和伤害病人的言行,使病人逐渐适应角色转变。

3. 感知觉训练　进行肢体的拍打、被动运动、按摩、理疗、针灸及各种冷、热、电的刺激等,促进机体恢复本体感觉。

(1)每天用温水擦洗感觉障碍的身体部位,促进血液循环和恢复感觉。

(2)被动活动关节时,反复适度地挤压关节、牵拉肌肉、韧带,让病人注视患肢,并认真体会其位置、方向和运动感觉,让病人闭目寻找停滞在不同位置患肢的不同部位,多次重复直至准确定位。

(3)可使用木钉盘来训练病人的上肢运动及感觉功能,或通过患侧上肢的负重训练来改善上肢的感觉和运动功能。

📖 **知识拓展**

木 钉 盘

　　木钉盘是训练病人上肢协调功能的木板,上面有孔洞,可插入木钉。偏瘫、脑瘫、四肢瘫等手功能障碍者,手持木钉,把木钉插入木盘的孔中,可以练习手细微动作的协调性和手眼之间的协调。木钉两端利用记号加以区分,可以进行木钉的翻转插入练习,训练手翻转动作的协调性。协调性好,就可以使用较细的木钉,并且可以训练以较快的速度进行插入动作。

---

4. 健康教育　指导病人坚持做感知觉训练,鼓励家属积极配合练习,循序渐进,建立感知觉训练与日常生活能力训练一体化的理念。

【护理评价】

病人感觉障碍是否减轻或逐渐消失；生活需要是否得到满足，是否发生损伤等并发症；是否能适应感觉障碍的状态。

头　痛

头痛（headache）是指眉以上至下枕部之间（包括额部、顶部、颞部和枕部）的头颅疼痛，为临床常见症状之一。

【护理评估】

(一) 健康史

头痛的病因可分为颅内疾病与颅外疾病两类。颅内疾病主要包括颅内感染、血管病变、脑膜病变、占位性病变以及颅外的骨膜、血管、头皮、颈肌、韧带等病变；颅外疾病包括头颅邻近器官或组织病变（如五官、颈椎、颈肌等）、全身性疾病（如发热性疾病、高血压、缺氧、中毒等）、神经症。

评估时应详细询问病人头痛的部位、性质、程度和规律等，了解起病的缓急、发作的频率、诱发因素、伴随症状。注意询问病人的情绪、睡眠、职业情况以及服药史、头部外伤史、中毒史和家族史。

(二) 临床表现

1. 头痛特点

(1)头痛发生的缓急：急性头痛伴发热者，常见于急性感染，如化脓性脑膜炎、病毒性脑膜炎等。青壮年突然头痛而无发热，伴有一过性意识障碍、恶心和呕吐，提示颅内动脉瘤或脑血管畸形导致蛛网膜下腔出血；头痛进行性加剧并有颅内压升高者，常见于颅内占位性病变，**慢性发作性头痛是偏头痛的特征之一**。

(2)头痛发生的部位：急性感染性疾病（颅内或颅外）所致的头痛多在整个头部，呈弥漫性；浅在性头痛常见于眼源性、鼻源性及牙源性；深在性头痛多为脑肿瘤、脑膜炎、脑炎等。

(3)头痛的性质与程度：三叉神经痛、偏头痛、脑膜刺激征所致头痛最为剧烈。原发性三叉神经痛者，常呈面部阵发性电击样短促的剧痛，沿三叉神经分布区放射，头痛程度与病情轻重无平行关系；脑肿瘤所致的疼痛在相当长的时间内为轻度或中度疼痛，而神经症性头痛也可以相当剧烈；眼源性、鼻源性及牙源性为中度头痛；搏动性头痛见于高血压、血管性头痛、急性发热性疾病、脑肿瘤和神经症性头痛等。

(4)头痛发生时间与持续时间：晨间加剧性头痛见于颅内压升高性头痛；长时间阅读后发生的头痛为眼源性；偏头痛在女性月经期发作频繁，头痛可持续几小时至几天，休息后可缓解；神经症性头痛以病程长、明显波动性与易变性为特点；脑肿瘤所致的头痛多呈慢性、进行性，早期有或长或短的缓解期；脑外伤性头痛的发病日期相当明确。

(5)诱发加重或缓解因素：腰椎穿刺后的头痛常因直立位而加重；脑肿瘤、脑膜炎所致的头痛常因扭头、俯首、咳嗽而加剧；颈肌急性炎症所致的头痛因颈部运动而加重，反之，与职业有关的颈肌过度紧张所致的头痛，则于颈部活动后减轻；偏头痛病人服用麦角胺后，头痛迅速缓解。

2. 伴随症状与体征　头痛病人常伴有头晕、恶心、呕吐、视物不清、畏光、复视、耳鸣、失语、面色苍白或潮红、发热、瘫痪、晕厥或昏迷等。典型偏头痛发作常有视觉异常，同时伴有恶心、呕吐、畏光等。颅内感染性头痛常伴畏寒、高热、面部赤红。高血压脑病及颅内压升高性头痛常伴视神经盘水肿。

(三) 心理 - 社会状况

病人由于长期反复发作性头痛，甚至其病因不明确、治疗效果不明显，易出现焦虑、紧张，甚至恐惧、绝望等心理反应,常伴有失眠、抑郁症状。

【常见护理诊断/合作性问题】

疼痛:头痛 与颅内外血管舒缩功能障碍或脑器质性病变等因素有关。

【护理目标】

病人头痛发作的次数减少或程度减轻或头痛消失。

【护理措施】

1. 环境与休息 头痛发作时应置病人于安静、舒适、光线柔和的环境下,并给予病人适当的休息,避免可能诱发和加重头痛的因素,如情绪紧张、饱餐、饮酒、月经来潮、强体力劳动等。

2. 指导减轻头痛的方法

(1)指导病人缓慢深呼吸、散步、听轻音乐、练习气功、打太极拳,分散病人注意力,可起到减轻头痛的作用。

(2)通过生物反馈治疗、引导式想象、冷热敷以及理疗、针灸、按摩、指压止痛法等减轻头痛;采用颈部活动、热敷、按摩可减轻颈部肌肉紧张性头痛。

(3)进行头部冷敷、压迫颞额部动脉或颈总动脉可收缩血管,减轻血管扩张性头痛;给予头部冷敷可减少脑组织耗氧,减轻脑水肿,保护脑细胞,**但脑梗死病人头部禁用冷敷**,以免影响脑血供;将头部位置放低或平卧,有助于消除低颅压头痛。

3. 心理疏导 长期反复的头痛,病人可出现焦虑、紧张心理,要理解和同情病人的痛苦,耐心解释,适当诱导,解除其思想顾虑,训练身心放松,鼓励病人树立信心,积极配合治疗。对于焦虑、失眠严重病人,可遵医嘱给予适当的镇静、抗焦虑药口服治疗。

4. 遵医嘱用药 病人头痛剧烈时,可在医生指导下使用镇痛药物。要告知病人镇痛药物的作用与不良反应,让病人了解药物依赖性和成瘾性的特点,指导病人遵医嘱正确使用镇痛药。

【护理评价】

病人是否能正确运用缓解头痛的方法,头痛发作是否次数减少或程度减轻,或头痛消失。

意 识 障 碍

意识是指机体对自身和周围环境的刺激做出应答反应的能力。意识的内容为高级神经活动,包括定向力、感知力、注意力、记忆力、思维、情感和行为等。任何原因引起大脑皮质、皮质下结构、脑干网状上行激活系统等部位的损伤或功能缺陷均可造成意识障碍。意识障碍可表现为觉醒度下降和意识内容变化,临床通过病人的言语反应、对刺激的痛觉反应、瞳孔对光反射、吞咽反射等判断意识障碍的程度。

【护理评估】

(一) 健康史

意识障碍的病因可分为颅脑病变和全身性疾病两大类。颅脑病变主要包括颅内感染(脑炎、脑膜炎等)、急性脑血管病、颅内占位、颅脑外伤、癫痫等;全身性疾病主要见于严重感染、心血管疾病(高血压脑病、阿-斯综合征等)、内分泌及代谢疾病(肝性脑病、糖尿病酮症酸中毒、尿毒症等)、急性中毒等。

询问病人有无颅内感染、急性脑血管病、颅内占位性病变、颅脑外伤、癫痫等颅脑病变病史,有无全身重度感染、休克、内分泌与代谢障碍、心血管疾病、急性中毒、高热、物理损伤等颅外疾病病史。详细了解病人的发病方式及过程,评估病人的家庭背景、家属的精神状态和心理承受能力,以及对病人的关心程度和对预后的期望。

(二) 临床表现

1. 以觉醒度改变为主的意识障碍

(1) **嗜睡**：是最轻的意识障碍。病人睡眠时间过度延长，能被唤醒，醒后可勉强配合检查及回答简单问题，刺激停止后又继续入睡。

(2) 昏睡：病人处深度睡眠状态，正常的外界刺激不能唤醒，需经高声呼唤或者较强烈的刺激方可唤醒，答话含糊或答非所问，停止刺激后又很快入睡。

(3) **昏迷**：是最严重的意识障碍。病人意识完全丧失，各种强刺激不能使其觉醒，无有目的的自主活动，不能自发睁眼。按严重程度可分为三级。

1) 浅昏迷：对周围事物及声、光等刺激全无反应。对强烈的刺激，如疼痛可有回避动作及痛苦表情，但不能觉醒。吞咽反射、角膜反射和瞳孔对光反射仍然存在。生命征无明显改变。

2) 中昏迷：对外界正常刺激无反应，对强烈刺激的防御反射、角膜反射和瞳孔对光反射减弱，大小便潴留或失禁。生命征已有改变。

3) 深昏迷：对外界任何刺激均无反应，全身肌肉松弛。眼球固定，瞳孔散大，各种反射消失，大小便多失禁。生命征有明显改变，如呼吸不规则、血压下降。

2. 以意识内容改变为主的意识障碍

(1) 意识模糊：表现为情感反应淡漠，对时间、地点、人物的定向力障碍，注意力减退，语言缺乏连贯性，对外界刺激可有反应，但低于正常水平。

(2) 谵妄：是一种急性的脑高级功能障碍，病人对周围环境的认识及反应能力下降，表现为认知、注意力、定向力、记忆力受损，思维迟钝，语言障碍，睡眠觉醒周期紊乱，错觉和幻觉等。常表现为紧张、恐惧和兴奋不安，甚至有冲动及攻击行为。病情常呈波动性，夜间加重，白天减轻，常持续数小时或数天。

3. 特殊类型的意识障碍

(1) 去皮质综合征：由于双侧大脑皮质广泛损害导致皮质功能丧失，而皮质下结构的功能仍然存在。病人表现意识丧失，但睡眠觉醒周期存在，能无意识地睁眼和闭眼，眼球能活动，对光、吞咽及防御反射均存在，无任何自发言语，呼之不应。大小便失禁，腺体分泌亢进。四肢肌张力增高，腱反射亢进，病理反射阳性。病人表现特殊的身体姿势，双前臂屈曲内收，腕及手指屈曲，双下肢伸直，足跖屈，有时称去皮质强直。

(2) 去大脑强直：是病灶位于中脑水平或上位脑桥时出现的一种伴有特殊姿势的意识障碍。表现为角弓反张、牙关紧闭、双上肢伸直旋内、双下肢伸直跖屈，病理征阳性，双侧瞳孔多散大固定。

(3) 无动性缄默症：又称睁眼昏迷，较少见。损害部位在脑干上部和丘脑的网状激活系统，而大脑半球及其传导通路无损害。病人可以注视检查者和周围的人，貌似觉醒，但缄默不语，不能活动。四肢肌张力低，腱反射消失，肌肉松弛，无病理征，大小便失禁。存在睡眠-觉醒周期，但任何刺激也不能使其真正清醒。

(4) 植物状态：是指大脑半球严重受损而脑干功能相对保留的一种状态。病人对自身和外界的认知功能全部丧失，呼之不应，不能与外界交流，可有无意义哭笑，自发或反射性睁眼，存在吸吮、咀嚼和吞咽等原始反射，有觉醒-睡眠周期，大小便失禁。持续植物状态是指颅脑外伤后植物状态持续12个月以上，或其他原因持续3个月以上。

（三）意识障碍程度判断

为了较准确地评价意识障碍的程度,国际通用 Glasgow 昏迷评定量表(表 9-3)。最高得分为 15 分,最低得分为 3 分,分数越低病情越重。通常在 8 分以上恢复机会较大,7 分以下预后较差,3~5 分并伴有脑干反射消失的病人有潜在死亡的危险。Glasgow 昏迷评定量表也有一定的局限性,如眼肌麻痹、眼睑或眶部水肿的病人不能评价其睁眼反应;气管插管或气管切开的病人不能评价其言语活动;四肢瘫痪或使用肌肉松弛剂的病人总分可能相等,但不意味着意识障碍程度相同。量表评定结果不能替代神经系统症状和体征的细致观察。

表 9-3　Glasgow 昏迷评定量表

检查项目	临床表现	评分	项目检查	临床表现	评分
A. 睁眼反应	自动睁眼	4	C. 运动反应	能按指令动作	6
	呼之睁眼	3		对针痛能定位	5
	疼痛引起睁眼	2		对针痛能躲避	4
	不睁眼	1		刺痛肢体屈曲	3
B. 言语反应	定向正常	5		刺痛肢体过伸	2
	应答错误	4		无动作	1
	言语错乱	3			
	言语难辨	2			
	不语	1			

（四）心理 - 社会状况

病人出现急性意识障碍常常给病人家属带来不安及恐惧。慢性意识障碍病人的行为和意识紊乱,给家庭增添负担,家属可能产生厌烦心态和不耐烦的言行。

【常见护理诊断 / 合作性问题】

急性意识障碍 / 慢性意识障碍　与脑组织受损、功能障碍有关。

【护理目标】

病人意识障碍程度减轻或意识清楚,未发生与意识障碍、长期卧床有关的各种并发症。

【护理措施】

1. 环境与体位　将病人安置在安静、舒适无干扰的环境下。病人取平卧位或侧卧位,肩下垫高使颈部伸展,头偏向一侧,保持呼吸道通畅,取出义齿等。

2. 饮食　给予高维生素、高蛋白、高热量饮食,补足水分,遵医嘱鼻饲病人应定时喂食,进食时至进食后 30min 抬高床头,防止食物反流。

3. 日常生活指导　卧气垫床或按摩床,加保护性床栏,保持床单位整洁、干燥,减少对皮肤的机械性刺激。定时给予病人翻身、拍背,防止骨突出部位受压。保持病人皮肤清洁干燥,可根据需要用温水或中性溶液清洁病人皮肤,避免使用肥皂或含乙醇的清洁用品,擦洗时动作应轻柔。经常进行主动或被动的全范围关节运动练习,以维持关节活动性,促进肢体血液循环。做好口腔护理,不能经口进食者应每天口腔护理 2 次或 3 次,防止口腔感染,张口呼吸时用生理盐水纱布覆盖口鼻。做好大小便的护理,保持外阴部皮肤清洁,以防止尿路感染等。冬季注意保暖,但忌用热水袋,防止烫伤。

4. 心理疏导　护士要关心、体贴病人,多与病人家属沟通,解释病人病情进展情况,解除家属焦虑、紧张的情绪。

5. **病情观察** 严密观察并记录生命体征及意识和瞳孔变化；观察病人有无躁动、抽搐等；观察病人有无恶心、呕吐及呕吐物的性状与量；观察皮肤弹性及有无脱水现象；准确记录出入量，预防消化道出血和脑疝发生。

【护理评价】

病人意识障碍程度是否减轻或意识清楚；是否发生与意识障碍、长期卧床有关的各种并发症。

言 语 障 碍

言语障碍分为失语症和构音障碍。**失语症**（aphasia）是由于脑损害所致的语言交流能力障碍，是优势大脑半球损害的重要症状之一。**构音障碍**（dysarthria）则是因为神经肌肉的器质性病变，造成发音器官的肌无力及运动不协调所致。

【护理评估】

(一) 健康史

发育延迟、脑血管性疾病、炎症、变性、中毒及代谢性疾病导致脑组织损害或口、咽、喉等发音器官神经肌肉病变均可造成言语障碍。

了解病人以往和目前的语言能力；评估病人意识水平、精神状态及行为表现；询问病人的职业、文化水平及语言背景，如生长地、方言等；了解口、咽、喉等发音器官有无肌肉瘫痪及共济运动障碍。

(二) 临床表现

1. 失语症的表现

（1）Broca 失语：也称为运动性失语或表达性失语，以口语表达障碍为临床特点。病人不能说话，或者只能讲一、二个简单的字，且不流畅，呈电报样言语，但能理解他人的言语。常见于脑梗死、脑出血等引起的优势半球额下回后部（Broca 区）损害。

（2）Wernicke 失语：也称为感觉性失语或听觉性失语，以口语理解严重障碍为临床特点。病人发音清楚，语量增多，语调正常，但言语混乱无有意义的词句，难以理解。无听力障碍，但不能理解别人和自己所说话的内容。常见于脑梗死、脑出血等引起的优势半球颞上回后部（Wernicke 区）损害。

（3）传导性失语：以复述不能为其最大特点。病人不能复述出在自发谈话时较易说出的词和句子，或以错语复述，但语言理解或表达能力完好。

（4）命名性失语：又称为遗忘性失语，由优势半球颞中回后部病变引起。病人不能说出物件的名称及人名，但可说出该物件的用途及如何使用。当别人提示物件名称时，能辨别是否正确。

（5）完全性失语：也称为混合性失语，**是最严重的失语类型**。其特点为所有语言功能均有明显障碍，病人听理解严重缺陷，命名、复述、阅读和书写功能缺失。

（6）失写：病人会抄字、抄书，却不能自发书写或者书写出的句子常有遗漏错误。

（7）失读：由于对视觉性符号丧失认知能力，故不识文字、词句、图画，也不能书写，不能抄写，失读和失写常同时存在。

2. 构音障碍 构音障碍是和发音相关的因中枢神经、周围神经或肌肉疾病导致的一类言语障碍。表现为发音困难、发音含糊不清、声音、音调及语速异常，严重者完全不能发音。病人虽发音含糊不清，但用词准确，与发音清楚用词不正确的失语不同。

(三) 心理 - 社会状况

病人无法表达自己的需要和情感,严重影响病人的交流能力和社交活动,生活质量降低,因而易出现焦虑、烦躁、自卑等心理反应。

【常见护理诊断 / 合作性问题】

语言沟通障碍　与大脑语言中枢病变或发音器官的神经肌肉受损有关。

【护理目标】

病人言语功能逐渐恢复正常;能最大限度地保持沟通能力,采取有效的沟通方式表达自己的需要;病人及家属对沟通障碍表示理解。

【护理措施】

1. 沟通方法指导　非语言沟通是失语病人有效的交流方式。鼓励病人采取任何方式向医护人员或家属表达自己的要求,可借助手势、实物、文字卡片、画画、符号、表情、点头或摇头、书写等简单而有效的沟通方式。

(1)对语言理解力降低的病人,配合手势或实物进行交谈,通过语言与逻辑性的结合,训练病人理解语言的能力。

(2)对说话有困难的病人,可借书写和文字卡片进行表达和提问,用点头或摇头来回答。

(3)对失去阅读能力的病人,可将日常用语、短语写在卡片上,由简到繁、由易到难、由短到长教其朗读。

(4)对说不出物体名称的病人,护士或家人可借助实物清楚地说出物体的名字,使病人重建物体与名称之间的联想。沟通交流时采取一对一谈话方式,减少外界干扰,保持安静,避免病人分散注意力。

2. 心理疏导　耐心、体贴、尊重病人,鼓励病人克服自卑、羞怯心理,大声说话,当病人进行尝试和取得进步时,及时给予表扬和鼓励。鼓励家属和朋友多与病人交谈,并耐心、缓慢、清楚地解释每一个问题,直到病人理解和满意。营造一种和谐、安静、轻松的语言交流环境。

3. 语言康复训练　是一个由少到多、由易到难、由简单到复杂的训练过程,其训练效果在很大程度上取决于病人的配合和参与。可以和专业言语治疗师共同制订训练计划,耐心指导病人,循序渐进。

(1)肌群运动训练:包括缩唇、叩齿、伸舌、卷舌、鼓腮、吹气等活动,主要进行唇、舌、齿、软腭、咽、喉与颌部肌群的训练。

(2)发音训练:由训练诱发唇音(a、o、u)、唇齿音(b、p、m)、舌音,到反复发单音节音(pa、da、ka)。当能完成单音节发音后,让病人复诵简单句子,如"你 - 你好 - 你真好"等。

(3)复述训练:复述单词和词汇,出示与复述内容一致的图片或实物,提示病人,让病人每次复述 3~5 遍,反复训练。

(4)命名训练:让病人指出常用物品的名称及家人的姓名等。

(5)刺激训练:采用病人熟悉的、常用的、有意义的内容进行刺激,要求语速、语调和词汇长短调整合适。多次反复给予刺激,诱导病人应答,且不宜过早纠正错误,如听语指图、指物等。

【护理评价】

病人是否能配合语言训练,言语功能是否逐渐恢复正常;是否能最大限度地保持沟通能力,是否采取有效的沟通方式表达自己的需要;病人及家属是否对沟通障碍表示理解。

神经系统症状的分类

根据发病机制,神经系统症状可分为四大类。

1. 缺损症状 缺损症状指神经组织受损,使正常神经功能减弱或缺失,如大脑半球病变可导致对侧肢体偏瘫、偏身感觉障碍和对侧同向偏盲。

2. 刺激症状 刺激症状指神经结构受激惹后产生过度兴奋的表现,如三叉神经各分支病变引起三叉神经痛等。

3. 释放症状 释放症状指中枢神经系统受损,使其对低级中枢的控制功能减弱,而使低级中枢的功能显现出来,如上运动神经元损害出现的锥体束征。

4. 休克症状 休克症状指中枢神经系统急性局部性严重病变,引起与之功能相关的远隔部位的神经功能短暂缺失,如急性脊髓横贯性病变时导致的脊髓休克征象。

三、神经系统疾病常用诊疗技术

(一)神经系统影像学检查

1. 头颅平片 可观察头颅大小、形状,颅骨厚度、密度及结构,颅缝有无裂开,蝶鞍、颅底等重要部位有无扩大、变形及破坏,有无颅内钙化斑等。

2. 脊椎平片 可观察脊柱的弯曲度,椎体有无发育异常,骨质破坏、骨折、蜕化、变形或骨质增生,椎间孔有无扩大,椎间隙有无变窄等。

3. 数字减影血管造影(DSA) 是通过导管或穿刺针将含碘显影剂注入选定的动脉或静脉,把需要检查部位的影像数据分别输入电子计算机的两个存储器中,转换成为只显示血管影像的实时动态的血管图像。根据造影剂注入动脉或静脉的途径不同,可分为静脉 DSA 和动脉 DSA,目前常用动脉 DSA。该技术在脑血管疾病的诊断和治疗方面具有重要的实用价值。

4. 电子计算机断层扫描(CT) CT 是以电子计算机数字成像技术与 X 线断层扫描技术相结合的新型医学影像技术。目前主要用于颅内肿瘤、脑血管病、脑积水、脑萎缩、脊柱和脊髓病变的诊断。

5. 磁共振显像(MRI) MRI 较 CT 能显示人体任意断面的解剖结构,图像清晰度高,对人体无放射性损害。MRI 不出现颅骨伪影,对大脑皮质和髓质可以产生明显对比度,故能清楚显示 CT 不易检出的脑干和颅后窝病变。常用于诊断脑出血和脑梗死、脑肿瘤、颅内动静脉瘤和血管畸形、脑白质病变和脱髓鞘病、颅内感染、神经系统变性疾病、椎管和脊髓病变及神经系统发育异常疾病。

(二)血管超声检查

1. 经颅多普勒超声检查(TCD) 经颅多普勒超声检查是利用颅骨薄弱部位作为检查窗,应用超声波的多普勒效应来检测颅内脑底主要动脉血流动力学的一项无创性脑血管疾病检查方法。TCD 具有无创、快速、简便的特点,可早期发现颅脑血管病变,动态观测脑血管病变产生的血流动力学变化,近 20 年来在临床得到了广泛的应用。TCD 检查的适应证包括颅内外段脑动脉狭窄或闭塞、脑血管畸形、脑动脉瘤、脑血管痉挛、脑动脉血流微栓子检测、颅内压升高、脑死亡等。

2. 颈动脉超声检查 颈部血管超声是广泛应用于临床的一项无创性检测方法,客观检测和评价颈部动脉结构、功能状态或血流动力学的改变、动脉硬化斑块形态等,对颈部血管病变尤其对缺血性脑血管病诊断有重要意义。

(三) 神经电生理检查

1. 脑电图（EEG） 脑电图是通过脑电图描记仪将脑自身微弱的生物电放大，记录为一种曲线图，以帮助诊断疾病的一种现代辅助检查方法，属于无创性检查。脑电图主要用于癫痫的诊断、分类和病灶的定位，鉴别脑部器质性或功能性病变，诊断弥漫性或局限性损害及脑炎、中毒性和代谢性等各种原因引起的脑病均有辅助作用。

2. 脑磁图（MEG） 脑磁图记录的是脑组织自发的神经磁场。与 EEG 相比，其具有良好的空间分辨能力，可检测出直径小于 3.0mm 的癫痫灶，定位误差小，灵敏度高，而且可与 MRI 和 CT 等解剖学影像信息结合进行脑功能区定位和癫痫放电的病灶定位，有助于难治性癫痫的外科治疗。

3. 肌电图（EMG）和神经传导速度（NCV） 肌电图和神经传导速度是神经系统重要的辅助检查，两者通常联合应用，主要适应证是脊髓前角细胞及以下神经传导通路的病变，主要用于诊断周围神经、神经肌肉接头和肌肉病变。

(四) 放射性核素检查

某些神经疾病可能仅表现为脑功能的变化，而脑的结构和形态变化不明显或者无变化，因此临床上需要应用显示脑功能的显像方法。核医学显像即放射性核素显像，是一类能反映人体功能和代谢的显像方法。

1. 单光子发射计算机断层（SPECT） SPECT 的原理是将含有放射性元素的药物注入血液循环，通过血 - 脑屏障进入脑组织，药物聚集在血流丰富的脑组织中发射单光子，利用断层扫描和影像重建，从而可以获得脑各部位血流量的断层图像。不足之处是组织解剖结构显示欠清晰。临床上对某些疾病的诊断具有一定的优越性，如短暂性脑缺血发作、癫痫、帕金森、痴呆等。

2. 正电子发射断层扫描（PET） PET 的原理是将发射正电子的放射性核素如 ^{18}F 标记的氟代脱氧葡萄糖（^{18}F-FDG）引入体内，通过血液循环达到脑部而被脑组织摄取。利用 PET 系统探测这些正电子核素发出的信号，利用计算机进行断层图像重建。PET 是显示脑代谢和功能的图像，弥补了单纯解剖形态成像的不足，能反映局部脑功能的变化，在疾病还未引起脑结构改变时就能发现脑局部的代谢异常，临床上有很重要的用途。用于脑部肿瘤的早期诊断、治疗后的复发和残存的鉴别诊断、老年性痴呆的早期诊断和鉴别诊断、癫痫的定位诊断以及帕金森病的病情评价。

(五) 腰椎穿刺术

腰椎穿刺术是通过穿刺第 3、4 或第 4、5 腰椎间隙进入蛛网膜下腔放出脑脊液的技术，以了解脑脊液的成分和压力的变化，主要用于神经系统疾病的诊断和鉴别诊断。

(六) 脑室穿刺和持续引流术

脑室穿刺术是对某些颅内压升高病人进行急救和诊断的措施之一。通过穿刺放出脑脊液以迅速降低颅内压，同时有效地减轻肿瘤液、炎性液、血性液对脑膜的刺激，缓解症状。

(七) 脑血管介入性治疗

脑血管介入性治疗是指在 X 线引导下，经血管途径借助导引器械（针、导管、导丝）递送特殊材料进入中枢神经系统的血管病变部位，治疗各种颅内动脉瘤、颅内动 - 静脉畸形、颈动脉狭窄、颈动脉海绵窦瘘及其他脑血管病。治疗技术分为血管成形术（对狭窄的血管行球囊扩张、支架置入）、血管栓塞术、血管内药物灌注术等。相对常规的开颅手术，脑血管介入性治疗具有创伤小、恢复快、疗效好的特点。

脑血管介入性治疗的方法及适应证主要包括：

（1）血管内栓塞治疗：将微导管超选择插入靶灶内，放置相应的栓塞材料，将动脉瘤或畸形血管团栓塞。适用于颅内动脉瘤、脑动静脉畸形。

(2)血管内支架置入术：在局麻或全麻下，选择合适的指引导管放置在靶动脉，将相应的指引导丝通过狭窄部位，沿指引导丝将适当的支架放置在狭窄部位，透视定位下位置满意后释放支架；再次造影评价治疗效果。适用于动脉粥样硬化性脑血管病所致血管狭窄。

(3)溶栓治疗：用于脑血栓形成急性期的动脉溶栓。将溶栓药物注入闭塞血管的血栓形成处溶解血栓，使血管再通。

（邹春杰）

第二节　周围神经疾病病人的护理

周围神经是指除嗅神经和视神经以外的脑神经和脊神经、自主神经及其神经节。周围神经疾病是由各种病因引起的周围神经系统结构或功能损害的疾病总称。炎症、压迫、外伤、代谢、遗传、变性、免疫、中毒、肿瘤等都可引起周围神经疾病。周围神经疾病症状学特点为感觉障碍、运动障碍、自主神经障碍、腱反射减弱或消失等。周围神经再生能力很强，无论何种原因引起的周围神经损害，只要保持神经元完好，均有可能经再生而修复，但再生速度极为缓慢，为1~5mm/d。

本节主要讨论三叉神经痛病人的护理和急性炎症性脱髓鞘性多发性神经病病人的护理。

📖 知识拓展

周围神经疾病的病理改变主要类型

1. 沃勒变性　任何外伤使轴索断裂后，由于无轴浆运输为胞体提供轴索合成的必要成分，断端远侧轴索和髓鞘迅速发生变性、解体。

2. 轴索变性　由代谢、中毒性病因引起，胞体蛋白质合成障碍或轴浆运输阻滞使远端轴索得不到营养，由轴索远端向近端出现变性和脱髓鞘。

3. 节段性脱髓鞘　由感染、中毒等原因引起的节段性髓鞘破坏而轴索保持相对完整。

4. 神经元变性　神经元变性指神经元胞体变性坏死继发轴索变性和髓鞘破坏，病变与轴索变性类似，但神经元损害坏死后，其轴索全长在短期内变性、解体。

一、三叉神经痛病人的护理

📖 导入情景

李女士，45岁。病人于1个月前出现刷牙时右侧面颊部疼痛，数秒后疼痛消失，之后在咀嚼或说话时偶有疼痛，且发作逐渐频繁。初步考虑三叉神经痛。

工作任务：

1. 指导病人正确用药及观察药物的不良反应。

2. 指导病人避免三叉神经痛发作的诱因。

三叉神经痛(trigeminal neuralgia)是一种原因未明的**三叉神经分布区内短暂的反复发作较难忍受的剧痛**,又称为原发性三叉神经痛。**疼痛是其突出特点,多为一侧发病**;常局限于三叉神经第2支或第3支分布区,以上颌支、下颌支多见(彩图9-10)。一般成人及老年人多见,70%~80%病人在40岁以上,且女性多于男性。

【护理评估】

(一)健康史

病因不明,可能与三叉神经脱髓鞘产生异位冲动或伪突触传递所致。继发性三叉神经痛多为小脑角占位病变压迫三叉神经以及炎症、血管病变、多发性硬化等所致。

评估时要询问有无颅底肿瘤、脑干梗死、多发性硬化、糖尿病等疾病史,同时注意询问疼痛发作的诱因,如刷牙、洗脸、说话、进食等。

(二)临床表现

1. 症状

(1)面部剧痛:发作时面部可呈剧烈电击样、针刺样、刀割样或撕裂样疼痛,**以面颊部、上下颌或舌疼痛最明显**;而**口角、鼻翼、颊部和舌等处最敏感**,轻触、轻叩可诱发,故有"**触发点**"或"**扳机点**"之称。严重时可出现痛性抽搐,病人常因恐惧疼痛不敢做刷牙、洗脸、咀嚼等动作,不愿意说话,常用双手握紧拳头,或用力按压痛处,以减轻疼痛。

(2)持续时间:**每次发作持续数秒或1~2min,常突然发作突然停止,间歇期完全正常。**

(3)周期性发作:病程呈周期性,发作可为数日、数周、数月不等,缓解期如常人。开始发作次数较少,间歇期长,随着病程进展使发作逐渐频繁,间歇期缩短,甚至整日疼痛不止。

2. 体征　**原发性三叉神经痛者神经系统检查无阳性体征。**继发性三叉神经痛常伴有其他脑神经及脑干受损的体征。

(三)辅助检查

1. 神经电生理检查　电刺激三叉神经分支并通过观察眼轮匝肌及咀嚼肌的表面电活动,判断其传入及脑干三叉神经中枢路径的功能。可用于排除继发性三叉神经痛。

2. 影像学检查　头颅MRI可排除器质性病变所致继发性三叉神经痛。

(四)治疗要点

迅速有效地止痛是治疗疾病的关键,目的是减轻病人的疼痛。**止痛首选药物治疗**,无效或失效时可选择封闭治疗、经皮半月神经节射频电凝疗法、手术治疗等。

(五)心理 - 社会状况

三叉神经痛发作时疼痛剧烈,难以忍受,病人常因恐惧疼痛不敢洗脸、刷牙、进食等,可表现为面部口腔卫生差、面色憔悴、情绪低落等,若长期发作且逐渐频繁者,则严重影响日常生活。

【常见护理诊断 / 合作性问题】

1. 急性疼痛:面颊、上下颌及舌疼痛　与三叉神经受损(发作性放电)有关。

2. 焦虑　与疼痛反复、频繁发作有关。

3. 知识缺乏:缺乏本病相关知识及预防复发的知识。

【护理措施】

(一)急性疼痛:面颊、上下颌及舌疼痛

1. 休息与活动　保持病室内光线柔和,温度与湿度适宜,周围环境安静;吃饭、漱口等动作宜轻柔;尽可能减少刺激因素,以免诱发或加重疼痛。指导病人保持心情愉悦、生活规律、合理休息。

2. 饮食 宜选择清淡、易消化、无刺激的软食或半流食,**避免辛辣、刺激、粗糙、干硬的食物**。

3. 心理疏导 鼓励病人运用指导式想象、听轻音乐、阅读报刊、杂志等分散注意力,以达到精神放松、减轻疼痛。

4. 遵医嘱用药 **首选卡马西平**,抑制三叉神经病理性神经反射,首次剂量 0.1g,2 次 /d,以后每天增加 0.1g,直到疼痛控制,最大剂量不超过 1.0g/d,有效维持量为 0.6~0.8g/d,治疗 2~3 周后再逐渐减量至最小剂量,再服用数月。告知病人卡马西平可导致头晕、嗜睡、口干、恶心、共济失调、肝功能损害、精神症状、皮疹和白细胞减少等。苯妥英钠可有胃肠道反应、皮疹、贫血、血小板减少、粒细胞缺乏等症状;中毒时则出现小脑前庭系统功能失调症状,严重者可出现精神错乱或昏迷等。氯硝西泮可出现嗜睡、步态不稳。普瑞巴林最常见不良反应为嗜睡、眩晕、共济失调,呈剂量依赖性,停药时,需至少 1 周时间逐渐减量。加巴喷丁可有头晕、嗜睡等,**孕妇禁用**。

5. 病情观察 观察病人疼痛的部位、性质,了解疼痛的原因与诱因;观察药物疗效及不良反应等。

(二) 焦虑

三叉神经痛发作时病人因恐惧疼痛而出现焦虑,护理人员要为病人做好细致的解释工作,使病人能了解疾病的过程、治疗及预后,树立战胜疾病的信心;同时要取得家属的理解和支持,消除病人的焦虑情绪。

(三) 健康教育

1. 疾病知识指导 告知病人本病的临床特点及诱发因素,指导病人有规律生活,保持情绪稳定,培养多种兴趣爱好,适当分散注意力;保持正常作息和睡眠;吃饭、漱口、说话、洗脸、刷牙动作宜轻柔;漱口、洗脸时水温不宜过冷或过热;合理饮食,食物宜软,忌生硬、油炸、辛辣食物,以减少发作频率。

2. 用药指导 遵医嘱正确合理用药,学会识别药物的不良反应,不可随意停换药物,**服药期间不得从事登高作业或开车**,以免发生意外。服用卡马西平者每 1~2 个月检查 1 次肝功能和血常规,出现眩晕、行走不稳、精神症状或皮疹及时就医。

二、急性炎症性脱髓鞘性多发神经根神经病病人的护理

📖 导入情景

李先生,20 岁,学生。病人 1 周前曾感冒发热。5 天来出现逐渐加重的两下肢无力,伴麻木和酸痛,远端重于近端。近两天来上肢不举。大小便正常。查体:四肢肌张力减弱,肌腱反射消失,病理反射(−)。脑脊液检查:脑脊液压力 180mmH₂O,蛋白 0.66g/L,白细胞 6×10^9/L,糖和氯化物含量正常,涂片未发现细菌。入院诊断为急性炎症性脱髓鞘性多发性神经病。

工作任务:

1. 指出病人目前主要的护理诊断。

2. 指导病人防止跌倒。

急性炎症性脱髓鞘性多发神经根神经病(acute inflammatory demyelinating polyneuropathy, AIDP)是一种**自身免疫介导的周围神经病**,主要损害脊神经根和周围神经,也常累及脑神经。主要

病变为多发神经根和周围神经节段性脱髓鞘。它是吉兰 - 巴雷综合征（Guillain-Barré syndrome，GBS）中最常见的临床类型，**临床特点为急性、对称性、弛缓性肢体瘫痪及脑脊液蛋白 - 细胞分离现象**。本病的年发病率为 0.6~1.9/10 万，男性略高于女性。不同国家与地区的发病年龄与时间有差别，有地区和季节流行趋势。我国发病以青壮年男性和健康儿童多见，一年四季均可发病，夏秋季较多，在河南与河北交界处的农村，有数年一次的夏、秋季流行趋势。

其发病机制尚未完全阐明，但普遍认为 GBS 是由免疫介导的迟发型超敏反应。分子模拟是目前认为可能导致 GBS 发病的最主要的机制之一。

📖 **知识拓展**

吉兰 - 巴雷综合征发病的分子模拟机制

分子模拟机制学说认为，病原体的某些组分与周围神经的某些成分结构相同，机体免疫系统发生识别错误，自身免疫性细胞和自身抗体对正常的周围神经组分进行免疫攻击，致周围神经脱髓鞘。不同类型吉兰 - 巴雷综合征可识别不同部位的神经组织靶位，所以临床表现也不尽相同。

【护理评估】

（一）健康史

本病病因尚未完全阐明，临床及流行病学资料显示发病可能与空肠弯曲菌感染有关，此外，可能与巨细胞病毒、EB 病毒、水痘 - 带状疱疹病毒、肺炎支原体、乙型肝炎病毒、HIV 病毒有关。另外，有报告指出白血病、淋巴瘤、器官移植后使用免疫抑制剂或患有系统性红斑狼疮、桥本甲状腺炎等自身免疫性疾病常合并 GBS。

评估时要询问病人 1~3 周前有无鼻塞、咽喉痛、打喷嚏、咳嗽等呼吸道感染表现，以及发热、腹痛、腹泻等肠道感染症状；询问病人近期有无预防接种史；了解病人既往健康状况。

（二）临床表现

本病起病急，**多数病人病前 1~3 周常有呼吸道、胃肠道感染病史或疫苗接种史**，病情发展迅速，多在 2 周左右达高峰，严重者，可出现延髓和呼吸肌麻痹而危及生命。但若经过及时、适当的治疗，大多数在 6 个月至 1 年恢复。

1. 运动障碍　**常为首发症状，多为四肢对称性迟缓性肌无力、麻木，并逐渐自远端向近端扩展，或自近端向远端加重**，常由双下肢开始逐渐累及躯干肌、脑神经。多于数天至 2 周达高峰。病情危重者可累及肋间肌和膈肌导致呼吸肌麻痹，引起呼吸衰竭。**呼吸肌麻痹是造成本病病人死亡的最主要原因。**

2. 感觉障碍　发病时多有肢体感觉异常如烧灼感、麻木、刺痛或不适感等，也可表现为**肢体远端呈手套、袜套样感觉减退或消失**，或无感觉障碍。少数病人可有肌肉疼痛，尤其以腓肠肌压痛常见。

3. 脑神经损害　50% **病人出现脑神经损害，而且多为双侧。以双侧周围性面瘫最多见，尤其在成年人**。其次影响Ⅸ、Ⅹ对脑神经，表现为吞咽、声嘶、咳嗽反射消失等，**其中延髓麻痹以儿童多见**。部分病人以脑神经损害为首发症状就诊。

4. 自主神经损害　以心脏损害最常见、最严重，表现为心动过速、直立性低血压等。其他有出汗增多、皮肤潮红、手足肿胀、营养障碍及暂时性尿潴留等。

(三) 辅助检查

1. 脑脊液检查 典型脑脊液实验室检查为**细胞数正常,而蛋白质明显增高,称蛋白-细胞分离现象,为本病的特征性表现**。通常**蛋白质在病后 2~4 周最明显**,较少超过 1.0g/L;但脑脊液蛋白含量升高的幅度与病情并无平行关系。部分病人脑脊液免疫学检查常有异常。

2. 神经电生理 早期出现 F 波或 H 反射延迟,则提示神经近端或神经根损伤。在非嵌压部位出现传导阻滞或异常波形离散对诊断脱髓鞘病变更有价值。

3. 腓肠神经活检 可见炎症细胞浸润和神经脱髓鞘,可作为吉兰-巴雷综合征辅助诊断方法。

4. 血清学检查 部分病人血抗神经节苷脂抗体阳性,阳性率高于脑脊液。

(四) 治疗要点

治疗目的是抑制免疫反应,消除致病因子对神经的损害,促进神经再生,预防并发症。可通过静脉注射大剂量免疫球蛋白、血浆置换疗法及使用糖皮质激素等方法来抑制免疫反应,同时使用药物营养神经细胞及加强对症支持治疗。若病人一旦出现呼吸肌麻痹,应保持呼吸道通畅,如有轻度发绀、烦躁、痰液阻塞,应及时作气管插管或气管切开,清除气管内分泌物,必要时应用呼吸机改善通气。呼吸肌麻痹是本病的主要危险因素,呼吸肌麻痹的抢救成功与否是提高本病的治愈率、降低死亡率的关键,而呼吸机的正确使用是成功抢救呼吸肌麻痹的保证。

📖 **知识拓展**

糖皮质激素与吉兰-巴雷综合征的治疗

国外的多项临床试验结果均显示单独应用糖皮质激素治疗吉兰-巴雷综合征无明确疗效,糖皮质激素和 IVIg 联合治疗与单独应用 IVIg 治疗的效果也无显著差异,因此,吉兰-巴雷综合征的治疗指南均不推荐应用糖皮质激素进行治疗。但在我国,部分医院因条件限制,仍在应用糖皮质激素治疗吉兰-巴雷综合征,尤其在早期或重症病人中使用。对于糖皮质激素治疗吉兰-巴雷综合征的疗效以及对不同类型吉兰-巴雷综合征的疗效可能还有待进一步探讨。推荐有条件者尽早应用 IVIg。

(五) 心理-社会状况

常因本病病情凶险、突发且进展迅速、肢体运动障碍,皮肤感觉异常,病人可出现紧张、焦虑等情绪。当病情加重,出现呼吸困难、吞咽障碍时,病人则易出现极端恐慌、悲观失望等心理。

【常见护理诊断/合作性问题】

1. 低效性呼吸型态 与周围神经损害、呼吸肌麻痹有关。

2. 吞咽障碍 与脑神经受损所致延髓麻痹,咀嚼肌无力及气管切开等有关。

3. 躯体活动障碍 与四肢瘫痪有关。

4. 恐惧 与呼吸肌麻痹致呼吸困难、濒死感或害怕气管切开等有关。

5. 知识缺乏:缺乏疾病相关知识。

【护理措施】

(一) 低效性呼吸型态

1. 保持呼吸道通畅 指导半坐卧位,鼓励病人深呼吸和有效咳嗽;协助翻身、拍背,湿化呼吸道,及时清除口、鼻腔和呼吸道分泌物,必要时吸痰。

2. 氧疗　持续低流量给氧,当病人动脉血氧饱和度下降时应加大氧流量,一般吸氧流量为 2~4L/min。**肺活量下降至正常的 25%~30%,血氧饱和度降低、动脉血氧分压 <70mmHg(9.3kPa)时,先行气管插管,如 24h 无改善,则行气管切开,使用呼吸机辅助呼吸。**

3. 准备抢救用物　床头常规备吸引器、气管切开包及机械通气设备,以利于随时抢救。

4. 遵医嘱用药

(1)血浆置换疗法:直接去除血浆中的致病因子,每次交换量 30~50ml/kg,依病情轻重在 1~2 周内进行 3~5 次。起病 7 d 内使用效果最佳,30d 内血浆置换治疗仍有效。但**有严重感染、心律失常、心功能不全和凝血功能障碍者禁用。**

(2)免疫球蛋白:与抗体竞争性阻止了抗原与淋巴细胞表面抗原受体结合,起到治疗作用,0.4g/(kg·d),静脉注射,连用5d。常见不良反应主要为发热、面红,减慢输液速度可减轻。免疫球蛋白过敏、先天性 IgA 缺乏病人禁用。

(3)糖皮质激素:目前不推荐糖皮质激素用于吉兰-巴雷综合征治疗。但对于无条件行免疫球蛋白静脉注射、血浆置换治疗或发病早期重症病人可试用甲泼尼龙或地塞米松静脉滴注,7~10d 为一个疗程。长期使用糖皮质激素易造成消化道出血或穿孔,诱发或加重感染,出现医源性肾上腺皮质功能亢进,钠、水潴留,骨质疏松,促进糖原异生等。

(4)神经营养:采用 B 族维生素、辅酶 A、ATP、加兰他敏、地巴唑等药物营养神经细胞。

5. 病情观察　动态监测生命体征,观察吞咽情况、运动障碍和感觉障碍的程度和分布。重症病人给予心电监护,动态观察血压、脉搏、呼吸、动脉血氧饱和度等。观察有无胸闷、气短、呼吸费力等呼吸困难表现,以及咳嗽是否有力,咳痰是否顺利等。观察有无烦躁不安、出汗、皮肤黏膜发绀等缺氧表现;**当病人出现呼吸费力、烦躁、出汗、口唇发绀等缺氧症状时立即报告医生。**

(二)吞咽障碍

1. 环境与体位　进餐环境宜舒适、安静,餐前病人充分休息,心情舒畅。进餐时选择安全、舒适利于进食的体位:取坐位,头略前屈;**不能坐起者取仰卧位,同时可将床头摇起30°,**头下垫枕使头部前屈。可使食物不易从口腔中漏出,又有利于食团运送,亦可减少向鼻腔逆流及误吸的危险。

2. 饮食　营养丰富易消化食物,注意其色、香、味及温度。为防止误吸,便于食物吞咽,食物应达到柔软、密度与性状均一;将食物调成糊状或通过烹调时勾芡,使食物易形成食团便于吞咽。不能吞咽的病人,给予鼻饲饮食,并教会照料者鼻饲的方法及注意事项,加强留置胃管的护理。

3. 病情观察　观察病人能否经口进食及进食类型(固体、流质、半流质)、进食量和进食速度,饮水时有无呛咳。观察病人吞咽功能,有无营养障碍。

4. 防止窒息　**进食时及进食后 30min 宜抬高床头,防止窒息。**进餐时不要讲话,减少进餐时环境中的干扰因素,可关闭电视机或收音机,暂停护理操作等,以避免误吸。喂食速度要慢,温度适宜,避免发生呛咳。不要用吸管饮水、饮茶,用杯子饮水时,保持水量在半杯以上,以防病人低头饮水的体位增加误吸的危险。床旁备吸引装置,若发生呛咳、误吸或呕吐,应立即指导其取头侧位,及时清理口、鼻腔内分泌物和呕吐物,保持呼吸道通畅,预防窒息和吸入性肺炎。

(三)躯体活动障碍

1. 休息与活动　提供安静、舒适的环境。取舒适卧位;保持皮肤和床单干燥、清洁,定时更换体位,避免骨隆突部位受压,预防压疮;保持瘫痪肢体功能位,早期做好关节的主动运动和被动运动训练,预防肌肉失用性萎缩及肢体关节畸形。指导病人学会和配合使用便器,取放便器时动作轻柔,以免损伤皮肤。

2. 饮食 给予高热量、高蛋白、高维生素、易消化、富有营养的饮食,鼓励病人多进食水果、蔬菜,补充足够水分。

3. 心理疏导 关心、尊重病人,鼓励病人表达自我感受,避免不良刺激和伤害病人感情和自尊的言行,指导克服畏难、悲观情绪及急于求成心理,适应病人角色转变。鼓励病人及家属克服困难,坚持康复训练。增强病人自我照顾能力和自信力。

4. 功能锻炼 观察病人肌力恢复情况,说明肢体功能锻炼的重要性。讨论并制订功能锻炼计划,尽早对瘫痪肢体进行被动运动,预防肌肉失用性萎缩及肢体关节畸形。坚持肢体功能的康复训练(见本章第一节神经系统常见症状及体征的护理),促进功能恢复。

5. 病情观察 观察病人躯体活动障碍的动态变化过程,评估病人生活自理能力缺陷的程度,观察有无皮肤受损等并发症的发生。

6. 安全指导 重点防止坠床和跌倒,确保安全。床高度适中,必要时可加保护性床栏;常用物品和呼叫器应放置床头病人易取之处;运动场所应宽敞、明亮,建立"无障碍通道",地面要干燥、防滑,病人衣着宽松、穿防滑软橡胶底的鞋以防摔倒;步态不稳者可借助适宜的辅助器具,并有人陪伴,防止受伤。

(四) 恐惧

本病来势凶险突然、进展快、恢复期长,病人易产生恐惧、焦虑情绪,长期则不利于康复。应及时了解病人的心理状况,关心、尊重病人,耐心倾听病人的感受,解释病情,告知病人本病经过积极治疗和康复锻炼,预后良好,鼓励家属关心、陪伴病人,提高战胜疾病的信心和勇气。在进行各项治疗操作(如气管插管、气管切开术)前,应告知病人各项治疗操作的必要性,取得病人的理解和配合,减少其恐惧感。

(五) 健康教育

1. 疾病知识指导 指导病人及家属掌握本病相关知识及自我护理方法,帮助分析和消除不利于疾病恢复的因素,避免淋雨、受凉、疲劳及创伤;鼓励病人保持心情愉快和情绪稳定,加强营养,增强抵抗力,防止复发。

2. 日常生活指导 保持床单整洁、干燥,减少对皮肤的机械性刺激;解释翻身、拍背的重要性,每天用温水擦拭 1 次或 2 次,促进肢体血液循环,增进睡眠。运动障碍者,注意防止跌倒,确保安全。

3. 康复指导解释肢体功能锻炼的重要性,学会观察肢体运动功能和感觉障碍的恢复情况,共同制订肢体功能锻炼计划,及早进行肢体功能锻炼,由被动运动开始,逐步转向主动运动,且运动时应保持关节的最大活动度。锻炼中应有家人陪同,防止受伤。同时也可督促病人坚持运动,争取早日康复。

(王 芳)

附:腰椎穿刺术的护理

腰椎穿刺术(lumbar puncture)是诊断神经系统疾病的一项重要检查。通过穿刺腰椎间隙进入蛛网膜下腔抽取脑脊液(cerebrospinal fluid,CSF)和注射药物的一种临床诊疗技术,可测定脑脊液压力、检查椎管有无阻塞、施行脊髓腔或脑室造影。**主要用于中枢神经系统疾病的诊断、鉴别诊断、鞘内注射药物治疗、疗效及预后的判断**。成人 CSF 总量为 110~200ml,平均 130ml。

【适应证】

1. 诊断性穿刺 主要用于中枢神经系统疾病的诊断和鉴别诊断,如各种脑膜炎和脑炎、脑肿瘤、脑血管病变、脱髓鞘疾病、颅内转移瘤、脊髓病变、不明原因的剧烈头痛、昏迷、抽搐或瘫痪、怀疑有中枢神经系统白血病者,颅脑手术的术前检查。

(1)取脑脊液作常规、生化、细胞学、病原学、免疫学等多项检查,以助中枢神经系统疾病的诊断。

(2)测量颅内压或动力学试验以明确颅内压高低及脊髓腔通畅情况。

(3)行脊髓造影、脑室造影检查。

2. 治疗性穿刺

(1)依病情可注入液体或放出 CSF 以维持、调整颅内压平衡。

(2)中枢神经系统疾病需椎管内给药治疗者,可行鞘内药物注射。

【禁忌证】

1. 颅内病变伴有明显颅内压高者,特别是有脑疝危险者忌行腰椎穿刺。

2. 穿刺部位皮肤和软组织有化脓性感染灶或患有脊柱结核。

3. 躁动不安、不能合作或病重不宜搬动者。

4. 开放性颅脑损伤或有脑脊液漏者。

5. 脊髓压迫症的病人,其脊髓功能处于即将丧失的临界状态。

6. 应用肝素等药物导致出血倾向或血小板 $<50 \times 10^9/L$ 者。

【术前准备】

1. 病人准备　评估病人的文化水平、健康知识、合作程度等,向病人及家属说明穿刺的目的、穿刺过程的配合、可能发生的不良反应和注意事项,消除紧张情绪,并签署知情同意书。做好普鲁卡因过敏试验并记录。嘱病人排空大小便,在床上静卧 15~30min。

2. 环境准备　环境安静、整洁、温暖,有屏风遮挡。

边学边练

实训 27　腰椎穿刺术护理

3. 用物准备　腰椎穿刺包、压力表包、无菌手套、药物、氧气、急救药品(肾上腺素、地塞米松等)及器械(2ml 及 20ml 注射器等)等。

【操作过程】

1. 体位　通常取弯腰侧卧位(多左侧卧位),头前屈、双腿屈曲、抱膝,背靠床边,背部与检查床垂直,脊柱与床平行;使腰椎后突间隙增大,便于穿刺。

2. 选定穿刺点　**穿刺点常选取 L_4~L_5 或 L_3~L_4 椎间隙(双髂嵴最高点连线与后正中线交点为 L_4 棘突)**,必要时可选取其上、下各一个间隙(图 9-11)。

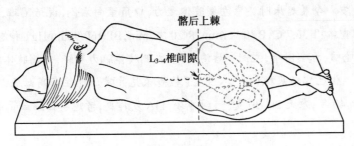

图 9-11　腰椎穿刺体位(左侧卧位)

3. 消毒　按常规严格消毒,术者戴手套、铺洞巾。

4. 穿刺　检查穿刺针、测压管、注射器是否通畅,衔接是否紧密;用 2% 的利多卡因在穿刺点局部做皮内、皮下麻醉至韧带的浸润麻醉。麻醉生效后,术者左手固定穿刺处皮肤,右手持带有针芯的穿刺针沿腰椎间隙垂直进针,进 4~6cm(儿童 2~3cm)深度,感到阻力突然消失时,提示针尖已进入蛛网膜下腔,将针芯缓慢抽出,可见脑脊液流出。

5. 测压 穿刺成功后立即接上测压装置测初压,采集脑脊液后测终压。正常成人压力为 80~180mmH$_2$O,>200mmH$_2$O 为颅内压升高。若 >300mmH$_2$O 时一般不放脑脊液,防止发生脑疝。

6. 放液 测压及运动力学检测后视需要缓慢放出脑脊液,收集脑脊液 2~5ml,送检查。穿刺和放液的过程中,注意观察病人有无异常表现,如意识状态改变、面色变化、下肢疼痛等,应立即停止操作。

7. 拔针 穿刺点用碘伏消毒后覆盖纱布,胶布固定。

【术中护理】

1. 指导和协助病人正确体位。

2. 穿刺过程中密切观察病人生命体征、意识状态、瞳孔及面色变化,询问有无不适。如出现脑疝征象时,立即停止放液,向椎管内注入生理盐水 10~20ml,或静脉快速滴注 20% 甘露醇 250ml。

3. 协助病人摆放测压体位(全身放松、伸直头自然侧卧,双下肢慢慢伸直),并协助测压。

4. 协助留取脑脊液标本,督促标本送检。

【术后护理】

1. **嘱病人去枕平卧 4~6h,防止发生腰椎穿刺后低颅压性头痛**。24h 内勿下床活动。低颅压头痛是腰椎穿刺后最常见的并发症,多发生在穿刺后 1~7d;可伴有颈部和后背部痛,咳嗽、喷嚏或站立时症状加重,平卧位时头痛减轻。告知病人不要抬高头部,可嘱病人大量饮水,必要时遵医嘱静脉输入生理盐水。

2. 观察病人有无腰背痛、脑疝及感染等穿刺后并发症。

3. 颅内高压者不宜多饮水,卧床,严密观察生命体征、意识及瞳孔变化。

4. 保持穿刺部位的纱布干燥,观察有无渗液、渗血,24h 内不宜沐浴,以防发生局部感染。

(王 芳)

第三节 急性脑血管疾病病人的护理

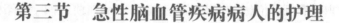

📖 **导入情景**

郑先生,72 岁。今晨起床时突感左侧肢体乏力,口角歪向右侧,说话困难,大小便失禁 3h 急诊入院。护理查体:T 36.7℃,P 80 次/min,R 20 次/min,BP 160/90mmHg。神志清楚,精神差,不能言语,饮水呛咳,吞咽困难,左侧鼻唇沟变浅,左侧肢体肌力Ⅱ级,右侧肢体肌力Ⅴ级,左侧躯体感觉减退,左侧巴宾斯基征(+)。入院 CT 检查未见异常。既往有高血压、冠心病、糖尿病病史 10 年,吸烟 40 年,每天 20~30 支。1 年前有 TIA 发作史,考虑急性脑血管疾病。

工作任务:

1. 指导病人患侧肢体的功能位摆放。

2. 指导病人患侧肢体的康复功能锻炼。

3. 皮肤压力伤的预防及护理。

一、概述

脑血管疾病(cerebral vascular disease,CVD)是脑血管病变导致脑功能障碍的一类疾病的总称。脑血管疾病是神经系统的常见病和多发病,是危害中老年人身体健康和生命的主要疾病之一,给病人、家庭和社会带来沉重的负担和痛苦,与心脏病、恶性肿瘤构成人类三大致死疾病。据2017年中国脑卒中流行病学调查研究,我国每年新发脑卒中病人约为240万人,死于脑卒中的病人约为110万人,存活的脑卒中病人约有1 100万人。存活者中约有2/3不同程度的丧失劳动能力,其中重度致残者约占40%,给社会和家庭带来沉重负担。

(一) 脑血管疾病的分类

1. 依据症状持续时间　分为短暂性脑缺血发作和脑卒中。如脑或视网膜缺血的症状持续数分钟至数小时,最多不超过24h,且无CT或MRI显示的结构性改变,则称为短暂性脑缺血发作。脑卒中是指急性起病,由于脑局部血液循环障碍所导致的神经功能缺损综合征,症状持续时间至少24h以上,包括脑梗死、脑出血、蛛网膜下腔出血等。

2. 依据病理性质　分为缺血性脑血管病和出血性脑血管病,前者包括短暂性脑缺血发作、脑梗死、脑动脉盗血综合征和慢性脑缺血,后者包括脑出血、蛛网膜下腔出血和其他颅内出血。

3. 依据发病急缓　分为急性脑血管疾病和慢性脑血管疾病,前者包括短暂性脑缺血发作、脑梗死、脑出血、蛛网膜下腔出血;后者包括脑动脉硬化症、认知障碍、脑卒中后情感障碍等。

(二) 脑的血液循环

脑部的血液供应来自颈内动脉系统和椎-基底动脉系统,两者之间由脑底动脉环(Willis环)相通。

1. 脑的血液供应

(1)颈内动脉系统(又称前循环):起自颈总动脉,进入颅内后依次分出眼动脉、脉络膜前动脉、后交通动脉、大脑前动脉和大脑中动脉,供应眼部和大脑半球前2/3和部分间脑血液。

(2)椎-基底动脉系统(又称后循环):两侧椎动脉起自锁骨下动脉,经枕骨大孔入颅后汇合成为基底动脉,依次分出小脑下后动脉、小脑下前动脉、脑桥动脉、内听动脉、小脑上动脉和大脑后动脉,供应大脑半球后1/3及部分间脑、脑干和小脑血液。

(3)脑底动脉环:又称Willis环,由双侧大脑前动脉起始段、颈内动脉末端、大脑后动脉借前、后交通动脉连通形成,使颈内动脉系统与椎-基底动脉系统相交通。两侧大脑前动脉之间由前交通动脉相连,两侧颈内动脉或大脑中动脉与大脑后动脉之间由后交通动脉相连(彩图9-12)。正常情况下,动脉环两侧的血液不相混合,当某一动脉狭窄或闭塞时,通过大脑动脉环使血液重新分配和代偿,以维持脑的血液供应。

2. 脑血流量的调节　正常成人脑重1 500g,占体重的2%~3%。脑血流量即全脑血流量为800~1 000ml/min,占每分心搏出量的20%,葡萄糖和氧耗量占全身供给量的20%~25%。因脑组织几乎无葡萄糖和氧的储备,故对缺血缺氧性损害十分敏感。一旦脑组织血供完全中断,2min内脑电活动停止,5min后脑组织出现不可逆损伤,10~20min大脑皮质出现广泛的选择性神经元坏死。正常情况下,脑血管具有自动调节能力。当平均动脉压在60~160mmHg范围内变化时,随周围动脉压升降,脑血管自动收缩和舒张,保证脑血流的恒定,称为脑血流的自动调节。

(三) 脑血管疾病的病因及危险因素

1. 脑血管病的病因

(1) **血管壁病变**：以高血压性动脉硬化和动脉粥样硬化最常见，其次是动脉炎、先天性血管病、血管损伤等。

(2) 血液流变学及血液成分异常：高脂血症、高糖血症、高蛋白血症、白血病、红细胞增多症等所致的血液黏滞度增高；血小板减少性紫癜、血友病、DIC 等所致凝血机制异常。

(3) 心脏病和血流动力学改变：高血压、低血压、心脏功能障碍、风湿性心脏瓣膜病、心律失常(特别是房颤)等。

(4) 其他：颈椎疾病(颈椎病、肿瘤)压迫邻近大血管；颅外栓子(空气、脂肪、细菌栓子、癌细胞等)进入颅内。

2. 引起脑血管疾病的危险因素

(1) 不可干预因素：年龄、性别、性格、种族、遗传等。55 岁以后发病率明显增加，男性发病率高于女性，父母均有脑卒中史的子女卒中风险增加。

(2) 可干预因素：高血压、高血脂、心脏病、糖尿病、高同型半胱氨酸血症、吸烟、酗酒、体力活动少、高盐饮食、超重、感染等。在可干预危险因素中，**高血压是脑卒中最重要的独立危险因素**。收缩压和舒张压的升高都与脑卒中的发病风险正相关。控制血压于正常范围内可显著降低脑卒中的发病率。糖尿病、吸烟、酗酒均为重要的危险因素。

(四) 脑血管疾病的预防

对脑卒中的主要危险因素进行早期干预，可显著降低脑卒中的发病风险。可干预因素是脑卒中一级预防主要针对的目标。

1. 一级预防 指发病前的预防。对有卒中倾向，尚无卒中史的个体，通过早期改变不健康的生活方式，积极主动地控制各种危险因素，达到使脑血管疾病不发生或推迟发生的目的。

(1) 防治高血压：坚持长期口服降压药物、限制钠盐摄入量、减少食物中脂肪含量、戒烟限酒、减轻体重、保持乐观情绪、加强体育锻炼。

(2) 防治心脏病：心房颤动、心脏瓣膜病、心力衰竭等为脑血管病的危险因素，其中以心房颤动最为重要，预防措施主要是应用华法林或阿司匹林抗凝和抗血小板聚集。

(3) 防治糖尿病：糖尿病是缺血性脑卒中发病的危险因素，脑卒中病情的轻重和预后与病人血糖水平及病情控制情况有关。

(4) 防治血脂异常：胆固醇、低密度脂蛋白、甘油三酯升高和高密度脂蛋白减低是动脉粥样硬化的危险因素，强调以控制饮食和体育锻炼为主，辅以他汀类药物治疗并定期复查血脂水平。

(5) 戒烟限酒：吸烟是脑卒中的独立危险因素，长期大量饮酒和急性酒精中毒是脑梗死危险因素。提倡戒烟，劝导有饮酒习惯的人少饮酒。

(6) 其他：将体重指数控制在 $<28kg/m^2$ 或腰围 / 臀围 <1，波动范围 $<10\%$。应用叶酸、维生素 B_6 和 B_{12} 联合治疗降低血浆同型半胱氨酸水平。

2. 二级预防 是针对已发生过一次或多次脑卒中的病人，通过查找卒中发生的原因，对所有可干预的危险因素进行治疗，以达到预防或降低再次发生的危险，减轻残疾程度。

(1) 预防病因：对可预防的危险因素进行病因预防，包括一级预防中的所有措施。

(2) 抗血小板聚集：对已发生过缺血性卒中的病人，建议应用抗血小板聚集药物，阿司匹林或氯吡格雷单药治疗可以作为首选抗血小板药物，阿司匹林(25mg)联合缓释型双嘧达莫(200mg)2 次 /d 或者西洛他唑(10mg)2 次 /d，均可作为阿司匹林和氯吡格雷的替代治疗药物。

(3) 治疗 TIA：反复发作 TIA 的病人发生完全性卒中的风险极大，应积极寻找病因进行治疗。

(4)防止卒中后认知障碍:卒中后认知功能障碍及血管性痴呆发生率较高,卒中发生后早期应用阿司匹林有助于防止痴呆的发生。

📖 **知识拓展**

卒 中 单 元

卒中单元(stroke unit)是一种组织化管理住院脑卒中病人的医疗模式。以专业化的脑卒中医师、护士和康复人员为主,进行多学科合作,为脑卒中病人提供系统综合的规范化管理,包括药物治疗、肢体康复、语言训练、心理康复、健康教育等。Cochrane 系统评价(纳入 23 个试验,共 4 911 例病人)已证实卒中单元明显降低了脑卒中病人的致死/残疾率。

目前指南推荐意见:收治卒中的医院应尽可能建立卒中单元,所有急性缺血性脑卒中病人应尽早、尽可能收入卒中单元接受治疗(Ⅰ级推荐,A 级证据)。

二、短暂性脑缺血发作病人的护理

短暂性脑缺血发作(transient ischemic attack,TIA)是由于局部脑或视网膜缺血引起的短暂性神经功能缺损,**临床症状一般不超过 1h,最长不超过 24h**,且无责任病灶的证据。凡神经影像学检查有神经功能缺损对应的明确病灶者不宜称为 TIA。**TIA 是缺血性卒中最重要的危险因素。**我国 TIA 的人群年患病率为 180/10 万,男女之比约为 3 ∶ 1,发病率随年龄的增长而增高。

TIA 的发病机制主要有两种类型。

1. **血流动力学改变** 是在各种原因(如动脉硬化和动脉炎等)所致的颈内动脉系统或椎 - 基底动脉系统的动脉严重狭窄基础上,血压的急剧波动和下降导致原来靠侧支循环维持的脑区发生一过性缺血。症状比较刻板,发作频率通常密集,每次发作持续时间短暂,一般不超过 10min。

2. **微栓塞** 主要来源于动脉粥样硬化的不稳定斑块或附壁血栓的破碎脱落、瓣膜性或非瓣膜性心源性栓子及胆固醇结晶等。微栓子阻塞小动脉常导致其供血区域脑组织缺血,当栓子破碎移向远端或自发溶解时,血流恢复,症状缓解。临床症状多变,发作频率通常稀疏,每次发作持续时间一般较长。如果持续时间超过 30min,提示微栓子较大,可能来源于心脏。

【护理评估】

(一)健康史

TIA 的发病与动脉粥样硬化、动脉狭窄、心脏病、血液成分改变及血流动力学变化等多种病因有关。

评估前要详细询问病人的既往史,了解病人是否有动脉硬化、高血压、高脂血症、糖尿病、心脏瓣膜病、心律失常、颈椎病、红细胞增多症等病史以及类似 TIA 发作的病史。

(二)临床表现

1. **一般特点** ①发病突然,局部脑或视网膜功能障碍历时短暂,**最长时间不超过 24h,不留后遗症状**。②常反复发作,且每次发作症状相似。③好发于中老年人,男性多于女性,常伴有高血压、动脉粥样硬化、糖尿病或高脂血症等脑血管病危险因素。

2. **颈内动脉系统 TIA** 临床表现与受累血管分布有关。

(1)大脑中动脉(MCA)供血区的 TIA:可出现缺血对侧肢体的单瘫、轻偏瘫和舌瘫,可伴有偏身感觉障碍和对侧同向偏盲,优势半球受损常出现失语和失用,非优势半球受损可出现空间定向障碍、对侧下肢无力等。

(2)大脑前动脉(ACA)供血区 TIA:可出现人格和情感障碍、对侧下肢无力等。

(3)颈内动脉(ICA)主干 TIA:主要表现为眼动脉交叉瘫,即患侧单眼一过性黑矇、失明和 / 或对侧偏瘫及感觉障碍;Horner 交叉瘫,即患侧 Horner 征、对侧偏瘫。

3. 椎 - 基底动脉系统 TIA　**最常见表现是眩晕、平衡障碍、眼球运动异常和复视**。可有单侧或双侧面部、口周麻木,单独出现或伴有对侧肢体瘫痪、感觉障碍,呈现典型或不典型的脑干缺血综合征。此外,还可出现**跌倒发作**、短暂性全面遗忘症及双眼视力障碍发作等。

(三)辅助检查

1. 实验室检查　血常规、血流变、血糖、血脂和同型半胱氨酸等,有助于发现病因。

2. 影像学检查　**CT 或 MRI 检查正常**。磁共振血管成像(MRA)、数字减影血管造影(DSA)检查有时可见血管狭窄、动脉粥样硬化改变。

3. 彩色经颅多普勒(TCD)　可探测颅内动脉狭窄,并可进行血流状况评估和微栓子监测。

(四)治疗要点

TIA 是卒中的高危因素,其发病后 2d 或 7d 内为卒中的高风险期,需积极进行治疗,以减少卒中的发生。治疗的目的是消除病因,减少及预防复发,保护脑功能。治疗方法是积极查找病因,针对存在的危险因素进行治疗,如控制血压,降低血糖和血脂,治疗心律失常,纠正血液成分异常,防止颈部过度活动等。有或无症状、单侧颈动脉重度狭窄 >70% 或药物治疗无效者,可考虑动脉血管成形术(CAS)介入治疗和颈动脉内膜切除术(CEA)手术治疗。

(五)心理 - 社会状况

观察病人是否因起病急,出现肢体无力、偏瘫、眩晕等症状而产生恐惧、焦虑等情绪;了解病人和家属对疾病发生的相关因素、护理方法、预防等认知程度;了解家属及亲友和社会对病人的关心和鼓励程度;了解病人因患病而社交活动受到影响,给工作和生活带来不变的心理。

【**常见护理诊断 / 合作性问题**】

1. 有受伤的危险　与突发眩晕、平衡失调及一过性失明等有关。

2. 潜在并发症:脑卒中。

3. 知识缺乏:缺乏对本病的防治知识。

【**护理措施**】

(一)有受伤的危险

1. 休息与活动　指导病人合理休息与运动,并采取适当的防护措施。发作时卧床休息,注意**枕头不宜过高(以 15°~20° 为宜)**,以免影响头部的血液供应;仰头或转头时应缓慢且转动幅度不宜过大。频繁发作时应避免重体力劳动,如厕、沐浴以及外出活动要有家人陪伴,以防发生跌倒和外伤。鼓励病人保持适量的运动,如步行、慢跑、骑脚踏车等,以促进脑部血液循环。

2. 饮食　给予低盐、低脂、低胆固醇、足量蛋白和丰富维生素饮食,限制钠盐摄入量,每天不超过 6g,忌食辛辣、油炸食物。

3. 心理疏导　向病人解释病情和疾病相关知识,帮助病人分析引起疾病发生的危险因素,使病人能够正确应对病情变化,积极配合治疗和护理,关心体贴病人,认真听取病人倾诉患病的感受,了解病人的心理活动,帮助病人消除恐惧、焦虑心理,鼓励树立战胜疾病的信心。

4. 遵医嘱用药　TIA 常用药物的不良反应及注意事项见表 9-4。注意观察用药后的疗效及不良反应。

表 9-4　TIA 常用药物的作用、不良反应及注意事项

药物	作用	用法	不良反应及注意事项
阿司匹林 氯吡格雷 噻氯吡啶 双嘧达莫等	抗血小板聚集,可减少微栓子的发生,对预防复发有一定疗效	阿司匹林 50~325mg/d; 氯吡格雷 75mg/d; 噻氯吡啶 0.25~0.5g/d; 阿司匹林 25mg+ 缓释型双嘧达莫 200mg,2 次 /d	阿司匹林和氯吡格雷等有恶心、腹痛、腹泻等消化道症状和皮疹,偶可致粒细胞减少症;噻氯吡啶可致白细胞和血小板减少,应定期复查血常规。**同时要注意有无出血倾向**
肝素 低分子肝素 华法林	抗凝:不作为 TIA 的常规治疗。对发作频繁、持续时间长、症状逐渐加重且无出血倾向和严重高血压、肝肾疾病、消化性溃疡者可行抗凝治疗	华法林的初始剂量 1~3mg,如果需要快速抗凝给予普通肝素或低分子肝素 + 华法林重叠应用 5d 以上,在给予肝素的第 1d 或第 2d 即给予华法林,当 INR 达到目标范围后停用普通肝素或低分子肝素	**抗凝药物可致皮肤黏膜出血,用药时应注意观察有无出血倾向,皮肤瘀点和瘀斑、牙龈出血、大便颜色改变等**,监测出血时间、凝血时间和凝血酶原时间。若有肝肾疾病、严重高血压和消化性溃疡者禁用抗凝药
尼莫地平 氟桂利嗪	钙通道阻滞药:扩张血管,增加血流量,改善循环,防止血管痉挛	尼莫地平片:每日 30~120mg,分 3 次服用,连续服用 1 个月;氟桂利嗪:每晚睡前服用 5~10mg	钙通道阻滞药不良反应少,尼莫地平可降低血压,使用时**注意监测血压**,氟桂利嗪可引起嗜睡及疲惫,为一过性的,长期服用可出现抑郁

5. 病情观察　观察生命体征变化,出现血压下降,应及时处理;对频繁发作的病人,应注意观察和记录每次发作的持续时间、间隔时间及伴随症状等。

(二) 潜在并发症:脑卒中

1. 控制危险因素　参见本节概述"脑血管疾病的预防"。

2. 监测病情　TIA 发病后 2~7d 内为卒中的高风险期,对病人进行紧急评估与干预可以减少卒中的发生。发作间隔时间短、发作持续时间长、临床症状逐渐加重的进展性 TIA 是即将发展为脑梗死的强烈预警信号。应密切观察病人肢体无力或麻木等症状有无加重,有无头痛、头晕及其他脑功能受损的表现,警惕完全性缺血性脑卒中的发生。

知识拓展

TIA 短期脑卒中风险评估

常用的 TIA 危险分层工具为 ABCD^2 评分(表 9-5)。症状发作在 72h 内并存在以下情况之一者,建议入院治疗。① ABCD^2 评分 >3 分;② ABCD^2 评分 0~2 分,但门诊不能在 2d 内完成 TIA 系统检查。③ ABCD^2 评分 0~2 分,并有其他证据提示症状由局部缺血造成,如弥散加权 MRI 已显示对应小片状缺血灶。

表 9-5　TIA 的 ABCD² 评分

	TIA 的临床特征	得分
年龄（A）	>60 岁	1
血压（B）	>140/90mmHg	1
临床症状（C）	单侧无力	2
	不伴无力的言语障碍	1
症状持续时间（D）	>60min	2
	10~59min	1
糖尿病（D）	有	1

（三）健康教育

1. 疾病知识指导　护士应评估病人及家属对脑血管疾病的认知程度；向病人及家属介绍疾病的基本病因、主要危险因素、早期症状和体征、及时就诊治疗与预后的关系，并强调本病的危害性，告知病人和家属本病为脑卒中的一种先兆表现或警示，未经正确治疗而任其发展，约 1/3 的病人在数年内会发展为脑卒中。积极控制高血压、高血脂、糖尿病和脑动脉硬化等危险因素。

2. 疾病预防指导　向病人和家属说明肥胖、吸烟、酗酒及不合理饮食与疾病发生的关系。指导病人选择低盐、低脂、低胆固醇、足量蛋白质和丰富维生素饮食，多食谷类、鱼类、新鲜蔬菜、水果、坚果等，少食糖类和甜食，忌食辛辣、油炸食物，切忌暴饮暴食，戒烟限酒。告知病人心理因素与疾病的关系，嘱其保持心态平衡，情绪稳定。坚持适量运动，注意劳逸结合。定期门诊复查，出现肢体麻木、无力、眩晕、复视等症状应及时就诊。积极治疗高血压、高血脂、糖尿病、脑动脉硬化等。告知病人和家属遵医嘱用药和在医护人员指导下调整用药的意义及用药期间应观察的指征和定期复查相关项目的重要性。

三、脑梗死病人的护理

脑梗死（cerebral infarction,CI）又称缺血性脑卒中，是指各种原因导致的脑部血液供应障碍，导致局部脑组织缺血、缺氧性坏死，而迅速出现相应神经功能缺损的一类临床综合征。占全部脑卒中的 70%~80%。

依据局部脑组织发生缺血坏死的机制可将脑梗死分为三种主要病理生理学类型：**脑血栓形成（cerebral thrombosis,CT）、脑栓塞（cerebral embolism）和血流动力学机制所致的脑梗死**。脑血栓形成和脑栓塞均是由于脑供血动脉急性闭塞或严重狭窄所致，约占全部急性脑梗死的 80%~90%。前者急性闭塞的脑动脉是因为局部血管本身存在病变而继发血栓形成所致，故称为脑血栓形成，是临床上最常见的一种急性脑血管疾病；后者急性闭塞的脑动脉本身没有明显病变，是由于栓子阻塞动脉所致，故称为脑栓塞。血流动力学机制所致的脑梗死，其供血动脉没有发生急性闭塞或严重狭窄，是由于近端大血管严重狭窄加上血压下降，导致局部脑组织低灌注，从而出现的缺血坏死，约占全部急性脑梗死的 10%~20%。

【护理评估】

（一）健康史

1. 脑血栓形成　**脑动脉粥样硬化是脑血栓形成最常见和根本的病因**，常伴高血压病，且二者互为因果。糖尿病和高脂血症可加速脑动脉粥样硬化的进程。其次是脑动脉炎。其他如真性红细胞增多症、血小板增多症、弥散性血管内凝血、颅内外夹层动脉瘤等引起者少见。

2. 脑栓塞 脑栓塞的栓子来源分为心源性、非心源性和来源不明三大类。**心源性为最常见原因**，占脑栓塞的75%。常见心脏疾病有心房颤动、心脏瓣膜病、感染性心内膜炎、心肌梗死、二尖瓣脱垂。非心源性常见原因有动脉粥样硬化斑块脱落性栓塞、脂肪栓塞、空气栓塞、癌栓塞。少数病例栓子来源不明。

评估时要详细询问病人有无与脑梗死有关的病因及有无提重物、用力排便、咳嗽、打喷嚏、剧烈运动等诱因；了解病人的年龄和既往史；是否遵医嘱正确服用降压、降糖、抗凝及抗血小板聚集药，治疗效果及目前用药情况等。

(二) 临床表现

1. 脑血栓形成临床特点

(1)多数病人**在安静或休息状态发病，少数睡眠中发病**，次晨醒后不能说话，**一侧肢体瘫痪**。部分病人发病前有肢体麻木、无力、头晕等前驱症状或 TIA 发作。

(2)起病缓慢，症状多发生在发病后 10h 或 1~2d。

(3)以**偏瘫、失语、偏身感觉障碍和共济失调**等局灶性神经功能缺损症状为主。

(4)多数病人意识清楚，当发生基底动脉血栓或大面积脑梗死时，可出现意识障碍，甚至危及生命。

2. 脑栓塞临床特点

(1)任何年龄均可发病，**风湿性心脏瓣膜病所致脑栓塞以青壮年为主**，冠心病及大动脉粥样硬化所致脑栓塞以中老年多见。

(2)**安静与活动时均可发病**，但在活动中突然发病较常见，发病前多无明显诱因和前驱症状。

(3)起病急，症状常在数秒至数分钟内达高峰，**是急性脑血管病中发病速度最快的一种**。

(4)主要表现为偏瘫、失语等局灶定位症状。多数病人意识清楚或仅有轻度意识模糊，重者可突发昏迷、全身抽搐，因脑水肿或颅内高压继发脑疝而死亡。

(5)多有导致栓塞原发病和同时并发脑外栓塞的表现，如心房颤动第一心音强弱不等、心律不规则、脉搏短绌；心脏瓣膜病可听到心脏杂音；肺栓塞的气急、发绀、胸痛和咯血；肾栓塞腰痛和血尿；皮肤栓塞瘀点和瘀斑等。脑栓塞易导致多发性梗死，并易复发和出血，病情波动较大；感染性栓子栓塞并发颅内感染，病情较危重。

3. 临床分型 对急性缺血性脑卒中病人进行病因/发病机制分型有助于判断预后、指导治疗和选择二级预防措施。当前国际广泛使用急性卒中 Org10172 治疗试验（TOAST）病因/发病机制分型，将缺血性脑卒中分为：**大动脉粥样硬化型、心源性栓塞型、小动脉闭塞型、其他明确病因型和不明原因型**。

(三) 辅助检查

1. 血液检查 血常规、血糖、血脂、同型半胱氨酸、凝血功能等，有助于发现危险因素及明确溶栓指征。

2. **头颅 CT 头颅 CT 是首选的检查**，可显示脑梗死的部位和范围。脑梗死发病 24h 内一般无影像学改变，24h 后脑梗死区呈低密度影像(图9-13)。但CT难以检出脑干和小脑梗死及较小梗死灶。

3. 头颅 MRI 可早期显示缺血组织的大小、部位，可显示皮质下、脑干和小脑的小梗死灶。

4. DSA 可以发现血管狭窄、闭塞和其他血管病变。DSA 是脑血管病变检查的金标准，但不作为脑梗死的常规检查。

5. TCD 对判断颅内外血管狭窄或闭塞、血管痉挛、侧支循环建立程度有帮助,还可用于溶栓治疗监测,对判断预后有参考价值。

6. 其他 心电图、胸部 X 线和超声心动图有助于发现栓子来源。

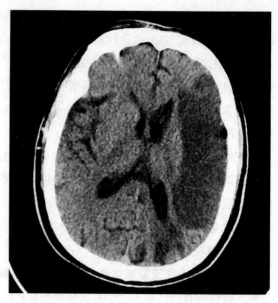

图 9-13 CT 显示低密度脑梗死病灶

(四)治疗要点

治疗应遵循超早期、个体化和整体化原则。①超早期治疗:发病后力争于治疗时间窗内选用最佳治疗方案。②个体化治疗:根据病人年龄、病情严重程度、临床类型及基础疾病等采取最适当的治疗。③整体化治疗:采取病因治疗、对症治疗、支持治疗和康复治疗等综合措施,同时对高危因素进行预防干预。治疗方法是早期溶栓、抗血小板聚集、抗凝、调控血压、控制血糖、脑保护、防治脑水肿以及血管内治疗和外科手术治疗等;脑栓塞病人还要积极治疗原发病,心脏瓣膜病的介入和手术治疗、感染性心内膜炎的抗生素治疗和控制心律失常等,可消除栓子来源,防止复发。

(五)心理 - 社会状况

病人患病后大多有瘫痪、失语,且恢复时间较长、见效缓慢,还可能留下后遗症,长期康复治疗给家庭带来较大精神和经济负担,严重影响生活和工作,以致病人会产生焦虑、抑郁、恐惧、孤独和绝望等不良心理反应。应评估病人及家属对疾病认知程度,家庭条件与经济状况,社区就医环境及家属对病人关心程度和对疾病治疗支持情况。

【常见护理诊断 / 合作性问题】

1. 躯体活动障碍 与肢体瘫痪有关。

2. 语言沟通障碍 与语言中枢损害有关。

3. 吞咽障碍 与意识障碍或延髓麻痹有关。

4. 有废用综合征的危险 与意识障碍、偏瘫所致的长期卧床有关

5. 知识缺乏:缺乏对本病治疗、护理、康复和预防复发的相关知识。

边学边练

实训 28 急性脑血管疾病病人的护理

【护理计划】

(一)躯体活动障碍

1. 护理目标 病人能掌握各种肢体康复训练方法,主动配合康复训练,躯体活动能力逐渐恢复;无肌肉萎缩、关节畸形,未发生受伤、压疮等;能正确认识疾病,了解疾病的康复等相关知识。

2. 护理措施

(1)生活、安全及康复指导:参见本章第一节"运动障碍"的护理。

(2)心理疏导:本病因恢复速度慢,需时长,日常生活需要依赖他人的照顾,使病人的心理脆弱与敏感,容易产生恐惧、焦虑等心理问题,进而影响疾病的康复和病人的生活质量,因此应多与病人沟通,关心和尊重病人,鼓励其表达自己的感受,耐心解答病人及家属提出的问题,并向病人及家属解释偏瘫、失语及言语障碍的原因,鼓励病人积极参与治疗和护理,树立战胜疾病的信心,避免刺激和伤害病人的言行。

(3)遵医嘱用药:脑血栓病人常联合应用溶栓、抗凝、血管扩张药及脑代谢活化剂等,护士应耐心解释各类药物的作用、不良反应及注意事项,指导病人遵医嘱正确用药。

1)静脉溶栓:在发病后 6h 内进行早期溶栓治疗,目的是使血管再通,及时恢复血流和改善组织代谢,挽救梗死周围组织,避免坏死范围扩大。重组组织型纤溶酶原激活剂(rtPA)和尿激酶(UK)是我国目前使用的主要溶栓药,目前指南推荐 rtPA 静脉溶栓治疗前循环缺血性梗死的时间为发病后 4~5h 内(≤ 4.5h),尿激酶为 6h 内(≤ 6h)。**溶栓治疗的并发症**是脑出血、梗死灶继发性出血或身体其他部位出血、再灌注损伤和脑水肿及溶栓后血管再闭塞。因此在溶栓治疗过程中及溶栓后护士要严密观察病人生命体征、意识状态以原有症状和体征有无加重,一旦病人出现严重头痛,血压升高、脉搏减慢、恶心呕吐等,应考虑继发颅内出血,立即停用溶栓药物,紧急做头颅 CT 检查。观察有无栓子脱落所致的其他部位栓塞的表现,如肠系膜上动脉栓塞引起的腹痛、下肢静脉栓塞所致的皮肤肿胀、发红及肢体疼痛和功能障碍,发现异常应及时报告医生处理。

2)抗凝:常用药物有肝素、低分子肝素和华法林。一般不推荐急性期应用抗凝药物来预防卒中发作、阻止病情恶化或改善预后。但对于长期卧床尤其是合并高凝状态有深静脉血栓形成和肺栓塞趋势者,可应用低分子肝素预防治疗。心房颤动者可用华法林治疗。溶栓药和抗凝药应用时要严格掌握药物剂量,监测出凝血时间和凝血酶原时间,观察有无黑便、牙龈出血、皮肤瘀点瘀斑等出血表现。

3)抗血小板聚集:未行溶栓治疗且无禁忌证的病人应在发病后尽早服用阿司匹林 150~300mg/d,但不主张在溶栓后 24h 内应用,以免增加出血风险。急性期后可改为预防剂量(50~300mg/d),不能耐受阿司匹林者可改服氯吡格雷等抗血小板治疗。如果发病 24h 之内且病人 NIHSS 评分≤ 3,应尽早给予阿司匹林联合氯吡格雷治疗 21d,预防脑卒中的早期复发。

4)调控血压:缺血性脑卒中后 24h 内血压升高的病人应谨慎处理,应先处理紧张、焦虑、疼痛、呕吐及颅内压升高等情况。除非血压过高(收缩压≥ 200mmHg 或舒张压≥ 110mmHg),或伴有严重心功能不全、主动脉夹层、高血压脑病的病人,可予降压治疗,并严密观察血压变化。可选用拉贝洛尔、尼卡地平等静脉药物,避免使用引起血压急剧下降的药物。出现持续性低血压者,应补充血容量和增加心排血量,必要时可应用多巴胺、间羟胺等升压药。护士要严密监测血压的变化,必要时给予心电血压监护,及时了解病人的动态信息,发现异常及时报告医生。

5)防治脑水肿:脑水肿常于发病后 3~5d 达高峰,多见于大面积梗死。**严重脑水肿和颅内压升高是急性重症脑梗死的常见并发症和主要死亡原因**。当病人出现剧烈头痛、喷射性呕吐、意识障碍等高颅压征象时。

①常选用 20% 甘露醇 125~250ml 快速静脉滴注,15~30min 内滴完,间隔 6~8h 输注 1 次。其不良反应有头痛、眩晕、畏寒、视物模糊、心悸等,大量使用可致肾功能损害,引起血尿。**使用时要注意甘露醇低温易结晶,用药前仔细检查,若有结晶须加温溶解后再使用;甘露醇外渗可导致局部组织肿胀,甚至坏死。**静脉注射甘露醇时宜选择较粗大的血管或中心静脉置管,防止药液外渗;注意观察尿液的颜色、性质和量。同时要注意观察有无脱水速度过快所致的头痛、呕吐、意识障碍等低颅压综合征表现,并注意与高颅压进行鉴别。

②心、肾功能不全的病人可改用呋塞米 20~40mg 静注,1次 /6~8h。其不良反应为水电解质紊乱、耳毒性、胃肠道反应等,应避免与氨基糖苷类、头孢菌素类等合用,以免增加耳毒性和肾毒性。使用时要注意监测电解质,观察病人是否有眩晕、耳鸣、听力减退等,同时注意观察病人的尿量。与糖皮质激素合用时应注意补钾。

6)脑保护药:常用药物有尼莫地平、胞磷胆碱、脑蛋白水解物和依达拉奉等,也可采用头部或全身亚低温疗法。胞磷胆碱不良反应少见,偶有一过性血压下降、失眠、兴奋及用药后发热等;脑蛋白水解物大量使用和注射过快时会有轻度烧热感,故在输液过程中注意滴速不能过快,同时注意监测体温、血压等;依达拉奉不良反应有肝肾损害、血小板下降、过敏症及注射部位皮疹、红肿等,用药期间要注意定期监测血常规及肝、肾功能,随时观察病人注射部位及全身皮肤状况,出现皮疹、皮肤瘙痒等及时停药并通知主管医生。

(二) 语言沟通障碍

参见本章第一节"言语障碍"的护理。

(三) 吞咽障碍

1. 护理目标　病人吞咽功能逐渐恢复;未发生误吸等。

2. 护理措施

(1)环境与体位:保持病室内环境安静整洁,温度与湿度适宜,**能坐起者取坐位进食**,不能坐起者取仰卧位,抬高床头 30°,头下垫枕使头部前屈,以便于进食,防止误吸。

(2)饮食:选择营养丰富易消化的食物,注意食物色、香、味及温度,应选择柔软、不易松散有黏度的食物。对吞咽困难不能进食者,应给予鼻饲流食,并做好留置胃管的护理。

(3)吞咽方法选择:空吞咽和吞咽食物交替进行;**侧方吞咽时头偏向健侧肩部,防止食物残留在患侧梨状隐窝内;点头样吞咽时,配合头前屈、下颌内收,如点头样动作,利于食物进入食管。**

(4)防止窒息:疲劳有增加误吸的危险,故进餐前应注意休息;进餐时不要讲话,减少进餐时的干扰因素,如关闭电视和收音机,停止护理活动等,以避免呛咳和误吸;**吞咽困难病人不能使用吸管饮水**,水杯饮水时应保持水量在半杯以上,以防病人低头饮水发生误吸;床旁备吸引装置,以便病人发生呛咳、误吸及呕吐时及时清理口鼻内分泌物和呕吐物,防止窒息。

(四) 有废用综合征的危险

参见本章第一节"运动障碍"的护理。

(五) 健康教育

1. 疾病知识指导　告知病人和家属疾病发生的基本病因和主要危险因素,早期症状和及时就诊的指征,指导病人进食高蛋白、高维生素、低盐、低脂、低热量清淡饮食,多食新鲜蔬菜、水果、谷类、鱼类和豆类。告知病人改变不良生活习惯和生活方式,戒烟限酒,合理休息和娱乐。有 TIA 发作史的病人改变体位应缓慢,避免突然转动颈部,洗澡时间不宜过长,水温不宜过高,外出有人陪伴,气候变化注意保暖,预防感冒。遵医嘱规律用药,控制血压、血糖、血脂和抗血小板聚集。

2. 康复指导　若病人神经功能缺损症状和体征不再加重,生命体征稳定,即可进行早期康复锻炼,目的是减少并发症出现和纠正功能障碍,调控心理状态,为提高病人的生活质量打好基础。告知病人和家属康复治疗的知识和功能锻炼的方法,落实康复计划,与康复师保持联系;并告知病人和家属功能恢复需要较长的时间,克服急于求成的心理。嘱咐家属应关心体贴病人,给予物质和精神上最大的支持和帮助,鼓励病人做自己力所能及的事情,日常生活不过度依赖家人,提高自己的自理能力。

【护理评价】

病人是否掌握肢体功能锻炼的方法,是否在他人协助下主动活动,是否掌握正确的进食或鼻饲方法,吞咽功能是否逐渐恢复,是否能通过非语言沟通表达自己的需求,是否主动进行语言康复训练,语言表达能力是否增强;是否有肌肉萎缩、关节畸形、误吸、受伤、压疮等,是否对疾病知识及康复知识有所了解。

四、脑出血病人的护理

脑出血(intracerebral hemorrhage,ICH)是指**非外伤性脑实质内出血**,发病率为每年(60~80)/10万,在我国约占全部脑卒中的20%~30%。急性期病死率为30%~40%,是病死率最高的脑卒中类型。

脑出血的发病机制:①长期高血压致脑细小动脉发生玻璃样变及纤维素性坏死,管壁弹性减弱,当情绪激动、排便、用力过度等使血压骤然升高时,血管易破裂出血。②在血流冲击下,弹性减弱的病变血管壁向外膨出形成微小动脉瘤,当血压剧烈波动时,微小动脉瘤破裂导致出血。③高血压可致远端血管痉挛,引起小血管缺血、缺氧、坏死而发生出血。④**高血压脑出血的发病部位以基底节区多见**,是因为供应此处血液的**豆纹动脉**从大脑中动脉呈直角发出,在原有血管病变的基础上,承受压力较高的血流冲击,易导致血管破裂出血,又称为出血动脉。

基底节区出血占全部脑出血的70%,其中以壳核出血最为常见。因壳核、丘脑出血常累及内囊,并以内囊损害体征为突出表现,又称内囊区出血。脑出血后,出血形成的血肿和血肿周围脑组织水肿,引起颅内压升高,使脑组织受压移位,**形成脑疝是导致病人死亡的直接原因。**

【护理评估】

(一) 健康史

高血压并发细小动脉硬化是脑出血最常见的病因。其他病因包括动-静脉血管畸形、脑淀粉样血管病变、血液病(如白血病、再生障碍性贫血、血小板减少性紫癜、血友病、红细胞增多症和镰状细胞病等)、抗凝或溶栓治疗等。

评估时要询问病人及家属有无与脑出血有关的病因和诱因;了解病人生活习惯、性格特点与饮食结构;是否遵医嘱进行降压、抗凝治疗和治疗效果及目前用药情况。

(二) 临床表现

1. 临床特点 ①多见于50岁以上有高血压病史者,男性多于女性,冬季发病率较高。②**体力活动或情绪激动时发病**,多无前驱症状,少数有头晕、头痛、肢体麻木等。③起病较急,症状于数分钟至数小时达高峰。④发病时血压明显升高。⑤**常有剧烈头痛、喷射状呕吐、意识障碍等颅内压升高表现**。

2. 不同部位出血表现

(1)**壳核出血**:最常见,约占脑出血的50%~60%,系豆纹动脉尤其是其外侧支破裂所致。**最常累及内囊,出现"三偏征"**,即病灶对侧偏瘫、偏身感觉障碍、对侧同向性偏盲,还可出现双眼球向病灶对侧同向凝视不能,优势半球损害可有失语。出血量小(<30ml)临床症状轻,预后较好;出血量较大(>30ml)可有意识障碍,引起脑疝甚至死亡。

(2)丘脑出血:约占脑出血的10%~15%,系丘脑穿通动脉或丘脑膝状体动脉破裂所致。病人常有"三偏征",通常感觉障碍重于运动障碍。深浅感觉均有障碍,深感觉障碍更明显,可伴有偏身自发性疼痛和感觉过敏。可出现特征性眼征,如两眼不能向上凝视或凝视鼻尖,眼球会聚障碍和无反应性小瞳孔等。可出现丘脑性失语(言语缓慢而不清、重复语言、发音困难等),也可出现丘脑性痴呆(记忆力和计算力减退、情感障碍等)。

(3)脑干出血:约占脑出血的10%,多为脑桥出血,系基底动脉的脑桥支破裂所致。小量出血常表现为突发头痛、呕吐、眩晕、复视、**交叉性瘫痪**或共济失调性偏瘫,两眼向病灶侧凝视麻痹。大量出血(血肿>5ml)者,病人立即昏迷、**双侧瞳孔缩小如针尖样**、呕吐咖啡样胃内容物、中枢性高热、中枢性呼吸衰竭和四肢瘫痪,多于48h内死亡。出血量小者无意识障碍。

(4)小脑出血:约占脑出血的10%,多为小脑上动脉破裂所致。发病突然,眩晕和共济失调明显,可伴有频繁呕吐和枕部疼痛。小量出血主要表现为**眼球震颤**、**病变侧共济失调**、**站立和步态不稳等**,**无肢体瘫痪**。出血量大者,尤其是小脑蚓蚓部出血,发病时或发病后12~24h内出现颅内压迅速升高、昏迷、双侧瞳孔缩小如针尖样、呼吸节律不规则、枕骨大孔疝形成而死亡。

(5)脑室出血:约占脑出血的3%~5%,分为原发性和继发性。原发性脑室出血多由脉络丛血管或室管膜下动脉破裂所致,继发性脑室出血是指脑实质出血破入脑室。常有头痛、呕吐,严重者出现意识障碍如深昏迷、脑膜刺激征、针尖样瞳孔、眼球分离斜视或浮动、四肢弛缓性瘫痪及去大脑强直发作、高热、呼吸不规则、脉搏和血压不稳定等症状。临床上易误诊为蛛网膜下腔出血。

(6)脑叶出血:约占脑出血的5%~10%,常由脑淀粉样血管病、脑动静脉畸形、血液病等所致。出血以顶叶最常见,其次为颞叶、枕叶及额叶。顶叶出血偏瘫较轻,而偏身感觉障碍显著,优势半球出血可出现混合性失语;颞叶出血表现为对侧中枢性面舌瘫及以上肢为主的瘫痪,优势半球出血可出现感觉性或混合性失语,可有颞叶癫痫、幻嗅、幻视;额叶出血可有前额痛、呕吐、对侧偏瘫和精神障碍,优势半球出血可出现运动性失语;枕叶出血表现为对侧同向性偏盲,可有一过性黑矇和视物变形,多无肢体瘫痪。

(三)辅助检查

1. **血液检查** 化验血常规、血生化、凝血功能等,有助于了解病人的全身状态。脑出血急性期白细胞、血糖和血尿素氮升高。

2. **头颅CT** 是确诊脑出血的首选检查方法,发病后即刻出现边界清楚的**高密度影像**(图9-14)。

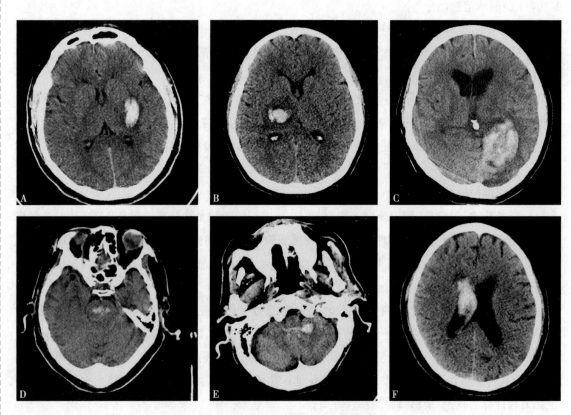

图9-14 CT显示不同部位出血灶

A.左侧壳核出血;B.右丘脑出血;C.左侧枕叶出血;D.脑桥出血;E.左小脑出血;F.脑室出血。

3. 头颅 MRI 　较 CT 更易发现脑血管畸形、肿瘤及血管瘤等。

4. 脑脊液 　脑脊液压力升高,血液破入脑室者脑脊液呈血性。重症依据临床表现可确诊者不宜进行此项检查,以免诱发脑疝。

5. DSA 　可显示脑血管的位置、形态及分布等,易于发现脑血管畸形、脑动脉瘤等脑出血的病因。

(四)治疗要点

急性期治疗原则为安静卧床、脱水降颅压、调控血压、防止再出血、减轻血肿所致继发性损害,促进神经功能恢复及防治并发症等。脑出血发生后越早采用亚低温疗法,预后越好;壳核出血量≥30ml、小脑出血量≥10ml 或丘脑出血量≥15ml 可在发病后 6~24h 内采取外科手术治疗。病情稳定后要尽早进行肢体、语言功能和心理的康复训练,以恢复其神经功能,提高生存质量。

(五)心理 - 社会状况

病人因突然发生肢体残疾或瘫痪在床,生活自理能力下降,肢体和语言功能恢复缓慢,给病人的家庭生活带来明显影响,容易产生焦虑、绝望等心理反应;家庭经济状况及支持程度影响病人对疾病康复的信心。

【常见护理诊断 / 合作性问题】

1. 急性意识障碍 　与脑出血致脑水肿、颅内压升高有关。

2. 自理缺陷 　与脑出血所致的偏瘫、共济失调或医源性限制(绝对卧床)有关。

3. 有废用综合征的危险 　与脑出血所致的意识障碍、运动障碍或长期卧床有关。

4. 潜在并发症:脑疝、上消化道出血。

5. 知识缺乏:缺乏本病的防治知识和用药、康复知识。

【护理措施】

(一)急性意识障碍

1. 休息与环境 　**卧床休息 2~4 周,抬高床头 15°~30°**,减轻脑水肿。病室环境安静,减少探视,避免各种刺激与情绪激动。躁动病人加保护性床栏,必要时用约束带适当约束。置病人平卧位头偏向一侧或侧卧位,及时吸痰以清除口腔和鼻腔内的分泌物,防止舌后坠阻塞呼吸道、误吸和窒息。

2. 饮食 　有意识障碍、**消化道出血者宜禁食 24~48h**,必要时排空胃内容物。一般病人给予高蛋白、高热量、高维生素、清淡、易消化、营养丰富的流质或半流质饮食,补充足够的水分和热量。昏迷或吞咽困难者,发病 2~3d 遵医嘱鼻饲饮食,定时喂食,保证足够的营养供给,进食及进食后 30min 内抬高床头防止食物反流。食物应无刺激,温度适宜。

3. 遵医嘱用药

(1)脱水降颅压:脑出血后 48h 脑水肿达高峰,可使颅内压升高,脑疝形成危及生命。**积极控制脑水肿、降低颅内压是脑出血急性期治疗的重要环节**。常用药物有:① **20% 甘露醇 125~250ml 静脉快速滴注**,15~30min 内滴完,1 次 /6~8h。②呋塞米 20~40mg 静注,2~4 次 /d。③甘油果糖 500ml 静脉滴注,3~6h 滴完,每天 1~2 次,脱水降颅压较甘露醇缓和,用于轻症病人、重症病人病情好转期和肾功能不全者。

(2)调控血压:脑出血后血压升高,是机体对颅内压升高的自动调节反应,以保持相对稳定的血流量,当颅压降低时血压也随之下降。因此,脑出血急性期一般不应用降压药物,而是以脱水降低颅压治疗为基础。但血压过高时,可增加再出血的风险,应及时控制血压。一般来说,当收缩压 >200mmHg 或平均动脉压 >150mmHg 时,可采用持续静脉降压药物积极降低血压;当收缩压

>180mmHg 或平均动脉压 >130mmHg 时,如果同时有颅内压升高的证据,要监测颅内压,并采用间断或持续静脉降压药物降血压,但要保证脑灌注压 >60~80mmHg;如果没有颅内压升高,降压目标为 160/90mmHg 或平均动脉压 110mmHg。降血压不能过快,要加强监测,防止因血压下降过快引起脑低灌注。急性期血压骤降提示病情危重。脑出血恢复期应将血压控制在正常范围。

(3)止血和凝血治疗:仅用于并发消化道出血或有凝血障碍时,对高血压性脑出血无效。常用药物有氨甲环酸、对羧基苄胺、6- 氨基己酸等。

4. 亚低温疗法　是在应用肌松剂和控制呼吸的基础上,采用降温毯、降温仪、降温头盔等进行全身和头部局部降温,将温度控制在 32~35℃。局部亚低温治疗是脑出血的一种新的辅助治疗方法,可降低颅内压,减轻脑水肿,减少自由基生成,促进神经功能缺损恢复,改善病人预后。使用过程中要随时观察降温的时间、速度等,观察病人有无寒战、面色苍白等,根据降温效果随时调节温度。使用冰毯时要注意观察局部皮肤血液循环,防止冻伤及压疮的发生,每 2h 翻身、拍背一次;使用降温头盔要注意保护耳郭、枕部和顶部,可在双耳及颈部垫干毛巾或棉布,防止发生冻伤。为加强亚低温治疗效果,室温最好控制在 21~24℃。

5. 病情观察　脑出血病人发生意识障碍,常提示出血量大、继续出血或脑疝形成,应密切监测生命体征、意识、瞳孔、肢体功能等变化,发现异常及时报告医生。

(二)自理缺陷

1. 生活指导　可根据 Barthel 指数评分确定病人的日常生活活动能力,并根据自理程度给予相应的协助。卧床及瘫痪病人应保持床单位清洁、干燥、无渣屑,减少对皮肤的刺激;协助病人采用舒适的卧位,定时翻身、拍背、按摩受压部位,每 1~2h 一次,**急性期翻身要避免牵动头部**,瘫痪病人垫气垫床或按摩床,必要时对骶尾部及足跟等部位给予减压贴保护,预防压疮形成。每日全身温水擦拭 1 次或 2 次,促进肢体血液循环,协助病人洗漱、进食、如厕、沐浴和穿脱衣服,增进舒适感和满足病人基本生活需要。

📖 **知识拓展**

Barthel 指数评定

根据 Barthel 指数评分情况,将日常生活活动能力分为良、中、差三级:>60 分为良,表示有轻度功能障碍,能独立完成部分日常活动,生活基本自理;41~60 分为中,有中度功能障碍,生活需要帮助;≤ 40 分为差,有重度功能障碍,大部分日常生活不能完成或需要他人服侍;20 分以下者为完全残疾,日常生活完全依赖他人。临床资料研究表明 Barthel 指数为 40~60 分的病人,康复治疗的获益最大。

---

2. 保持大便通畅　指导病人学会和配合床上使用便器,便盆置入与取出时动作要轻柔,注意勿拖拉和用力过猛,以免损伤皮肤。鼓励和帮助病人摄取足够的水分和均衡的营养,养成定时排便的习惯,便秘者可按摩下腹部,促进肠蠕动,预防肠胀气。3d 无大便者,要通知主管医生给予相应处理。

3. 保持口腔清洁　注意口腔卫生,每日口腔护理 2 次或 3 次,注意动作轻柔,昏迷病人棉球不宜过湿,防止病人将溶液吸入呼吸道。有活动的义齿要取下,并做好义齿的护理。

4. 保持会阴部清洁　病人大小便后要注意清洗会阴部,留置尿管的病人要做好尿道口护理,每天 2 次,并及时更换集尿袋,注意观察尿液的颜色、性质、量,发现异常及时报告医生。

（三）有废用综合征的危险

参见本章第一节"运动障碍"的护理。

（四）潜在并发症：脑疝

1. 病情评估　**脑疝是脑出血病人最常见的直接死亡原因**。应密切观察瞳孔、意识及生命体征等，如病人出现剧烈头痛、喷射性呕吐、烦躁不安、血压升高、脉搏减慢、**意识障碍进行性加重**、**双侧瞳孔不等大**、**呼吸不规则等脑疝先兆表现**，应立即报告医生。

2. 配合抢救　立即为病人吸氧并迅速建立静脉通道，**遵医嘱快速静脉滴注甘露醇或静脉注射呋塞米**，甘露醇应在 15~30min 内滴完，避免药物外渗。注意观察尿量及尿液颜色，复查电解质。备好气管切开包、脑室穿刺引流包、呼吸机、监护仪和抢救药品等。

（五）潜在并发症：消化道出血

1. 病情监测　观察病人有无恶心、上腹部疼痛、饱胀、呕血、黑便、尿量减少等症状和体征。胃管鼻饲病人，注意鼻饲前先抽吸胃液，观察其颜色是否为咖啡色或血性。如病人出现面色苍白、口唇发绀、皮肤湿冷、烦躁不安、尿量减少、血压下降等提示失血性休克，应立即通知医生并积极配合抢救。

2. 饮食　急性大出血伴恶心、呕吐者应禁食。少量出血无呕吐者，可进温凉、清淡流质饮食，少量多餐，防止胃黏膜损伤及加重出血。出血停止后给予清淡、易消化、营养丰富、无刺激的流质、半流质软食，逐步过渡到正常饮食。

3. 心理疏导　告知病人和家属出现上消化道出血的原因。上消化道出血是急性脑血管病的常见并发症，系病变导致下丘脑功能紊乱，引起胃肠黏膜血流量减少，胃、十二指肠黏膜出血性糜烂，点状出血和急性溃疡所致。应安慰病人，消除紧张情绪，创造安静舒适的环境，保证病人休息。

4. 遵医嘱应用保护胃黏膜及止血药物

(1) 枸橼酸铋钾：保护胃黏膜，宜饭前服用，可导致大便颜色发黑，应注意与上消化道出血所致的黑便鉴别。

(2) 质子泵抑制剂：常用药物有奥美拉唑、兰索拉唑等减少胃酸分泌，不良反应可引起转氨酶升高，注意监测肝功能。

(3) H_2 受体拮抗药：常用药物有西咪替丁、雷尼替丁等。

（六）健康教育

1. 疾病知识指导　向病人及家属讲解脑出血发生、发展及防治基本知识，积极治疗高血压病、糖尿病、冠心病等，建立良好的生活和饮食习惯，保证充足的睡眠，适当运动锻炼，饮食宜清淡，尤其应低盐、低脂、高蛋白、高维生素，多吃新鲜蔬菜、水果，戒烟限酒，养成定时排便习惯，保持大便通畅。避免引起血压骤然升高的各种因素，保持情绪稳定，避免情绪激动，防止摔跤。

2. 用药与病情监测指导　告知病人遵医嘱正确服用降压药物，维持血压稳定，减少血压波动。教会测量血压的方法和对疾病早期表现的识别。若出现血压异常波动、剧烈头痛、头晕、肢体麻木等症状应及时就诊。

3. 康复指导　教会病人和家属自我护理的方法和康复训练技巧，如向健侧和患侧的翻身训练、桥式运动等肢体功能训练及语言和感觉功能训练的方法；使病人和家属认识到坚持主动或被动康复训练的意义。

五、蛛网膜下腔出血病人的护理

蛛网膜下腔出血(subarachnoid hemorrhage，SAH)是多种病因致脑底部或脑表面的血管破裂，血液流入蛛网膜下腔引起的一种临床综合征，又称原发性蛛网膜下腔出血。SAH 约占急性脑卒中的 10%，年发病率约为(6~20)/10 万。

【护理评估】

(一) 健康史

1. 病因

(1) **颅内动脉瘤**：为最常见病因(占 75%~80%)，包括先天性动脉瘤(占 75%)、高血压和动脉粥样硬化所致动脉瘤。颅内动脉瘤破裂的主要危险因素有高血压、既往有动脉瘤破裂史、多发性动脉瘤等。

(2) 脑血管畸形：约占 SAH 病因的 10%，主要是动静脉畸形，多见于青年人。

(3) 其他：脑底异常血管网病(占儿童 SAH 的 20%)、夹层动脉瘤、血管炎、颅内肿瘤等。

2. 常见诱因　重体力劳动、情绪激动、吸烟、饮酒过量等。

评估时要详细了解有无引起蛛网膜下腔出血的病因和诱因，有无家族史，有无头痛、头晕、视物模糊等前驱症状。

(二) 临床表现

SAH 临床表现差异很大，轻者可无明显的临床症状和体征，重者可突然昏迷甚至死亡。

1. 临床特点

(1) 发病年龄：可见于各年龄组，但以青壮年多见，女性多于男性。

(2) 起病特点：起病急骤，数秒或数分钟内发生；多有剧烈运动、极度情绪激动、用力咳嗽和排便等明显诱因而无前驱症状。

(3) 主要表现

1) 头痛：**突发异常剧烈全头痛**，病人常将头痛描述为"一生中经历的最严重的头痛"，头痛不能**缓解或呈进行性加重**。多伴一过性意识障碍和恶心、呕吐。严重持续头痛是动脉瘤性 SAH 的典型表现，2 周后逐渐减轻，若再次加重，提示动脉瘤再次出血。动静脉畸形破裂所致 SAH 头痛程度较轻。局部头痛常提示破裂动脉瘤的部位。

2) **脑膜刺激征阳性**：是最具特征性的体征，以颈项强直多见。而意识障碍和局灶神经功能障碍少见。脑膜刺激征常于发病后数小时出现，3~4 周后消失。

3) 精神症状：约 25% 病人可出现烦躁、谵妄、幻觉等精神症状，少数出现部分性或全面性癫痫发作。

4) 眼部症状：部分病人可出现眼底玻璃体下片状出血或动眼神经麻痹。

5) 其他：出血常引起血压急骤上升，发病后 2~3d 可出现低到高热。老年病人头痛、呕吐、脑膜刺激征等表现不典型，而精神症状较明显。

2. 并发症

(1) **再出血**：是 SAH 主要的急性并发症，病死率约为 50%。多见于起病 4 周内，尤**以第 2 周发病率最高**。表现为再次出现剧烈头痛、恶心呕吐、意识障碍加深、抽搐或原有症状和体征加重，CT 和脑脊液检查提示新的出血。

(2) 脑血管痉挛：20%~30% 的病人出现脑血管痉挛，引起迟发性缺血性损伤，继发脑梗死，出现轻偏瘫和失语等局灶神经体征,是 SAH 病人死亡和伤残的重要原因。血管痉挛多于出血后 3~5d 开始,5~14d 为高峰,2~4 周后逐渐消失。痉挛严重程度与出血量相关。

(3)脑积水:15%~20% 的病人于出血后 1 周内凝血块堵塞脑脊液循环通路引起急性梗阻性脑积水。轻者表现为嗜睡、思维缓慢和近记忆损害;重者出现头痛、呕吐、意识障碍等颅压高表现,甚至发生脑疝。

(三) 辅助检查

1. **头颅 CT 和 MRI CT 是确诊 SAH 的首选检查方法**,表现为蛛网膜下腔出现高密度影像(图 9-15)。发病数天后 CT 检查敏感性降低时,MRI 可显示出血部位,亦可提示动静脉畸形存在。

2. DSA 是临床明确有无颅内动脉瘤诊断的"金标准",**是颅内动脉瘤最有价值的首选病因诊断方法。**

3. CT 血管成像(CTA)和 MR 血管成像(MRA) 主要用于有动脉瘤家庭史或破裂先兆者的筛查、动脉瘤病人的随访,以及 DSA 不能进行及时检查的替代方法。

4. 脑脊液 腰椎穿刺进行脑脊液检查对确诊 SAH 最具诊断价值和特征性,蛛网膜下腔出血病人脑脊液呈均匀血性,压力升高至 200mmH$_2$O 以上。如果 CT 检查结果阴性,强烈建议腰穿检查脑脊液。

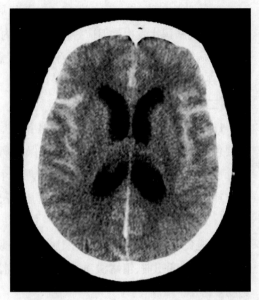

图 9-15 CT 示蛛网膜下腔出血

(四) 治疗要点

急性期治疗目的是防治再出血、脑血管痉挛及脑积水等并发症,降低死亡率。治疗方法是脱水降颅压、控制脑水肿、调整血压、维持水电解质和酸碱平衡、预防感染;避免用力和情绪波动,保持大便通畅。血管内介入治疗或动脉瘤切除术是防止动脉瘤再出血的最佳方法。

(五) 心理 - 社会状况

因起病急骤,头痛剧烈和呕吐频繁,病前多无明显先兆,加之对疾病知识及预后不了解,容易引起紧张、焦虑甚至恐惧等心理反应。

【 **常见护理诊断 / 合作性问题** 】

1. 急性疼痛:头痛 与颅内高压、血液刺激脑膜或继发性脑血管痉挛有关。

2. 潜在并发症:再出血。

3. 知识缺乏:缺乏对疾病的治疗及预防再出血的知识。

【 **护理措施** 】

(一) 急性疼痛:头痛

1. 采用缓解疼痛的方法 如缓慢深呼吸、听音乐、转移注意力等,必要时遵医嘱应用镇痛药,参见本章第一节"头痛"的护理。

2. 心理疏导 向病人及家属解释头痛产生的原因以及可能持续的时间,使病人和家属了解随着出血停止和血肿吸收,头痛会逐渐缓解。告知有关辅助检查、诊疗操作及严格卧床的重要性,消除病人及家属的焦虑、恐惧心理,以便积极配合治疗。

3. 遵医嘱用药

(1)降低高颅压:常用药物有甘露醇、呋塞米和甘油果糖等,注意观察尿量及药物疗效和不良反应,定期复查电解质。

(2) 镇静药:对剧烈头痛和烦躁不安者应用地西泮、苯巴比妥等止痛镇静药。

(3) 钙通道阻滞药:扩张血管,解除脑血管痉挛。常用药物尼莫地平等。尼莫地平可致皮肤发红、多汗、心动过速或过缓、胃肠不适、血压下降等,使用过程中,应注意避免阳光直接照射,应适当控制输液速度,密切观察有无不良反应发生。

4. 协助放脑脊液 每次放 10~20ml,每周 2 次,可以促进血液吸收和缓解头痛,也可能减少脑血管痉挛和脑积水发生。但应警惕脑疝、颅内感染和再出血的危险。

5. 病情观察 密切观察病人生命体征、意识状态及头痛间隔的时间,有无恶心呕吐、大便费力等,发现异常及时报告医生。

(二) 潜在并发症:再出血

1. 休息与活动 **绝对卧床休息 4~6 周**,抬高床头 15°~20°,告诉病人及家属绝对卧床休息的重要性,避免搬动和过早下床活动。保持病室安静、舒适,避免不良声、光刺激,严格限制探视,治疗和护理活动集中进行。经治疗护理 1 个月左右,病人症状好转、头部 CT 检查证实出血基本吸收或 DSA 检查没有发现颅内血管病变者,可遵医嘱逐渐抬高床头、床上坐起、下床站立和适当活动。

2. 避免诱因 告诉病人及家属避免一切可能导致血压和颅内压升高的因素,如**避免精神紧张、头颈部过度扭曲、情绪激动、用力排便、剧烈咳嗽及屏气等**,必要时遵医嘱使用缓泻剂、镇静药等药物。

3. 遵医嘱用药

(1) 降血压药:调控血压可防止再出血。如果收缩压 >180mmHg 或平均动脉压 >125mmHg,可在血压监测下静脉输注短效安全的降压药,如尼卡地平、拉贝洛尔和艾司洛尔等。一般应将收缩压控制在 160mmHg 以下。

(2) 抗纤溶药物:可抑制纤溶酶形成,防止动脉瘤周围的血块溶解引起再出血。新近的证据提示,早期短程(<72h)应用抗纤溶药物结合早期治疗动脉瘤,随后停用抗纤溶药,并预防低血容量和血管痉挛,是较好的治疗策略。常用药物有 6- 氨基己酸、氨甲苯酸、酚磺乙胺等。此类药物有引起脑缺血性病变的可能,多与尼莫地平联合应用。

4. 协助破裂动脉瘤的外科和血管内治疗 动脉瘤夹闭或血管内治疗是预防再出血最有效的方法。

5. 病情监测 SAH 再出血发生率较高。颅内动脉瘤发病后 24h 内再出血的风险最大,累计再出血率在病后 14d 为 20%~25%,1 个月时为 30%。应密切观察病人在症状、体征好转后,有无再次剧烈头痛、恶心、呕吐、意识障碍加重、原有局灶症状和体征重新出现等表现,发现异常及时报告医生处理。再出血的病人死亡率增加 1 倍。入院时已昏迷、高龄、女性、收缩压超过 170mmHg 的病人发生再出血风险较大,护理时应特别注意。

(三) 健康教育

1. 疾病知识指导 向病人及家属介绍疾病的病因、诱因和临床表现、应进行的相关检查、病程和预后、防治原则和自我护理的方法。注意控制危险因素,包括高血压、吸烟、酗酒等。SAH 病人一般在首次出血后 3d 内或 3~4 周后进行 DSA 检查,以避开脑血管痉挛和再出血高峰期。应告知脑血管造影检查的相关知识,使病人了解进行 DSA 检查以明确和去除病因的重要性,积极配合。

2. **预防再出血**　告知病人保持情绪稳定、保持大便通畅对疾病恢复和减少复发的意义,使病人了解遵医嘱绝对卧床的重要性,并能积极配合治疗和护理。指导家属关心、体贴病人,在精神和物质上对病人给予支持,减轻病人的恐惧、焦虑情绪。嘱病人多进食高蛋白、富含维生素的饮食,多食新鲜蔬菜、水果,注意劳逸结合,避免从事过重体力劳动和剧烈运动等诱发因素。女性病人1~2年内应避免妊娠。

(陈子爱)

扫一扫,
看总结

附:高压氧舱的护理

高压氧舱是让病人在密闭的加压装置中吸入高压力(2~3个大气压)、高浓度的氧,使氧大量溶解于血液和组织,从而提高血氧张力,增加血氧含量,收缩血管和加速侧支循环形成,以降低颅内压,减轻脑水肿,改善脑缺氧,促进觉醒反应和神经功能恢复。

扫一扫,
测一测

【适应证】

1. 各种急慢性缺氧性疾病,如一氧化碳中毒、脑炎、缺血性脑血管病、中毒性脑病、急性颅脑损伤等。

2. 神经性耳聋。

3. 多发性硬化、老年期痴呆、脊髓及周围神经损伤等。

【禁忌证】

1. 恶性肿瘤,尤其是已发生转移的病人。

2. 颅内病变诊断不明者。

3. 出血性疾病,如颅内血肿、椎管或其他部位有活动性出血可能者。

4. 严重高血压(>160/95mmHg),心功能不全。

5. 原因不明的高热、急性上呼吸道感染、急慢性鼻窦炎、中耳炎或咽鼓管通气不良、肺部感染、肺气肿、活动性肺结核、肺空洞。

6. 妇女月经期或妊娠期,存在氧中毒和不能耐受高压氧者。

【术前准备】

1. **病人准备**　评估病人的文化水平、健康知识、合作程度等向病人及家属说明高压氧舱治疗的基础知识,消除其恐惧、疑虑。指导病人掌握调节中耳气压的具体方法及要领,如捏鼻鼓气法、吞咽法、咀嚼法等。教会病人正确戴面罩吸氧的方法。禁止病人携带的各种违禁物品进入高压氧舱,如易燃易爆物品、钢笔、手表、保温杯等,以防损坏高压氧舱。入舱前更换纯棉衣服、洗净油脂类化妆品、勿饱食、饥饿、酗酒,不进食碳酸饮料,排空大小便,一般在餐后1~2h进舱。首次进舱治疗的病人及陪舱人员进舱前用1%麻黄碱滴鼻。

2. **用物准备**　检查高压氧舱内治疗设备(仪表、阀门、气源等)及抢救物品(静脉输液器、消毒敷料、吸引器、血压计)和药物(去甲肾上腺素)。

【操作过程】

1. **准备**　关闭舱门,通知舱内人员"开始加压",关闭各种引流管。

2. **加压**　加压达预定治疗压力后,操作人员关闭加压阀打开供阀,同时通知舱内病人"戴好面罩""开始吸氧"。**供氧表压以0.4~0.6MPa为宜**。

3. **减压**　通知舱内人员"开始减压",开始速度宜慢,边减压边通风,防止舱内起雾。

【术后护理】

观察病人有无肺气压伤、氧中毒、减压病等并发症;有无昏迷病人脑水肿加重、肺水肿,伤口渗血、出血等,发现异常及时报告医师并协助处理。

扫一扫,
自学汇

第四节　帕金森病病人的护理

📖 **导入情景**

胡先生,74 岁。5 年前无明显诱因病人开始出现右上肢不自主抖动,逐渐发展为四肢,症状缓慢加重,静止时明显,睡眠后症状消失,近 2 年四肢僵硬,走路呈小碎步并有表情呆滞,流涎。检查发现:表情少,语言含糊,双手呈"搓丸样动作",四肢肌张力呈"齿轮样"增高,走路慌张步态,考虑为帕金森病。

工作任务:

1. 指导病人及家属正确进行运动康复锻炼。

2. 指导病人家属关心体贴病人,鼓励病人保持良好的心态。

帕金森病(Parkinson disease,PD)又称震颤麻痹,是中老年常见的神经系统变性疾病,该病起病缓慢,呈进行性发展,临床以静止性震颤、运动迟缓、肌强直和姿势平衡障碍为主要特征,其主要病理改变是黑质多巴胺(DA)能神经元变性和路易小体形成。近来研究提示该病可能始于肠腔,故提出脑肠学说,甚至基于 α- 突触核蛋白在外周多部位异常聚积而提出帕金森病可能是一全身性疾病。我国 65 岁以上人群总体患病率为 1 700/10 万,患病率随年龄增加而升高,男性稍高于女性。此外,由高血压脑动脉硬化、脑炎、脑外伤、中毒、基底核附近肿瘤以及吩噻嗪类药物等产生的震颤、强直等症状,称为帕金森综合征。

【护理评估】

(一) 健康史

本病的病因未明,目前认为并非单一因素引起,可能为多因素共同参与所致,如神经系统老化、遗传因素及环境因素等。帕金森病主要发生于中老年人,40 岁以前发病少见,提示神经系统老化与发病有关;10% 左右的病人有家族史;另外,与环境中长期接触 1- 甲基 -4- 苯基 -1,2,3,6- 四氢吡啶(MPTP)分子结构类似的杀虫剂、除草剂或某些化学品有关。

评估时要询问病人是否过多接触含 MPTP 分子结构类似的工业毒素与农药,是否有家族史。

(二) 临床表现

1. 症状和体征

(1)**静止性震颤:常为首发症状**,多始于一侧上肢远端,典型表现是有规律的拇指与示指呈"**搓丸样**"动作。具有静止时出现或明显、随意运动时减轻或停止、紧张或激动后加剧、入睡后消失等特征,故称为"静止性震颤";若令病人一侧肢体运动,可使另一侧肢体震颤更明显,还有助于发现早期轻微震颤。随病程进展,震颤可逐步涉及下颌、唇、面和四肢。少数病人不出现震颤,部分病人可合并轻度姿势性震颤。

震颤的分类

1. 生理性震颤　震颤细微,见于老年人。

2. 功能性震颤

(1)强生理性震颤:震颤幅度较大,见于剧烈运动、恐惧、焦虑、气愤等。

(2)癔症性震颤:震颤幅度不等,形式多变,见于癔症。

(3)其他功能性震颤:做精细动作或疲劳时出现震颤,见于精细工作如木匠、外科医生等。

3. 病理性震颤

(1)静止性震颤:静止时出现震颤,幅度小,见于帕金森病等。

(2)动作性震颤:特定姿势或运动时出现震颤,幅度大,见于小脑病变等。

(2)肌强直:屈肌和伸肌张力都增高,多从一侧上肢或下肢近端开始,逐渐发展到远端、对侧和全身。被动运动关节时始终保持阻力均匀增高且呈一致性,类似弯曲软铅管的感觉,故称"铅管样强直"。在有震颤的病人中可感到在均匀的阻力中出现断续停顿,如同齿轮转动的感觉,称为"**齿轮样强直**"。**颈部躯干、四肢肌强直可使病人呈现**躯干俯屈、头及身体前倾、前臂内收、肘关节屈曲、腕关节伸直、髋及膝关节略弯曲的特有屈曲状态。

(3)运动迟缓:随意运动减少,动作缓慢,笨拙。多表现为开始的动作困难及缓慢。早期则以手指精细动作缓慢,逐渐发展为全面性随意运动减少、缓慢、笨拙,可出现咀嚼困难,吞咽呛咳、翻身困难等。体检可见面容呆板、双眼凝视、瞬目减少,酷似"面具脸"。口、咽、腭肌运动徐缓,言语缓慢、低沉。书写时字出现越写越小的倾向,称"写字过小症"。

(4)姿势步态异常:早期行走时患侧上肢摆臂幅度减小或消失,下肢拖曳;随病情进展,步伐逐渐变小变慢,启动、转弯时步态障碍尤为显著。晚期有坐立、卧位起立困难,有时行走时会出现"冻结"现象(行走中全身僵住,不能动弹)和慌张步态(走路时以极小的步伐越走越快,不能及时止步)。

(5)非运动症状:可出现感觉障碍,早期出现嗅觉减退或睡眠障碍,中、晚期常有肢体麻木、疼痛;自主神经功能障碍较普遍,如汗液、唾液及皮脂分泌过多,性功能减退,直立性低血压等。部分病人可出现精神症状和认知功能障碍,以抑郁多见,常伴有焦虑。15%~30% 的病人在疾病晚期可发生认知障碍。

2. 并发症　随病程进展可发生肺部感染、骨折、压疮、抑郁症、痴呆等并发症,影响病人生活质量,并可能威胁病人生命。

(三)辅助检查

1. 血、唾液、脑脊液　常规检查均无异常。少数病人血 DNA 基因突变;脑脊液和唾液中 α-突触核蛋白、DJ1 蛋白含量有改变。

2. 影像学检查　头部 CT 或 MRI 检查无特征性改变,但可以排除继发性帕金森综合征病人的脑部疾患。分子影像 PEF 或 SPECT 检查诊断价值较高,在疾病早期甚至亚临床期即能显示出异常(彩图 9-16)。

3. 嗅棒及经颅超声　嗅觉测试可发现早期病人嗅觉减退;经颅超声可发现大多数 PD 病人的黑质回声异常增强(图 9-17)。

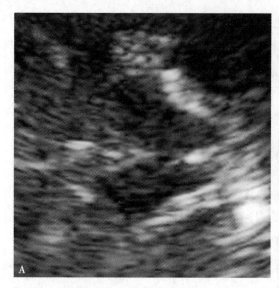 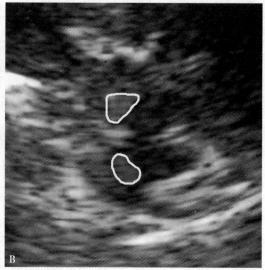

图 9-17 颅脑超声

A. 正常人；B. PD 患者。

(四) 治疗要点

采用药物、手术、运动、心理疏导及照料护理等综合治疗，其中药物治疗为主要治疗手段。其治疗过程中不仅遵循一般原则，同时需兼顾个体化特征；目前应用的治疗手段只能改善症状，不能完全控制疾病进展，更无法治愈。

(五) 心理 - 社会状况

早期病人动作迟钝笨拙，表情淡漠，语言断续，容易产生自卑忧郁心理，表现为胆怯、逃避，拒绝社交活动，整日沉默寡言，闷闷不乐。随着病程延长，病情进行性加重，病人丧失劳动能力，生活自理能力也逐渐下降，可产生焦虑、孤独甚至绝望心理。

【常见护理诊断 / 合作性问题】

1. 躯体活动障碍　与黑质病变、锥体外系功能障碍所致震颤、肌强直、体位不稳、随意运动异常有关。

2. 长期低自尊　与震颤、流涎、面肌强直等身体形象改变和言语障碍、生活依赖他人有关。

3. 营养失调：低于机体需要量　与吞咽困难、饮食减少和肌强直、震颤所致机体耗氧量增加等有关。

4. 潜在并发症：外伤、压疮、感染等。

5. 知识缺乏：缺乏与本病相关的知识和药物治疗知识。

【护理措施】

(一) 躯体活动障碍

1. 生活指导　加强巡视，了解病人需求，**指导和鼓励病人自我护理，做自己力所能及的事情**；协助病人洗漱、进食、沐浴、大小便料理和做好安全防护；增进病人的舒适度，预防并发症。

2. 运动指导　告知病人可通过**运动锻炼防止和推迟关节强直与肢体挛缩，维持身体的灵活性，增加肺活量，预防便秘，保持并增强自我照顾能力**。应与病人和家属共同制订切实可行的具体锻炼计划。

(1)疾病早期：指导病人维持和增加业余爱好，鼓励病人积极参与家居活动和社交活动，坚持适当的体育锻炼,如养花、下棋、散步、太极拳、体操等,注意保持身体和各关节的活动强度与最大活动范围。

(2)疾病中期:病人已经出现某些功能障碍或坐起已感到困难的动作应有计划、有目的地锻炼,告诫病人不宜知难而退或简单地由家人包办,指导病人反复练习起坐、行走、转身等基本动作活动,注意**鼓励病人步行时要目视前方,不要目视地面,两腿尽量保持一定距离,双臂要摆动,以增加平衡;转身时要以弧线形式前移**,尽可能不要在原地转弯;护士或家人在协助病人行走时,不要强行拉着病人走。

(3)疾病晚期:病人出现显著的运动障碍而卧床不起,应帮助病人采取舒适体位,被动运动关节,按摩四肢肌肉,预防压疮、感染、外伤等各种并发症。

3. 安全指导 参见本章第一节"运动障碍"的护理。强调对上肢震颤未能控制者、日常生活动作笨拙的病人,避免拿热水、热汤等,谨防烧伤、烫伤等;避免选用玻璃和陶瓷制品等餐具。对有幻觉、错觉、抑郁、精神错乱、意识模糊或智能障碍的病人强调专人陪护。护士应认真查对病人是否按时服药,有无错服或误服,严格交接班制度,禁止病人自行使用锐利器械和危险品;存在智能障碍的病人应安置在有严密监控的区域,避免自伤、坠床、坠楼、走失、伤人等意外发生。

(二)长期低自尊

1. 心理疏导 细心观察病人的心理反应,鼓励病人表达并注意倾听其心理感受,与病人讨论身体健康状况改变所造成的影响、不利于应对的因素,及时给予正确的信息和引导。鼓励病人尽量维持过去的兴趣和爱好,多与他人交往;为病人营造良好的亲情和人际关系氛围,减轻病人的心理压力。

2. 自我修饰指导 指导病人进行鼓腮、伸舌、噘嘴、吹吸等面肌功能训练,可以改善面部表情和吞咽困难,协助发音;督促进食后及时清洁口腔,随身携带纸巾擦净口角溢出的分泌物,注意保持个人卫生和着装整洁等,以尽量维护自我形象。

(三)营养失调:低于机体需要量

1. 饮食 告知营养失调的原因、食疗的目的、原则及指导正确饮食。

(1)饮食原则:给予高热量、高维生素、高纤维素、低盐、低脂、适量蛋白质的易消化饮食,根据病情变化及时调整和补充各种营养素。因高蛋白质饮食会降低左旋多巴类药物的疗效,故**不宜盲目给予过多的蛋白质**。

(2)饮食内容:主食以五谷为主,多选粗粮,多食新鲜蔬菜、水果,多喝水,防止便秘。因槟榔为拟胆碱能食物,应避免食用。适当奶制品、肉类等;少吃油、盐、糖。

(3)饮食方法:进食或饮水时应抬高床头,保持坐位或半坐卧位,集中注意力,不催促与打扰病人。对于流涎过多的病人可使用吸管吸食流食;对于咀嚼能力和消化功能减退的病人应给予易消化、易咀嚼的软食或半流质饮食,少量多餐;对吞咽障碍者应选用稀粥、面片、蒸蛋等精细制作的小块食物或黏稠不易反流的食物,并指导病人少量分次吞咽,避免吃坚硬、滑溜及圆形食物;对饮水呛咳者要遵医嘱胃管鼻饲。

2. 营养支持 根据病情需要给予鼻饲流质或经皮胃管(胃造瘘术)进食;遵医嘱给予静脉补充足够的营养;中晚期病人应尽早静脉置管(PICC 或 PORT),建立和维持长期静脉输液通路。

3. 营养状况监测 评估病人饮食和营养状况,注意病人吞咽困难的程度与每天进食量和食品的组成;了解病人的精神状态与体重变化,评估病人的皮肤、尿量及实验室指标变化情况。

(四)健康教育

1. 疾病知识指导 早期轻型病例无需特殊治疗,主要是鼓励病人进行适当的活动与体育锻炼;

病情加重时,适当的药物治疗可以不同程度减轻症状,但不能阻断病情发展,且长期的药物治疗可能有导致后期并发症的风险。应指导病人及家属了解本病的临床表现、病程进展和主要并发症,帮助病人和照料者适应角色的转变,掌握自我护理知识,积极寻找和去除任何使本病加重的原因。

2. 治疗指导 告知病人本病需要长期或终身治疗,让病人了解用药原则,常用药物种类与名称、剂型、用法、服药注意事项、疗效及不良反应的观察与处理。

(1)用药原则:从小剂量开始,逐步缓慢加量直至有效维持;**服药期间尽量避免使用维生素 B_6、氯氮草、利血平、氯丙嗪、奋乃静等药物**,以免降低药物疗效或导致直立性低血压。

(2)疗效观察:服药过程中要仔细观察震颤、肌强直和其他运动功能、语言功能的改善程度,观察病人起坐的速度、步行的姿态、讲话的音调与流利程度,写字、梳头、扣纽扣、系鞋带以及进食动作等,以确定药物疗效。①"开-关现象"指症状在突然缓解(开期,常伴异动症)与加重(关期)两种状态之间波动,一般"关期"表现为严重的帕金森病症状,持续数秒或数分钟后突然转为"开期";多见于病情严重者,一般与服药时间和剂量无关,不可预料,处理比较困难。②剂末恶化,又称疗效减退,指每次服药后药物作用时间逐渐缩短,表现为症状随血药浓度发生规律性波动,可以预知,适当增加服药次数或增加每次服药剂量,或改用缓释剂可以预防。③"异动症":表现为舞蹈症或手足徐动样不自主运动、肌强直或肌痉挛,可累及头面部、四肢和躯干,有时表现为单调刻板的不自主动作或肌张力障碍。

(3)药物不良反应及处理:帕金森病常用药物的作用、不良反应及注意事项见表9-6。

表9-6 帕金森病常用药物的作用、不良反应及注意事项

药物	作用	用法和用量	不良反应	用药注意事项
复方左旋多巴	补充黑质纹状体内多巴胺的不足	初始用量:62.5~125mg,3 次 /d,逐渐增量至有效安全剂量	恶心、呕吐、低血压、症状波动、异动症和精神症状等	餐前 1h 或餐后 1.5h 服药
吡贝地尔缓释片普拉克索	直接激动纹状体,使之产生和多巴胺作用相同的药物,减少和延缓左旋多巴的不良反应	吡贝地尔缓释片:初始剂量为 25mg,2 次 /d,第 2 周增至 50mg,最大不超过 250mg/d 普拉克索:初始剂量为 0.375mg/d,以后每周增加剂量 0.125mg,3 次 /d,最大剂量 4.5mg/d	恶心、呕吐、眩晕、疲倦、口干、直立性低血压、嗜睡、幻觉与精神障碍	首次服药后应卧床休息,避免开车或操作机械,如有口干可多饮水,尽量上午服药,以免影响睡眠
恩他卡朋	抑制左旋多巴和多巴胺的分解,增加脑内多巴胺的含量	100~200mg/ 次,每天 2 次或 3 次	腹泻、头痛、多汗、口干、转氨酶增高、腹痛、尿色变黄等。	须与复方左旋多巴同服,单用无效。哺乳期妇女慎用或停止哺乳
司来吉兰	阻止脑内多巴胺降解,增加多巴胺浓度	2.5~5mg,2 次 /d,应早、中午服用,勿在傍晚或晚上服用	恶心、便秘、腹泻、眩晕、疲倦、做梦、不自主动作	溃疡病人慎用,原则上禁止与 5- 羟色胺再摄取抑制剂(SSRI)合用
苯海索	抗胆碱能药物,协助维持纹状体的递质平衡	1~2 mg,3 次 /d	口干、视物模糊、便秘、小便困难、影响认知,严重者有幻觉、妄想	不可立即停药,需缓慢减量,以免症状恶化,老年人慎用,闭角型青光眼及前列腺增生者禁用
金刚烷胺	促进神经末梢释放多巴胺并阻止其再吸收	50~100mg,每天 2 次或 3 次,末次应在下午 4 时前服用	下肢网状青斑、踝部水肿、不宁、意识模糊等	肾功能不全、癫痫、严重胃溃疡、肝病病人慎用,哺乳期妇女禁用

3. 照料者指导　①向照料者及家属介绍本病为慢性进行性加重的疾病,目前尚无根治方法。病程漫长,家庭成员身心疲惫,经济负担重,易产生无助感,医护人员应关心照料者及家属,倾听他们的感受,理解他们的处境,尽力帮助他们解决困难,以便给病人更好的家庭支持。②照料者应关心体贴病人,协助进食、服药和日常生活照顾,督促病人遵医嘱按时服药,防止错服、漏服,不得随意增减药量。③细心观察病人,积极预防并发症和及时识别病情变化。④定期陪同复查,若病人出现发热、外伤、骨折、吞咽困难或运动障碍、精神智能障碍加重时应及时就诊。

扫一扫,
看总结

扫一扫,
测一测

扫一扫,
自学汇

知识拓展

世界帕金森病日

1997 年 4 月 11 日,世界卫生组织(WHO)确定每年的 4 月 11 日为"世界帕金森病日(World Parkinson disease Day)"。这一天是帕金森病的发现者——英国内科医生詹姆斯·帕金森博士的生日。

（王　芳）

第五节　癫痫病人的护理

导入情景

张同学,男,23 岁,上班时突然倒地,全身抽搐,口吐白沫,眼球上翻,尿失禁伴意识丧失,持续约 10min 渐缓解。醒后感全身乏力,对所发生的事情全无记忆。本周已发作 3 次。既往体健。神经系统检查无阳性体征,头颅 CT 未见异常。脑电图可见 3~5 次/s 的棘慢波,考虑为癫痫。

工作任务:

1. 指导病人及家属做好癫痫发作的安全防护。

2. 指导病人正确用药及预防癫痫的复发。

癫痫(epilepsy)是多种原因导致的脑部神经元高度同步化异常放电所致的临床综合征,**发作性、短暂性、重复性和刻板性**是癫痫临床表现的特点,同时也是临床各类型的共同特征。异常放电神经元的位置不同及异常放电波及的范围差异,导致病人的发作形式不一,可表现为感觉、运动、意识、精神、行为、自主神经功能障碍或兼有之。临床上每次发作或每种发作的过程称为痫性发作(seizure)。一个病人可有一种或数种痫性发作。在癫痫发作中,一组具有相似症状或体征特性所组成的特定癫痫现象统称为癫痫综合征。本节主要介绍痫性发作。

流行病学资料显示,癫痫的患病率为 5‰,目前我国约有 900 万以上癫痫病人,每年新发病人为 65 万~70 万。本病见于各年龄组,青少年和老年是发病的两个高峰阶段。

【护理评估】

（一）健康史

1. 病因　癫痫按病因是否明确可分为特发性癫痫、症状性癫痫及隐源性癫痫。各类型病因存在明显差异性。

(1)特发性癫痫：又称原发性癫痫。病因不明，未发现脑部有引起癫痫发作的结构性损伤或功能异常。可能与遗传因素有关。

(2)症状性癫痫：又称继发性癫痫。由各种明确的中枢神经结构损伤或功能异常所致，如脑外伤、脑血管疾病、脑肿瘤、感染、寄生虫、遗传代谢性疾病、皮质发育障碍、神经变性疾病、药物和毒物等。

(3)隐源性癫痫：临床表现提示为症状性癫痫，但现有检查手段不能发现明确的病因。

2. 影响发作的因素 包括年龄、遗传因素、睡眠、内环境改变。如睡眠不足、疲劳、饥饿、便秘、饮酒、情绪激动等均可诱发癫痫发作，内分泌失调、电解质紊乱和代谢异常均可影响神经元放电阈值而导致癫痫发作。

评估时要询问病人有无家族史，有无引起癫痫发作的各种病因及影响发作的因素。

(二) 临床分类及表现

癫痫发作的临床分类非常复杂，表现丰富多样，但都具有如下共同特征：

发作性：症状突然发生，持续一段时间后迅速恢复，间歇期正常。

短暂性：发作持续时间短，一般为数秒或数分钟。

重复性：第一次发作后，经过不同的间隔时间会第二次或更多次发作。

刻板性：每次发作的表现几乎一样。

1. **部分性发作** 为最常见的类型，是指源于大脑半球局部神经元的异常放电，包括单纯部分性、复杂部分性、部分性继发全面性发作三类。

(1)**单纯部分性发作**：发作时程短，一般不超过 1min，发作起始与结束均较突然，无意识障碍。可分为 4 种类型，各型临床特点及病变部位见表 9-7。

表 9-7 单纯部分性发作分型、临床特点及病变部位

分型	临床特点	病变灶
部分运动性发作	身体某一局部发生不自主抽动，多见于一侧眼睑、口角、手或足趾，也可波及一侧面部或肢体。临床常见发作形式包括 Jackson 发作、旋转性发作、姿势性发作及发音性发作	中央前回或附近
部分感觉性发作	躯体感觉性：发作一侧肢体麻木感或针刺感，多发生在口角、舌、手指或足趾 特殊感觉性发作：视觉性、听觉性、嗅觉性和味觉性； 眩晕性发作：坠落感、飘动感等	中央后回躯体感觉区
自主神经性发作	全身潮红、多汗、面色苍白、瞳孔散大、呕吐、腹痛、烦渴和欲排尿感等	岛叶、丘脑或周围(边缘系统)
精神性发作	记忆障碍、情感障碍、错觉、复杂幻觉等	边缘系统

(2)复杂部分性发作：占成人癫痫发作的 50% 以上，也称精神运动性发作。病灶多在颞叶，故又称颞叶癫痫。主要分以下类型：

1)仅表现为意识障碍：一般表现为意识模糊，意识丧失较少见。成人"失神"几乎毫不例外是复杂部分性发作。

2)表现为意识障碍和自动症：自动症是指在癫痫发作过程中或发作后意识模糊状态下出现的具有一定协调性和适应性的无意识活动。自动症均在意识障碍的基础上发生，表现为反复咂嘴、咀嚼、

舔唇、吞咽或反复搓手、不断地穿衣、脱衣、解衣扣;也可表现为游走、奔跑、乘车、上船;还可出现自言自语、唱歌或机械重复原来的动作。

3)表现为意识障碍与运动症状:表现为开始即出现意识障碍和各种运动症状(如强直、阵挛、击剑样动作等),特别在睡眠中发生,可能与放电扩散较快有关。

(3)部分性发作继发全面性发作:单纯部分性发作可发展为复杂部分性发作,单纯或复杂部分性发作均可泛化为全面性强直阵挛发作。

2. 全面性发作　症状学和脑电图提示发作起源于双侧脑部,多在发作初期就有意识丧失,可分为以下几类。

(1)全面强直-阵挛发作(GTCS):**意识丧失、双侧强直后出现阵挛是此型发作的主要临床特征**,过去称为大发作。发作前可有瞬间疲乏、麻木、恐惧或无意识动作等先兆表现。**早期出现意识丧失、跌倒**,随后的发作分为三期;整个过程**从发作到意识恢复历时 5~15min**。各期总体特征及具体表现见表 9-8。

表 9-8　全面强直阵挛发作分期、各期总体特征及具体表现

分期	总体特征	具体表现
强直期	全身骨骼肌持续收缩,持续 10~20s;自主神经功能紊乱,病理反射阳性	眼睑上牵、眼球上翻或凝视;喉部痉挛发出尖叫,口先强张而后闭;呼吸停止;颈部和躯干先屈后反张;上肢由上举后旋转为内收旋前,下肢先屈曲后猛烈伸直。心率加快,血压升高,汗液、唾液和支气管分泌物增多,呼吸暂时中断,皮肤自苍白转为发绀,瞳孔扩大,对光反射消失
阵挛期	肌肉交替性收缩与松弛,可持续 30~60s 或更长;自主神经改变,病理反射阳性。意识、呼吸、瞳孔均无恢复	一张一弛交替性抽动,阵挛频率逐渐变慢,松弛时间也逐渐延长,在一次强烈阵挛后,发作终止。心率加快,血压升高,汗液、唾液和支气管分泌物增多,呼吸暂时中断,皮肤自苍白转为发绀,瞳孔扩大,对光反射消失等
发作后期	本期全身肌肉松弛,但尚有短暂阵挛,以面肌和咬肌为主;清醒后对发作全过程无记忆	牙关紧闭,括约肌松弛,可发生尿失禁。**呼吸首先恢复**,随后瞳孔、血压、心率逐渐恢复正常。肌张力松弛,意识逐渐恢复。醒后常感到头昏、头痛、全身酸痛和疲乏无力,或有精神行为异常

(2)强直性发作:多见于弥漫性脑损害的儿童,睡眠中发作较多。表现为强直-阵挛性发作中强直期相似的全身骨骼肌收缩,常伴有明显的自主神经症状,如面色苍白等,如发作时处于站立位可剧烈摔倒。发作持续数秒至数十秒。

(3)阵挛性发作:几乎都发生于婴幼儿,特征是重复阵挛性抽动伴意识丧失,之前无强直期。双侧对称或某一肢体为主的抽动,幅度、频率和分布多变,为婴儿发作的特征,持续约 1min 至数分钟。

(4)失神发作:典型失神发作为儿童期起病,青春期前停止发作。**特征表现是突然短暂的(5~10s)意识丧失和正在进行的动作中断**,双眼茫然凝视,呼之不应,可伴简单自动性动作,如擦鼻、咀嚼、吞咽等;或伴失张力,如手中持物坠落或轻微阵挛,一般不会跌倒,事后对发作会无记忆,每日可发作数次至数百次。发作后立即清醒,无明显不适,可继续先前活动,醒后不能回忆。不典型失神发作起始和终止较典型失神缓慢,除意识丧失外,常伴肌张力下降,偶有肌阵挛。多见于有弥漫性脑损害患儿,预后较差。

(5)肌阵挛发作:表现为快速、短暂、触电样肌肉收缩,可遍及全身,也可限于某个肌群或某个肢体,常成簇发生,声、光等刺激可诱发。

(6)失张力发作:是姿势性张力丧失所致。部分或全身肌肉张力突然降低,导致垂颈(点头)、张口、肢体下垂(持物坠落)或躯干失张力跌倒或摔倒发作,持续数秒至1min,时间短者意识障碍可不明显,发作后立即清醒和站起。

3. **癫痫持续状态** 又称癫痫状态,传统定义是指"**癫痫连续发作之间意识尚未完全恢复又频繁再发,或癫痫发作持续30min以上未自行停止**"。目前观点认为,**如果病人出现全面强直-阵挛发作持续5min以上即考虑为癫痫持续状态**,须用抗癫痫药物紧急处理。任何类型的癫痫均可出现癫痫状态,其中全面-强直阵挛发作最常见,危害性也最大。

癫痫持续状态最常见的原因是不恰当地停用抗癫痫药物或因急性脑病、脑卒中、外伤、肿瘤和药物中毒等引起,个别病人原因不明。不规范治疗、感染、过度疲劳、孕产和饮酒等均可诱发。

4. **难治性癫痫** 难治性癫痫指频繁的癫痫发作至少每月4次以上,合适的抗癫痫药物正规治疗后,且药物浓度在有效范围内,至少观察2年仍不能控制,并影响日常生活,除外进行性中枢神经系统疾病或颅内占位性病变者。

(三)辅助检查

1. **脑电图检查(EEG)** 脑电图检查是诊断癫痫最重要的辅助检查方法。有助于明确癫痫的诊断及分型和确定特殊综合征。典型的表现是棘波、尖波、棘慢或尖慢复合波。近年来广泛应用的24h长程脑电监测和视频脑电图使发现痫样放电的可能性大为提高(图9-18)。

2. **神经影像学检查** 包括CT和MRI,可确定脑结构异常或病变,对癫痫及癫痫综合征诊断和分类颇有帮助,有时可作出病因诊断,如颅内肿瘤等。

(四)治疗要点

癫痫发作时的治疗以预防外伤及其他并发症为原则,而不是立即用药;间歇期治疗服用抗癫痫药物。治疗目的为控制发作或最大限度地减少发作次数;长期治疗无明显不良反应,使病人获得较高的生活质量和回归社会。治疗措施中目前仍以药物治疗为主,合理选择和使用抗癫痫药物控制发作；如病因明确者应针对病因治疗，若对致痫灶进行精确定位及合理选择手术治疗有望使癫痫彻底治愈。

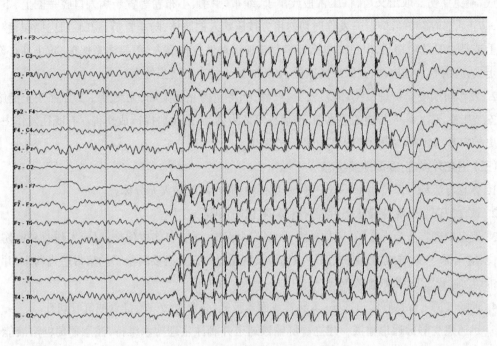

图 9-18　典型失神发作的脑电图表现

发作时 EEG 各导联呈双侧对称性 3Hz 棘 - 慢综合波。

（五）心理 - 社会状况

癫痫好发于青少年和老年人，易反复发作，影响学习、工作和生活，有时可发生受伤甚至危及生命，给病人及家属带来较大的精神负担，产生紧张、焦虑，甚至恐惧感，也容易导致病人自卑、孤独，出现社交障碍。由于病人需要长期服药，加之病情反复，容易对治疗失去信心，引起悲观和抑郁。

【常见护理诊断 / 合作性问题】

1. 有窒息的危险　与癫痫发作时意识丧失、喉痉挛、口腔和气道分泌物增多有关。

2. 有受伤的危险　与癫痫发作时意识突然丧失有关。

3. 潜在并发症：癫痫持续状态。

4. 知识缺乏：缺乏长期、正确服药和自我保健知识。

> 🖐 边学边练
> 实训 29　癫痫病人的护理

【护理措施】

（一）有窒息的危险

1. 保持呼吸道通畅　置病人于**头低侧卧位或平卧位头偏向一侧**；松开领带和衣扣，解开腰带；取下活动的义齿，及时清除口、鼻腔内的分泌物；立即放置压舌板，必要时用舌钳将舌拖出，防止舌后坠阻塞呼吸道；**发作时不可强行给病人喂药、喂食**；防止误吸。

2. 病情监测　密切观察病情变化，注意病人神志、呼吸、发绀、痰液性状等情况，了解双肺呼吸音的变化，及时发现和正确判断病人有无发生窒息的可能，准备好抢救物品如吸痰器、鼻导管、气管插管和气管切开包。若病人突然出现烦躁不安或神志不清、面色严重发绀或突然变为苍白，出冷汗，咽喉部明显的痰鸣音，应警惕窒息发生，及时通知医生，积极配合抢救。

(二)有受伤的危险

1. 发作期安全护理 告知病人出现前驱症状时立即平卧,或发作时陪伴者立即将病人缓慢就地平放,避免摔伤。取出义齿,将压舌板或筷子、纱布、手绢、小布卷等置于病人口腔一侧上、下臼齿之间,防止舌、口唇和颊部咬伤;**发作时切勿用力按压病人的肢体**,防止骨折、脱臼、肌肉撕裂;移去病人身上或身边的危险物品,以免造成伤害。对精神运动性发作病人,更要注意保护,防止其自伤、伤人或走失,应由专人守护,放置保护性床栏,必要时给予约束带适当约束。

2. 发作间期安全护理 ①环境:安全、安静,保持室内光线柔和、无刺激。②加强安全措施:床两侧安装床栏,移去病人身边的热水瓶、玻璃杯等危险物品,以免碰撞造成伤害。有既往发作史并有外伤史的病人,室内放置警示牌提醒防止意外发生。

(三)潜在并发症:癫痫持续状态

1. 休息与活动 保持病室环境安静,避免各种刺激,保证病人充分休息。

2. 饮食护理 癫痫持续状态者插胃管鼻饲,以防误吸。

3. 安全护理 应专人守护,床加护栏,加强安全保护,防止自伤或他伤;对于发作时易擦伤的关节部位,应用棉垫或软垫加以保护,防止擦伤。极度烦躁的病人必要时给予约束带适当约束,并注意约束带切勿过紧,以免影响血液循环。

4. 通畅气道 保持呼吸道通畅,鼻导管或面罩吸氧,必要时做气管插管或气管切开。

5. 迅速建立静脉通道输液 建立静脉输液通道并滴注生理盐水维持,注意葡萄糖溶液能使某些抗癫痫药沉淀,尤其是苯妥英钠。

6. 遵医嘱用药控制发作

(1)地西泮:**首选地西泮**。先 10~20mg 静脉注射,每分钟不超过 2mg,如有效,再将 60~100mg 溶于 5% 葡萄糖生理盐水中,于 12h 内缓慢静脉滴注。地西泮偶尔会抑制呼吸,一旦出现需停止注射,必要时应用呼吸兴奋剂。

(2)地西泮加苯妥英钠:首先用地西泮 10~20mg 静脉注射取得疗效后,再用苯妥英钠 0.3~0.6g 加入生理盐水 500ml 中静脉滴注,速度不超过 50mg/min,用药过程中若出现血压下降或心律不齐须减慢静脉滴注速度或停药。部分病人也可单用苯妥英钠,剂量和方法同前。

(3)10% 水合氯醛:20~30ml 加等量植物油保留灌肠,每 8~12h 1 次,适用于肝功能不全或不宜使用苯巴比妥药物者。

(4)副醛:8~10ml 植物油稀释后保留灌肠。可引起剧咳,有呼吸疾病者勿用。

7. 病情观察 严密观察生命征、意识、瞳孔等变化,进行心电、血压、呼吸监护,定时进行血气分析及血生化检测,及时发现并积极处理并发症。如脑水肿可用20%甘露醇125~250ml快速静脉滴注;预防性应用抗生素,控制感染;高热可给予物理降温;纠正代谢紊乱如低血糖、低血钙、低血钠、高渗状态及肝性脑病等,纠正酸中毒。

(四)健康教育

1. 疾病知识指导 向病人及其家属介绍有关本病的基本知识及自我护理方法,尤其是如何避免诱因、减少发作。提醒病人应有良好的生活规律,**避免过度劳累、饥饿、睡眠不足、便秘、情绪激动、妊娠、分娩、声光刺激、惊吓等诱发因素**。

2. 活动与休息 发作时和发作后均应卧床休息,养成良好的生活习惯,劳逸结合,保证充足的睡眠。避免长时间看电视、玩游戏机,减少精神和感觉刺激。**禁忌游泳、蒸汽浴等**。

3. 饮食指导 保持良好的饮食习惯,少量多餐,合理饮食,食物以清淡且营养丰富为宜;多食蔬菜、水果,不宜辛、辣、咸,避免饥饿或过饱,戒烟、酒、咖啡。

4. **心理疏导** 关心、尊重病人,鼓励病人自我表达需求,不得以言语和行为伤害病人的感情和自尊,克服病人和家属的悲观、沮丧心理,鼓励病人及家属克服困难,树立治疗的自信力。

5. **婚育指导** **特发性癫痫且有家族史的女性病人,婚后不宜生育**;双方均有癫痫,或一方有癫痫,另一方有家族史者不宜婚配。

6. **安全指导** 告知病人有前驱症状时应立即平卧,避免摔伤。**禁止从事带有危险的活动,如攀高、游泳、驾驶以及在炉火旁或高压电机旁作业等,以免发作时对生命有威胁**。随身携带个人信息卡(安全卡或健康卡),写上姓名、地址、病史、联系电话等,以备癫痫发作时及时了解及联系。

7. **用药指导** 教育病人及家属正确应用抗癫痫药物。

(1)常用抗癫痫药物:常用抗癫痫药物机制及用法见表9-9,常用抗癫痫药物不良反应及注意事项见表9-10。

表 9-9 常用抗癫痫药物机制及用法

药物	机制	用法及用量
苯妥英钠	选择性抑制 PTP 形成,使异常放电的扩散受阻	苯妥英钠对 GTCS 和部分性发作有效,可加重失神和肌阵挛发作。成人剂量200mg/d,加量时要慎重
卡马西平	阻滞 Na^+ 通道,降低细胞兴奋性;也可抑制 T 型钙通道,增强中枢性抑制递质 GABA 在突触后的作用;抑制神经肌肉接头传递作用	**卡马西平是部分性发作的首选药物**,对继发性 GTCS 也有较好疗效,可加重失神和肌阵挛发作。起始剂量为 $2\sim3mg/(kg\cdot d)$,1周后渐增加至治疗量 $10\sim20mg/(kg\cdot d)$
丙戊酸钠	阻止病灶异常放电的扩散	**丙戊酸钠是全面性发作,尤其是 GTCS 合并典型失神发作的首选药**,也用于部分性发作。常规剂量成人 $600\sim800mg/d$
托吡酯	阻滞 Na^+ 通道,提高 GABA 激活 $GABA_A$ 受体的频率,增加 GABA 诱导的 Cl^- 内流;减少谷氨酸释放,通过抑制兴奋性氨基酸的 AMPA 亚型受体而抑制谷氨酸介导的兴奋作用	托吡酯为难治性部分发作及继发 GTCS 的附加或单药治疗药物,起始剂量25mg/d,3~4 周内逐渐增加至治疗剂量 $75\sim200mg/d$
拉莫三嗪	阻滞 Na^+ 通道,减少 Na^+ 内流增加神经元的稳定型,作用于 Ca^{2+} 通道,减少谷氨酸释放而抑制神经元过度兴奋	为部分发作及继发 GTCS 的附加或单药治疗药物,也用于失神发作和肌阵挛发作的治疗。起始剂量25mg/d,之后缓慢加量,维持量为 $100\sim300mg/d$
加巴喷丁	可能增加 GABA 合成,并可拮抗谷氨酸受体	12 岁以上及成人部分性癫痫发作和 GTCS 的辅助治疗。起始剂量100mg,3 次/d,维持剂量 $900\sim1800mg/d$

表 9-10 常用抗癫痫药物不良反应及注意事项

药物	剂量相关的不良反应	长期治疗的不良反应	注意事项
苯妥英钠	**眼球震颤**、**共济失调**、厌食、恶心、呕吐、**攻击行为**、**巨幼细胞贫血**	**痤疮**、**齿龈增生**、**面部粗糙**、多毛、骨质疏松、小脑及脑干萎缩,性欲缺乏,维生素 K 和叶酸缺乏	胃肠道吸收慢,代谢酶具有可饱和性,饱和后增加较小剂量即达到中毒剂量。用药期间监测血常规、肝功能、血钙、脑电图和甲状腺功能,药物能通过胎盘屏障,孕妇禁用
卡马西平	头晕、视物模糊、恶心、困倦、中性粒细胞减少、低钠血症	低钠血症	监测全血细胞计数、血电解质等,药物能通过胎盘屏障,孕妇禁用
丙戊酸钠	震颤、厌食、恶心、呕吐、困倦	体重增加、脱发、月经失调或闭经、多囊卵巢综合征	监测全血细胞计数、出凝血时间、肝肾功能,**必要时监测丙戊酸钠浓度**,药物能通过胎盘屏障,孕妇禁用
托吡酯	厌食、注意力、语言、记忆障碍、感觉异常、无汗	肾结石、体重下降	卡马西平和苯妥英钠可降低托吡酯的血药浓度,托吡酯也可降低苯妥英钠的疗效
拉莫三嗪	嗜睡、头晕、头痛、复视、恶心、呕吐、困倦、共济失调	易激惹、攻击行为	不宜突然停药,以免引起癫痫反弹发作,服药期间应避免驾车或操纵机器,**在初始用药的 1 个月应严密观察,防止出现自杀行为**
加巴喷丁	嗜睡、头晕、疲劳、复视、感觉异常、健忘	较少	过敏、胰腺炎、肾功能不全慎用

(2)用药原则

1)确定是否用药:并非每个癫痫病人都需要用药。一般说来,**半年内发作 2 次以上者,一经诊断即应立即用药**。首次发作或半年以上发作一次者,告知药物不良反应和不用药可能的后果,并据病人和家属的意愿,酌情选用或不用药。

2)正确选药:**根据癫痫发作的类型正确选择**,治疗初始药物选择非常关键,可增加治愈的可能性,选药不当则会导致癫痫发作加重。

3)**尽量使用单一药物**,70%~80% 病人可用单药治疗控制发作。只有当一种药物达最大剂量仍不能控制发作、出现明显毒副作用、有 2 种以上发作类型时或病人的特殊情况如月经性癫痫病人,可考虑药物的联合使用。化学结构相同的药物不宜联用,尽量避免副作用相同的药物合用。

4)**药物通常从小剂量开始**,逐渐增加至有效控制发作而无明显毒副作用的剂量。如果一种药物已达最大可耐受剂量仍然不能控制发作,可加用另一种药物。至发作控制或达到最大可耐受剂量后,逐渐减掉原有的药物,转为单药;一般应有 5~7d 的过渡期。**增减剂量时,应做到增量可适当地快,减量一定要慢;需逐一增减。**

5)不良反应:各种抗癫痫药物都可引起多种不良反应。轻者可以坚持服药,严重者如卡马西平所致皮疹、丙戊酸钠所致肝损害则应停药。因此,服药前应作血、尿常规和肝、肾功能检查,以备对照。

6)规律服药:**控制发作后必须坚持长期服用药物,不可随意减量或停药,以免诱发癫痫持续状态**。停药应遵循缓慢和逐渐减量的原则,全面强直阵挛发作完全控制 4~5 年后,失神发作停止半年后,可考虑停药,停药前应有缓慢减量过程,一般不少于 1~1.5 年无发作方可停药。有自动症者可能要终生服药。

8. 病情监测　定期复查,首次服药后 5~7d 查抗癫痫药的血药浓度、肝肾功能和血尿常规,服药后还需每月复查血、尿常规,每季度检查肝肾功能持续半年。若发作频繁或症状控制不理想,或出现发热、皮疹时应及时就诊。

（王　芳）

扫一扫,
看总结

扫一扫,
测一测

实训指导

实训教学是《内科护理》教学过程的重要环节,是确保课程任务和课程目标达成、实现高职高专护理专业培养目标的必要教学手段。本实训指导将内科护理实训按内科常见病病人护理及常用护理操作技能护理 2 个模式编写。内科常见病病人护理的实训指导内容包括实训目标、实训方法及评价,常用护理操作技能护理的实训指导内容包括实训目标、实训用物、实训方法及评价。因常见病病人护理实训很多环节基本一致,为避免重复,仅在此说明,每个实训项目中将不再列出。实训过程中,教师可据各学校的具体情况及实训内容安排。

内科常见病病人护理的实训指导说明

【实训目标】

是本次实训课学生所要达到的目标,包括技能及态度目标。

【实训方法】

(一) 临床见习

1. 选择病例 在内科病房由带教老师选定病人若干。

2. 学生分组 每一小组 6~10 人,着装整齐,举止端庄、语言亲切、态度和蔼、听从安排、积极认真、分工协作。

3. 指导见习 带教老师提供见习病人的有关资料让学生参阅→在带教老师的指导下学生与病人及家属交流,收集病人资料。

4. 讨论 以小组为单位讨论、分析评估资料,列出护理诊断 / 合作性问题,制订护理计划。

5. 交流 各小组集中交流各自小组见习病例情况,教师进行点评和总结。

6. 提交报告 见习结束后,每位学生提交一份护理病历,教师批阅。

(二) 案例分析

1. 学分分组 每一小组 6~10 人。

2. 案例准备 以小组为单位讨论案例中提出的问题,得出各小组的结论。

3. 小组交流 采用选派代表发言、角色扮演等多种形式汇报各小组的讨论结果。

4. 总结与反馈 全体同学与老师一起总结本案例问题答案并评价各小组成绩。

(三) 模拟训练

在内科护理实训室内模拟临床实际工作情景进行仿真训练。

1. **入院护理**

(1)**热情接待病人**:主动迎接病人,安排床位,为病人戴腕带,通知医师和其他护士,办理相应入院手续,填写相应表格。酌情称体重等。

(2)根据病情安置卧位:若病人呼吸困难可给予半卧位、吸氧等。

(3)初步评估病人:与病人接触的过程就是评估过程。

1)测量并记录生命体征,必要时做心电图,给予心电监护、血压监护、血氧饱和度监测等。

2)倾听主诉,了解病史。

3)评估临床表现。

4)了解相关检查。

(4)填写住院病人护理评估(记录)单。

(5)执行医嘱

1)处理医嘱。

2)通知膳食科准备饮食。

3)进行各种治疗操作。

4)做好检查前安排:向病人交代有关检查的注意事项,准备好检查所需相应用物和单据。

(6)进行清洁护理。

(7)入院告知及安全教育:向病人及家属介绍主管医师、护士、病区护士长。介绍病区环境、作息时间、探视制度及有关管理规定等。对病人及家属进行安全教育,如私人物品安全、人身安全、消防安全、用电安全、医疗安全等。请家属在住院告知书上签名。

(8)心理护理:鼓励病人及家属表达自己的需要及顾虑,给予安慰、指导。

(9)初步宣教:简要告知病人如何休息、饮食,如何配合用药等。

2. **住院护理**

(1)清洁护理:如面部清洁、梳头、口腔护理、擦浴等。

(2)进食/水护理。

(3)整理床单位。

(4)执行医嘱

1)一般护理:根据病情给予不同程度的休息及不同种类的饮食,避免便秘。

2)进行各种治疗操作并观察疗效。

3)实施特殊护理:对长期卧床病人给予压疮护理,对吸氧病人给予输氧管道护理等。

(5)巡视病房

1)了解病人心理并给予心理护理。

2)进行健康宣教:指导饮食、休息,宣教疾病常识。

3)观察病情:观察临床表现、并发症、治疗情况及氧疗情况等。

(6)护理记录:记录病人在本班次的病情变化情况,主要治疗护理措施及疗效等,并填写护理记录单;若病人病情危重需记录特别护理记录单。

(7)进行护理交班

1)病人动态:出入院人数、危重人数等。

2)新病人情况:什么原因入院,入院时病人病情,主要治疗、护理措施,目前病人病情,需要下一班次特别注意的问题。

3)危重病人情况:交接病人的病情变化情况、主要治疗、护理措施、目前病人病情与需要下一班特别注意的问题等。

3. **出院护理**

(1)**处理出院医嘱**:撤销该病人床头卡、一览表卡片、各种治疗单、护理单,整理出院病历、做好出院登记。

(2)**通知膳食科等有关部门。**

(3)**出院指导**

1)与住院护理中的宣教疾病常识内容相似。

2)自我保健知识。

3)按时复诊,及时就诊。

【评价】

评价方式可采用自我评价、小组评价和老师评价等,评价内容可包括操作技能、团队协作意识、分析解决问题能力、评判性思维能力、职业素质及完成实训报告情况等。

实训 1 肺炎病人的护理

【实训目的】

1. 学会运用护理程序的工作方法规范地实施肺炎病人的入院、住院、出院护理。

2. 熟练掌握肺炎病人的病情观察、心理护理、用药护理及健康教育。

3. 护理过程中关爱病人,具有团队合作精神、严谨的工作态度及细致的工作作风。

【实训方法】

(一)临床见习

(略)

(二)案例分析

情景 1

病人,男,18 岁。3d 前淋雨后突发寒战、高热,右上胸部刺痛,深呼吸或咳嗽时加重,右侧卧位可缓解。曾到附近诊所诊治,经青霉素肌内注射 2 次(量不详),症状未见好转。昨日因胸痛加剧,咳嗽,咳少量铁锈色痰伴气促收入院。病人精神萎靡,家属焦虑不安。护理体检:T 39.8℃,R 30 次/min,P 110 次/min,BP 120/80mmHg。皮肤黏膜无黄染,全身浅表淋巴结无肿大。急性病容,鼻翼扇动,面颊绯红,口唇发绀,右上肺触诊语颤增强,叩诊呈浊音,听诊可闻及支气管呼吸音和少量湿啰音。心率 110 次/min、律齐。肝、脾未触及,双下肢无水肿。胸部 X 线显示:右上肺野大片致密阴影。血常规:WBC 18×10^9/L,N 88%,伴核左移。医疗诊断为"肺炎球菌肺炎"。长期医嘱:二级护理;半流质饮食;鼻导管吸氧;青霉素钾 80 万 U,肌内注射,1 次/6h;5% 的葡萄糖液 250ml,盐酸氨溴索 30mg,静脉滴注,3 次/d。临时医嘱:查血常规、血电解质、肝肾功能、D- 二聚体,做痰培养、药物敏感试验与血气分析。讨论:

(1)概括病人目前主要的护理诊断/合作性问题并制订护理计划。

(2)为了更有效地促进病人康复,应该如何进行针对性的健康指导?

情景 2

病人入院 2d,出现意识模糊、烦躁不安、四肢厥冷、多汗、脉搏细速及呼吸急促,急测血压 80/55mmHg。讨论:

(1)根据上述情况考虑病人病情发生了什么变化?

(2)应如何进一步对病人进行护理?

(三) 模拟训练

在内科护理实训室内,学生 10~15 人一组,在教师指导下,模拟临床实际工作场景,完成上述病人的入院、住院、出院护理。

【评价】

实训结束后,每位学生书写并上交一份实训报告。

(马 杰)

实训 2　体位引流的护理

【实训目的】

1. 熟练掌握体位引流的目的、操作过程及有关配合注意事项。

2. 操作过程中关爱病人,具有团队合作精神及严谨的工作态度。

【实训准备】

1. 病人评估

(1)病人的认知水平、沟通能力、合作程度及心理反应。

(2)评估病人的病情、年龄、体力、痰量、痰液黏稠度、咯血情况、生命体征、肺部啰音及胸部 X 线片情况。

(3)了解近期有无大咯血及前次进餐时间。

2. 操作用物　靠背架、小桌、纱布、面巾纸、痰杯、漱口水,必要时备吸引器及复输设备。

3. 多媒体设备

【实训方法】

(一) 观看体位引流操作录像

(略)

(二) 模拟训练

1. 教师示教

2. 学生分组练习

(1)学生 4 人或 5 人一组,分别扮演病人(与模型交替)、医生、护士、家属等角色。

(2)在教师指导下,小组成员集体设计体位引流的临床情境。

(3)模拟完成体位引流的术前、术中、术后护理工作过程。

【评价】

1. 教师随机抽几名学生组成一个团队进行体位引流全过程模拟操作。

2. 实训结束后,每位学生书写并上交一份实训报告。

(范玉敏)

实训 3 慢性阻塞性肺疾病病人的护理

【实训目的】

1. 学会运用护理程序的工作方法规范地为慢性阻塞性肺疾病病人实施入院、住院、出院护理。

2. 熟练掌握 COPD 的病程分期、慢性阻塞性肺疾病病人的病情观察、心理护理、用药护理及健康教育。

3. 护理过程中关爱病人,具有团队合作精神、严谨的工作态度及细致的工作作风。

【实训方法】

(一) 临床见习

(略)

(二) 案例分析

情景 1

病人,男,汉族,62 岁。吸烟 38 年,反复咳嗽、咳白色泡沫痰 20 余年,气喘 10 年。1 周前病人因淋雨受凉后出现发热伴咳黄脓痰,气喘不能平卧收入院。病人自感焦急、焦虑,经济负担无法承受,产生轻生的念头。家人发现后立即送往医院。护理体检:T 38.1℃,P 110 次 /min,R 24 次 /min,BP 110/70mmHg。皮肤黏膜无黄染,全身浅表淋巴结无肿大。半卧位,口唇发绀,咽部充血,胸廓呈桶状胸,两肺触诊语颤减弱,叩诊呈过清音,听诊呼吸音减弱、呼气延长。心率 110 次 /min,律齐。肝、脾未触及,双下肢无水肿。肺功能测定:吸入支气管扩张剂后 $FEV_1/FVC<70\%$,$FEV_1<60\%$ 预计值。X 线胸片示:肋间隙增宽,两肺透亮度增加,两下肺纹理增粗、紊乱。医疗诊断为"慢性阻塞性肺疾病急性加重期"。长期医嘱:二级护理;半流质饮食;0.9% 氯化钠 250ml+ 头孢曲松钠 2g,静脉滴注,1 次 /d;持续吸氧,2L/min;沙丁胺醇气雾剂 2 喷,4 次 /d;盐酸氨溴索 30mg,3 次 /d。临时医嘱:检查血、尿、便常规、血电解质,做痰培养、药物敏感试验、血气分析、胸部 X 线检查。讨论:

1. 病人此次慢性阻塞性肺疾病加重的诱因是什么? 如何指导病人进行预防?

2. 慢性阻塞性肺疾病的临床分期? 病程分期的判断标准是什么?

3. 概括病人目前主要的护理诊断 / 合作性问题并制订护理计划。

情景 2

住院两周后,责任护士巡视病房时,病人诉咳嗽、咳痰及喘息症状明显减轻,无其他不适。讨论:

1. 病人现在的病情属于 COPD 的哪一期?

2. 选择什么时机对病人进行健康指导? 健康指导内容是什么?

3. 护士需指导病人进行呼吸功能训练,请问呼吸功能锻炼主要有哪些方法? 分别都有哪些注意事项?

(三) 模拟训练

在内科护理实训室内,学生 5~10 人一组,在教师指导下,模拟临床实际工作场景,完成上述病人的入院、住院、出院护理。

【评价】

实训结束后,每位学生书写并上交一份实训报告。

（王　婧）

实训 4　肺结核病人的护理

【实训目的】

1. 学会运用护理程序的工作方法规范地实施肺结核病人的入院、住院、出院护理。

2. 熟练掌握肺结核病人的病情观察、用药指导及健康教育。

3. 护理过程中关爱病人,具有团队合作精神、严谨的工作态度及细致的工作作风。

【实训方法】

(一) 临床见习

(略)

(二) 案例分析

病人,女,34 岁。1 个月前病人无明显诱因出现午后低热、伴乏力、盗汗、食欲减退、体重减轻、咳嗽、咳少量白色黏液痰。在家按感冒治疗,口服"速效感冒胶囊"等药物,但未见明显好转。今晨因咳嗽较之前剧烈,并咯出鲜血约 100ml 收入院。病人表情惊恐,家属焦虑不安。护理体检:T 38.1℃,P 87 次 /min,R 20 次 /min,BP 110/70mmHg。呈急性病面容,神志清楚,自主体位,查体合作。皮肤黏膜无黄染,全身浅表淋巴结无肿大。左锁骨上可闻及湿啰音,心率 87 次 /min,律齐。肝、脾未触及,双下肢无水肿。血常规:白细胞 $8.8×10^9$/L,中性粒细胞 54%,淋巴细胞 44%;结核菌素试验阳性;胸片示:左上肺片状阴影,中间有一透亮区。医疗诊断为"肺结核空洞形成"。长期医嘱:一级护理;半流质饮食;异烟肼 300mg,1 次 /d,口服;利福平 0.45g,1 次 /d,空腹口服;吡嗪酰胺 0.5g,3 次 /d,口服;乙胺丁醇 0.75g,1 次 /d,口服。临时医嘱:氨甲苯酸 0.3g 加入 5% 葡萄糖注射液 10~20ml 稀释后缓慢注射;检查肝肾功能、痰涂片、血沉。讨论:

1. 如何指导病人预防和处理咯血?

2. 概括病人目前主要的护理诊断 / 合作性问题并制订护理计划。

3. 针对病人的用药,你应如何进行指导?

(三) 模拟训练

在内科护理实训室内,学生 8~10 人一组,模拟临床工作场景,对结核病人实施入院教育、出院指导,并设计健康宣教卡或宣教海报。

【评价】

实训结束后,每小组上交一份宣教海报、宣教视频或实训报告。

(王　敏)

实训 5　纤维支气管镜检查术的护理

【实训目的】

1. 熟练掌握纤维支气管镜检查的术前评估及准备、术中配合及术后护理。

2. 操作过程中关爱病人,具有团队合作精神及严谨的工作态度。

【实训准备】

1. 病人评估　认知水平及沟通合作能力、病情情况等。

2. 操作用物　纤维支气管镜、纤维支气管镜检查知情同意书、吸引器、活检钳、细胞刷、冷光源、注射器;药物:2%盐酸利多卡因、阿托品、肾上腺素、50%葡萄糖液、生理盐水;必要时准备氧气和心电监护仪等。

3. 多媒体设备

【实训方法】

(一) 观看纤维支气管镜检查术操作录像

(略)

(二) 模拟训练

1. 教师示教

2. 学生分组演练

(1)学生 6~10 人组成一个小组,分别扮演病人(与模型交替)、医生、护士、家属等角色。

(2)在教师指导下,小组成员根据事先写出的流程,模拟纤维支气管镜检查的术前沟通与物品准备、术中配合、术后护理的工作过程,并进行视频录制。

【评价】

1. 教师随机抽取 1 个小组进行纤维支气管镜检查术全过程模拟操作。

2. 实训结束后,每小组上交操作视频和一份实训报告。

(王　敏)

实训 6　胸腔穿刺术的护理

【实训目的】

1. 熟练掌握胸腔穿刺术的术前评估、术前准备、术中配合及术后护理。

2. 操作过程中关爱病人,具有团队合作精神及严谨的工作态度。

【实训准备】

1. 病人评估　认知水平及沟通合作能力、病情(重要脏器功能及积气或积液情况)、穿刺部位皮肤情况。

2. 操作用物　胸腔穿刺模型人、胸腔穿刺知情同意书、胸腔穿刺包、无菌手套、消毒盘、2%盐酸利多卡因或 1%盐酸普鲁卡因、5ml 及 50ml 注射器、弯盘等。

3. 多媒体设备

【实训方法】

(一) 观看胸腔穿刺术操作录像

(略)

(二) 模拟训练

1. 教师示教

2. 学生分组演练

(1)学生 6~10 人组成一个小组,分别扮演病人(与模型交替)、医生、护士、家属等角色。

(2)在教师指导下,小组成员根据事先写出的流程,模拟胸腔穿刺术的术前沟通与物品准备、术中配合、术后护理的工作过程,并进行视频录制。

【评价】

1. 教师随机抽 1 个小组进行胸腔穿刺术全过程模拟操作。

2. 实训结束后,每小组上交操作视频和一份实训报告。

(王　敏)

实训 7　风湿性心脏病及心力衰竭病人的护理

【实训目的】

1. 学会运用护理程序的工作方法规范地实施心力衰竭病人的入院、住院、出院护理。

2. 熟练掌握心功能分级、心力衰竭病人的病情观察、心理护理、用药护理及健康教育。

3. 护理过程中关爱病人,具有团队合作精神、严谨的工作态度及细致的工作作风。

【实训方法】

（一）临床见习

（略）

（二）案例分析

情景 1

病人,女,39 岁,农民。原有"风湿性心脏病主动脉瓣关闭不全"病史 20 余年,近 1 年来,每日口服"地高辛"1 片。2d 前因受凉"感冒"后出现心悸、气促、夜间不能平卧、咳大量白色泡沫痰收入院。病人情绪低落,家属焦虑不安。护理体检:T 38.1℃,P 110 次/min,R 24 次/min,BP 110/70mmHg。皮肤黏膜无黄染,全身浅表淋巴结无肿大。半卧位,口唇发绀,咽部充血,两肺底闻及湿啰音。心率 110 次/min,律齐,心尖部可闻及奔马律,胸骨左缘第 3、4 肋间可闻及舒张期叹气样杂音。肝、脾未触及,双下肢无水肿。医疗诊断为"风湿性心脏病、主动脉瓣关闭不全、左心衰竭"。长期医嘱:一级护理;低盐饮食;持续吸氧,4L/min;地高辛 0.25mg/d,口服;卡托普利 6.25mg,3 次/d,口服;呋塞米 40mg/d,口服;10% 氯化钾 10ml,3 次/d,口服。临时医嘱:毛花苷丙(西地兰)0.4mg,即刻静脉注射;进行血、尿、便常规、血电解质检查,描记心电图,做心脏彩色多普勒检查,拍胸片。讨论:

1. 病人此次心衰的诱因是什么? 心力衰竭常见的诱因有哪些? 如何指导病人预防心衰发作?

2. 病人心功能为几级? 心功能判断标准是什么?

3. 概括病人目前主要的护理诊断/合作性问题并制订护理计划。

4. 选择什么时机对病人进行健康指导? 健康指导内容是什么?

情景 2

住院第 6d,责任护士巡视病房时,病人诉恶心、头晕,护士询问其病房墙壁的颜色,她将白墙壁说成黄色,急查心电图示室性期前收缩二联律。讨论:

1. 病人发生了什么情况? 如何配合医生处理?

2. 指导病人如何预防此种情况发生。

（三）模拟训练

在内科护理实训室内,学生 10~15 人一组,在教师指导下,模拟临床实际工作场景,完成上述病人的入院、住院、出院护理。

【评价】

实训结束后,每位学生书写并上交一份实训报告。

(郭晋元)

实训 8　心律失常病人的护理

【实训目的】

1. 学会运用护理程序的工作方法规范的实施心律失常病人的入院、住院、出院护理。

2. 掌握期前收缩、颤动的心电图特征,能够对心律失常病人进行病情观察、心理护理、用药护理及健康教育。

3. 护理过程中关爱病人,具有团队合作精神、严谨的工作态度及细致的工作作风。

【实训方法】

（一）临床见习

（略）

（二）案例分析

情景 1

病人,王奶奶,70岁。冠心病、心绞痛病史20余年。一周来感觉胸闷、憋气,有时有漏跳的感觉而住院治疗。病人情绪低落,家属焦虑不安。护理体检:T 37.1℃,P 66次/min,R 16次/min,BP 140/70mmHg。皮肤黏膜无黄染,全身浅表淋巴结无肿大。半卧位。双肺呼吸音清,未闻及干湿啰音。心率66次/min,心律不齐,提前出现的第二心音减弱,其后出现停歇,各瓣膜听诊区未闻及杂音。肝、脾未触及,双下肢无水肿。心电图检查:心率66次/min,出现提前发生的QRS波群,宽大畸形,时限超过0.12s,其前无P波;其T波方向与QRS波群的主波方向相反,此异常图形8次/min。医疗诊断为"冠心病、心绞痛、心律失常"。长期医嘱:二级护理;低脂、低盐饮食;持续吸氧,2L/min;单硝酸异山梨酯缓释片40mg,1次/d,口服;美托洛尔缓释片47.5mg,1次/d,口服;阿司匹林100mg,1次/d,口服。临时医嘱:硝酸甘油0.6mg,舌下含服;检查血、尿、便常规、血电解质,做心脏彩色多普勒检查,拍胸片。讨论:

1. 王奶奶的心电图出现了怎样的心律失常?

2. 引起此心律失常的病因有哪些? 常选用什么药物治疗?

3. 请你为王奶奶列出目前主要的护理诊断/合作性问题并制订护理计划。

情景 2

为进一步诊断,对王奶奶进行24h心电监护。夜间护士发现心电示波器出现一阵形态畸形的QRS波群,时限超过0.12s;T波方向与QRS波群主波方向相反。此异常图形心率150次/min,持续10s。王奶奶及子女知道检查结果后很着急。讨论:

1. 王奶奶的心电监护发生了什么情况? 此心律失常的心电图特征有哪些?

2. 监护护士此时应怎样处理?

（三）模拟训练

在内科护理实训室内,学生10~15人一组,在教师指导下,模拟临床实际工作场景,完成上述病人的入院、住院、出院护理。

【评价】

实训结束后,每位学生书写并上交一份实训报告。

(马四军)

实训 9　心脏电复律的护理

【实训目的】

1. 熟练掌握心脏电复律的适应证、禁忌证、电复律种类、术前准备、操作过程、复律后护理。

2. 操作过程中关心病人,具有团队合作精神及严谨的工作态度。

【实训准备】

1. 病人评估　认知水平及沟通合作能力、心电图诊断、电极放置部位的皮肤情况。

2. 操作用物　除颤器、生理盐水、导电糊、纱布垫、地西泮、监护仪及心肺复苏所需的抢救设备和药物。

3. 多媒体设备

【实训方法】

(一) 观看心脏电复律操作录像

(略)

(二) 模拟训练

1. 教师示教

2. 学生分组练习

(1)学生 6~10 人组成一个小组,分别扮演病人、医生、护士、家属等角色。

(2)在教师指导下,小组成员集体设计心脏电复律的临床情境。

(3)模拟完成心脏电复律的术前、术中、术后护理工作过程。

【评价】

1. 教师随机抽几名学生组成一个团队进行心脏电复律的全过程模拟操作。

2. 实训结束后,每位学生书写并上交一份实训报告。

(马四军)

实训 10　人工心脏起搏术的护理

【实训目的】

1. 熟练掌握人工心脏起搏术的术前评估及准备、术中配合及术后护理。

2. 操作过程中关爱病人,具有团队合作精神及严谨的工作态度。

【实训准备】

1. 病人评估　认知水平及沟通合作能力、病情(心功能及心电图诊断)、植入起搏器部位的皮肤情况。

2. 操作用物　心脏起搏术模型人、心脏起搏术知情同意书、起搏器、输液用物、备齐抢救设备和药品。

3. 多媒体设备

【实训方法】

(一)观看心脏起搏术操作录像

(略)

(二)模拟训练

1. 教师示教

2. 学生分组练习

(1)学生 6~10 人组成一个小组,分别扮演病人、医生、护士、家属等角色。

(2)在教师指导下,小组成员集体设计心脏起搏术的临床情境。

(3)模拟完成心脏起搏术的术前、术中、术后护理工作过程。

【评价】

1. 教师随机抽几名学生组成一个团队进行心脏起搏术全过程模拟操作。

2. 实训结束后,每位学生书写并上交一份实训报告。

(马四军)

实训 11　原发性高血压病人的护理

【实训目的】

1. 学会运用护理程序的工作方法规范地为原发性高血压病人实施入院、住院、出院护理。

2. 熟练掌握原发性高血压病人的病情观察、心理护理、用药护理及健康教育。

3. 护理过程中关爱病人,具有团队合作精神、严谨的工作态度及细致的工作作风。

【实训方法】

(一)临床见习

(略)

(二)案例分析

情景 1

王女士,58 岁,原发性高血压病史十年。间断服用降压药,血压波动在 (130~160)/(90~100) mmHg。3d 前因头痛、头晕、心慌就诊。病人情绪低落,家属焦虑不安。护理体检:T 36.7℃,P 105 次/min,R 22 次/min,BP 180/100mmHg。皮肤黏膜无黄染,全身浅表淋巴结无肿大。病人颜面潮红。双肺呼吸音清,未闻及干湿啰音。心尖搏动增强,呈抬举性并向左下移位,心浊音界向左下扩大,心率 105 次/min,律齐,心尖部闻及收缩期杂音。肝、脾未触及,双下肢无水肿。实验室检查:血糖 5.8mmol/L,胆固醇 7.5mmol/L。心电图检查:窦性心动过速,左心室肥大伴劳损。医疗诊断为"原发性高血压 3 级"。长期医嘱:二级护理;低盐饮食;持续吸氧,3L/min;心电监护;测血压 30min 一次;氢氯噻嗪 20mg,1 次/d,口服;美托洛尔缓释片 47.5mg,1 次/d,口服;贝那普利 10mg,1 次/d,口服。临时医嘱:行血、尿、便常规、心电图检查与心脏彩色多普勒检查。讨论:

1. 高血压的诊断及分级标准是什么? 高血压的病因有哪些?

2. 贝那普利属于哪种降压药? 说出降压药的种类、代表药物及主要副作用。

3. 病人目前主要的护理诊断/合作性问题有哪些? 请制订护理计划。

4. 对病人进行健康教育,其内容是什么?

情景2

王女士出院后,随旅行团出游。因行程紧张,旅途劳累而漏服降压药。2h前突感头痛剧烈、烦躁不安、眩晕、心悸、视物模糊而来院就诊。护理体检:BP 210/140mmHg,R 18 次/min,P 120 次/min,心界向左下扩大,两肺无异常。心电图示:窦性心动过速、左心室肥大伴劳损。实验室检查:尿蛋白 +++,血尿素氮及血肌酐明显升高。讨论:

1. 病人发生了什么情况? 如何配合医生处理?

2. 指导病人如何预防此种情况的发生。

(三) 模拟训练

在内科护理实训室内,学生 10~15 人一组,在教师指导下,模拟临床实际工作场景,完成上述病人的入院、住院、出院护理。

【评价】

实训结束后,每位学生书写并上交一份实训报告。

(李冬秀)

实训 12　冠心病病人的护理

【实训目的】

1. 学会运用护理程序的工作方法规范地实施冠心病病人的入院、住院、出院护理。

2. 熟练掌握冠心病病人的病情观察、心理护理、用药护理及健康教育。

3. 护理过程中关爱病人,具有团队合作精神、严谨的工作态度及细致的工作作风。

【实训方法】

(一) 临床见习

(略)

(二) 案例分析

情景1

病人,男,55 岁。吸烟 20 余年,每天 1 包。病人因 2h 前搬重物时突然感到胸骨后压榨性疼痛,有濒死感,休息与舌下含硝酸甘油均不能缓解,伴大汗,恶心,呕吐两次,均为胃内容物收入院。病人情绪低落,家属焦虑不安。护理体检:T 36.8℃,P 100 次/min,R 20 次/min,BP 100/60mmHg。急性痛苦病容,平卧位,无皮疹和发绀,浅表淋巴结未触及,巩膜无黄染,颈软,颈静脉无怒张。肺部听诊未闻及啰音,心界不大,心率 100 次/min,有期前收缩每分钟 5 次或 6 次,心尖部可听到 S_4。腹平软,肝、脾未触及,双下肢无水肿。心电图示:V_1~V_5 导联 ST 升高,QRS 波呈 Qr 型,T 波倒置,室性早搏。医疗诊断为"急性前壁心肌梗死、室性期前收缩"。

长期医嘱:CCU 护理常规;一级护理;低盐、低脂饮食;持续多功能重症监护;持续吸氧,3L/min;病危;绝对卧床休息;阿司匹林肠溶片 0.1g,口服,每天 1 次;硫酸氢氯吡格雷 75mg,口服,每天 1 次;依诺肝素 0.6ml,皮下注射,12h/次;酒石酸美托洛尔 12.5mg,口服,每天 2 次;培哚普利 2mg,口服,每天 1 次;辛伐他汀 40mg,口服,每晚一次。临时医嘱:尿激酶 150 万 U 静脉滴注;哌替啶 50mg,即刻肌注;硝酸甘油 0.5mg,即刻含化;电脑多导联心电图,心肌酶,心脏彩色超声,血、尿、便常规,急诊

生化,床头胸片等。讨论:

1. 病人心肌梗死的诱因是什么?心肌梗死主要高危因素有哪些?

2. 概括病人目前主要的护理诊断/合作性问题并制订护理计划。

3. 如何安排病人的活动与休息?对病人的健康指导内容有哪些?

4. 对病人的病情观察应包括哪些主要内容?

情景2

住院第2d,责任护士巡视病房时,病人诉心悸、头晕、乏力,急查心电图示频发室性期前收缩。讨论:

1. 病人发生了什么情况?如何配合医生处理?

2. 指导病人如何预防此种情况的发生。

(三)模拟训练

在内科护理实训室内,学生10~15人一组,在教师指导下,模拟临床实际工作场景,完成上述病人的入院、住院、出院护理。

【评价】

实训结束后,每位学生书写并上交一份实训报告。

(曹红丹)

实训 13　心导管术及经皮冠脉介入术的护理

【实训目的】

1. 熟练掌握心导管术和经皮冠状动脉介入(PTCA)的术前评估及准备、术中配合及术后护理。

2. 操作过程中关爱病人,具有团队合作精神及严谨的工作态度。

【实训准备】

1. 病人评估　认知水平及沟通合作能力、病情、穿刺部位皮肤情况。

2. 实训前组织同学临床见习(见习内容包括术前、术中和术后护理全过程),准备实训病例资料。

3. 多媒体设备

【实训方法】

(一)观看心导管术和 PTCA 的操作录像

(二)模拟训练

1. 教师示教

2. 学生分组练习

(1)学生 6~10 人组成一个小组,分别扮演病人、医生、护士、家属等角色。

(2)在教师指导下,小组成员集体设计心导管术和 PTCA 的临床情境。

(3)模拟完成心导管术和 PTCA 的术前、术中、术后护理工作过程。

【评价】

1. 教师随机抽几名学生组成一个团队进行心导管术和 PTCA 术前和术后护理模拟操作。

2. 实训结束后,每位学生书写并上交一份实训报告。

(曹红丹)

实训 14　消化性溃疡病人的护理

【实训目的】

1. 学会运用护理程序的工作方法规范地实施消化性溃疡病人的入院、住院、出院护理。
2. 掌握消化性溃疡病人的腹痛特点、病情观察、心理护理、用药护理及健康教育。
3. 护理过程中关爱病人,具有团队合作精神、严谨的工作态度及细致的工作作风。

【实训方法】

(一) 临床见习

(略)

(二) 案例分析

情景 1

王某某,男,45 岁,出租车司机。原有"胃溃疡"病史 10 余年,未曾规律治疗。吸烟史 15 年,每日 20 支。2h 前与朋友聚餐,空腹饮酒后突发上腹部剧烈疼痛,休息后不能缓解,之后出现恶心,呕血 2 次,共约 800ml,呕吐物初为咖啡色,后为暗红色,并伴有稀黑便、头晕、心慌,腹痛减轻,为求诊治急来我院。病人情绪低落,家属焦虑不安。护理体检:T 36℃,P 105 次 /min,R 20 次 /min,BP 80/50mmHg。皮肤稍苍黄,巩膜无黄染,口唇粉红。双肺呼吸音清,未闻及干湿啰音。心率 105 次 /min,律齐,各瓣膜听诊区未闻及病理性杂音。腹平坦,未见胃肠型及蠕动波,中上腹轻压痛,肝脾肋下未触及,移动性浊音阴性,肠鸣音亢进。双下肢无水肿。医疗诊断为"胃溃疡并发上消化道出血"。长期医嘱:特级护理;禁食禁饮;持续心电监护;记 24h 出入水量;0.9% 氯化钠 100ml+ 去甲肾上腺素 8mg 冰后口服,1 次 /2h;0.9% 氯化钠 250ml+ 奥美拉唑 40mg,2 次 /d,静脉滴注。临时医嘱:尿常规,便常规 + 潜血,血常规 + 血型 + 交叉配血,血电解质。讨论:

1. 病人发生了什么情况? 此次发病的诱因是什么?
2. 消化性溃疡的常见并发症有哪些?

情景 2

住院第 2d,责任护士巡视病房时,病人诉整个腹部疼痛,护士立即通知医生,医生为病人做了腹部体格检查,发现病人腹肌紧张,有压痛和反跳痛。急查胃肠 X 线示膈下有游离气体。讨论:

1. 病人发生了什么情况? 如何配合医生处理?
2. 指导病人如何预防此种情况发生。

(三) 模拟训练

在内科护理实训室内,学生 7~8 人一组,在教师指导下,模拟临床实际工作场景,完成上述病人的入院、住院、出院护理。

【评价】

实训结束后,每位学生书写并上交一份实训报告。

(南桂英)

实训 15　纤维胃镜和纤维结肠镜检查的护理

【实训目的】

1. 掌握纤维胃镜和纤维结肠镜检查的术前评估及准备、术中配合及术后护理。

2. 操作过程中关爱病人,具有团队合作精神及严谨的工作态度。

【实训准备】

1. 病人评估　认知水平及沟通合作能力、有义齿者检查前取下义齿妥善保管、病情(对有高血压、冠心病以及心律失常的病人,术前应测量血压,并做心电图检查),若发现有禁忌证,则应暂缓检查。

2. 操作用物

(1)纤维胃镜检查:纤维胃镜仪器 1 套、喉头麻醉喷雾器、无菌注射器、针头、2% 利多卡因、地西泮、肾上腺素等药物。其他用物如无菌手套、弯盘、牙垫、润滑剂、乙醇棉球、纱布、甲醛固定液标本瓶等。

(2)纤维结肠镜检查:纤维结肠镜 1 套、三瓣扩肛器 1 套、内镜检查同意书、活检钳、利多卡因胶浆、20% 甘露醇或 50% 硫酸镁、清肠液、安定、阿托品或山莨菪碱、活组织标本瓶、洞巾、长棉签、弯盘、屏风。

3. 多媒体设备。

【实训方法】

(一)观看纤维胃镜和纤维结肠镜检查术操作录像

(二)模拟训练

1. 教师示教

2. 学生分组练习

(1)学生 6~10 人组成一个小组,分别扮演病人(与模型交替)、医生、护士、家属等角色。

(2)在教师指导下,小组成员集体设计纤维胃镜和纤维结肠镜检查的临床情境。

(3)模拟完成纤维胃镜和纤维结肠镜检查的术前、术中、术后护理工作过程。

【评价】

1. 教师随机抽几名学生组成一个团队进行纤维胃镜和纤维结肠镜检查全过程模拟操作。

2. 实训结束后,每位学生书写并上交一份实训报告。

(南桂英)

实训 16　腹腔穿刺术的护理

【实训目的】

1. 熟练掌握腹腔穿刺术的术前评估及准备、术中配合及术后护理。

2. 操作过程中关爱病人,具有团队合作精神及严谨的工作态度。

【实训准备】

1. 病人评估　认知水平及沟通合作能力、病情(重要脏器功能及腹腔积气或积液情况)、穿刺部位皮肤情况。

2. 操作用物 腹腔穿刺模型人、腹腔穿刺知情同意书、腹腔穿刺包、2%盐酸利多卡因或1%盐酸普鲁卡因、5ml及50ml注射器、口罩、帽子、无菌手套、盛腹水容器、腹带、皮尺等。

3. 多媒体设备

【实训方法】

(一) 观看腹腔穿刺术操作录像

(略)

(二) 模拟训练

1. 教师示教

2. 学生分组练习

(1)学生6~10人组成一个小组,分别扮演病人(与模型交替)、医生、护士、家属等角色。

(2)在教师指导下,各小组成员集体设计腹腔穿刺术的临床情境。

(3)模拟完成腹腔穿刺术的术前、术中、术后护理工作过程。

【评价】

1. 教师随机抽几名学生组成一个团队进行腹腔穿刺术全过程模拟操作。

2. 实训结束后,每位学生书写并上交一份实训报告。

(王　婧)

实训 17　肝硬化及肝性脑病病人的护理

【实训目的】

1. 学会运用护理程序的工作方法对肝硬化及肝性脑病病人实施规范地入院、住院、出院的整体护理。

2. 熟练掌握肝硬化代偿期、失代偿期及肝性脑病5期的病情观察、心理护理、用药护理及健康教育。

3. 护理过程中关爱病人,具有团队合作精神、严谨的工作态度及细致的工作作风。

【实训方法】

(一) 临床见习

(略)

(二) 案列分析

情景 1

病人,男性,56岁,农民。有慢性乙肝病史30余年,5年前时常感到乏力,有食欲不振、消瘦表现,由于一直肝功能正常,未作特殊治疗和处理。1周前病人出现黄疸、恶心、呕吐加重,腹胀明显入院。病人情绪低落,家属焦虑不安。护理体检:T 36.5℃,P 90次/min,R 18次/min,BP 130/80mmHg。皮肤发黄,巩膜黄染,全身浅表淋巴结无肿大。肝病面容,肺部呼吸音清,未闻及干湿啰音。心率90次/min,律齐。腹膨隆,腹壁静脉曲张,肝、脾未触及。双下肢无水肿。乙肝五项检查提示:"大三阳";肝功能检查提示:肝功能明显异常;肝胆胰脾超声检查提示:肝脏体积缩小,呈弥漫性病变,门静脉高压、大量腹水。医疗诊断为"肝硬化(失代偿期)"。长期医嘱:5%氯化钠250ml+还原型谷胱甘肽1.2g+门冬氨酸钾镁30ml,1次/d,静脉滴注;0.9%氯化钠100ml+泮托拉唑80mg,1次/d,静脉滴注;呋塞米片20mg/d,口服;螺内酯片20mg/d,口服。临时医嘱:行腹腔穿刺术,查腹水常规、腹水生化、

血常规、肝功能,做腹部 B 超检查。讨论:

1. 肝硬化的常见病因有哪些? 我国最常见病因是什么?

2. 肝硬化临床分期及表现如何?

3. 请概括该病人目前主要的护理诊断／合作性问题,并制订护理计划。

4. 如何对该病人及其家属进行有效的健康指导?

情景 2

入院当天,病人诉腹胀明显,难以忍受,根据病人病情需要,完善相关检查并行腹腔穿刺术,抽取腹水约 1 000ml,病人腹胀稍改善。住院第 3d,病人仍感腹胀明显,再次行腹腔穿刺术抽取腹水约 3 000ml,病人腹胀感明显缓解,当晚病人出现欣快、兴奋、随地便溺等表现。讨论:

1. 病人发生了什么? 如何配合医生进行有效护理?

2. 如何预防、避免此种情况发生?

(三) 模拟训练

在内科护理实训室内,学生 5~10 人一组,在教师指导下,模拟临床实际工作场景,完成上述病人的入院、住院、出院护理。

【评价】

实训结束后,每位学生书写并上交一份实训报告。

(杨海霞)

实训 18　双气囊三腔管压迫止血术的护理

【实训目的】

1. 掌握双气囊三腔管压迫止血术的术前评估及准备、术中配合及术后护理。

2. 操作过程中关爱病人,具有团队合作精神及严谨的工作态度。

【实训准备】

1. 病人评估　认知水平及沟通合作能力、病情(重要脏器功能及出血部位、出血量、有效循环血容量、肝功能等情况)、病人一般情况。

2. 操作用物　双气囊三腔管、血压计、听诊器、治疗碗 2 个、弯盘、血管钳、镊子、注射器 2 个(5ml、50ml)、夹子 3 个、纱布、液状石蜡油、口罩、帽子、无菌手套等。

3. 多媒体设备。

【实训方法】

(一) 观看双气囊三腔管压迫止血术操作录像

(略)

(二) 模拟训练

1. 教师示教

2. 学生分组练习

(1)学生 6~10 人组成一个小组,分别扮演病人(与模型交替)、医生、护士、家属等角色。

(2)在教师指导下,小组成员集体设计双气囊三腔管压迫止血术的临床情境。

(3)模拟完成双气囊三腔管压迫止血术的术前、术中、术后护理工作过程。

【评价】

1. 教师随机抽几名学生组成一个团队进行双气囊三腔管压迫止血术全过程模拟操作。

2. 实训结束后，每位学生书写并上交一份实训报告。

（罗 巧）

实训 19 尿路感染病人的护理

【实训目的】

1. 学会运用护理程序的工作方法规范地实施尿路感染病人的入院、住院、出院护理。

2. 熟练掌握尿路感染病人的尿标本采集方法、病情观察、用药护理及健康教育。

3. 护理过程中关爱病人，具有团队合作精神、严谨的工作态度及细致的工作作风。

【实训方法】

（一）临床见习

（略）

（二）案例分析

情景 1

病人，女，29 岁，已婚。半年来有间断尿频、尿急、尿痛，伴发热，每次自服抗生素可缓解。3d 前因受凉感冒后出现畏寒发热、全身乏力、肌肉酸痛伴尿频、尿急、尿痛、恶心呕吐、右侧腰痛明显而就诊。因病情反复发作，病人很痛苦，焦虑不安，同时担心因住院会影响工作。护理体检：T 39.3℃，P 110 次 /min，R 22 次 /min，BP 110/70mmHg。皮肤黏膜无黄染，全身浅表淋巴结无肿大，心肺未闻及杂音。肝、脾未触及，右肾区叩击痛，右肋脊角有压痛，上中输尿管点压痛，双下肢无水肿。辅助检查：血常规：WBC 16.5×10^9/L，N75%；尿常规：白细胞（++）；清洁中段尿培养示：大肠埃希氏菌的菌落计数为 10^6/ml。医疗诊断为"急性肾盂肾炎"。长期医嘱：二级护理；清淡饮食，多饮水；乳酸左氧氟沙星 200mg，2 次 /d，口服；头孢唑林钠 0.5g，1 次 /8h，口服。临时医嘱：检查血、尿、便常规，做尿细菌学培养，行泌尿系彩色多普勒检查、肾功能检查。讨论：

1. 概括病人目前主要的护理诊断 / 合作性问题并制订护理计划。

2. 如何做好尿细菌学检查的护理？

3. 如何对该病人进行健康教育？

情景 2

住院第 5d，责任护士巡视病房时，病人诉右侧腰痛较之前加重，向左侧弯腰时疼痛加剧，夜间不能休息。测量体温升至 39.6℃。讨论：

1. 病人发生了什么情况？如何配合医生处理？

2. 指导病人如何预防此种情况发生。

（三）模拟训练

在内科护理实训室内，学生 10~15 人一组，在教师指导下，模拟临床实际工作场景，完成上述病人的入院、住院、出院护理。

【评价】

实训结束后，每位学生书写并上交一份实训报告。

（代 莹）

实训 20　慢性肾小球肾炎及慢性肾衰竭病人的护理

【实训目的】

1. 学会运用护理程序的工作方法规范地实施慢性肾小球肾炎及慢性肾衰竭病人的入院、住院、出院护理。

2. 熟练掌握慢性肾小球肾炎及慢性肾衰竭病人的病情观察、心理护理、用药护理及健康教育。

3. 护理过程中关爱病人,具有团队合作精神、严谨的工作态度及细致的工作作风。

【实训方法】

(一)临床见习

(略)

(二)案例分析

情景 1

刘先生,49 岁,干部。1 个月前无明显诱因逐渐出现颜面及下肢水肿,面色苍白、乏力、偶伴牙龈出血、鼻出血。1 周前因上述症状加重并出现恶心、食欲不振,活动后气促,尿量减少收入院。病人情绪低落,家属焦虑不安,担忧疾病危及病人生命。护理体检:T 37.4℃,P 96 次 /min,R 18 次 /min,BP 150/96mmHg。皮肤黏膜无黄染,全身浅表淋巴结无肿大。颜面水肿,两肺未闻及干湿啰音。心率 96 次 /min,律齐。肝、脾未触及,未叩出移动性浊音。双下肢凹陷性水肿。辅助检查:尿常规示:尿蛋白(+++);肾功能示:血肌酐 505μmol/L。医疗诊断为"慢性肾小球肾炎、肾功能衰竭"。长期医嘱:二级护理;低盐、优质蛋白饮食;记录 24h 出入水量;每日测体重;呋塞米 40mg/d,口服;10% 氯化钾 10ml,3 次 /d,口服;卡托普利 25mg,3 次 /d,口服。临时医嘱:查:血、尿、便常规,内生肌酐清除率、血尿素氮,血肌酐,血电解质、血浆蛋白,肾脏 B 超。讨论:

1. 病人肾功能衰竭为几期? 判断标准是什么?

2. 概括病人目前主要的护理诊断 / 合作性问题并制订护理计划。

3. 选择什么时机对病人进行健康指导? 健康指导内容是什么?

情景 2

住院第 3d,责任护士巡视病房时,病人诉心慌、气促,伴恶心、不思饮食,查体:R 24 次 /min,P 108 次 /min,口唇微发绀,双肺底闻及湿啰音。讨论:

1. 病人发生了什么情况? 如何配合医生处理?

2. 指导病人如何预防此种情况发生。

(三)模拟训练

在内科护理实训室内,学生 10~15 人一组,在教师指导下,模拟临床实际工作场景,完成上述病人的入院、住院、出院护理。

【评价】

实训结束后,每位学生书写并上交一份实训报告。

(张志钢)

实训 21　透析病人的护理

【实训目的】

1. 熟练掌握透析的术前评估及准备、术中配合及术后护理。

2. 操作过程中关爱病人,具有团队合作精神及严谨的工作态度。

【实训准备】

1. 病人评估　认知水平及沟通合作能力、病情情况及总体健康状况等。

2. 操作用物　透析器、透析液、透析机、透析用水、两条硅胶管、注射器;药物:肝素、5% 碳酸氢钠、生理盐水;急救用药有高渗葡萄糖注射液、10% 葡萄糖酸钙、地塞米松等。

3. 多媒体设备。

【实训方法】

(一) 观看透析操作录像

(略)

(二) 模拟训练

1. 教师示教

2. 学生分组练习

(1)学生 6~10 人组成一个小组,分别扮演病人、医生、护士、家属等角色。

(2)在教师指导下,小组成员集体设计透析的临床情境。

(3)模拟完成透析的术前、术中、术后护理工作过程。

【评价】

1. 教师随机抽几名学生组成一个团队进行透析全过程模拟操作。

2. 实训结束后,每位学生书写并上交一份实训报告。

(代　莹)

实训 22　贫血病人的护理

【实训目的】

1. 学会运用护理程序的工作方法规范地实施贫血病人的入院、住院、出院护理。

2. 熟练掌握贫血病人的临床表现、病情观察、用药护理、心理护理及健康教育。

3. 护理过程中关爱病人,具有团队合作精神、严谨的工作态度及细致的工作作风。

【实训方法】

(一) 临床见习

(略)

(二) 案例分析

张女士,23 岁,已婚,农民工,初中文化。6 个月前流产,以后月经一直不正常,月经周期 20d 左右,每次持续 8d 左右,经量较多。近 1 周来乏力、头晕、食欲明显下降就诊。病人发病以来,心情焦急,迫切希望再次怀孕。护理体检:T 36.5℃,P 100 次 /min,R 19 次 /min,BP 95/71mmHg。

慢性病容,皮肤黏膜无黄染,全身浅表淋巴结无肿大。口唇、睑结膜苍白,皮肤粗糙、干燥、无光泽。肺部未闻及干湿啰音,心率 100 次/min,律齐。肝、脾未触及,双下肢无水肿。实验室检查示:红细胞大小不均、中央淡染区扩大,血红蛋白 65g/L,血小板及白细胞正常,血清铁蛋白 10μg/L。医疗诊断为:"缺铁性贫血"。长期医嘱:内科二级护理;软食;硫酸亚铁 0.3g,3 次/d,口服。临时医嘱:血型检查、网织红细胞计数、尿常规、便常规、便隐血试验、大便寄生虫卵检查、骨髓穿刺、请妇产科会诊。请讨论:

1. 张女士缺铁性贫血的病因是什么?本病的常见病因还有哪些?

2. 本病有哪些临床表现?张女士有哪些是符合的?

3. 目前张女士的护理诊断/合作性问题是什么?请制订护理计划。

4. 如何对该病人进行心理疏导和健康指导?

(三) 模拟训练

在内科护理实训室内,学生每 10~15 人一组,在教师指导下,模拟临床实际工作场景,完成上述病人的入院、住院、出院护理。

【评价】

实训结束后,每位学生书写并上交一份实训报告。

(吴海红)

实训 23　急性白血病病人的护理

【实训目的】

1. 学会运用护理程序的工作方法规范地实施急性白血病病人的入院、住院、出院护理。

2. 熟练掌握急性白血病病人的病情观察、心理护理、用药护理及健康教育。

3. 护理过程中关爱病人,具有团队合作精神、严谨的工作态度及细致的工作作风。

【实训方法】

(一) 临床见习

(略)

(二) 案例分析

情景 1

病人,男性,40 岁,司机。2 周前无明显诱因出现发热(体温最高为 37.8℃)、流涕、头痛。2d 前上述症状加重并出现头晕、活动后心慌气短就诊。病人情绪低落,家属焦虑不安。护理体检:T 36.5℃,P 100 次/min,R 19 次/min,BP 150/71mmHg。神志清楚、贫血貌,全身皮肤黏膜苍白,未见黄染及出血,全身浅表淋巴结多处肿大。口腔黏膜完整、有龋齿,肛周有痔核。胸骨压痛阳性,肺部未闻及干湿啰音,心率 100 次/min,律齐,肝肿大、脾未触及,双下肢无水肿。化验示:全血细胞减少(白细胞 $3.35×10^9$/L,红细胞 $2.49×10^{12}$/L,血小板 $51×10^9$/L,淋巴细胞 79.1%,MCV99.6fl),住院后经骨髓象等相关检查,医疗诊断为"急性髓系白血病 M_2"。长期医嘱:二级护理;普软食;给予 IA 方案化疗,(I:去甲氧柔红霉素 20mg,1~3d;A:阿糖胞苷 3 000mg,1~7d)。化疗前给予昂丹司琼注射液 8mg 入小壶。临时医嘱:动态监测生命体征、血常规、肝肾功能、血电解质。讨论:

1. 病人入院时有哪些护理诊断/合作性问题?

2. 化疗药物有哪些不良反应?

3. 如何预防化疗药物的不良反应?

4. 选择什么时机对病人进行健康指导?健康指导的内容是什么?

情景 2

化疗后第 6d,病人晨起如厕时一过性黑矇,排褐红色软便,量约 700ml,化验提示便隐血阳性,出现体温升高,伴有轻微咳嗽,无咳痰。讨论:

1. 病人发生了什么情况?如何配合医生处理?

2. 指导病人如何预防此种情况发生。

(三) 模拟训练

在内科护理实训室内,学生 10~15 人一组,在教师指导下,模拟临床实际工作场景,完成上述病人的入院、住院、出院护理。

【评价】

实训结束后,每位学生书写并上交一份实训报告。

(李劲峰)

实训 24 甲状腺功能亢进症病人的护理

【实训目的】

1. 学会运用护理程序的工作方法规范地实施甲状腺功能亢进症病人的入院、住院、出院护理。

2. 熟练掌握甲状腺功能亢进症病人的病情观察、心理护理、用药护理及健康教育。

3. 护理过程中关爱病人,具有团队合作精神、严谨的工作态度及细致的工作作风。

【实训方法】

(一) 临床见习

(略)

(二) 案例分析

情景 1

病人,女,38 岁,工人。1 年前诊断为"甲状腺功能亢进症",经治疗好转后 3 个月前自行停药。1 个月前出现怕热、多汗、食欲旺盛、心悸、失眠、大便次数增多,未检查。3d 前受凉后心悸、腹泻加重,高热、大汗、烦躁不安、呼吸急促来院就诊。家属焦虑不安。护理体检:T 39.5℃,P 140 次 /min,R 28 次 /min,BP 140/70mmHg。皮肤黏膜无黄染,全身浅表淋巴结无肿大。浅昏迷,面色潮红,眼球明显突出、眼睑肿胀肥厚、结膜充血水肿。双侧甲状腺弥漫性Ⅱ度肿大,质软,局部可闻及血管杂音。心率 140 次 /min、律齐,两肺呼吸音清。肝、脾未触及,双下肢无水肿。医疗诊断为"甲状腺功能亢进症、甲状腺危象"。长期医嘱:一级护理;鼻饲饮食;吸氧;丙基硫氧嘧啶 250mg,6 次 /d,胃管注入;复方碘 5 滴,4 次 /d,胃管注入;普萘洛尔 10mg,6 次 /d,胃管注入;糖皮质激素 100mg,3 次 /d,静脉滴注。临时医嘱:丙基硫氧嘧啶 600mg/d,即刻胃管注入;糖皮质激素 300mg,即刻静脉滴注;血常规、尿常规、血电解质、肝肾功能、血糖、血脂、甲状腺功能、甲状腺抗体、心电图、胸部 X 线。

讨论:

1. 病人此次发生甲状腺危象的诱因是什么? 甲状腺危象常见的诱因有哪些? 如何指导病人预防甲状腺危象的发生?

2. 病人目前主要的护理诊断/合作性问题并制订护理计划。

3. 选择什么时机对病人进行健康指导? 健康指导内容是什么?

情景2

住院第2d,病人清醒,并能自主进食,责任护士巡视病房时,病人正在吃饭,护士发现病人正在吃海带。讨论:

1. 病人是否可以食用海带? 为什么?

2. 如何给予病人正确的饮食指导?

(三) 模拟训练

在内科护理实训室内,学生10~15人一组,在教师指导下,模拟临床实际工作场景,完成上述病人的入院、住院、出院护理。

【评价】

实训结束后,每位学生书写并上交一份实训报告。

(马景丽)

实训25 糖尿病病人的护理

【实训目的】

1. 学会运用护理程序的工作方法规范地实施糖尿病病人的入院、住院、出院护理。

2. 熟练掌握糖尿病的临床表现、诊断标准、病情观察、心理护理、用药护理及健康教育。

3. 护理过程中关爱病人,具有团队合作精神、严谨的工作态度及细致的工作作风。

【实训方法】

(一) 临床见习

(略)

(二) 案例分析

情景1

病人,女,50岁,农民。高血压病史5年,其姐姐有糖尿病。1个月前无明显诱因出现口干、多饮、多尿、多食易饥,未予重视。近1周上述症状加重,烦渴、多饮,每日饮水量达3 500ml左右,伴明显乏力来就诊。病人情绪低落,家属焦虑不安。护理体检:T 36.1℃,P 80次/min,R 18次/min,BP 145/95mmHg。身高178cm,体重80kg,BMI 25.2 kg/m²,神清,精神尚可。皮肤黏膜无黄染,全身浅表淋巴结无肿大。口中无烂苹果味,无深大呼吸。双肺呼吸音清,未闻及干湿啰音,心率80次/min,律齐。肝、脾未触及,双下肢无水肿,双侧足背动脉搏动良好。门诊查空腹血糖10.48mmol/L,餐后2h血糖15.16mmol/L;尿常规:尿糖(+),酮体(-);糖化血红蛋白8.5%。医生诊断为"2型糖尿病、高血压1级"。长期医嘱:二级护理;糖尿病饮食;低盐饮食;门冬胰岛素持续24h泵入;基础量0.8U/h;早餐前大剂量6U;午餐前大剂量8U;晚餐前大剂量6U;卡托普利25mg,2次/d,口服;测空腹血糖,1次/d。临时医嘱:检查血常规、尿常规、便常规、肝肾功能、血脂、胰岛素水平、C肽释放试验,做心电图检查、眼底检查、双下肢动脉彩色超声检查。讨论:

1. 此病人为哪一型糖尿病？1型糖尿病与2型糖尿病有何区别？

2. 糖尿病的断标准是什么？

3. 概括病人目前主要的护理诊断/合作性问题并制订护理计划。

4. 如何对病人进行健康指导？

情景2

住院第2d,责任护士巡视病房时,发现病人呼吸深大,并且病室有烂苹果味,立即通知医生,急查血糖30.08mmol/L,尿酮体(+),血酮6.8mmol/L。讨论:

1. 病人发生了什么情况？如何配合医生处理？

2. 指导病人如何预防此种情况发生。

情景3

住院期间给予胰岛素强化治疗,出院后病人遵医嘱口服降糖药。出院1周后病人去公园锻炼,突然出现心慌、出汗、乏力并有饥饿感。讨论:

1. 病人发生了什么情况？

2. 发生了此种情况病人如何自己处理？如何预防发生此种情况?

(三)模拟训练

在内科护理实训室内,学生10~15人一组,在教师指导下,模拟临床实际工作场景,完成上述病人的入院、住院、出院护理。

【评价】

实训结束后,每位学生书写并上交一份实训报告。

(贾丽荣)

实训26 系统性红斑狼疮病人的护理

【实训目的】

1. 学会运用护理程序的工作方法规范地实施系统性红斑狼疮病人的入院、住院、出院护理。

2. 熟练掌握系统性红斑狼疮病人的护理评估、皮肤护理、用药护理及健康教育。

3. 护理过程中关爱病人,具有团队合作精神、严谨的工作态度及细致的工作作风。

【实训方法】

(一)临床见习

(略)

(二)案例分析

情景1

病人,女,31岁,已婚。双膝关节肿胀疼痛1年,近一周出现发热伴面部红斑,日晒后加重入院就诊。患病以来,病人查阅相关资料后,认为该病是绝症,影响妊娠,焦虑不安、绝望痛苦,由丈夫陪同来院就诊。护理体检:T 38.3℃,P 80次/min,R 20次/min,BP 120/70mmHg。皮肤黏膜无黄染,全身浅表淋巴结无肿大。面颊部、鼻翼两侧不规则水肿性红斑,色紫红,边缘模糊,稍高出于皮肤,口腔黏膜散在多个溃疡。心肺听诊未闻及杂音,肝肋下2cm,脾脏未触及,双膝关节肿胀,发红伴压痛,双下肢无水肿。辅助检查:尿蛋白(-),ANA(+),抗Sm抗体(+)。医疗诊断为"系统性红斑狼疮"。长期医嘱：二级护理；清淡饮食；皮肤、口腔护理；泼尼松 1mg/(kg·d)，晨起顿服；环磷酰胺 2mg/(kg·d)，口服；羟氯喹 0.2g，2 次/d，口服。临时医嘱：血、尿、便常规，抗核抗体谱检查，血补体检查。讨论：

1. 概括病人目前主要的护理诊断/合作性问题并制订护理计划。

2. 如何对病人进行心理疏导及皮肤的护理指导？

3. 如何对该病人进行健康教育？

情景2

经住院治疗，病人症状有所缓解，病情稳定后出院，出院后口服药物维持治疗。服药 3 个月后，病人自诉病情时轻时重。护理体检：BP 150/90mmHg，面如满月，面部有痤疮，向心性肥胖。讨论：

1. 病人发生了什么情况？如何配合医生处理？

2. 指导病人如何预防此种情况发生。

（三）模拟训练

在内科护理实训室内，学生 10~15 人一组，在教师指导下，模拟临床实际工作场景，完成上述病人的入院、住院、出院护理。

【评价】

实训结束后，每位学生书写并上交一份实训报告。

（李　赟）

实训 27　腰椎穿刺术的护理

【实训目的】

1. 熟练掌握腰椎穿刺术的术前评估及准备、术中配合及术后护理。

2. 操作过程中关爱病人，具有团队合作精神及严谨的工作态度。

【实训准备】

1. 病人评估　认知水平及沟通合作能力、病情、穿刺部位皮肤情况。

2. 操作用物　腰椎穿刺模型人、腰椎穿刺知情同意书、腰椎穿刺包、无菌手套、消毒盘、2% 利多卡因或 1% 盐酸普鲁卡因、5ml 及 60ml 注射器、弯盘等。

3. 多媒体设备

【实训方法】

（一）观看腰椎穿刺术操作录像

（略）

（二）模拟训练

1. 教师示教

2. 学生分组练习

(1)学生 6~10 人组成一个小组，分别扮演病人（与模型人交替）、医生、护士、家属等角色。

(2)在教师指导下，小组成员集体设计腰椎穿刺术的临床情境。

(3)模拟完成腰椎穿刺术的术前、术中、术后护理工作过程。

【评价】

1. 教师随机抽几名学生组成一个团队进行腰椎穿刺术全过程模拟操作。

2. 实训结束后,每位学生书写并上交一份实训报告。

（王 芳）

实训 28 急性脑血管疾病病人的护理

【实训目的】

1. 学会运用护理程序的工作方法规范地实施急性脑血管疾病病人的入院、住院、出院护理。

2. 熟练掌握急性脑血管疾病的危险因素、病情观察、心理护理、用药护理及健康指导。

3. 护理过程中关心、体贴病人,爱护病人,对病人要有足够的耐心和责任心,具有团队合作精神。

【实训方法】

(一) 临床见习

(略)

(二) 案例分析

情景 1

病人,男,59 岁。高血压病史 15 年,吸烟 30 余年,每日 20 支,饮酒少量,母亲 10 年前患脑出血去世。3d 前出现发作性右上、下肢无力,10h 前出现右上、下肢完全不能活动来院就诊。病人精神紧张,家属十分着急。护理体检:T 36.1℃,P 90 次/min,R 18 次/min,BP 180/100mmHg。皮肤黏膜无黄染,全身浅表淋巴结无肿大。神志清楚,言语不流利,左侧鼻唇沟变浅,伸舌轻偏右,颈无抵抗。双肺呼吸音清,未闻及干湿啰音,心率 90 次/min,律齐。肝、脾未触及,双下肢无水肿。右上、下肢肌力 Ⅰ 级,肌张力低,肌腱反射减弱,右侧 Chaddock(+)。医疗诊断为"脑梗死,高血压 3 级(极高危)"。长期医嘱:一级护理;低盐、低脂饮食;尼莫地平 30mg,3 次/d,口服;阿司匹林 100mg/d,睡前口服;辛伐他汀 20mg/d,睡前口服;0.9% 氯化钠 250ml+ 纤溶酶 200U 静脉滴注;0.9% 氯化钠 250ml+ 丹参川芎嗪 15ml 静脉滴注。临时医嘱:阿司匹林 300mg,口服;血、尿、便常规,血生化、电解质、凝血系列、心电图、头颅 CT 检查。讨论:

1. 病人是什么性质的脑血管病变? 脑血管病的常见危险因素有哪些? 如何预防脑血管疾病的发生?

2. 上、下运动神经元瘫痪如何鉴别?

3. 肌力如何分级?

4. 概括病人目前主要的护理诊断/合作性问题并制订护理计划。

5. 选择什么时机对病人进行康复指导?

情景 2

住院第 7d,护士床旁交接班时发现病人骶尾部出现约 5cm×6cm 局部皮肤压红,压之不褪色。

讨论:

1. 病人发生了什么情况? 如何处理?

2. 如何预防此种情况的发生?

(三) 模拟训练

在内科护理实训室内,学生 10~15 人一组,在教师指导下,模拟临床实际工作场景,完成上述病人的入院、住院、出院护理。

【评价】

实习结束后，每位学生书写并上交一份实训报告。

（陈子爱）

实训 29　癫痫病人的护理

【实训目的】

1. 学会运用护理程序的工作方法规范地实施癫痫病人的入院、住院、出院护理。

2. 熟练掌握癫痫发作的分类及全面性强直-阵挛发作（大发作）的临床分期、心理护理、用药护理及健康教育。

3. 护理过程中关心、关爱、尊重病人，具有团队合作精神及严谨的工作态度。

【实训方法】

（一）临床见习

（略）

（二）案例分析

情景 1

病人，男，16岁，学生。原有癫痫病史2年，1个月前感冒后自行停用抗癫痫药物，近3d出现发作性抽搐，意识丧失，口吐白沫，小便失禁收入院。病人情绪低落，家属焦虑不安。护理体检：T 36℃，P 80次/min，R 18次/min，BP 110/70mmHg。自主体位，皮肤黏膜无黄染，全身浅表淋巴结无肿大。神志清楚，语言流利。双肺呼吸音清，未闻及干湿啰音，心率80次/min，律齐。肝、脾未触及，双下肢无水肿。检查：脑电图异常，头颅CT检查未见异常。医疗诊断为"癫痫"。长期医嘱：一级护理；普食；苯妥英钠0.2g，3次/d，口服；维生素E 0.1g，2次/d，口服。临时医嘱：检查血、尿、便常规、血电解质，描记脑电图，预约脑部MRI。讨论：

1. 病人此次癫痫发作复发的原因是什么？癫痫发作复发的诱因是什么？如何指导病人预防癫痫发作？

2. 病人的发作类型是什么？

3. 概括病人的目前主要护理诊断/合作性问题并制订护理计划。

4. 如何对病人进行健康指导？

情景 2

病人住院第2d晨起再次出现抽搐，意识丧失，小便失禁，时间长达1h不能缓解。讨论：

1. 病人发生了什么情况？如何配合医生进行处理？

2. 指导病人如何预防此种情况发生？

（三）模拟训练

在内科实训室内，学生10~15人一组，在教师的指导下，模拟临床实际工作场景，完成上述病人的入院、住院、出院护理。

【评价】

实训结束后，每位学生书写并上交一份实训报告。

（王　芳）

456

参考文献

［1］尤黎明,吴瑛.内科护理学［M］.6版.北京:人民卫生出版社,2017.

［2］葛均波,徐永健.内科学［M］.9版.北京:人民卫生出版社,2018.

［3］侯振江,杨晓斌.血液学检验［M］.4版.北京:人民卫生出版社,2015.

［4］万学红,卢雪峰.诊断学［M］.9版.北京:人民卫生出版社,2018.

［5］丁文龙等.系统解剖学［M］.9版.北京:人民卫生出版社,2018.

［6］唐四元.生理学［M］.4版.北京:人民卫生出版社,2017.

［7］王庭槐.生理学［M］.9版.北京:人民卫生出版社,2018.

［8］杨宝峰等.药理学［M］.9版.北京:人民卫生出版社,2018.

［9］全国护士执业资格考试用书编写专家委员会.2019全国护士执业资格考试指导［M］.北京:人民卫生出版社,2018.

［10］贾建平,陈生弟.神经病学［M］.8版.北京:人民卫生出版社,2018.

［11］马秀芬,王婧.内科护理［M］.北京:人民卫生出版社,2016.

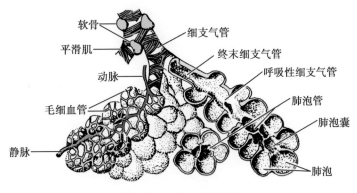

彩图 2-3　肺小叶结构图

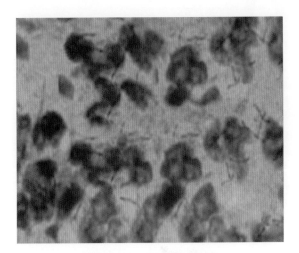

彩图 2-15　结核分枝杆菌

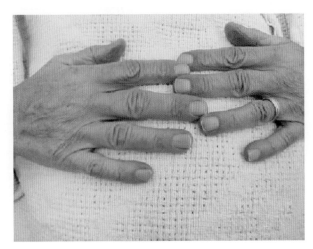

彩图 2-24　发绀

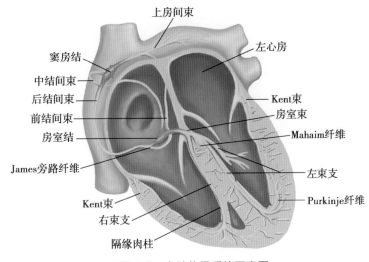

彩图 3-2　心脏传导系统示意图

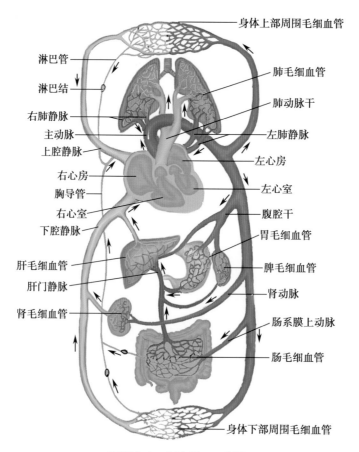

身体上部周围毛细血管

淋巴管
淋巴结
右肺静脉
主动脉
上腔静脉
右心房
胸导管
右心室
下腔静脉
肝毛细血管
肝门静脉
肾毛细血管

肺毛细血管
肺动脉干
左肺静脉
左心房
左心室
腹腔干
胃毛细血管
脾毛细血管
肾动脉
肠系膜上动脉
肠毛细血管

身体下部周围毛细血管

彩图 3-4　血液循环示意图

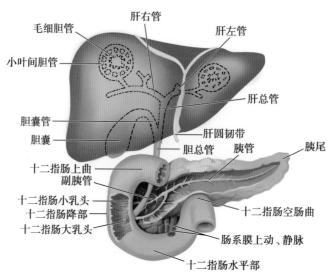

毛细胆管
小叶间胆管
肝右管
肝左管
肝总管
胆囊管
胆囊
肝圆韧带
胆总管
胰管
胰尾
十二指肠上曲
副胰管
十二指肠小乳头
十二指肠降部
十二指肠大乳头
十二指肠空肠曲
肠系膜上动、静脉
十二指肠水平部

彩图 4-3　肝、胆、胰腺和十二指肠

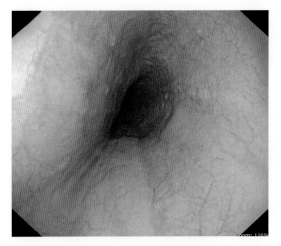

彩图 4-4　慢性非萎缩性胃炎

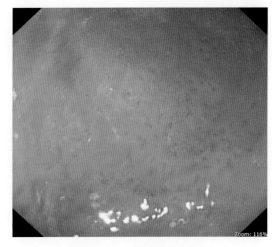

彩图 4-5　慢性萎缩性胃炎

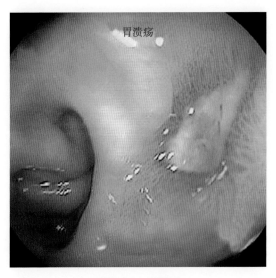

彩图 4-6　胃溃疡

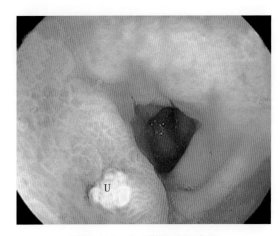

彩图 4-7　十二指肠球部溃疡

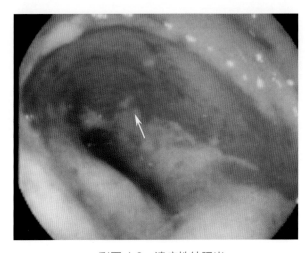

彩图 4-8　溃疡性结肠炎

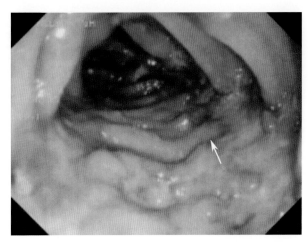

彩图 4-9　克罗恩病

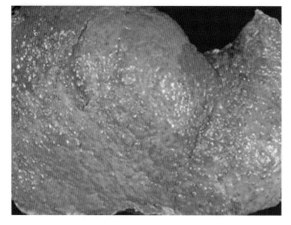

彩图 4-10 肝硬化

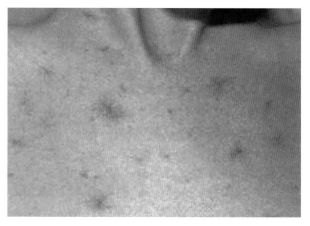

彩图 4-11 蜘蛛痣

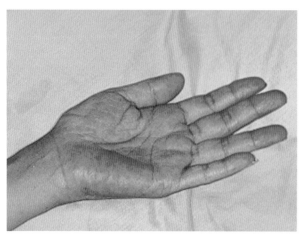

彩图 4-12 肝掌

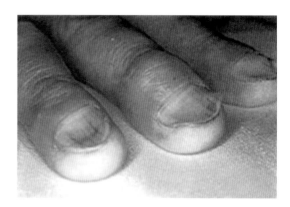

彩图 6-4 反甲

正常红细胞

低色素小红细胞

彩图 6-5 人体正常红细胞与低色素小红细胞

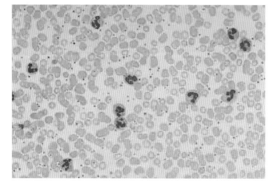

彩图 6-6 正常血象

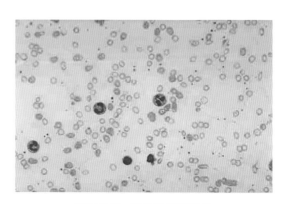

彩图 6-7 缺铁性贫血血象

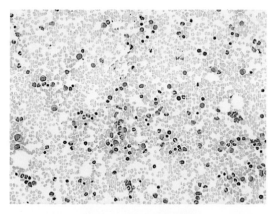

彩图 6-8 正常骨髓象

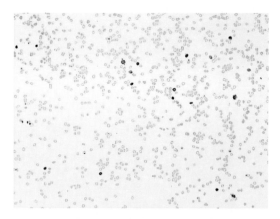

彩图 6-9 再生障碍性贫血骨髓象

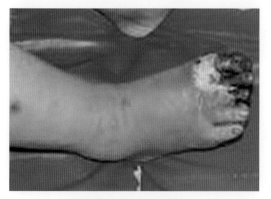

彩图 7-5 糖尿病足

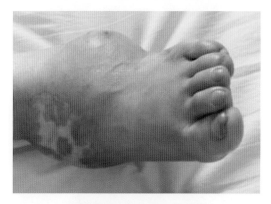

彩图 7-6 Charcot 关节病

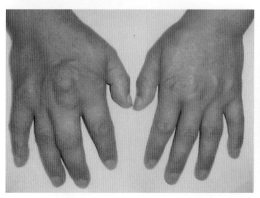

彩图 7-11 右手第 3 掌指关节、左足第三趾及左踝痛风石

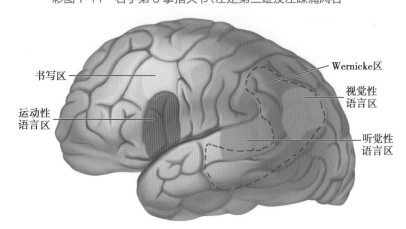

彩图 9-4 左侧大脑半球的语言中枢

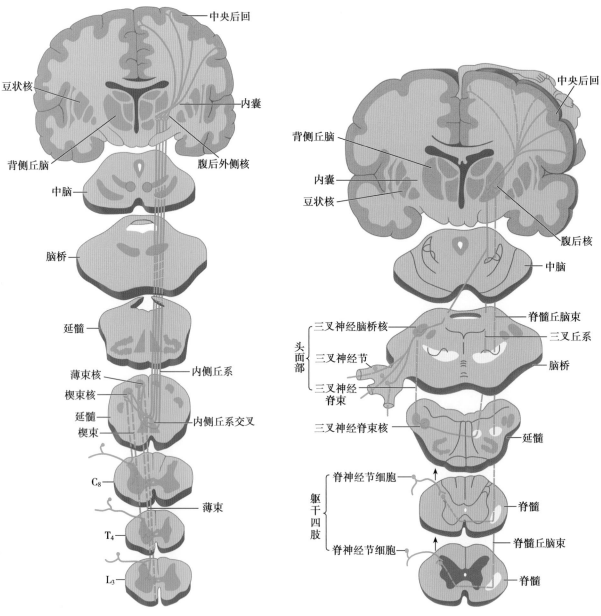

彩图 9-5　躯干和四肢的深感觉和精细触觉传导通路　　　　彩图 9-6　躯干和四肢痛温觉、粗略触觉和压觉传导通路

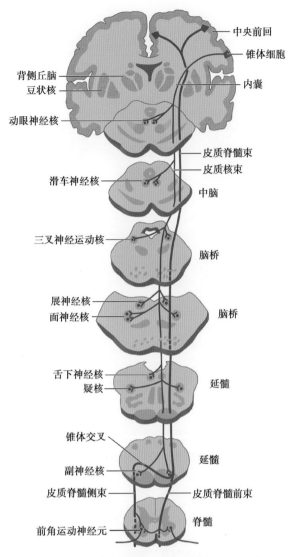

彩图 9-7 锥体系中的皮质脊髓束与皮质核束

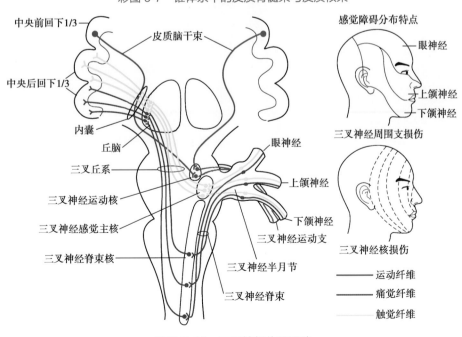

彩图 9-10 三叉神经传导通路

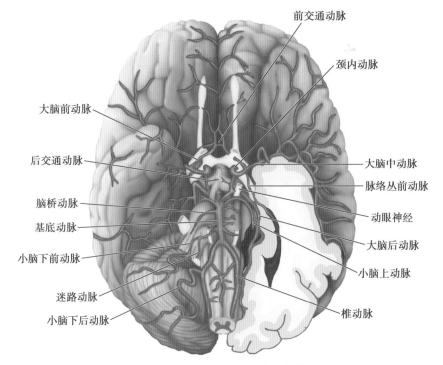

前交通动脉
颈内动脉
大脑前动脉
后交通动脉
大脑中动脉
脉络丛前动脉
脑桥动脉
动眼神经
基底动脉
大脑后动脉
小脑下前动脉
小脑上动脉
迷路动脉
椎动脉
小脑下后动脉

彩图 9-12 脑部动脉分支示意图

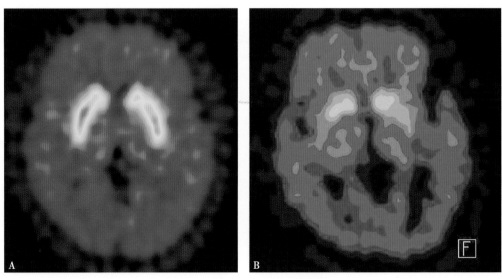

A   B

彩图 9-16 ^{11}C-CFT 核素显像

A. 正常人;B. 中晚期 PD 患者。